Kinderheilkunde für Hebammen

Stephan Illing

Unter Mitarbeit von Bettina Salis und Thomas Strahleck

3. neu bearbeitete und erweiterte Auflage

102 Abbildungen
22 Tabellen

Hippokrates Verlag · Stuttgart

Bibliografische Information
Der Deutschen Bibliothek

Die Deutsche Bibliothek verzeichnet diese Publikation
in der Deutschen Nationalbibliografie;
detaillierte bibliografische Daten sind im Internet über
http://dnb.ddb.de abrufbar

1. Auflage 1993 und 2. Auflage 1998
Das gesunde und das kranke Neugeborene
erschienen im Ferdinand Enke Verlag

Anschrift der Autoren:

Dr. med. Stephan Illing
Olgahospital
Bismarckstr. 8
70176 Stuttgart
s.illing@olgahospital.de

Bettina Salis
Hebamme
Große Brunnenstraße 50
22763 Hamburg

Dr. med. Thomas Strahleck
Olgahospital
Bismarckstr. 8
70176 Stuttgart

Wichtiger Hinweis: Wie jede Wissenschaft ist die Medizin ständigen Entwicklungen unterworfen. Forschung und klinische Erfahrung erweitern unsere Erkenntnisse, insbesondere was Behandlung und medikamentöse Therapie anbelangt. Soweit in diesem Werk eine Dosierung oder eine Applikation erwähnt wird, darf der Leser zwar darauf vertrauen, dass Autoren, Herausgeber und Verlag große Sorgfalt darauf verwandt haben, dass diese Angabe **dem Wissensstand bei Fertigstellung des Werkes** entspricht.

Für Angaben über Dosierungsanweisungen und Applikationsformen kann vom Verlag jedoch keine Gewähr übernommen werden. **Jeder Benutzer ist angehalten,** durch sorgfältige Prüfung der Beipackzettel der verwendeten Präparate und gegebenenfalls nach Konsultation eines Spezialisten festzustellen, ob die dort gegebene Empfehlung für Dosierungen oder die Beachtung von Kontraindikationen gegenüber der Angabe in diesem Buch abweicht. Eine solche Prüfung ist besonders wichtig bei selten verwendeten Präparaten oder solchen, die neu auf den Markt gebracht worden sind. **Jede Dosierung oder Applikation erfolgt auf eigene Gefahr des Benutzers.** Autoren und Verlag appellieren an jeden Benutzer, ihm etwa auffallende Ungenauigkeiten dem Verlag mitzuteilen.

© 2003 Hippokrates Verlag in
MVS Medizinverlage Stuttgart GmbH & Co. KG
Oswald-Hesse-Str. 50, 70469 Stuttgart

Unsere Homepage: www.hippokrates.de

Printed in Germany 2003
Lektorat: Renate Reutter
Abbildungsnachweise: s. S. 308
Umschlaggestaltung: Thieme Verlagsgruppe
Titelfotos: Hintergrundabb. und Bildleiste oben:
  PhotoDisc, Inc.
  Bildleiste unten: Harald Brenner, München
Satz: Photocomposition Jung, F-67420 Plaine
Druck: Sommer Druck, 91555 Feuchtwangen

ISBN 3-8304-5265-9

Inhalt

Das gesunde Neugeborene

Das kranke Neugeborene

Anhang

Das gesunde Neugeborene

1 Die Erstversorgung des Neugeborenen

Bettina Salis

1.1 Bonding

Erfreulicherweise gehört es inzwischen in den meisten Kliniken zum Standard, dass ein gesundes Neugeborenes nach der Geburt auf den Bauch der Mutter gelegt wird (Abb. 1.1). Bei ausreichend Zeit und Ruhe ist es am besten, wenn die Hebamme das Neugeborene zwischen den Beinen der Mutter (auf einem trockenen Tuch) liegen lässt und es so der Initiative der Mutter überlässt, wann und wie sie sich ihrem Kind nähert. Denn nicht alle Mütter wollen das Kind sofort sehr nahe bei sich haben. Manche sind nach der Geburt sehr erschöpft und wollen zunächst ihre Ruhe, trauen

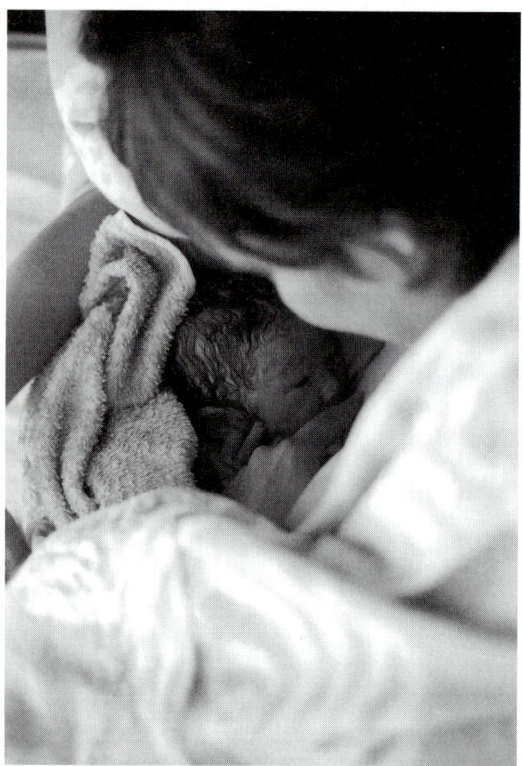

Abb. 1.1 Bonding

sich aber nicht, dies zu sagen. Der sehr enge Kontakt mit dem Baby verursacht ihnen Unbehagen und Distanz zum Baby – und für solche Empfindungen sind Neugeborene sehr empfänglich. Legt man das Baby neben die Mutter, dann hat es ausreichend Gelegenheit und auch die Fähigkeit, ihre Aufmerksamkeit auf sich zu lenken, sie so sukkzessive für sich zu gewinnen und eine Annäherung zu ermöglichen.

Sonst sollte die Hebamme die Mutter fragen, bevor sie ihr das Kind auf den Bauch legt. Will die Mutter es nicht, dann legt die Hebamme es neben sie. Denn ebenso, wie die Mutter ein Recht darauf hat, dass das Baby auf ihrem Bauch liegt, hat sie auch ein Recht darauf, dass sie es nicht auf den Bauch bekommt. Wenn die Mutter gar kein Verlangen nach ihrem Kind spürt, empfiehlt es sich, den Vater aufzufordern, das Neugeborene auf den Arm zu nehmen und mit ihm zu sprechen.

In der Regel liegt das Baby allerdings auf dem Bauch der Mutter (mit einem warmen Tuch bedeckt) und sollte/kann dort bleiben. **Abnabeln** und der **erste Apgar** (1 Minute) lassen sich auch dort vornehmen.

Das **Absaugen des gesunden Neugeborenen** ist in der Regel nicht notwendig. Ausnahme: wenn das Fruchtwasser grün ist. Es lässt sich aber auch absaugen, während das Neugeborene auf dem Bauch der Mutter liegt. Ansonsten ist ein gesundes Neugeborenes durchaus in der Lage, sich des im Mund- und Rachenraum befindlichen Fruchtwassers durch Husten und Niesen zu entledigen. Das ist Bestandteil seiner schlichten Überlebensfähigkeiten; dazu muss es weder es an den Beinen aufgehängt werden noch einen Klaps auf den Po oder einen Schlauch in Nase, Mund, Rachen und Magen geschoben bekommen. Wird beim Absaugen aggressiv vorgegangen (z. B. zu starkes Saugen seitens der Hebamme am Mukosextraktor) kann es zu Schleimhautverletzungen kommen. Desweiteren führt ein tiefes Absaugen möglicherweise zu einer Bradykardie und im ungünstigen Fall sogar zu einem Laryngospasmus (das wiederum kann den Saugreflex erheblich beeinträchtigen).

> Das Wort Bonding kommt aus dem Englischen und heißt so viel wie: sehr fest klebend. In der Psychologie ist damit Bindung, Band, Verbindung, also auch die Ver-Bindung zwischen Mutter und Kind oder auch zwischen Vater und Kind (oder auch einer anderen Person und dem Kind) gemeint.

Letztendlich ist Bonding mit dem Prozess des Sich-Verliebens vergleichbar, ein zunächst zartes, aber aufwühlendes Band (verbunden mit Neugierde und Unsicherheit auf beiden Seiten), das immer stärker und solider wird. Zu dieser Bindung gehört auch, dass man gelegentlich voneinander genervt ist. Es hat allerdings nichts Bedrohliches, weil beide Seiten spüren, dass die Bindung stabil ist und trägt.

Die Sicherheit, die Bonding vermittelt ist eine elementare Basis für das seelische, geistige und körperliche Wachstum von Säuglingen. Schon in den 1940er Jahren beobachtete der Psychoanalytiker René Spitz, dass Kleinkinder in Waisenhäusern trotz ausreichender Ernährung, aber ohne liebevolle Zuwendung und Fürsorge nicht zunahmen und gediehen und häufig starben.

Der Begriff Bonding wurde von den Kinderärzten Kenell und Klaus eingeführt. Sie untersuchten in den 1970er Jahren die nach der Geburt entstehende Beziehung zwischen Baby und Mutter und nannten es „Bonding". In vielen Untersuchungen stellten sie fest, dass folgende **Stadien für die Eltern-Kind-Bindung** wichtig sind:
- Planen, Bestätigen und Akzeptieren einer Schwangerschaft bzw. des Schwangerseins;
- Spüren von Kindsbewegungen; Wahrnehmen des Ungeborenen als eigenständiges Wesen;
- Wehen-Erfahren; Zur-Welt-Bringen;
- Erblicken und Berühren des Neugeborenen;

- Sorgen für das Neugeborene sowie die Aufnahme des Säuglings als eigenständiges Individuum in der Familie.

Das Kind geht diese Beziehung bedingungslos ein, Mütter/Eltern müssen sich bisweilen erst herantasten; von ihrer Seite kann das Bonding gestört sein (z. B. falsche Erwartungen an das Kind etc.).

Durch die Erkenntnisse über Bonding lag auch eine große Verantwortung auf der Mutter; sie wurde als diejenige angesehen, die die absolute und einzige Bezugsperson für den kleinen Säugling darstellte. Neuere Untersuchungen zeigen allerdings, dass diese erste tiefe Bindung nicht ausschließlich mit der Mutter hergestellt wird/werden muss. Ein kleiner Säugling ist in der Lage, zu drei Personen gleichzeitig eine intensive Beziehung herzustellen – zumindest vermuten das die Wissenschaftler.

Als Folge der Bindungsforschung wurden Ende der 1970er, Anfang der 1980er Jahre in den USA und Europa **Rooming-in-Zimmer** auf den Wöchnerinnenstationen eingerichtet (zunächst allerdings nur am Tage) und es gab ein verändertes Prozedere direkt post partum: Das Kind wurde der Mutter (meist nach dem Versorgen) gegeben und in immer mehr Kliniken wurde der erste Stillversuch schon im Kreißsaal unternommen, allerdings oft unter Zeitdruck: Die Neugeborenen wurden mit dem so genannten Korkenziehergriff an die mütterliche Brust „geschraubt" – ein Grund, weshalb es so oft nicht klappte.

Neuere Erkenntnisse über Bonding zeigen, dass nicht die Länge des ersten Kontaktes, sondern der Zeitpunkt entscheidend ist.

> Damit Mutter und Kind das erste Band erfolgreich knüpfen können, brauchen beide ausreichend Zeit und Ruhe füreinander, bevor sie versorgt werden, also vor den ersten Irritationen durch Wiegen, Messen, Tropfen-Gabe usw.

Dann ist das Baby in der Lage durch seine Fähigkeiten (Blickkontakt herstellen, Körpersprache (vergl. Blickkontakt S. 44) die fürsorglichen Fähigkeiten seiner Mutter zu mobilisieren (oder auch jeder anderen ihn versorgenden Person).

Es liegt auch in der Verantwortung der Hebamme, dafür zu sorgen, dass gute Voraussetzungen für das Bonding gegeben sind.

Viele Fälle von Trennungen von Mutter und Kind (Sectiones; Frühgeborene usw.) erschweren dieses allererste Bonding zwischen Mutter und Kind. In diesen Fällen sollte eventuell entstehenden Schuldgefühlen auf Seiten der Mutter vorgebeugt werden.

Außerdem lässt sich dann gut der Vater einbeziehen mit seinem Kind im engen Kontakt zusammen zu sein und eine erste Bindung aufzubauen.

1.2 Der erste Schrei

Kräftiges Babygeschrei ist für die meisten Geburtshelfer (Ärzte wie Hebammen) das untrügliche Zeichen, dass das Baby heil und gesund „gelandet" ist. Vielfach werden ganz ruhige, gesunde Babys so lange angepustet, geknetet und gerubbelt, bis sie endlich einen Schrei von sich geben – **das** Vitalitätszeichen. Doch eigentlich ist es nicht nötig, dass ein gesundes Neugeborenes schreit. Und auch schon in diesem Moment drückt Schreien Unwohlsein aus – das muss also gar nicht künstlich provoziert werden.

Manche kleinen Erdenbürger kommen ganz leise auf die Welt und schauen sich zunächst sehr interessiert um. An der Atmung und der Hautfarbe lässt sich erkennen, dass es ihnen gut geht (vergl. Apgar und Erste Untersuchung, S. 10 ff). Der erste Schrei hilft eher den Geburtshelfern, zur eigenen Beruhigung (vor allem, wenn sie es noch nie anders erlebt haben).

Anders verhält es sich natürlich, wenn ein Kind schlapp, blass und mit niedrigem Puls und niedriger Herzfrequenz geboren wird; dann kann es notwendig sein, die Vitalfunktionen zu mobilisieren.

1.3 Der erste Stillkontakt

Direkt nach der Geburt sollten Mutter (Vater) und Kind die Gelegenheit haben, sich in Ruhe kennen zu lernen (siehe Bonding). Überlässt man der Natur den Lauf, kann man Zeuge eines großartigen Ereignisses werden: Ein Neugeborenes ist in der Lage, sich den Weg vom Bauch der Mutter zu ihrer Brust alleine zu suchen. Alles, was es dafür benötigt ist Ruhe, Zeit – etwa eine Stunde – und Hautkontakt mit der Mutter.

Zunächst ruht sich das Baby aus (rund dreißig Minuten) und schaut nur gelegentlich in Richtung Gesicht und Stimme der Mutter. Dann beginnt es mit schmatzenden Mundbewegungen und Geräuschen; vielleicht nuckelt es auch hin und wieder auf seinen Fingern (siehe Selbstregulation S. 48 f). Schließlich beginnt es, sich mit den Füßen abzustoßen und mit sehr kleinen Bewegungen in Richtung auf die mütterliche Brust voranzurobben. Als **Orientierung** dienen ihm der Geruch und die dunkle Färbung der Brustwarze sowie eventuell die Stimme seiner Mutter. Forscher fanden heraus, dass Neugeborenen den Geruch der mütterlichen Brustwarze eindeutig vorziehen; wurde eine Brust mit Seife gewaschen und die andere nicht, dann suchte das Neugeborene stets die ungewaschene.

Am Ziel angekommen, erobert es sich die Brust gemächlich, indem es zunächst etwas leckt und die Brustwarze mit den Lippen berührt. Auch dafür lässt es sich viel Zeit. Dieses Vorspiel scheint vor allem für den ersten Stillkontakt immens wichtig zu sein. Dann sucht und fixiert das Baby die Warze, indem es den Kopf leicht hin und her bewegt. Hat es schließlich sein Ziel gefunden, fängt es an zu saugen – ohne aktives Zutun der Mutter oder der Hebamme.

Das alles funktioniert jedoch nur, wenn Mutter und Kind wirklich ungestört bleiben und wenn es keine Manipulationen am Geburtsverlauf gab. Die Gabe von Schmerzmitteln, Wehenmitteln oder andere Eingriffe unter der Geburt behindern diesen Prozess. Sogar eine künstliche Blasensprengung kann sich ungünstig auswirken, ebenso Untersuchungen post partum bei Mutter und/oder Kind sowie ein unterbrochener Hautkontakt.

> Ist es aus organisatorischen Gründen nicht möglich, der Natur auf diese Weise ihren Lauf zu lassen (was vermutlich in der Regel der Fall ist), so sollte der erste Stillversuch unternommen werden, **bevor** Mutter und Kind versorgt werden, aber **erst nach einer halben Stunde**, da Experten annehmen, dass Neugeborene direkt nach der Geburt erst einmal Zeit benötigen, um sich auszuruhen oder anzupassen.

Beste Voraussetzungen sind gegeben, wenn das Baby nur mit einem warmen Tuch bedeckt (nicht eingewickelt) bei der Mutter liegt (Hautkontakt) und ihm die Initiative überlassen bleibt. Die Aufgabe der Hebamme ist es, unterstützend zu assistieren, indem sie Mutter und Kind in eine günstige Position bringt (siehe Stillpositionen S. 25 f).

Gelegentlich kommt es vor, dass ein Neugeborenes gestresst ist (durch die Geburt oder Medikamente) und keine Interesse zeigt, an der Brust zu trinken, es begnügt sich mit lecken und küssen, manche wenden sich auch empört ab. Dennoch sollte Mutter und Kind ein ruhiges Kennenlernen ermöglicht werden; ohne den Druck, dass das Stillen unbedingt noch im Kreisssaal/Geburtsraum klappen müsse. Denn wenn das Baby nicht möchte oder die Mutter zu erschöpft ist, dann muss man das respektieren und die nächste Gelegenheit abwarten.

Das kann allerdings dauern. So aufnahmebereit wie direkt nach der Geburt ist ein Neugeborenes erst wieder 24 bis 48 Stunden nach der Geburt; dazwischen zieht es sich in sich zurück. Stillversuche, die in dieser Zeit unternommen werden, können für Mutter und Kind (und die Hebamme) sehr frustrierend und mühselig werden.

1.4 Die erste Versorgung —

Hatten Mutter und Kind nach der Geburt ausreichend Zeit füreinander, kann das Baby versorgt werden:

- **Wiegen** (am wenigsten weinen die Kleinen in den Beuteln der Federzugwaagen, die allerdings nicht ganz so grammgenau wiegen)
- **Messen** (Länge, Kopfumfang)
- Anschließend sollte die Hebamme immer eine **Äußere Untersuchung** durchführen (s. S. 14 f), auch wenn diese in vielen Häusern zu den Routineaufgaben des Arztes gehört. Erstens „sehen" vier Hände mehr als zwei, zweitens schult diese Untersuchung die Hebammenhände und drittens ist es immer ratsam, sich ein eigenes Bild zu machen.

Nach dieser Versorgung kann das Baby eventuell gebadet und dann angezogen werden. Bei einer Hausgeburt kann man auf das Anziehen zunächst verzichten, das Neugeborene in warme Tücher hüllen und zur Mutter legen.

Erstes Babybad

Ob ein Baby im Geburtszimmer gebadet werden sollte oder nicht, darüber gibt es unterschiedliche Auffassungen. Sicher ist jedoch: Es **muss** nicht, **kann** aber gebadet werden.

Ein **Reinigungs**bad ist nicht erforderlich, denn ein Baby wird nie wieder so sauber sein, wie es direkt nach der Geburt ist. Eventuell vorhandenes Blut lässt sich bequem mit einem Moltontuch abwischen. Ausnahme sind vielleicht die Haare, die, falls sie sehr verklebt sind, mit einem feuchten Lappen gesäubert werden können.

Einige Babys machen den Eindruck, als sei das Bad nach der Geburt eine Zumutung. Sie sind genug damit beschäftigt, die neuen Eindrücke zu verarbeiten. Für sie ist ein Bad schon ein Ereignis zu viel.

Einige Väter fiebern allerdings dem ersten Babybad entgegen – vielleicht weil sie nun endlich aktiv werden und etwas „Eigenes" mit dem Kind machen können. Die Hebamme sollte je nach der vorliegenden Situation entscheiden, ob ein Babybad angemessen ist oder nicht.

Wird das Neugeborene gebadet, ist Folgendes zu beachten:

- Nur klares Wasser
- Wassertemperatur 37° Celsius
- Am besten einen Tummy-Tub benutzen (das sind die Babywannen, die wie Eimer aussehen. Wenn das nicht möglich ist, darf sorgen, dass die Wanne nur so voll sein, dass das Gesäß des Babys auf dem Wannengrund aufliegt. Die meisten Neugeborenen erschrecken sehr, wenn sie plötzlich ohne jede Begrenzung in sehr viel Wasser schweben und nirgends Halt finden.

1.5 Gespräch mit den Eltern

Im Zusammenhang mit der Geburt sind die Erwartungen vieler Mütter sehr hoch. Es geht für sie darum, alles richtig zu machen, um dem Kind einen guten Start zu ermöglichen – und natürlich auch spontan Mutterliebe zu empfinden. Da ist so manche Enttäuschung vorprogrammiert. Jede Mutter/jedes Elternpaar sollte die Gelegenheit bekommen, nach ein paar Tagen oder Wochen mit ihrer Hebamme über die Geburt zu sprechen. In diesem Gespräch sollte es darum gehen, die Eltern von Schuldgefühlen zu entlasten (Beispiel: „Ich habe nicht richtig gepresst und deswegen musste eine Saugglocke verwendet werden; darunter hat mein Kind sicherlich gelitten.“). Diese Schuldgefühle tragen zur Unsicherheit der Mutter bei und wirken sich negativ auf den Umgang mit dem Baby aus. Vor allem, wenn das Bonding in der ersten Zeit gestört war oder ein früher Stillversuch erfolglos blieb, ist es wichtig, die Mütter darüber aufzuklären, dass ihr Baby dennoch alle Chancen hat, sich gut zu entwickeln.

Waren Mutter und Kind (z. B. wegen einer Frühgeburt) getrennt, sollte die Hebamme der Mutter raten, dass sie gemeinsam mit ihrem Kind, wenn es entlassen ist, zu Hause erst einmal ein kleines „Liebesnest" macht, um Verpasstes nachzuholen, sozusagen „nachbrüten".

Viele Mütter leiden darunter, dass sie spontan keine Liebe zu ihrem Kind empfinden. Auch hier muss die Hebamme aufklären, dass das normal ist und die Mutter sich ruhig Zeit nehmen, kann ihr Kind lieben zu lernen. Eine Untersuchung ergab, dass knapp 30% Erstgebärenden erst innerhalb der ersten Woche Liebe für ihr Kind entwickelten und 8% erst nach der ersten Woche. Für das Neugeborene ist es wichtig, dass die Gefühle der Mutter (wie immer sie sind) ehrlich sind. Alles andere würde es verwirren, weil es gemischte Botschaften möglicherweise nicht einordnen kann.

2 Die Adaptation des Neugeborenen nach der Geburt

Zahlreiche Körperfunktionen laufen in der Fetalzeit anders ab als nach der Geburt. Daher ist eine weitreichende Umstellung der Körperfunktionen unmittelbar nach der Geburt notwendig. Diese Anpassungsvorgänge betreffen besonders Kreislauf, Atmung, Verdauung, Leber, Nieren und Immunsystem. Diese Umstellungsreaktionen laufen zeitlich parallel ab und beeinflussen sich teilweise gegenseitig. Sie sind also eigentlich nicht isoliert zu betrachten, auch wenn sie hier nacheinander erklärt sind.

2.1 Kreislaufumstellung

Durch die Öffnung und Entfaltung der Lungen, die Scherkräfte bei den Atemzügen und die hohe Sauerstoffkonzentration sinkt der Gefäßwiderstand im Lungenstrombett nach der Geburt drastisch. Die Gefäße sind entknäuelt und die Muskulatur der Gefäßwand, die vor der Geburt kontrahiert war und die Gefäße enggestellt hatte, ist erschlafft. Dadurch sinkt der Widerstand im **arteriellen Lungenkreislauf** und das rechte Herz kann jetzt sehr leicht Blut durch die Lungen pumpen.

Zur selben Zeit steigt der Widerstand im **arteriellen Körperkreislauf**, der vom linken Herzen versorgt wird aus mehreren Gründen: Erstens ist die Nabelschnur durchtrennt und damit der Blutfluss durch die Plazenta unterbrochen, die durch ihren Gefäßreichtum einen sehr geringen Durchflusswiderstand hat. Zweitens kommt es durch den Kältereiz nach der Geburt zu einer Drosselung der Hautdurchblutung.

Da der Widerstand im Lungenkreislauf jetzt geringer ist als im Körperkreislauf, fließt das Blut jetzt aus der Aorta über den Ductus arteriosus Botalli in die Lungenschlagader, es findet also eine **Strömungsumkehr gegenüber** den fetalen Verhältnissen statt. Die sauerstoffabhängigen glatten Muskelfasern des Ductus können sich zusammenziehen und diesen damit physiologisch schließen. Der anatomische Verschluss dauert einige Tage länger.

Gleichzeitig nimmt der Rückfluss von der Nabelschnur ab. Dadurch muss die Leber nicht mehr umgangen werden, sodass der **Ductus arantii** regelrecht kollabiert. Auch er ist, wie die Nabelgefäße, zunächst nur funktionell verschlossen, also noch sondierbar und schließt sich erst nach einigen Tagen anatomisch durch Obliteration und Umwandlung in einen bindegewebigen Strang.

Der fehlende Blutrückfluss aus der Nabelschnur wirkt sich auf den rechten Vorhof aus, in dem jetzt viel weniger Volumen anfällt.

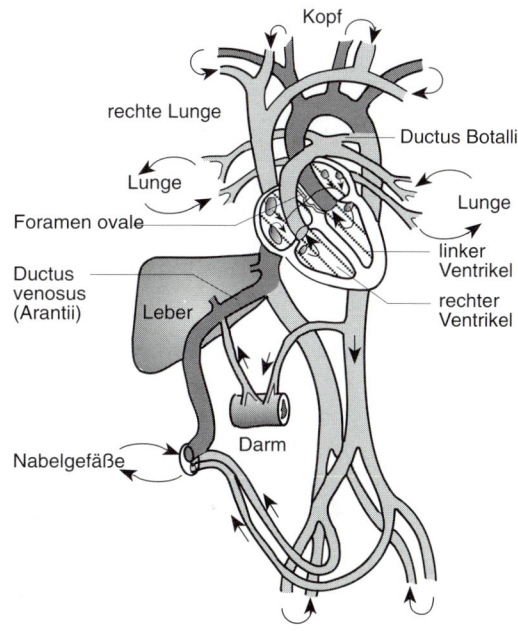

Abb. 2.1 Kreislaufumstellung nach der Geburt

Gleichzeitig erhöht sich der eigentliche Volumenanteil des linken Vorhofs durch den Rückfluss aus der Lunge. Aus diesen Gründen legen sich die Blätter des Vorhofseptums zusammen und der fetale Blutfluss vom rechten zum linken Vorhof hört auf. Das **Foramen ovale** ist zunächst nur funktionell geschlossen und bleibt noch einige Zeit sondierbar.

2.2 Atem- und Lungenfunktion

Sie setzt gleichermaßen die Reife von Lunge und Gehirn voraus. Die Steuerung der Atmung über Sauerstoffmangel und CO_2-Überschuss ist genauso wichtig wie die eigentliche Funktion der Lungen selbst. Die Lungenreifung erfolgt durch Ausbildung des respiratorischen Epithels, einer Zellschicht aus zunächst pflastersteinartigen nebeneinander liegenden Zellen. Bei der **Entfaltung der Alveolen** und der entsprechenden Vergrößerung der Oberfläche dehnen sich diese Zellen zu einer tapetenartigen Wand aus. Dies ist nur möglich, wenn die Oberflächenspannung herabgesetzt wird, durch Surfactant. Dieses ist ein wesentliches Reifekriterium (Auftauchen im Fruchtwasser).

Mit dem ersten tiefen Atemzug werden die Alveolen schon zu einem großen Teil entfaltet. Das noch im Bronchialsystem enthaltene Fruchtwasser wird alsbald ausgehustet oder resorbiert. Bei der Entfaltung der Alveolen dehnen sich gleichzeitig die vorher geknäuelten Kapillaren, die auf diese Weise einen viel geringeren Widerstand für das Blut darstellen. Die Durchblutung der Lunge nimmt zu (s. o.) und gleichzeitig ist der Gasaustausch möglich geworden.

2.3 Verdauungsfunktion

Der Verdauungstrakt nimmt seine Funktion auf. Der Darm füllt sich in sehr kurzer Zeit mit Luft, innerhalb der ersten Lebensstunden bereits bis zum After. Gleichzeitig setzt die Besiedelung mit Darmbakterien ein, sodass eine Verdauung bald möglich wird. Im Magen des Neugeborenen ist normalerweise etwas Fruchtwasser enthalten, das relativ viel Zucker enthält und evtl. sogar die „erste Nahrung" des Neugeborenen darstellt.

Die Aufnahme der Verdauungsfunktion zeigt sich auch durch den Abgang von **Mekonium**. Die Darmperistaltik wird ausgelöst durch den physiologischen Sauerstoffmangel unter der Geburt. Daher kommt es bei intrauteriner Asphyxie auch so häufig durch vorzeitigen Mekoniumabgang zu Aspirationen mit fatalem Ausgang.

Der Darm stellt eine wichtige Barriere dar. Nahrungsstoffe sollen möglichst nur in vorverdauter Form in den Körper aufgenommen werden, Darmbakterien oder Krankheitserreger sollen die Darmwand möglichst nicht durchwandern. Diese Immunfunktion ist noch unreif und entwickelt sich erst in den ersten Lebenstagen und -wochen. Hier haben die Abwehrstoffe in der Muttermilch eine wesentliche schützende Funktion.

2.4 Leberfunktion

Die meisten Stoffwechselfunktionen der Leber müssen vor der Geburt nicht ganz so aktiv sein, da die meisten Nährstoffe über die Plazenta in bereits optimal aufgeschlüsselter Form angeboten werden. Bezüglich der gallenpflichtigen Stoffwechselabfälle darf die Leber ihre Entgiftungs- und Ausscheidungsfunktion sogar vor der Geburt gar nicht aufnehmen, weil sonst keine Möglichkeit mehr bestehen würde, die ausgeschiedenen Bestandteile wieder an die Mutter abzugeben.

Daher muss die Leber nach der Geburt erst einmal die entsprechenden Stoffwechselvorgänge in Betrieb nehmen, was einige Zeit braucht. Dies geht Hand in Hand mit der Aufnahme der Verdauungsfunktion. Äußerlich sichtbares Zeichen der allmählichen Aufnahme der Stoffwechselfunktionen ist der **physiologische Ikterus des Neugeborenen**.

2.5 Nierenfunktion

Auch die Nieren dürfen ihre eigentliche Ausscheidungsfunktion intrauterin noch nicht aufnehmen. Sie sind zwar an der Bildung des Fruchtwassers beteiligt, was aber mit der eigentlichen Ausscheidung von Abfallprodukten nicht zu vergleichen ist. Die Niere hat in den ersten Lebenswochen noch nicht die vollen Ausscheidungsfähigkeiten wie später. Dies äußert sich vor allem in einer geringeren Konzentrations- und Verdünnungsfähigkeit. Neugeborene und junge Säuglinge sind daher gegenüber Schwankungen im Flüssigkeits- und Elektrolythaushalt besonders empfindlich.

2.6 Abwehrsystem

Das Immunsystem soll intrauterin möglichst wenig aktiv sein, da sonst Abwehrfunktionen gegen die „fremden" Bestandteile des mütterlichen Körpers möglich wären. Das Immunsystem des Feten ist zwar bereits aktiv, aber auf einem sehr geringen Niveau und ohne eigentliche Infektabwehrfunktion. Die Plazenta stellt eine relativ gute Barriere gegen Krankheitserreger dar. Ferner wird der immunologische Schutz gegen viele Erreger durch passiv übertragene mütterliche Antikörper gewährleistet.

Trotz dieser „Leihimmunität", die sich vor allem gegen virale Infekte richtet, muss das Neugeborene sehr schnell eine eigene Abwehr aufbauen. Wegen der Unreife ist die Empfänglichkeit gegenüber bakteriellen Infektionen in dieser Lebensphase besonders hoch.

3 Zustandsbeurteilung und Erstuntersuchung des Neugeborenen

Bei der Untersuchung des normalen Neugeborenen interessieren vor allem der Zustand, also die Vitalität, dann die Reife und letztlich der körperliche Status. Diese Dinge kann man nicht von einander trennen, aus didaktischen Gründen werden sie getrennt besprochen.

Eine körperliche Untersuchung des Neugeborenen ist zu verschiedenen Zeitpunkten nötig:
- Bei der **Erstuntersuchung** (U1, unmittelbar nach der Geburt gilt das Interesse hauptsächlich dem Allgemeinzustand. Akut bedrohliche Erkrankungen, schwere Fehlbildungen oder andere wesentliche Störungen der Organfunktionen sollten jetzt zuverlässig festgestellt werden.
- Zu einem späteren Zeitpunkt, vor allem bei der U2 („**Neugeborenen-Basisuntersuchung**") soll ein vollständig und gründlich erhobener Status dazu dienen, alle Auffälligkeiten, angeborenen Fehlbildungen, Geburtsverletzungen und akuten Gesundheitsstörungen zu erkennen.

3.1 Zustandsbeurteilung

Die meisten Neugeborenen sind vital und ihr Zustand bedarf im Grunde keiner speziellen Beurteilung. Sind jedoch Kinder aufgrund von Komplikationen, Unreife oder Fehlbildungen in ihrer Vitalität gestört, dann ist es besonders wichtig, sich über ihren Zustand Rechenschaft zu geben.

Dies ist zunächst für das weitere therapeutische Vorgehen bei kranken Neugeborenen wichtig. Von genauso großer Bedeutung ist aber die exakte **Protokollierung** des Befundes zur nachträglichen Feststellung, wie schlecht es dem Kind gegangen ist oder wie lange es eventuell einen Sauerstoffmangel gehabt hat. Aus den Angaben lassen sich dann wertvolle Schlüsse bei Folgeerscheinungen ziehen, vor allem für die Beurteilung der Entwicklung. Gelegentlich sind diese Angaben auch von juristischem Interesse. Daher sollte man in jedem Fall versuchen, den Zustand des Neugeborenen zeitgerecht und wahrheitsgemäß zu protokollieren, wenn nicht alles wunschgemäß verläuft oder wenn Schwierigkeiten auftreten.

Tabelle 3.1 Apgar-Schema

Kriterium	2 Punkte	1 Punkt	kein Punkt
Hautfarbe	rosig	Stamm rosig, Extremitäten blau	zyanotisch oder weiß
Atmung	kräftig, Schrei	flach, Schnappatmung	keine
Reflexerregbarkeit	Schrei, Abwehr	Grimasse, geringe Reaktion	keine Reaktion
Muskeltonus	aktive Bewegungen	geringer Tonus, wenig Bewegung	schlaff
Herztätigkeit	regelmäßig, > 100	unregelmäßig, < 100	Herztöne nicht hörbar

Tabelle 3.2 Reifeschema nach Petrussa			
Kriterium	**kein Punkt**	**1 Punkt**	**2 Punkte**
Ohr	formlos, weich	äußerer Rand nur oben umgeschlagen	volle Form, fest
Mamille	roter Punkt	Warzenhof erkennbar	Warzenhof > 5 mm
Haut	dünn, rot oder glasig	rot oder ödematös	rosig
Fußsohlenfältelung	kaum vorhanden	über vordere Hälfte	über ganze Sohle
Genitale – Hoden – Labien	 in der Leiste kaum vorhanden	 noch im Skrotum so groß wie kleine Labien	 tief im Skrotum bedecken kleine Labien vollständig

Beurteilung: Punkte + 30 = Reife in Schwangerschaftswochen

Beurteilt werden im **Apgar-Schema** fünf Kriterien, die sich sehr leicht erheben lassen. Sie werden nach 1, 5, 10 Minuten festgestellt und eingetragen.

3.2 Reifezeichen

Bei der Geburt ist die Dauer der Schwangerschaft im Allgemeinen bekannt, d.h. man weiß im Voraus, ob man ein reifes Kind erwarten kann bzw. ob eine Frühgeburt oder Übertragung vorliegt. Trotz aller Vorsorge und Berechnung können sich jedoch immer wieder Fehler einschleichen. In einigen Fällen ist der Konzeptionstermin nicht zuverlässig bekannt. Daher ist es notwendig, dass man sich aufgrund äußerer Zeichen des Neugeborenen einen Eindruck von dessen Reife verschafft. Das Geburtsgewicht taugt nicht als Kriterium, denn es gibt sowohl untergewichtige reife als auch übergewichtige frühgeborene Kinder. Zur schnellen Orientierung dient das **Reifeschema nach Petrussa** (Tab. 3.2).

Dieses Schema hat Grenzen bei sehr unreifen und übertragenen Kindern, außerdem berück-

sichtigt es nur wenige Kriterien, sodass die Fehlerquote relativ hoch ist. Will man die Reife nicht nur ungefähr, sondern möglichst genau feststellen, sind daher differenziertere körperliche Untersuchungen nötig. Ein sehr weit verbreitetes **Schema** ist benannt nach **Farr**. Dabei werden weitere Kriterien festgehalten, wobei es unterschiedliche Punktzahlen gibt. Außerdem werden genaue Anweisungen gegeben, wie die einzelnen Kriterien zu erheben sind, sodass die Unsicherheit durch subjektive Festlegungen weitgehend wegfällt (Tab. 3.3).

Neben diesen Schemata existieren noch weitere, die aber im Wesentlichen dieselben körperlichen Befunde als Grundlage für die Beurteilung der körperlichen Reife heranziehen. Im angloamerikanischen Raum ist das Schema von **Dubowitz** sehr verbreitet, bei dem neben den körperlichen Merkmalen auch neurologische Zeichen herangezogen werden, einschließlich Haltung und Tonus. Bei guter Untersuchungstechnik und ausreichender Erfahrung kommt man meist zu denselben Ergebnissen, gleich welches Schema verwendet wird.

Tabelle 3.3 Reifeschema nach Farr

1.   Hautbeschaffenheit
Festzustellen durch Anheben einer Hautfalte des Abdomens zwischen Daumen und Zeigefinger, Inspektion.
0 – Sehr dünn, Gelatinegefühl.
1 – Dünn und weich.
2 – Weich und mäßig dick, evtl. Rötung oder oberflächliche Schuppung.
3 – Gefühl der Hautsteifheit, oberflächliche Hautrisse und lamelläre Schuppung besonders an Händen und Füßen.
4 – Dick und pergamentartig mit oberflächlichen oder tiefen Rissen.

2.   Hautfarbe
Beurteilung bei ruhigem Kind, nicht kurz nach dem Schreien.
0 – Dunkelrot.
1 – Gleichmäßig rosa.
2 – Blassrosa, unterschiedliche Hautfarbe u. U. mit sehr blassen Partien.
3 – Blass, nirgends richtig rosa außer an Ohren, Lippen, Handflächen und Fußsohlen.

3.   Hautdurchsichtigkeit
am Stamm zu beurteilen.
0 – Zahlreiche Venen mit Verzweigungen und Venolen deutlich sichtbar, besonders über dem Abdomen.
1 – Venen und Verzweigungen sichtbar, keine Venolen.
2 – Wenige große Gefäße deutlich sichtbar über dem Abdomen.
3 – Wenige große Gefäße undeutlich sichtbar über dem Abdomen.
4 – Keine Gefäße sichtbar.

4.   Ödeme
Geprüft durch 5 Sekunden dauernden Druck mit dem Finger (vor allem über der Tibia, auch an Händen und Füßen).
0 – Offensichtliches Ödem von Händen und Füßen, mäßige Dellenbildung über der Tibia.
1 – Kein offensichtliches Ödem, aber deutlich tastbare Dellenbildung über der Tibia.
2 – Keine Ödeme.

5.   Lanugobehaarung
Am Rücken geprüft, das Kind zur Lichtquelle gehoben.
0 – Kein Lanugo oder sehr spärliche kurze Haare.
1 – Reichlich Lanugo, lang und dicht über dem ganzen Rücken.
2 – Dünnere Lanugo besonders an der unteren Rückenhälfte.
3 – Geringe Lanugo mit haarlosen Bezirken.
4 – Mindestens die Hälfte des Rückens ohne Lanugohaare.

6.   Ohrform
Prüfen durch Inspektion des oberen Anteils der Ohrmuschel.
0 – Ohrmuschel fast flach und formlos, Rand nicht oder kaum einwärts gebogen.
1 – Beginnende Einwärtskrümmung des Ohrmuschelrandes.
2 – Teilweise Einwärtskrümmung des Randes der ganzen oberen Ohrmuschelhälfte.
3 – Gut ausgebildete Einwärtskrümmung des Randes der ganzen oberen Ohrmuschelhälfte.

7.   Festigkeit der Ohrmuschel
Prüfung durch Palpation und Faltung des oberen Anteils zwischen Daumen und Zeigefinger.
0 – Weiche Ohrmuschel leicht in bizarre Stellungen zu falten ohne spontanen Ausgleich.
1 – Ohrmuschel am Rand weich, leicht zu falten mit langsamem spontanem Ausgleich.
2 – Knorpel bis zum Rand der Muschel tastbar, jedoch z. T. dünn, sofortiger spontaner Ausgleich.
3 – Feste Muschel mit eindeutigem Knorpel bis zur Peripherie, sofortiger spontaner Ausgleich.

Tabelle 3.3 (Fortsetzung)

8. Männliches Genitale
0 – Kein Hoden im Skrotum tastbar.
0.5 Mindestens ein Hoden mobil im Leistenkanal.
1 – Mindestens ein Hoden hoch im Skrotum, bis in die tiefste Position zu ziehen.
2 – Mindestens ein Hoden vollständig deszendiert.

9. Weibliches Genitale
Beurteilung bei halber Abduktion der Beine.
0 – Große Labien klaffen weit, relativ große Labia minora.
1 – Große Labien bedecken die kleinen fast vollständig.
2 – Große Labien bedecken die kleinen vollständig.

10. Größe der Brustdrüse
Bestimmt durch Palpation des Brustdrüsengewebes zwischen Zeigefinger und Daumen.
0 – Kein Drüsengewebe tastbar.
1 – Drüsengewebe unter 0.5 cm Durchmesser ein- oder beidseitig tastbar.
2 – Drüsengewebe beiderseits tastbar, ein oder beidseits 0.5 bis 1 cm Durchmesser.
3 – Drüsengewebe beidseits tastbar, ein- oder beidseits mehr als 1 cm Durchmesser.

11. Brustwarze
Beurteilt durch Inspektion
0 – Brustwarze kaum sichtbar, keine Areola.
1 – Brustwarze gut ausgebildet, Areola vorhanden, aber nicht prominent.
2 – Brustwarze gut ausgebildet, der Rand der Areola liegt über dem Hautniveau.

12. Plantare Hauffältelung
Beurteilung der Falten, die persistieren, wenn die Haut von der Ferse bis zu den Zehen gestreckt wird.
0 – Keine Hautfalten.
1 – Die Hautfalten sind schwache rote Linien über der vorderen Hälfte der Sohle.
2 – Eindeutig rote Linien über mehr als der vorderen Sohlenhälfte, Einkerbungen über nicht mehr als dem vorderen Drittel.
3 – Wie 2, aber Einkerbungen reichen über das vordere Drittel der Sohle hinaus.
4 – Deutliche tiefe Einkerbungen der Falten über das vordere Sohlendrittel hinausreichend.

Beurteilung des Ergebnisses (Schätzung des Gestationsalters):

Punkte	Wochen	Punkte	Wochen	Punkte	Wochen
5	28,1	15	35,9	25	40,3
6	29	16	36,5	26	40,6
7	29,9	17	37,1	27	40,8
8	30.8	18	37,6	28	41
9	31,6	19	38,1	29	41,1
10	32,4	20	38,5	30	41,2
11	33,2	21	39	31	41,3
12	34	22	39,4	32	41,4
13	34,6	23	39,7	33	41,4
14	35,3	24	40	34	41,4

3.3 Körperliche Untersuchung

Natürlich ist es nicht immer und in allen Situationen sinnvoll und notwendig, den ganzen hier beschriebenen Untersuchungsgang komplett durchzuführen, sondern je nach Situation und Fragestellung werden nur einzelne Gesichtspunkte von Bedeutung sein.

Perzentilkurven, s. S. 302–307

> Im Prinzip sollte man das Kind von Kopf bis Fuß in einer feststehenden Reihenfolge untersuchen, um nichts zu vergessen. In der Praxis hat es sich jedoch eher bewährt, zunächst einmal die spontanen Bewegungen und Verhaltensweisen des Kindes zu beobachten, den körperlichen Befund sozusagen nebenher zu erheben, und die unangenehmen Maßnahmen (Hüfte, Racheninspektion) an den Schluss der Untersuchung zu stellen.

Körpermaße

Zunächst werden die Körpermaße erhoben, zumindest bei der U1 und U2. Dabei gelten folgende Mittelwerte bzw. Abweichungen als Normbereich (bei Kinder mitteleuropäischer Abstammung!):

> Geburtsgewicht: 3000 bis 3500 g
> (Grenzen 2500 bis 4000 g)
> Länge: 51 cm (Grenzen 45 bis 55 cm)
> Kopfumfang: 34,5 cm
> (Grenzen 32,5 bis 36 cm)

Haut

Bei Betrachten des Körpers achtet man zunächst auf den Hautzustand. Die Konsistenz erlaubt Rückschlüsse auf Reifegrad und Ernährungszustand bzw. Dystrophie. Eine periphere oder zentrale Zyanose weist auf Auskühlung, Kreislaufprobleme oder Herzfehler hin. Ein verstärkter Ikterus zeigt sich durch unterschiedliche Gelbfärbung, bei Abflusshindernissen der Galle findet man eine grünliche Verfärbung. Bei einer Anämie wird die Haut besonders blass sein. Auskühlung führt zu einer marmorierten Zeichnung. Auch auf Verletzungen, Hämangiome, Pigmentanomalien und Naevi wird geachtet.

Kopf

Beim **Betasten** des Kopfes fallen Unregelmäßigkeiten der Schädelnähte auf, zu große oder zu kleine Fontanellen sowie Geburtsverletzungen, so weit man sie nicht schon sieht (Kephalhämatom). Die Geburtsgeschwulst ist bei der U2 meist abgeschwollen. Der Kopfumfang wird gemessen und mit der Angabe nach der Geburt sowie mit den Perzentilen verglichen (s. S. 302, 303) (Mikrozephalus, Makrozephalus, schnelles Wachstum?). Dabei können Schwankungen aufgrund der Konfiguration der Schädelnähte unmittelbar nach der Geburt vorkommen.

Ohren

Die Ohren sollten je nach Gestationsalter unterschiedliche Reifegrade der Ohrmuschel zeigen. Auffallend kleine, tief sitzende oder wenig geformte Ohrmuscheln sind Hinweise auf genetische Erkrankungen. Der Gehörgang sollte auf beiden Seiten einsehbar sein.

Als **Hörtest** eignen sich Geräusche wie Schlagen auf die Unterlage, Händeklatschen o. ä. wenig, da es hier auch zur Übertragung von Körperschall kommen kann, der vom Kind gespürt wird, woraufhin es erschrickt. Auf normale Geräusche (Stimme, Glocke etc.) ist in den ersten Lebenswochen nicht immer eine eindeutige Reaktion zu beobachten. Im Zweifelsfall kann durch die Messung der otoakustischen Emissionen (OAE) schon bei Neugeborenen ein eindeutiger Hörtest schnell und zuverlässig vorgenommen werden. Dieses Verfahren sollte in allen Geburtskliniken routinemäßig angeboten werden.

Augen

Die Augen müssen gleich groß sein, die Pupillen beidseits auf Licht reagieren. Die Lider sind seitengleich geöffnet, es finden sich keine Verklebungen, die Tränen fließen normal ab. Beim Bewegen des Kopfes bleiben die Augen „stehen", was als Puppenaugenphänomen bezeichnet wird. Normalerweise werden die Augen koordiniert bewegt, aber Schielphasen kommen vor. Ein Zittern der Augen (Nystagmus) oder gänzlich unkoordinierte Bewegungen sind nicht normal.

Nase

Die Nasenlöcher müssen durchgängig sein, zur Oberlippe zieht eine kleine Falte. Das Nasenseptum liegt in der Mitte (kann durch Druck bei der Geburt luxiert sein!) .

Mund

Der Mund kann vollständig geschlossen werden, ohne dass die Zunge herausschaut. Beim Schreien muss er symmetrisch geöffnet sein, innen sieht man die durchgehende Zahnleiste. Die Zunge ist symmetrisch und frei beweglich. Das Zungenbändchen ist unterhalb der Zunge beim Schreien zu sehen, ist aber fast nie zu kurz. Weiße festhaftende Beläge an der Wangenschleimhaut sind oft das erste Zeichen einer Soorinfektion.

Beim Öffnen des Mundes sieht man den Gaumen und schaut, ob er gespalten ist und ob der hintere, muskuläre Teil (Gaumensegel) bewegt wird. Das Zäpfchen ist oft so klein, dass es als fehlend oder gespalten erscheint, was es aber in Wirklichkeit nicht ist. In den meisten Fällen hat man Gelegenheit, Zunge und Gaumen zu betrachten, wenn das Kind spontan den Mund öffnet oder schreit.

Hals

Am Hals wird nach einer Klavikularfraktur oder Muskelverletzung getastet. Die Schilddrüse wird untersucht. Ein auffallend kurzer oder unbeweglicher Hals weist auf Fehlbildungen hin.

Arme

Die Arme müssen spontan bewegt werden und denselben Muskeltonus haben. Sie sind frei beweglich. Frakturen zeigen sich durch Auftrei-

bung und schmerzhafte Scheinlähmung. Die Finger müssen vollzählig und frei beweglich sein. Die Länge der Fingernägel weist auf die Reife hin. Handrückenödeme bei sonst reifen Kindern können auf ein Turner-Syndrom (s. S. 238) hinweisen.

Rumpf

Am Rumpf betrachtet man die Form des Brustkorbes, die Bewegungen (asymmetrisch, Einziehungen, Deformierungen?) sowie die gleichzeitigen Bewegungen des Bauches bei der Atmung.

Die Mamillen sind wichtige Reifezeichen. Eine beidseitige Vergrößerung des Drüsenkörpers ist normal, eine einseitige kann eine Infektion andeuten. Ein sehr großer Mamillenabstand deutet auf Fehlbildungen (besonders Turner-Syndrom) hin.

Herz

Bei der Auskultation des Herzens wird auf die Herztöne geachtet: ob sie an der normalen Stelle zu hören sind, ob Nebengeräusche bestehen und ob das Herz regelmäßig schlägt. Die Herzfrequenz sollte in Ruhe nicht unter 80 bis 90/min liegen, und beim wachen und aktiven Kind nicht über 150/min, abgesehen von intensiven Schreiphasen, in denen der Puls schneller (bis 180/min] werden kann. Der Puls wird auch in den Leisten getastet. Wenn er dort fehlt, weist dies auf eine Fehlbildung im Gefäßsystem hin (ISTA s. S. 126).

Lunge

Die Lunge sollte seitengleich belüftet sein. Nebengeräusche wie Rasseln dürfen nicht oder zumindest nicht dauerhaft vorkommen. Stärkere Einziehungen und eine laute, ziehende „stridoröse" Atmung muss näher untersucht werden. Die normale Atemfrequenz des Neugeborenen und jungen Säuglings liegt in Ruhe zwischen 30 und 50/min.

Abdomen

Ein auffallend geblähter Bauch kann auf eine Stenose oder Atresie des Magen-Darm-Traktes hinweisen. Leber und Milz werden getastet. Die Leber ist normalerweise 1 bis höchstens 2 cm unter dem Rippenbogen zu tasten, die Milz ist allenfalls als weicher federnder Widerstand anstoßend zu fühlen. Eine Vergrößerung der Leber deutet auf eine Stauung z. B. durch einen Herzfehler hin, seltener auf eine Leberentzündung. Bei einer bakteriellen oder viralen Sepsis sind Leber und Milz vergrößert.

Der **Nabel** bzw. Nabelschnurrest wird angeschaut. Ist nur eine Arterie vorhanden, kann dies auf eine Störung hindeuten, z. B. eine Trisomie 21. In den ersten Tagen nach der Geburt ist es besonders wichtig, nach Infektionszeichen am Nabelgrund bzw. in der Umgebung zu suchen. Ein stark nässender Nabel weist eventuell auf eine Fehlbildung hin. Ein Nabelbruch ist sehr häufig, noch öfter kommen Muskellücken vor. Beides ist harmlos.

Leistenbrüche sind dagegen immer von Bedeutung, da sie wegen der Einklemmungsgefahr operiert werden müssen.

Genitale und Anus

Die Entwicklung des Genitale ist als Reifezeichen wichtig. Ferner müssen Fehlbildungen des äußeren Genitale erfasst werden, auch atypische Mündungen der Harnröhre.

Die **Analöffnung** wird inspiziert.

Beine

Die Beine werden ähnlich untersucht wie die Arme. Hinzu kommt die Untersuchung der Hüfte, wobei eine unterschiedliche Beinlänge oder eine Asymmetrie der Gesäßfalten (in Bauchlage) auf eine Luxation hinweisen kann. Klumpfüße müssen relativ schnell behandelt werden, sie können meist gleich nach der Geburt erkannt werden.

Rücken

Das Kind wird dann auf den Bauch gedreht und der Rücken untersucht, dabei tastet man vor allem die Dornfortsätze der Wirbelsäule, um Fehlbildungen der Wirbelsäule zu erkennen. Gleichzeitig achtet man auf Asymmetrien in der Haltung.

Neurologische Beurteilung

Unmittelbar nach der Geburt ist eine exakte neurologische Beurteilung des Neugeborenen nicht möglich. Auch in den ersten Lebenswochen muss man vor einer Beurteilung an die genannten unspezifischen Faktoren (Fütterungszustand, Wachphase, Tageszeit etc.) denken. Insofern muss die neurologische Untersuchung, vor allem wenn sie pathologisch ausfällt, wiederholt werden, die Umstände der Untersuchung sind zu berücksichtigen und bei Wiederholung zu variieren.

Es ist zunächst besonders wichtig, zu erfahren, ob das Kind hungrig oder satt ist, wie wach es ist und ähnliche Begleitumstände. Denn das Ergebnis der neurologischen Untersuchung hängt auch von solchen Faktoren ab, und man kann vor allem die spontanen Bewegungen des Kindes besser beurteilen.

Bei der Untersuchung des Nervensystems und der Motorik achtet man zunächst auf den **Muskeltonus**. Sowohl ein völlig schlaffes Kind als auch eine abnorme Steifigkeit der Muskulatur, eventuell dazu noch Haltungsauffälligkeiten, sind unbedingt festzuhalten und weiter abzuklären.

Eine **Übererregbarkeit oder Apathie** weist weniger auf die Stimmungslage, sondern meist auf tiefgreifende Störungen hin. Umgekehrt kann z. B. eine Hyperbilirubinämie ein Kind vorübergehend apathisch und hypoton werden lassen. Seitenunterschiede bei den Bewegungen weisen meist auch auf Störungen im Zentralnervensystem hin.

Es folgt die Erhebung des **Reflexstatus**. Ein Reflex ist eine unwillkürliche, automatische Bewegung oder Reaktion auf einen definierten Reiz. Manche Reflexe lassen lediglich die Funk-

Tabelle 3.4 Die wichtigsten Reflexe bei Neugeborenen

Reflex	ab SSW	bis Lebensmonat
Moro	32./36.	3.–4.
automatisches Gehen	37.	2.
Galant-Reflex	<35.	2.–3.
Puppenaugenphänomen	ca. 38.	2.–3.
Suchreflex	(28.)/34.	3
Saugreflex	26.	4., im Schlaf bis 6.
ATNR	37.	6.
Handgreifreflex	< 30.	4.–6.
Fußgreifreflex	< 30.	8.–10.

Erklärung der Spalten:
ab SSW: ab welcher Reife /Schwangerschaftswoche auslösbar?
bis LM: bis zu welchem Lebensmonat normalerweise vorhanden?

tion der Nerven vom und zum Rückenmark erkennen (Muskeleigenreflexe, Galant), einige benötigen Funktionen des Hirnstammes (Stammreflexe, z.B. Moro, ATNR) und einige weitere benötigen höhere Zentren bzw. Hirnfunktionen bzw. Sinnesorgane. Die Reflexe des Neugeborenen unterscheiden sich in vielen Punkten von denen des großen Kindes oder Erwachsenen. Viele Reflexe bestehen nur in bestimmten Entwicklungsphasen, verschwinden also wieder, und ein längeres Persistieren würde die weitere Entwicklung erschweren. So könnten wir z.B. bei weiter vorhandenem Fußgreifreflex nicht laufen lernen (Tab. 3.4).

Die Reflexe werden folgendermaßen geprüft:
- **Moro-Reflex:** Das Kind wird in Rückenlage (mit Unterstützung des Kopfes) angehoben und dann plötzlich leicht fallen gelassen. In der ersten Phase (ab 32. SSW) werden die Arme ausgebreitet, in der zweiten, unmittelbar folgenden Phase wieder an den Körper herangeführt (36. SSW). Der Reflex lässt sich auch durch Erschütterung, Geräusche oder andere Schreckreaktionen auslösen (Abb. 3.1 a + b).
- **Automatisches Gehen:** Das Kind wird am Oberkörper gefasst und aufrecht gehalten, sodass die Fußsohlen leicht die Unterlage berühren. Es führt Schreitbewegungen aus, wobei die Beine sich meist überkreuzen.

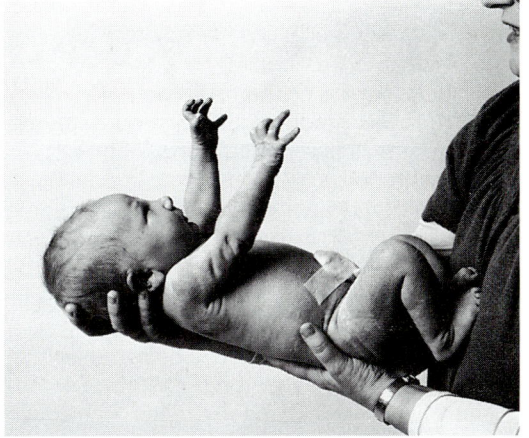
a

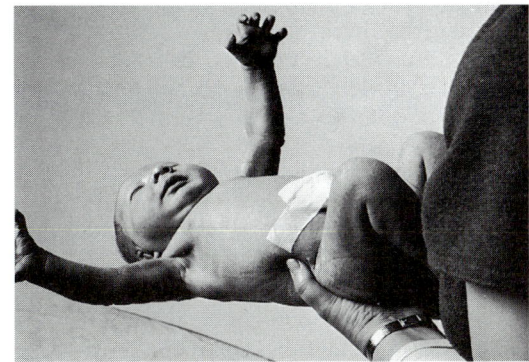
b
Abb. 3.1a + b Moro-Reflex

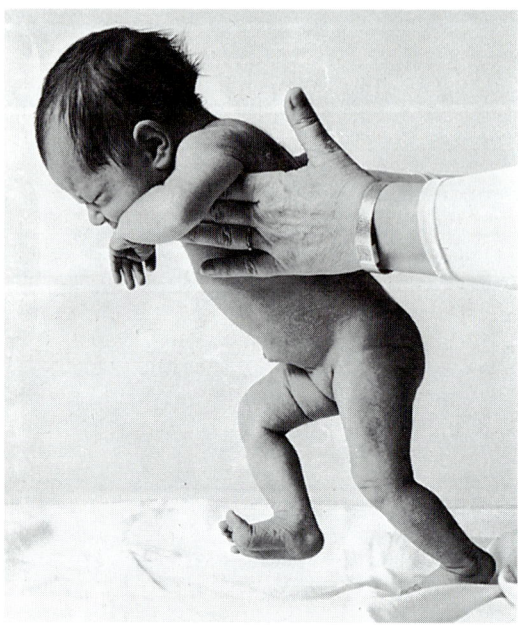

Abb. 3.2 Automatisches Gehen

Vergleichbar ist das automatische Kriechen, bei dem das Kind in Bauchlage an den Fußsohlen etwas unterstützt wird (Abb. 3.2).

- **Galant-Reflex:** Das Kind hängt in Bauchlage auf der Hand des Untersuchers. Mit einem Finger (nicht dem Nagel!) wird parallel der Wirbelsäule von oben nach unten entlang gefahren. Das Kind krümmt sich dann seitlich zur getesteten Seite.
- **Puppenaugenphänomen:** Beim wachem Kind wird der Kopf seitlich gedreht. Die Augen bleiben stehen oder drehen sich leicht zur anderen Seite.
- **Suchreflex:** Im hungrigen Zustand dreht das Kind den Mund zum Finger, wenn dieser leicht die Wange berührt. Je nach Hunger dehnt sich der Reflex auch auf andere Gesichtspartien aus, beim satten Kind ist er nicht auslösbar.
- **Saugreflex:** Das Kind führt saugende Bewegungen aus, sobald ein Gegenstand (Sauger, Finger) in den Mund gesteckt wird.
- **ATNR** (= asymmetrischer tonischer Nackenreflex): Das Kind liegt auf dem Rücken. Wenn der Kopf passiv zu einer Seite bewegt wird, werden auf der „Gesichtsseite" Arm und Bein gestreckt, auf der anderen Seite gebeugt gehalten (Abb. 3.3).

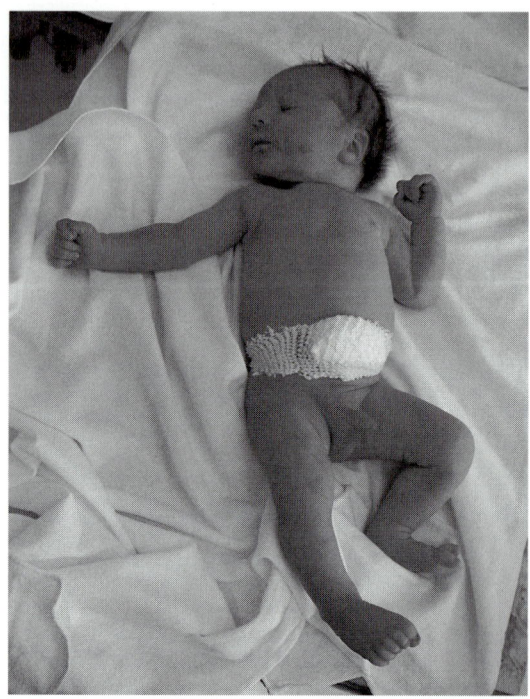

Abb. 3.3 Asymmetrischer tonischer Nackenreflex (ATNR)

- **Handgreifreflex:** Wenn ein Gegenstand (Finger) die Handinnenfläche berührt, schließt sich die Hand, das Kind hält zumindest für einige Sekunden fest (Abb. 3.4).

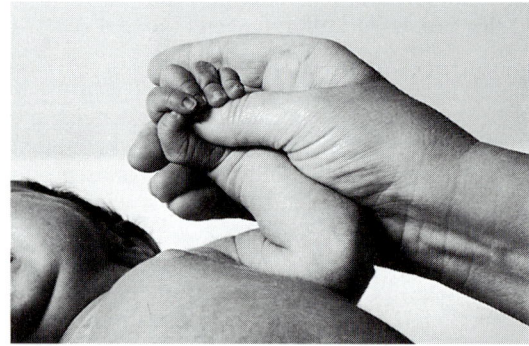

Abb. 3.4 Handgreifreflex

- **Fußgreifreflex:** Beim Berühren der Fußsohle im Vorderfußbereich führen die Zehen eine umgreifende Bewegung aus.

Sind alle oder die meisten der hier genannten Reaktionen normal, dann kann mit hoher Wahrscheinlichkeit angenommen werden, dass das Kind neurologisch gesund ist.

Neben diesen wichtigsten Reflexen gibt es zahlreiche weitere, für Neugeborene typische Reaktionen, die zu einer differenzierten neurologischen Untersuchung herangezogen werden, wenn der Verdacht auf eine Störung besteht. Ferner gibt es Reflexe, die erst im Säuglingsalter auftauchen und nach einigen Monaten wieder verschwinden.

3.4 Harmlose Auffälligkeiten und Abweichungen

Gewichtsverlust

Viele Neugeborene verlieren auch in den ersten Lebenstagen nicht nennenswert an Gewicht. Ein Verlust von 7 bis 10% ist jedoch völlig normal. 15% sollten aber auf keinen Fall überschritten werden. Es ist sicher nicht richtig, das Kind aus lauter Angst vor einer Fremdnahrung austrocknen und hungern zu lassen. Das Geburtsgewicht sollte meist um den 10. Lebenstag wieder erreicht werden, mit einer Toleranzspanne bis zum Ende der dritten Woche.

Hautschuppung

Vor allem bei übertragenen Kindern kommt es zu einer ausgedehnten Schuppung der Haut am ganzen Körper. Meistens sind die Schuppen sehr klein, sodass sie kaum bemerkt werden. Gelegentlich kann die oberste Hautschicht aber in zentimetergroßen weißen Schuppen abgehen. Dies hat keine besondere Bedeutung und lässt auch keine Rückschlüsse auf die spätere Hautbeschaffenheit zu.

Unterschieden werden muss eine solche groblamelläre Schuppung von blasenbildenden Krankheiten (Staphylodermie s. S. 268, Epidermolysis s. S. 190).

Erythema toxicum

Bei sehr vielen Neugeborenen, besonders intensiv bei einem verstärkten Ikterus, entstehen über die ganze Haut, vermehrt am Kopf und oberen Stamm feine weißliche und gelbliche millimetergroße „Pickel", die von einem roten Hof umgeben sind. Der Versuch, diese Pickel auszudrücken, scheitert, da sie keine Flüssigkeit enthalten. Wenn man genau beobachtet, ändern sie auch die Stelle und tauchen woanders wieder auf. Es handelt sich um ein kleines umschriebenes Ödem, wodurch die Haut an einer Stelle so aufquillt, dass sie weiß erscheint und erhaben ist. Daher tritt auch keine Flüssigkeit aus und deshalb können diese Stellen „springen". Eine Behandlung ist nicht nötig (Abb. 3.5).

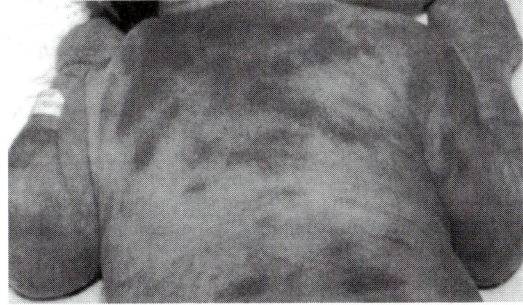

Abb. 3.5 Erythema toxicum

Neugeborenenakne

Nach einigen Tagen kann schon ein Ausschlag beginnen, der meist in der zweiten und dritten Lebenswoche den Höhepunkt erreicht: Es bilden sich feine Pusteln, die sogar etwas Talg enthalten und sich entzünden können. Das klinische Bild sieht im Grund genauso aus wie eine Akne bei Jugendlichen, nur dass die Veränderungen auf der zarten Haut des Neugeborenen etwas kleiner sind und auch nicht so viel Talg produziert wird. Es handelt sich um eine Folge der hormonellen Umstellung, die nicht bei allen Neugeborenen, sondern nur bei einer bestimmten Reaktionsbereitschaft der Haut auftritt. Meist haben auch die Eltern eine verstärkte Akne gehabt, und das Kind wird in der Jugend wahrscheinlich verstärkt mit dieser Hautkrankheit zu tun haben (Abb. 3.6).

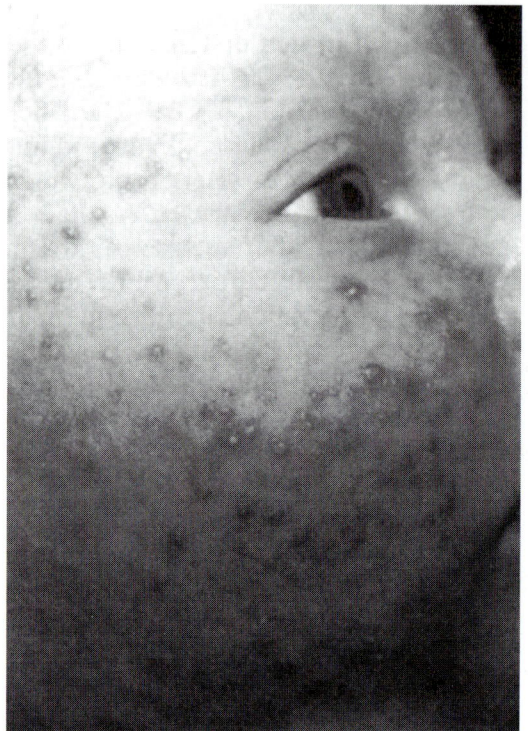

Abb. 3.6 Neugeborenenakne

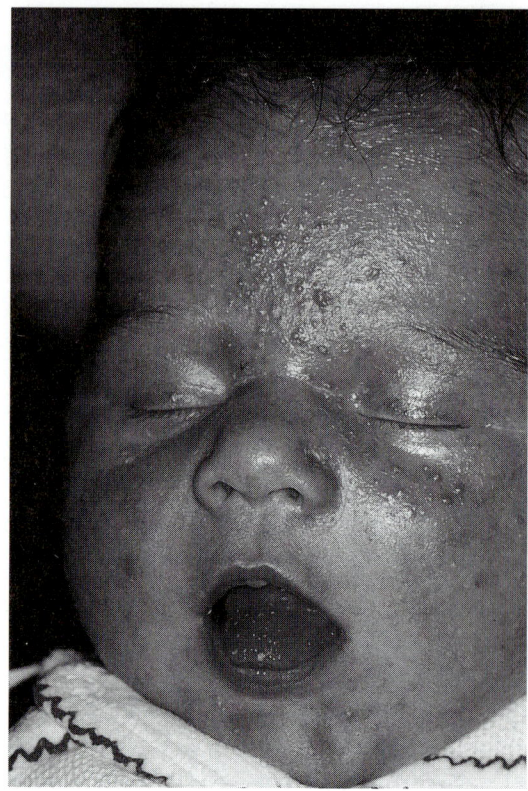

Abb. 3.7 Milien

Milien

Milien sind 1–2 mm große gelblich-weiße Pünktchen, die bei der Hälfte aller Kinder auftreten. Es handelt sich um kleine Zysten in Talg- oder Schweißdrüsen (Abb. 3.7).

Urin

Urin wird oft unmittelbar nach der Geburt gelassen. Dann kann eine längere Pause, die gelegentlich sogar 24 Stunden oder noch etwas länger dauert, eintreten bis zur nächsten Portion, ohne dass eine weitere Abklärung erfolgen muss.

Mekonium

Mekonium muss immer innerhalb der ersten 24 Stunden abgehen. Wenn die erste Portion unmittelbar nach der Geburt übersehen wurde, kann auch dies Anlass zur Sorge geben.

Stuhlhäufigkeit

Die Stuhlhäufigkeit kann bei gestillten Kindern sehr schwanken. Normalerweise werden mehrere kleine Stuhlportionen pro Tag entleert, aber es kann durchaus auch vorkommen, dass länger als eine Woche gar kein Stuhl entleert wird. Solange das Kind sich wohlfühlt und weiter trinkt, hat dies keine Bedeutung. Künstlich ernährte Säuglinge haben meist ein bis zwei wesentlich festere Stühle.

Zyanose

Eine Zyanose wird oft durch eine Polyglobulie (vermehrte Erythrozytenzahl im Blut) vorgetäuscht, vor allem, wenn Hände und Füße etwas kalt sind. Im Unterschied zur echten Zyanose, z. B. durch Hypoxie oder Herzfehler, sind die zentralen Bereiche (Lippen, Zunge) bei einer Polyglobulie rosig, und das Kind bietet sonst keine Krankheitszeichen.

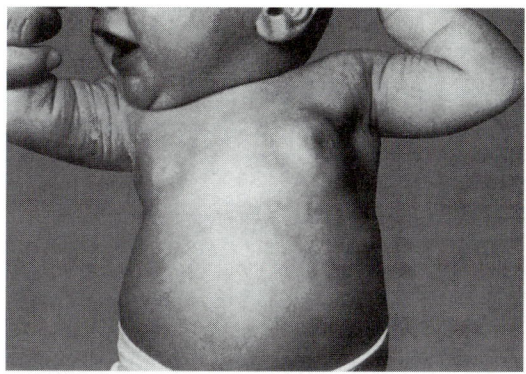

Abb. 3.8 Brustdrüsenschwellung

Mastopathie

Eine Mastopathie (Schwellung der Brustdrüsen) (Abb. 3.8) kommt nicht selten vor, auch bei männlichen Neugeborenen. Sie ist am Ende der ersten Lebenswoche oft besonders intensiv ausgeprägt, und die Schwellung kann beidseits Haselnussgröße erreichen. Dies hat keinerlei pathologische Bedeutung. Eine einseitige Brustdrüsenschwellung ist dagegen immer sehr genau zu beobachten, da sich in den meisten Fällen ein Abszess dahinter verbirgt, der antibiotisch zu behandeln ist. Die harmlose beidseitige Schwellung wird nicht behandelt, allenfalls kann man durch Watteeinlagen oder eine entsprechende Lagerung dem Kind Unannehmlichkeiten ersparen.

Genitalblutungen und Schleimabsonderungen

Genitalblutungen und Schleimabsonderungen größeren Ausmaßes, auch regelrechte Schleimpfröpfe, kommen bei weiblichen Neugeborenen meist um dem 3. bis 6. Lebenstag häufig vor. Es handelt sich um eine Abbruchblutung, die durch den Entzug der mütterlichen Hormone bedingt ist. Vor der Geburt ist der Uterus des Feten größer als beim zweijährigen Kind! Innerhalb weniger Tage beginnt die Umwandlung in die infantile Ruhephase, verbunden mit Blutung und Schleimabsonderung. Eine Behandlung ist nicht nötig.

Zungenbändchen

Ein Zungenbändchen findet man bei fast allen Kindern, und fast nie entstehen damit Probleme. Beim Schreien kann es vorkommen, dass die Zunge eingekerbt erscheint. Früher hat man dann das Zungenbändchen eingeschnitten, damit das Kind nicht mit gespaltener Zunge redet, also zum Lügner wird. Vor einer solchen Maßnahme kann nur gewarnt werden, da sie nicht nur unnötig, sondern gefährlich ist, denn im Zungenbändchen verlaufen Blutgefäße, vor allem eine oft relativ dicke Arterie.

4 Die Ernährung des Neugeborenen und Säuglings

Bettina Salis

4.1 Stillen

Nach der Geburt muss der Säugling seine Ernährung von der plazentaren Nahrungsaufnahme auf die von außen (enteral) umstellen. Im Verhältnis zu seinem Gewicht ist der Nahrungsbedarf eines Neugeborenen um etliches höher, als der eines Erwachsenen.

> Die beste Ernährung für einen gesunden Säugling und bis auf wenige Ausnahmen auch für den kranken Säugling, ist die Muttermilch; und zwar ausschließlich für die ersten sechs Monate – mindestens.

Künstliche Säuglingsnahrung, Tees, Glukose, Säfte, Breie und dergleichen sind zusätzlich nicht erforderlich – auch Wasser nicht.

Eine wichtige Voraussetzung für ein erfolgreiches Stillen sind umfassende Informationen über die natürlichen Zusammenhänge des Stillens und die Aufrechterhaltung der Milchbildung – möglichst schon während der Schwangerschaft – und die Entkräftung von Mythen, wie etwa die Mär, dass Stillen einen Hängebusen mache, dass Stillkinder unruhiger seien als Flaschenkinder oder gar, dass Stillen kompliziert und schwierig sei.

Bedeutung des Stillens für Mutter und Kind

- Muttermilch ist in seiner Zusammensetzung einzigartig und genauestens auf die Bedürfnisse des Babys abgestimmt.
- Muttermilch enthält Abwehr- und Immunstoffe und sorgt somit für Nestschutz.
- Voll-Stillen bietet den besten Schutz vor Allergien.
- Die langkettigen mehrfach ungesättigten Fettsäuren in der Muttermilch sorgen für die optimale Entwicklung des Zentralnervensystems; sprachliche und schulische Leistungen der Kinder werden durch das Stillen begünstigt.
- Stillen wirkt sich positiv auf die Zahn- und Kieferstellung aus.
- Durch das Anlegen auf der linken und der rechten Seite werden beide Gehirnhälften stimuliert und dadurch der Gleichgewichtssinn besser ausgeprägt, was die geistige und motorische Entwicklung des Kindes begünstigt.
- Gestillte Kinder leiden seltener an Infektionskrankheiten der oberen Luftwege, der Ohren, Blase und des Magen-Darmtraktes.
- Stillen fördert die Mutter-Kind-Bindung (Bonding).

Tabelle 4.1 Nährstoffbedarf bei Säuglingen

Alter	Kcal/kg	Eiweiß g/kg/Tag	Fett* % aller Kal.	Wasser ml/kg/Tag
0–3 Monate	116	1.86	45–50	130–180
3–6 Monate	99	1.8	45–50	130–180
6–9 Monate	95	1.65	35–45	120–150
9–12 Monate	101	1.48	35–45	120–145
Erwachsen	40	0.6	35	40–60

* Erläuterung: In Prozent der Gesamtkalorien, d. h. x% des Gesamtnährwertes sollte aus Fett bestehen

- Stillen unterstützt die Uterusrückbildung.
- Bei mehrmonatigem Voll-Stillen verringert sich das Risiko, an Eierstock-, Gebärmutter- oder Brustkrebs oder auch an Osteoporose zu erkranken.
- Stillen ist kostengünstig.
- Muttermilch ist ständig verfügbar und muss nicht extra zubereitet werden.
- Muttermilch ist keimfrei und steht jederzeit in der richtigen Temperatur und (meist auch) Menge zur Verfügung.
- Stillen trägt zum Umweltschutz bei, weil nichts industriell hergestellt, verpackt, transportiert und entsorgt werden muss.

> Nachteile für das Neugeborene gibt es keine.

Mögliche Beeinträchtigungen für die Mutter
- Einige Mütter leiden unter Schmerzen und Unwohlsein, wenn sie nicht genügend fachkompetente Unterstützung bekommen; vor allem im Zusammenhang mit dem Milcheinschuss, aber auch bei wunden Brustwarzen oder einem Milchstau.
- Ständiges Angebunden-Sein wird von einigen Müttern als belastend empfunden.
- Da Muttermilch schnell verdaut wird, benötigt das Kind mehrere Mahlzeiten – auch nachts.
- Einigen Müttern ist das Stillen zu nah und zu intim.
- Manche Männer/Partner reagieren eifersüchtig auf das Baby, das ‚seine‘ Brust in Beschlag nimmt. Das kann zu Spannungen in der Beziehung führen.

Empfehlung zur Stillförderung in Krankenhäusern

Die Weltgesundheitsorganisation (WHO) und UNICEF entwickelten die Initiative ‚Stillfreundliches Krankenhaus‘ mit den „Zehn Schritten zum erfolgreichen Stillen", die sich sowohl an der Praxis in Krankenhäusern als auch an den Bedürfnissen der Mütter und Neugeborenen orientieren. In Anlehnung an diese ‚Zehn Schritte‘ hat die Nationale Stillkommission Deutschlands folgende Empfehlungen formuliert:

1. Schriftliche Richtlinien und Stillbeauftragte: Die Einrichtung sollte **schriftliche Richtlinien zur Stillförderung** haben und sie dem gesamten Pflegepersonal in regelmäßigen Abständen nahe bringen.
2. Regelmäßige Schulungen: Das **gesamte Mitarbeiter-Team** sollte in Theorie und Praxis so **geschult** sein, dass es diese Richtlinien zur Stillförderung mit Leben erfüllen kann.
3. Informationen in der Schwangerschaft: **Alle schwangeren Frauen** sollen bereits während der Vorsorge oder bei der Geburtsanmeldung über die Vorteile und Praxis des Stillens **informiert** werden.
4. Frühes Anlegen: Müttern sollte ermöglicht werden, ihr Kind **innerhalb der ersten Lebensstunde** anzulegen.
5. Praktische Stillhilfe: Den Müttern soll das **korrekte Anlegen gezeigt** und ihnen erklärt werden, wie sie ihre Milchproduktion aufrecht erhalten können, auch im Falle einer Trennung von ihrem Kind.
6. Zufütterung aus ärztlicher Indikation: Neugeborenen soll **weder Flüssigkeiten noch sonstige Nahrung zusätzlich** zur Muttermilch gegeben werden, wenn es nicht aus gesundheitlichen Gründen angezeigt scheint. Die Indikation für eine Ergänzung der Muttermilch durch andere Nahrung muss der behandelnde Arzt stellen.
7. Förderung der Mutter-Kind-Einheit: Die Einrichtung sollte **24-Stunden-Rooming-In** praktizieren.
8. Stillen nach Bedarf: Die Mütter sollten zum **Stillen nach Bedarf** ermuntert werden.
9. Sauger und Schnuller: Gestillten Kindern sollen **weder Gummisauger noch Schnuller oder Brusthütchen** angeboten werden; es sollen alternative Fütterungsmethoden gezeigt werden (Becher- oder Fingerfütterung).
10. Selbsthilfe: Die Entstehung von **Stillgruppen** sollte gefördert und die Mütter bei der Entlassung aus der Klinik oder Entbindungseinrichtung mit diesen Gruppen in Kontakt gebracht werden.

Zu Punkt 6: Sollte es in den ersten Lebenstagen aufgrund einer ausgebliebenen/verzögerten Milchsekretion zu einer **Gewichtsabnahme**

von mehr als 10% des Geburtsgewichtes kommen, ist eine passagere Zufütterung von Tee oder einer Säuglingsnahrung mit reduziertem Allergengehalt zu empfehlen.

Zu einer umfassende Stillbetreuung gehört ferner, auf das Verteilen von Milchproben zu verzichten. Leider ist es in vielen Kliniken bis heute üblich, Proben (auch Milchpulver) an Eltern zu verteilen. Wissenschaftliche Untersuchungen ergaben, dass die Mütter, die bei der Klinikentlassung Milchproben mit nach Hause bekamen, eher abstillten als diejenigen, die keine mitbekommen hatten. Dabei gibt es einen allgemein anerkannten **WHO-Kodex zur Vermarktung von Muttermilchersatzprodukten**. Er wurde 1981 von der World Health Assembly (WHA) verabschiedet. Unter anderem ist darin Folgendes festgehalten: Werbung für künstliche Säuglingsnahrung und das Verteilen von Proben wirken sich negativ auf die Stillfrequenz und die Stilldauer aus. Es dürfen daher in der Entbindungsklinik weder kostenlose oder verbilligte Muttermilchersatzprodukte an die Mütter abgegeben werden, noch darf für künstliche Säuglingsnahrung, künstliche Sauger, Flaschen geworben werden oder Gruppenunterweisungen für Flaschenernährung stattfinden. Die Verwendung kostenloser oder verbilligter Muttermilchersatzprodukte ist nur in Notfällen gestattet, zum Beispiel bei Waisenkindern, Babys mit seltenen Stoffwechselstörungen (Phenylketonurie, Galaktosämie, Ahornsirupkrankheit) oder Frühgeborenen.

Seit 1994 besteht in Deutschland das Säuglingsnahrungswerbegesetz, das in abgeschwächter Form die Forderungen des WHO-Kodex in die nationale Gesetzgebung umgesetzt hat.

Stillfrequenz

> Ein Stillkind sollte grundsätzlich nach Bedarf gestillt werden, also immer dann, wenn es Hunger hat und so lange bis es satt ist.

Das sollte in den ersten 24 Stunden nach der ersten ausgiebigen Mahlzeit direkt nach der Geburt noch mindestens dreimal sein, anschließend sind acht bis zwölf Mahlzeiten in 24 Stunden völlig normal. Das häufige Anlegen regt die Milchbildung an. Die Stillabstände verlängern sich meist von selbst im Laufe der ersten Wochen.

Viele Mütter unserer Kultur kommen mit dem hochfrequenten Stillen nicht zurecht, weil sie Angst vor Milchmangel haben und nicht wissen, dass sich die Milchmenge durch häufiges Stillen steigert und die Abstände mit der Zeit größer werden. Dann brauchen sie Unterstützung und Informationen, um damit umgehen zu können. Andere Mütter haben Probleme, weil sie diese totale Einstellung auf die kindlichen Bedürfnisse bedrängt. Sie kommen in den Stillpausen nicht zur Ruhe und sind unbefriedigt, weil ihnen zwischen den Brustmahlzeiten nicht genug Zeit bleibt, um Aufgaben zu erledigen, die sie sich vorgenommen haben. Die Anforderungen an junge Mütter in der heutigen Zeit lassen sich nicht immer mit dem Idealbild vom Stillen nach Bedarf in Einklang zu bringen. Hier gilt es manchmal zwischen den eigenen und den kindlichen Interessen abzuwägen.

Außerdem ist es wichtig, dass die Mütter unterscheiden lernen, wann das Kind Hunger hat und und wann es müde ist, sich beruhigen will oder ihm der Sinn nach Kommunikation steht; denn nicht jede Saugbewegung der Lippen bedeutet automatisch ‚Hunger‘, das so genannte nicht-nutritive Saugen dient der Beruhigung (vergl. Selbstregulation S. 48 f).

Ob ein Kind Hunger hat ergibt sich unter anderem aus dem Zeitintervall. Weint es zwei Stunden nach der letzten Mahlzeit, kann man davon ausgehen, dass es trinken möchte. Meldet es sich nach zwanzig Minuten wieder, kann sein Unmut z. B. auch daher rühren, dass es müde ist, Bewegung braucht oder kommunizieren möchte. Vielfach wird das Saugen auf den Fingern des Säuglings als Zeichen von Hunger gedeutet. Aber manche Babys saugen auf ihren Fäustchen oder Fingern um sich zu beruhigen. Solange der Säugling mit sich selbst zufrieden ist und genügend zunimmt (vergl. Gewichtsperzentilen im Anhang), muss ihm die Brust nicht angeboten werden.

Zusammensetzung der Muttermilch

Die Zusammensetzung der Muttermilch verändert sich im Laufe der Stillzeit. Als erstes kommt das sehr gehaltvolle, mengenmäßig relativ geringe **Kolostrum**. Es enthält Abwehrstoffe, versorgt das Baby mit mütterlichen Antikörpern, ist eiweiß- und mineralstoffreich, dagegen zucker- und fettarm und so für das Neugeborene leicht verdaulich. Die Nährstoffe der Vormilch werden optimal resorbiert. Die Menge steigert sich durch häufiges Stillen rasch. Zudem verfügt das Neugeborene über ein Glykogendepot, das bis zu 20 Stunden anhält, und über Fettreserven für zwei Wochen.

Nach wenigen Tagen wird mit dem Milcheinschuss die **Übergangsmilch** gebildet. Sie enthält weniger Eiweiß, dafür mehr Fett und Kohlenhydrate. Von nun an verringert sich der Eiweißgehalt beständig und die Fett- und Kohlenhydratanteile in der Muttermilch nehmen zu.

Nach etwa zwei Wochen wird die so genannte **reife Frauenmilch** in der Brust produziert. Ihre wichtigsten Bestandteile sind:
- **Wasser**: Der größte Teil besteht aus Wasser, das Verhältnis zwischen Wasser und gelösten Bestandteilen passt sich automatisch an. Das Kind braucht also kein zusätzliches Wasser, auch in heißen Sommermonaten nicht. Ebenso wenig muss die Mutter dann vermehrt trinken um den Flüssigkeitsbedarf des Kindes zu decken.
- **Eiweiß**: Das am meisten vorkommende Eiweiß ist ein leicht verdauliches Milcheiweiß, das sehr schnell vom kindlichen Organismus verarbeitet wird und mit für die Konsistenz des Muttermilchstuhls verantwortlich ist.
- **Fett**: Rund die Hälfte des Nährwertes der Muttermilch besteht aus Fett, es wird u.a. für den Aufbau der kindlichen Nervenzellen benötigt.
- **Kohlenhydrate**: Der zweitwichtigste Energielieferant für das Kind ist Milchzucker (Laktose). Ein Säugling verbraucht für seinen Aufbaustoffwechsel etwa 30-mal so viel Energie wie ein Erwachsener.
  Ein weiteres wichtiges Kohlenhydrat ist der Bifidusfaktor, durch ihn kann der Laktobacillus bifidus (ein Darmkeim) wachsen. Die Bifidusflora schützt vor Magen-Darm-Infekten (sie "versauert" u.a. Streptokokken und Kolibakterien das Leben) und trägt zum Aufbau einer optimalen Darmflora bei (Schutz vor Allergien).
- **Mineralien**: Die Muttermilch enthält nur geringe Mengen an Mineralien, denn hohe Mineralienkonzentrationen (z.B. Kochsalz, Kalium, Magnesium) würden dem Körper Flüssigkeit entziehen; was den sensiblen Flüssigkeitshaushalt des Säuglings stören und die Nieren belasten würde. So ist der Mineraliengehalt jeweils genau auf die aktuellen Bedürfnisse des Säuglings abgestimmt. (Bei vielen Industriemilchen liegen die Mineralmengen deutlich über dem Bedarf des Babys, deswegen muss hier im Sommer auch Wasser oder ungesüßter Tee zugegeben werden.)
- **Vitamine**: Bereits während der Schwangerschaft wurden für die Vitamine A, D, E und K Depots angelegt. Die Vitamine A, C und E sind in großen Mengen in der Muttermilch enthalten – das macht allerdings die Vitamin-K-Gabe post partum nicht überflüssig.
- **Eisen**: Muttermilch enthält relativ wenig Eisen, allerdings ein Enzym (Laktoferrin), welches gewährleistet, dass bis zu 70% des Eisens verwertet werden – und somit ausreichend Eisen vorhanden ist.
- **Antikörper**: Immunschutz und Antikörper in der Muttermilch stehen im direkten Verhältnis zu den durchgemachten Krankheiten der Mutter (Ausnahme Keuchhusten), so ist die Muttermilch auch ein Schutz vor den mütterlichen Hauskeimen. Wie Studien belegen, erkranken Kinder, die mindestens ein halbes Jahr voll gestillt wurden, später insgesamt nur halb so oft wie diejenigen, die kürzer als zwei Monate Muttermilch bekamen.

Trinktechnik und Stillpositionen

Als Auftakt (quasi Vorspiel) nimmt das Baby Kontakt zur Brustwarze auf, indem es leckt und schmatzt und den Kopf leicht hin und her bewegt. Durch dieses **Suchen** wird die Brustwarze stimuliert (Brustwarzenaufrichtungsreflex).

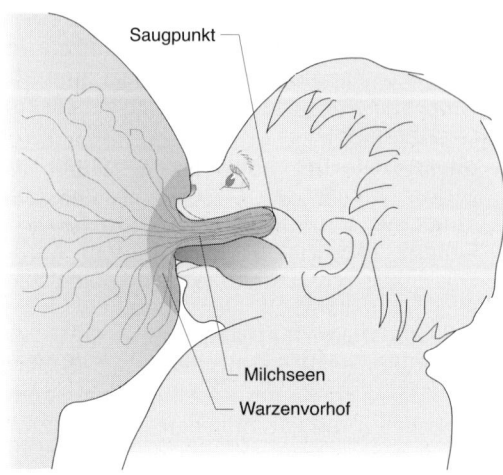

Abb. 4.1 Saugtechnik

Hat das Baby sein Ziel fixiert, öffnet es seinen Mund sehr weit, schiebt die Zunge über die untere Zahnleiste, erfasst die Brustwarze und einen Teil des umliegenden Gewebes und stellt mit seinen Lippen einen Saugschluss her. Mithilfe der Zunge formt es aus der Mamille einen Sauger. Hierbei erreicht die Spitze der Brustwarze den Saugreflexpunkt am Übergang vom harten zum weichen Gaumen des Babys (Abb. 4.1).

Nun beginnt der Säugling mit der Zunge in wellenförmigen Bewegungen die Brust zu ‚melken'. Trinkt das Kind richtig, sind die Lippen nach außen gestülpt und Nase und Kinn berühren die mütterliche Brust.

Gute **Stillpositionen** (Abb. 4.2) unterstützen das Stillen. Dabei ist eine bequeme und entspannte Haltung der Mutter wichtig. Das häufige Wechseln der Anlegepositionen (z. B. Wiegengriff, Rückengriff, Liegepositionen) sorgt für eine gleichmäßige Entleerung der Brust und beugt wunden Brustwarzen vor. Wichtig ist das korrekte Anlegen des Kindes an die Brust: Der kindliche Körper ist komplett der Mutter zugewandt (Bauch an Bauch), Ohr Schulter und Hüfte bilden eine Linie, und der Mund befindet sich in Höhe der Brustwarze.

Dem Neugeborenen sollte immer Gelegenheit gegeben werden, selbst zur Brust zu finden. Nachdem der Suchreflex ausgelöst ist, wird das Kind mit einer raschen Bewegung in Richtung Brust geführt (niemals die Brust Richtung Kind

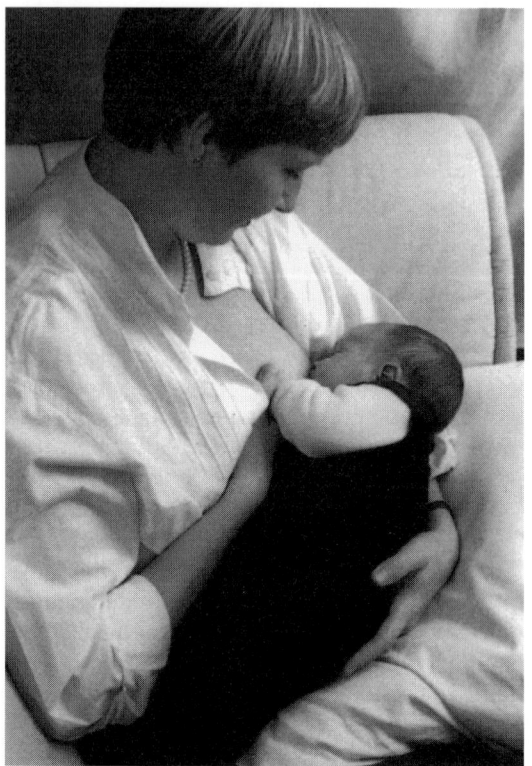

Abb. 4.2 Stillposition

drängen). Übrigens muss die Nase des Kleinen nicht extra frei gehalten werden, indem die mütterliche Brust eingedrückt wird. Abgesehen davon, dass dieses Eindrücken zum Abklemmen von Milchgängen führen kann, genießen es die Babys, die Luft unter ihrer Nase einzuziehen. Bekämen sie keine Luft, würden sie versuchen, die Mamille anders zu fassen zu bekommen (also von alleine loslassen).

Während einer Stillmahlzeit bekommt das Kind zunächst die so genannte **Vordermilch**, die sich in den Milchseen zwischen den Mahlzeiten gesammelt hat, sie ist wässrig und fettarm – ein guter Durstlöscher. Nach dem Auslösen des **Milchspendereflex** (Let-down-Reflex) fließt die fettreiche und sättigende **Hintermilch**. Zum Milchspendereflex kommt es in der Regel nach drei bis fünf Minuten, manchmal auch erst später. Viele Frauen spüren regelrecht, wie die Milch ‚einschießt', außerdem saugen die meisten Babys dann ruhiger und gleichmäßiger. Der Reflex wird mehrmals während einer Stillmahlzeit ausgelöst und immer an beiden Seiten gleichzeitig. Häufig tropft die Milch aus der nichtgestillten Brust. Spürt eine Mutter den Let-down-Reflex nicht, dann sollte das Kind mindestens zehn Minuten an der ersten Seite trinken, damit es auf jeden Fall auch die gehaltvollere Hintermilch bekommt. An der zweiten Brust erhalten die Babys dann einen Nachtisch, bestehend aus Vor- der- und Hintermilch. Es gibt Kinder, die sich sehr häufig melden und nur sehr kurz trinken; hier kann es sein, dass sie nicht satt werden, weil sie nur wenig von der kalorienreichen Hintermilch bekommen. Dann ist es wichtig, darauf zu achten, dass sie so lange an einer Brust trinken, bis der Let-down-Reflex ausge- löst wurde. Andererseits gibt es auch das so genannte Clustertrinken. Hierbei wollen Kin- der über zwei Stunden häufig trinken, um an- schließend eine längere Schlafzeit einzulegen.

Ob ein Baby während einer Mahlzeit an beiden Seiten angelegt wird oder nur an einer, hängt auch davon ab, wie munter es nach der ersten Seite noch ist. Sinnvoll ist es, das Baby zu- nächst an einer Seite trinken zu lassen, bis es von selbst die Brustwarze loslässt. Die aller- meisten Neugeborenen machen dann ein Zehn-Minuten-Nickerchen auf dem Arm der Mutter. Anschließend lassen sie sich gut wi- ckeln, um hinterher noch ihren Nachtisch zu bekommen.

Außer Muttermilch braucht ein Kind nichts, im Gegenteil, die Gabe von Tees, Säften oder Was- ser kann spätere Allergien begünstigen, wie übrigens auch schon die einmalige Gabe von Industriemilch auf der Basis von Kuhmilchei- weißen.

Stillprobleme/Stillhindernisse

Es gibt keinen Grund, einem gesunden, reifen Säugling, der gut gedeiht, im ersten halben Le- bensjahr etwas anderes zukommen zu lassen als Muttermilch. Aber natürlich kann es auch Probleme geben: z. B. weil das Kind krank ist (siehe Stillberatung bei den jeweiligen Krank- heitsbildern) oder zu früh geboren wurde oder weil es von Seiten der Mutter Schwierigkeiten gibt, z. B. nach einer Brust-Operation oder bei Krankheiten der Mutter. Das muss jedoch nicht

bedeuten, dass die Mutter überhaupt nicht stillen kann.

Je nach der Ursache kann sie Milch abpumpen und dem Kind zukommen lassen; oder sie pumpt zunächst ab um die Milchproduktion aufrecht zu erhalten, verwirft die Milch (z. B. weil sie Medikamente bekommt, die dem Baby schaden) und beginnt mit dem Stillen, wenn es wieder möglich ist.

Ist Stillen aus technischen Gründen nicht oder nur eingeschränkt, möglich (z. B. Brust-OP), dann kann die Mutter das Baby trotzdem anle- gen, wenn auch keine (oder wenig) Mutter- milch kommt (Abb. 4.3); z. B. mithilfe eines **Brusternährungssets**. Hierbei wird die Mutter- milch in eine spezielle Flasche gefüllt, von der zwei dünne Schläuche abgehen. Diese Schläu- che werden so an die Brust geklebt, dass die Enden ca. fünf Millimeter über die Brustwarze hinausragen. Wenn das Kind an der Brust saugt, erhält es neben der Muttermilch die Milch aus der Flasche.

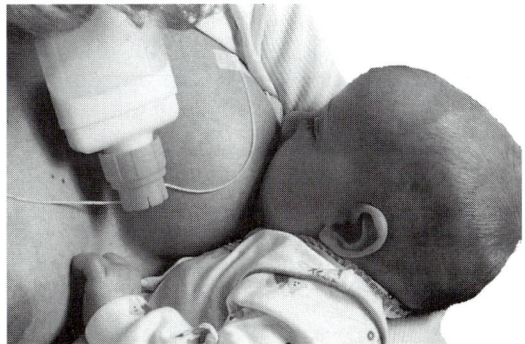

Abb. 4.3 Brusternährungsset

Milchstau und wunde Brustwarzen sind kein Grund, auf das Stillen zu verzichten. Hier ist eine ausführliche Beratung und eine intensive Betreuung durch die Hebamme wichtig.

Die meisten Krankheiten lassen sich mit Me- dikamenten behandeln, die das Stillen nicht beeinträchtigen (s. Kap. Medikamente in Schwangerschaft und Stillzeit).

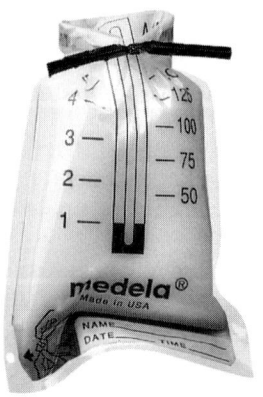
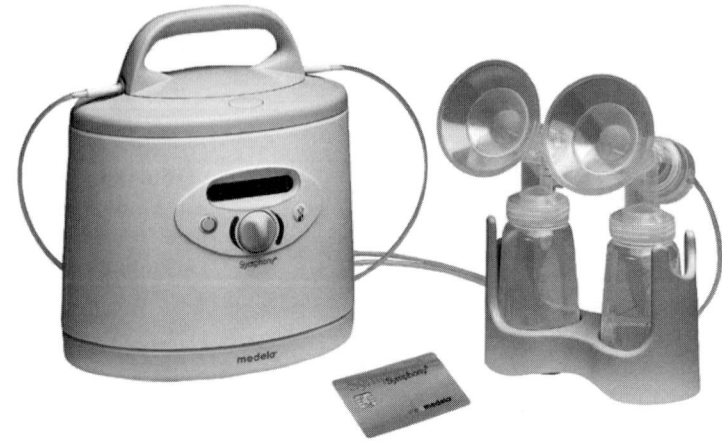

Abb. 4.4 Doppelpumpset

Wenn ein Kind nicht an der Brust trinken kann, muss die Mutter regelmäßig **abpumpen** – etwa alle drei Stunden, um die **Milchproduktion aufrecht zu erhalten**. In diesem Fall ist der Gebrauch eines **Doppelpumpsets** (Abb. 4.4) ratsam, mit dem beide Seiten gleichzeitig entleert werden und die Pumpzeit verkürzt wird. Am effektivsten sind **automatische Intervallpumpen**, bei denen die Pumpzyklen und das Vakuum regulierbar sind. Sie sind die erste Wahl, wenn über einen längeren Zeitraum gepumpt werden muss. Die Pumpdauer beträgt 10 bis 15 Minuten.

Beim einseitigen Pumpen sollten innerhalb von 20 bis 30 Minuten in etwa fünfminütigem Abstand immer wieder die Seiten gewechselt werden, um den Let-down-Reflex möglichst oft zu stimulieren. Handpumpen eignen sich zum gelegentlichen Pumpen.

Anspannung und Hektik erschweren das Pumpen und können den Milchfluss stören.

Zur Unterstützung helfen:
- Blickkontakt zum Baby (wenn dies nicht immer möglich ist, hilft ein Foto des Kindes)
- bequem sitzen, abgestützt mit Kissen
- warme Umschläge oder Rotlichtbestrahlung während des Pumpens
- Brustmassagen mit Milchbildungsöl vom Brustansatz spiralförmig in Richtung Mamillen und Rückenmassagen im Bereich der Schulterblätter

Frisch **abgepumpte Milch** kommt in ausgekochte Kunststoff- oder Glasbehälter (am besten eignen sich die Flaschen von Medela aus Polypropylen, oder spezielle Muttermilchbeutel (bei Frühgeborenen keine Muttermilchbeutel benutzen! Zurzeit laufen noch Untersuchungen bezüglich der Abgabe von Fremdstoffen aus Flaschen). Muttermilch lässt sich mindestens 72 Stunden im Kühlschrank **aufbewahren** (für gesunde Kinder zu Hause bis zu fünf Tage) und hält sich sechs Stunden bei Zimmertemperatur. Wird sie bei −18°C (bis maximal −40°C) tiefgefroren, kann sie sechs Monate lang verwendet werden (bei Risikokindern wie Frühgeborenen jedoch nur drei Monate).

Gefrorene Milch wird langsam bei Zimmertemperatur oder im Kühlschrank **aufgetaut** (niemals in einer Mikrowelle auftauen, weil dort wichtige Inhaltsstoffe zerstört werden). Dann kann die Milch ungeöffnet 24 Stunden im Kühlschrank aufbewahrt werden – geöffnet nur zwölf Stunden. Das Erwärmen sollte schonend im Wasserbad erfolgen. Einmal aufgewärmte, nicht getrunkene Milch muss weggeworfen werden. Selbstverständlich muss in Kliniken genauestens darauf geachtet werden, dass jede Mutter das Gefäß mit ihrer Milch unmissverständlich kennzeichnet (mit Namen, Datum und Uhrzeit des Abpumpens); ansonsten kann es zur Übertragung von Infektionskrankheiten kommen.

Muttermilch sollte kühl transportiert werden (zum Beispiel mit zwei Kühlelementen, die mit einem Handtuch umwickelt sind oder in einer Kühltasche).

4.2 Zufüttern/Abstillen/ Industriemilch

Zufüttern

Wenn ein Kind neben Muttermilch zusätzlich Formula-Nahrung bekommt, spricht man von **Zwiemilch-Füttern**. Um eine Saugverwirrung in dieser Zeit zu vermeiden, sollte der Säugling die Industriemilch entweder über ein Brusternährungsset oder per Finger- oder Becherfütterung bekommen, oder auch mit dem Finger-Feeder direkt an der Brust. Während das Kind saugt spritzt die Mutter die Milch aus der Spritze in den kindlichen Mund – aber nur, wenn es saugt. Die letzteren Füttertechniken sind vor allem dann zu empfehlen, wenn die Zufütterung nur temporär ist.

Das Trinken an der Brust erfordert eine **andere Technik** als das Trinken am Flaschensauger. Das Kind muss den Mund nicht weit öffnen, keine ‚Melkbewegungen‘ mit der Zunge machen, sondern nur den Sauger gegen den Gaumen drücken, um Milch zu bekommen. Rund 10% der Neugeborenen haben vor allem in den ersten vier bis sechs Wochen Schwierigkeiten, von einer Saugtechnik zur anderen zu wechseln und entwickeln eine **Saugverwirrung**. So kommt es immer wieder vor, dass Säuglinge, nachdem sie aus der Flasche getrunken haben, die Brust ablehnen, ebenso gibt es auch Brustkinder, die die Flasche verweigern (aus demselben Grund.)

Erfreulicherweise gibt es auch Neugeborene, die zunächst künstliche Nahrung erhielten und dann doch wieder gestillt werden können. Das erfordert von der Mutter (und vom Baby) viel Geduld und Unterstützung durch die Hebamme. Die **Muttermilchmenge** wird sukzessive **gesteigert**, indem das Kind regelmäßig mindestens alle drei Stunden vor dem Zufüttern an der Brust trinkt. Eine entspannte Atmosphäre, Ruhe und Gelassenheit und regelmäßige warme Mahlzeiten unterstützen die Milchbildung. Brustmassagen mit Milchbildungsöl sind zudem hilfreich. Ist der Stillwillen bei der Mutter vorhanden, dann bestehen gute Chancen, dass es klappt – wenn auch nicht von heute auf morgen. Frauen, die sich selbst stark unter Druck setzen, haben es oft besonders schwer und benötigen ganz besonders Unterstützung.

Abstillen

Ohne Not sollte mit dem Abstillen nicht vor dem siebten Lebensmonat begonnen werden; dafür sollten sich Mutter und Kind Zeit lassen. Dann geht es in der Regel ganz unkompliziert. Je nachdem, wie lange ein Baby benötigt, das neue Essen zu akzeptieren, geht das Abstillen schneller oder langsamer. Allerdings sollte nicht mehr als eine Brustmahlzeit pro Woche durch eine andere Nahrung ersetzt werden. Besser ist es, die Mutter lässt sich (und ihrem Baby) drei bis vier Wochen Zeit dafür. Zusätzliches Ausmassieren oder Abpumpen ist in diesem Fall nicht nur unnötig, sondern kontraindiziert, weil es die Milchmenge wieder steigern würde.

> Die Milchmenge reduziert sich von allein bei geringerer Nachfrage.

Muss eine Frau von einem Tag auf den anderen **plötzlich abstillen**, ist von medikamentösem Abstillen auch in diesen Fällen abzuraten, denn es hat zu viele Nebenwirkungen und es gibt eine ebenso effektive wie nebenwirkungsfreie Alternative: das **konservative Abstillen**. Hierbei wird die Brust mehrmals täglich sanft massiert, und zwar so lange, bis die Spannung verschwunden ist; danach sollte der Busen sehr fest eingepackt werden, zum Beispiel mit einem festen Sport-BH oder Mullwindeln (je eine pro Brust im Nacken verknoten – Achtung: Nicht einschnüren!). Alternativ oder begleitend kann auch homöopathisch abgestillt werden, zum Beispiel mit Phytolacca (allerdings nur, wenn solide homöopathische Kenntnisse vorliegen). Drei bis vier Tassen Salbeitee unterstützen das Abstillen sowie zwei bis drei Quarkwickel mit zimmerwarmem Magerquark. Auch hier ist auf das Abpumpen zu verzichten.

Die meisten Kinder stellen sich problemlos auf Flaschenernährung um, gelegentlich kommt es zunächst zu Saugverwirrungen oder zu leichten Verdauungsproblemen.

Industriemilch

Wird ein Kind nicht gestillt, stellt sich die Frage: Welche Milch soll das Kind bekommen? Industriemilchen werden in der Regel auf der Basis von Kuhmilch hergestellt. Im Gegensatz zur Muttermilch enthält künstliche Säuglingsnahrung Kuhmilcheiweiß, nämlich Molkeneiweiß und Casein, das schwer verdaulich und mit für Allergien verantwortlich ist.

Der Muttermilch am ähnlichsten ist die **Anfangsnahrung (Pre-Nahrung)**. Sie enthält als einziges Kohlenhydrat Laktose, ist in der Regel gut verdaulich und kann nach Bedarf gefüttert werden, d. h. das Baby kann so häufig und so viel trinken wie es möchte. Mit ihr kann es am besten sein Gefühl für Hunger und Sattsein selbst regulieren. Mit dieser Nahrung kann ein Kind nicht überfüttert werden. Entgegen anders lautenden Werbeinformationen kann diese Milch während der gesamten Flaschenzeit gefüttert werden.

Auch schon für die allererste Zeit wird die **Anfangsnahrung 1** (manchmal auch Folgenahrung 1) angeboten. Sie ist nur noch teilweise der Muttermilch angeglichen. Diese Milch ist sättigender als die Pre-Nahrung und darf nicht nach Bedarf gefüttert werden, denn es kann zu Überfütterung und Verstopfung kommen. Sie enthält in der Regel andere Kohlenhydrate als Milchzucker, hier werden auch noch Stärke und deren Teilabbauprodukte (Maltodextrine) verwendet, manchmal sogar auch Saccharose (Haushaltszucker). Diese Milch ist belastender für den Organismus des Neugeborenen als die Pre-Nahrung.

Die **Folgemilch 2** ist kaum noch an die Muttermilch angepasst und eigentlich überflüssig. Sie enthält mehr Eiweiß, Mineralstoffe und Kohlenhydrate (hier überwiegend Haushaltszucker) und darf aufgrund ihres hohen Eiweiß- und Mineralsalzgehaltes Säuglingen, die jünger als vier Monate sind, auf gar keinen Fall gegeben werden.

Sowohl die Säuglingsnahrung mit der Ziffer 1 als auch die mit der Ziffer 2 können zu Verdauungsbeschwerden (Verstopfung), Überfütterung und Gewöhnung an den süßen Geschmack führen. Deshalb sollte der Pre-Nahrung immer der Vorzug gegeben werden.

Zum Schutz vor Allergien werden **HA-Milchen** (**hypoallergen**) von der Industrie angeboten (Teilhydrolysate). Die allergieprophylaktische Wirkung dieser Nahrung ist allerdings noch nicht nachgewiesen. Sie gibt es als Anfangs- und als Folgenahrungen. Bei ihnen wird das Eiweiß einem Aufspaltungsprozess unterzogen (Hydrolysierungsprozess), damit es vom Körper nicht als fremd identifiziert werden kann. Reste des verwendeten Milcheiweißes sind allerdings noch enthalten, sodass diese Milch für Kinder mit einer nachgewiesenen Milcheiweißallergie nicht geeignet ist.

Bei einer **bekannten Kuhmilchallergie des Säuglings** oder bei Milchzuckerunverträglichkeit sowie bei Risikokindern (mehr als zwei direkte Familienmitglieder sind Atopiker oder Allergiker) empfehlen sich nur **Vollhydrolysate**; hier sind die Eiweißbestandteile so weit aufgespalten, dass quasi keine Resteiweiße mehr vorkommen. Laut American Academie of Pediatrics ist sie als primäre Milch bei exzessiv schreienden Kindern allerdings nicht zu empfehlen (vergl. Kolikenbabys S. 49). Diese Nahrung ist ausschließlich in Apotheken erhältlich.

Tabelle 4.2 Frauenmilch und Tiermilchen (jeweils g bzw. kal/100 ml)

Herkunft	Eiweiß	Fett	Milchzucker	Salze	Kalorien
Frauenmilch	0.9–1.2	3.8–4.2	7.0	0.2	63
Kuhmilch	3.3	3.7	4.7	0.7	65
Ziegenmilch	2.9	4.5	4.1	0.8	63
Schafsmilch	5.5	7.4	4.8	1.0	85
Stutenmilch	2.5	1.9	6.2	0.5	52

Immer wieder fragen Mütter, die nicht stillen können oder wollen, nach alternativen zur industriell gefertigten Flaschennahrung. Allerdings sind Tiermilchen (egal von welchem Tier) aus hygienischen und ernährungsphysiologischen Gründen nicht zur Herstellung von Babynahrung geeignet. Ihre Zusammensetzung unterscheidet sich fundamental von der so genannten Frauenmilch (siehe Tabelle 4.2). Des Weiteren enthalten reine Tiermilchen praktisch immer Bakterien und sollten schon deshalb einem Säugling im ersten halben Lebensjahr nicht gegeben werden.

Bekommt ein Kind die Flasche, so kann die Mutter auch **nach dem Vorbild des Stillens füttern** (damit werden manche Nachteile kompensiert):
- Die Mutter sollte das Kind immer möglichst dicht bei der Brust im Arm halten, Blickkontakt herstellen und – ganz wichtig – die Seiten beim Füttern regelmäßig wechseln.
- Vor dem Trinken werden die Lippen des Babys mit dem Sauger/oder dem Finger berührt, dann wird gewartet, bis es den Sauger von selbst einsaugt (nicht den Sauger in den Rachen drücken). Wichtig ist darauf zu achten, wann das Kind genug getrunken hat. Es sollte nicht überredet werden, einen Rest auszutrinken.
- Der Sauger sollte weich und der Brustwarze so ähnlich wie möglich sein (sodass das Kind gezwungen ist, den Mund weit zu öffnen) und nur ein kleines Loch haben.

4.3 Beikost/Breikost

Ab dem siebten Monat kann allmählich begonnen werden, dem Kind zusätzlich zur Muttermilch etwas anzubieten, und zwar mit dem Löffel. Die Ernährungsumstellung sollte langsam erfolgen.

Zunächst bekommt das Baby nach der Brustmahlzeit ein paar Löffel zum Kennenlernen und Ausprobieren angeboten (zunächst Gemüse wie gemuste Kartoffel, pürierte Karotte, Pastinake oder auch Hokaidokürbis, später dann Mus aus reifem Obst wie Banane oder Birne). Es empfiehlt sich, zum Einstieg pro Woche ein neues Lebensmittel einzuführen und Monat für Monat eine Mahlzeit zu ersetzen. (Erst einmal nur ein Lebensmittel anbieten, mindestens eine Wochen lang). Auf diese Weise lässt sich gleich prüfen, wie das Kind die Nahrung verträgt. Außerdem sind kleine Säuglinge sehr konservativ und haben kein Bedürfnis nach ständig neuen Geschmacksnoten.

Die Breie sollten ungewürzt sein. Sie sollen dem Kind schmecken und bekommen, nicht dem Erwachsenen. Der erste Brei sollte ein Gemüsebrei sein, der zweite ein Getreide-Milch-Brei, dem folgt ein Getreide-Obst-Brei und schließlich bekommt das Baby einen Getreide-Milch-Brei. Zum Ende des ersten Lebensjahres kann der Säugling an das Familienessen gewöhnt werden.

Die praktische, aber teure Alternative zu selbst hergestellten Breien sind die fertigen Gläschen. Allerdings sind sie immer wieder z. B. wegen zu hoher Pestizidrückstände oder Hormonnachweisen in die Schlagzeilen gekommen. Beim Gläschenkauf sollte auf die Inhaltsstoffe geachtet werden – nicht auf die Monatsangaben. Je weniger Zutaten, desto besser. So gehören Zutaten wie Salz, Gewürzmischungen, Geschmacksverstärker, Milchpulver, Emulgatoren, Zucker und andere Süßungsmittel, Nüsse, Schokolade, Keksmehl, Kakaopulver und Aromen nicht in Gläschen oder Breie. (Vorsicht: zu Zucker gehört auch Glucose, Maltodextrin, Fructose, Milchzucker) **Kristallzuckerfrei heißt nicht, dass kein Zucker enthalten ist.**

Auf das Füttern von Kuhmilch und Kuhmilchprodukten, Weizen und Eiern sollte bis zum zehnten Lebensmonat verzichtet werden, da diese Lebensmittel am häufigsten zu Nahrungsmittelunverträglichkeiten führen.

Laut DGE sollte im ersten Lebensjahr keine Vollmilch als Getränk angeboten werden, d.h. neben geeigneter Beikost Wasser oder Tee als Getränk und weiter Muttermilch oder Industriemilch, bis alle Mahlzeiten ersetzt sind. Anders verhält es sich mit dem Milchbrei. Der kann ab dem 7. Lebensmonat mit Vollmilch gekocht werden, sofern keine Allergiebereitschaft vorliegt.

4.4 Beratung der Eltern

- Möglichst schon während der Schwangerschaft sollte die Hebamme über die Ernährung des Säuglings mit der werdenen Mutter (dem Vater) sprechen und umfassende Informationen über die gewünschte Ernährungsform geben. Dabei sollte ausdrücklich auf die Vorteile und die Praxis des Stillens hingewiesen werden. Die Hebamme sollte die Frau unterstützen, die für sie passende Entscheidung zu treffen und alle ihr zur Verfügung stehende Hilfen vor allem beim Stillen anbieten, ohne allerdings zum Stillen zu drängen. Wichtig ist es auch, auf Unterstützungsangebote vor Ort hinzuweisen, z.B. Hebammenhilfe, Stillgruppen, Laktationsberaterinnen.
- Kann oder darf eine Mutter – aus welchem Grund auch immer – nicht stillen, müssen ihr Gespräche angeboten werden, um sie von eventuellen Schuld- oder Versagensgefühlen zu entlasten. Außerdem sollten ihr Tipps gegeben werden, wie sie die Füttersituation so gut wie möglich für sich und das Baby gestalten kann.
- Der Wunsch von Müttern, die nicht stillen möchten, ist zu respektieren. Die Hebamme sollte ihnen keine Schuldgefühle machen und sie und ihr Kind ebenso zugewandt und professionell betreuen, wie jede andere Mutter auch.

Weiterführende Literatur

Bundeszentrale für gesundheitliche Aufklärung (BzgA): Stillen und Muttermilchernährung, Grundlagen, Erfahrungen, Empfehlungen; Gesundheitsförderung Konkret Band 3, 2001 (Bestellnummer 60 643 000 bei BzgA, 51101 Köln oder über **www.bzga.de**)

Arbeitsgemeinschaft freier Stillgruppen (Hrsg.): Stillen und Stillprobleme, Hippokrates 1998

Carina Kroth: Stillen und Stillberatung. Ullstein Medical, Wiesbaden 1998

La Leche Liga International: Handbuch für die Stillberatung, München 2000

Verbraucherzentrale Hamburg: Gesunde Ernährung von Anfang an, Stillen, Säuglingsnahrung, Breie, Gläschenkost. Zu beziehen über die Verbraucherzentrale Hamburg: Fax (040) 248 32-290, bestellung@vzhh.de

5 Säuglingspflege

Bettina Salis

Geht es darum, sich das Leben mit dem Neugeborenen vorzustellen, dann kommt den meisten Menschen die Säuglingspflege in den Sinn. Doch diese Pflege beinhaltet mehr als nur Wickeln, Baden, Kleiden und Füttern. Im Zusammenhang mit dieser so genannten Pflege werden alle Sinne des Neugeborenen berührt: Blickkontakt (sehen), Lautmalerei (hören), Berührung (fühlen) und Spielanlässe (Kontakt) (s. S. 43 f).

5.1 Hygiene im Umgang mit dem Säugling

Vor allem beim Umgang mit ganz kleinen Säuglingen ist die Angst groß, der Kontakt mit „Bakterien" könne Krankheiten verursachen. Deswegen gibt es immer noch die Empfehlung, sich vor einem Kontakt mit dem Säugling die Hände zu desinfizieren. Das gilt heute (eingeschränkt) nur noch für Klinikpersonal. Im Kreißsaal, auf Wochen- oder Kinderstation ist eine gründliche Handwäsche mit einer desinfizierenden Seife unumgänglich.

> Was den Kontakt der Mutter zu ihrem Kind und auch die Betreuung von Familien zu Hause betrifft, gilt jedoch: gründliches Händewaschen mit Wasser und Seife (frei von Parfümölen) reicht aus.

Denn Desinfektionsmittel greifen die Haut der Erwachsenen an, und es gibt inzwischen Hinweise, dass übertriebene Hygiene und ein großer Einsatz von Desinfektionsmitteln Allergien begünstigen.

Für die Betreuung im Hause der Wöchnerin gilt außerdem: Auch der **Wickelplatz** und die **Babywanne** müssen nicht mit Desinfektionsmitteln ausgewaschen werden. Und die **Babywäsche** muss auch nicht separat in der Waschmaschine gekocht werden. Sie kann getrost mit der anderen 60°C-Wäsche gewaschen werden; dabei wird sie sauber genug. Auch muss dem Baby nicht zwangsläufig täglich frische Wäsche angezogen werden.

5.2 Körperpflege

Die meisten Baby genießen es, ausgezogen zu werden und protestieren lauthals, wenn sie wieder angekleidet werden. Es gibt aber natürlich auch diejenigen, die – egal was passiert – auf dem **Wickeltisch** ihr Unbehagen deutlich äußern und andere, die sich friedlich versorgen lassen. Auf einem warmen Wickelplatz (Wärmelampe) sind die Kinder grundsätzlich ruhiger, als auf einem mit Zimmertemperatur.

Ist ein Baby beim Wickeln gut gelaunt und aufmerksam, dann lässt sich diese Situation sehr gut zu einem gemeinsamen Spiel nutzen. Schreit es, so ist es wichtig, das An- und Ausziehen zielgerichtet und zügig zu verrichten und nicht durch permanentes Trösten in die Länge zu ziehen. Das vermittelt dem Kind Sicherheit und kann zu seiner Beruhigung beitragen.

> Eine **wichtige Grundregel** für die Körperpflege lautet: So wenig wie möglich, so viel wie nötig!

Ein Neugeborenes muss nicht täglich gebadet werden. Im Gegenteil: Das tägliche Bad greift die empfindliche Baby-Haut unnötig an. Sowohl für's Baden als auch für's Waschen gilt: **klares Wasser reicht**! Seifen und vor allem Badezusätze haben im Waschwasser nichts zu suchen. Bei regelmäßiger Anwendung trocknet jede Waschsubstanz die Haut aus. Bei sehr trockener Haut kann etwas Milch oder Sahne (als Emulgator) vermischt mit einem Esslöffel normalem Olivenöl dem Badewasser zugesetzt werden.

Eincremen des ganzen Körpers nach dem Bad oder Waschen ist in der Regel nicht nötig; ein luftig trockenes Klima ist ideal für die Babyhaut. Zu häufiges Eincremen geht zu Lasten der natürlichen Rückfettung.

Pflegemittel

Untersuchungen haben ergeben, dass Erwachsene ihr eigenes Verhalten bezüglich der Pflegeprodukte auf ihr Baby übertragen und gerne auf ganze Pflegeserien zurückgreifen. Das bedeutet: Werden sämtliche Produkte einer Serie verwendet, kommt bereits ein Säugling mit sieben bis acht verschiedenen Produkten in Kontakt darin sind bis zu 60 unterschiedliche Substanzen enthalten. Das ist eine unnötige Belastung für die junge Haut. Pflegemittel sollten beim Neugeborenen ausgesprochen sparsam eingesetzt werden und möglichst keine Duftstoffe enthalten. Es reicht ein einfaches Öl, um Cremereste beim Wickeln zu entfernen und eine Pflegecreme für den Genitalbereich (auf Wasser-Öl-Basis), die auch nicht routinemäßig eingesetzt werden sollte, sondern nur, wenn die Haut gereizt (gerötet) ist.

Einfache Speiseöle (Sonnenblumenöl, Olivenöl etc.) sind zur Babypflege besser geeignet, als die herkömmlichen Babyöle. Speise-, also Pflanzenöle erhalten reichlich ungesättigte Fettsäuren, dafür keine Duftstoffe oder Mineralölbeimengung, die sich aber in vielen Babyölen finden.

Auch von den weit verbreiteten (praktischen) Feuchtigkeits- und Öltüchern ist abzuraten, da sie sehr viele Ingredenzien enthalten (und unnötig teuer sind). Weiches Toilettenpapier, Küchenkrepp oder Kleenex mit etwas Speiseöl beträufelt (aus einem Pumpspender) eignen sich gut zur Reinigung des Babypopos; am besten ist immer noch ein weicher Waschlappen mit warmem Wasser.

Vorbereitung vor dem Wickeln oder Baden

Es ist ratsam vor dem Wickeln, Baden oder Waschen Vorbereitungen zu treffen (das gilt vor allem für Eltern zu Hause; in der Klinik ist in der Regel alles zur Hand):
● Der Raum sollte warm und frei von Zug sein.
● Ein Heizstrahler über dem Wickeltisch erleichtert die Arbeit.
● Ausserdem sollten alle nötigen Utensilien zurecht gelegt werden: Windeln; weiches Toilettenpapier, Kleenex oder ein Waschlappen (Mull-Tuch); ggf. Pflegemittel für den Windelbereich; Kleidung; ggf. warmes Wasser; vorgewärmtes Handtuch etc.

Sowohl in der Klinik als auch beim Hausbesuch sollte das Baby wenigstens einmal ganz ausgezogen und inspiziert werden: Hautrötungen, Pickel, Wundsein usw (s. S. 38).

Um es warm zu machen und Babygeschrei zu vorzubeugen, benutzen viele Eltern zu Hause **beim Wickeln einen Föhn**. Die meisten Kleinen genießen das und sind dann ausgesprochen friedlich. Es gibt allerdings etliche Kritiker, die sagen, dass mit dem Föhn Keime und Bakterien in Richtung Säugling gepustet werden; außerdem können sich die Augen durch den entstehenden Zug entzünden. Wichtigstes Argument der Gegner ist jedoch, dass das Föhnen lebensgefährlich sein kann: Trifft ein Urinstrahl den Föhn (und wer Säuglinge kennt, weiß, dass auch Mädchen im hohen Bogen pinkeln können), dann kann es zu einem Stromschlag kommen. Außerdem kommt es immer wieder zu Verbrennungen, weil der Föhn zu dicht an das Baby herangebracht wird.

Manchmal gibt es allerdings keine Alternative zum Föhn (das betrifft vor allem die Versorgung im Wochenbett zu Hause); dann gilt es zu beachten:
● Immer eine Windel oder ein Handtuch über den Geschlechtsteil legen
● das Baby möglichst nur von hinten und von der Seite föhnen, auf gar keinen Fall direkt ins Gesicht
● Ein Abstand von mindestens 40 Zentimetern sollte gewahrt bleiben.

Baden und Waschen

Ein Säugling sollte nicht öfter als ein- bis zweimal pro Woche gebadet werden. Auch eine Ganzkörperwäsche ist nicht jeden Tag nötig.

In den ersten Tagen post partum sollte auf **Reste von Vernix** geachtet werden. Obwohl das meiste direkt nach der Geburt einzieht, findet man nach einigen Tagen Reste davon in den Hautfalten. Werden sie nicht entfernt, fangen sie an, unangenehm zu riechen und fördern das Wundsein. Zum Entfernen eignet sich Öl.

Tipps fürs Babybad:

- Das Badewasser sollte **37° Celsius** haben. Das lässt sich mit einem normalen Badethermometer ermitteln oder auch mit dem so genannten „Hebammenthermometer": Dabei hält die Hebamme (Mutter/Vater...) ihren Ellenbogen in das Wasser; fühlt sich die Temperatur angenehm an (nicht ein bisschen heiß und nicht ein bisschen kalt), dann hat das Bad die richtige Temperatur. Da der Ellenbogen recht temperaturempfindlich ist, dient er gut als „Thermometer". Hände eignen sich für diesen Test nicht.
- Um das Baby nun **in die Wanne zu setzen** (bei jungen Säuglingen geht es auch im Waschbecken), wird der linke Unterarm unter den Nacken des Baby geschoben (für Rechtshänderinnen) und mit der Hand der linke Oberarm des Babys umfasst (Daumen und Mittelfinger); die rechte Hand schiebt sich zunächst unter das Gesäß, sodass das Kleine gut gehalten in das Wasser eingetaucht werden kann – was zügig geschehen sollte.
- In der Wanne braucht das Baby Kontakt (vor allem, wenn es noch sehr klein ist); der Po sollte auf dem Wannenboden aufsitzen. Freies Schweben und Grenzenlosigkeit ist für die meisten kleinen Säuglinge absolut beängstigend.
- Während das Kind beständig mit der linken Hand gehalten wird, kann es nun mit der rechten Hand sukzessive gewaschen werden. Normalerweise ist ein Waschlappen nicht nötig; mit der bloßen Hand lässt es sich vortrefflich waschen (Hautfalten nicht vergessen).

- Übrigens muss ein Kind im Bad nicht gewendet werden, um den **Rücken** zu waschen – im Gegenteil, das Umdrehen führt nur unnötig dazu, dass das Kleine auskühlt, während es mit dem nassen Oberkörper aus dem Wasser gehoben wird.
- Neuerdings wird der so genannte **Tummy-Tub** fürs Babybad in den ersten Monaten empfohlen. Sowohl Hebammen als auch Eltern haben damit gute Erfahrungen gemacht. Hierbei handelt es sich um einen Eimer, in den die Säuglinge gesetzt werden. Sie haben also sehr viel Begrenzung – was auch größere Babys genießen, wenn sie es früh kennen gelernt haben – und auch die aufrechte Haltung scheint ihnen zu bekommen. Allerdings kann man sicherlich auch einen normalen (sauberen!) Wischeimer benutzen, auch wenn dieser nicht so perfekt. (Der Tummy-Tub ist so konstruiert, dass wenig Wasser gebraucht wird, dieses aber verhältnismäßig langsam abkühlt.)
- Vielfach wird gelehrt, einen Säugling von oben nach unten zu waschen. Wenn man jedoch mit dem Kopf beginnt, würde dieser (nass) im Lauf des Bades auskühlen. Deshalb werden zuerst Oberkörper und Unterkörper, dann Arme, Beine und Füße gesäubert. Erst zum Schluss wird zunächst das Gesicht (von der Stirn abwärts) und dann der Kopf gewaschen.
- Die **Dauer eines Bades** sollte in den ersten Wochen nicht mehr als fünf Minuten betragen.
- Nach dem Bad wird das Baby zunächst rundum in das **vorgewärmte Handtuch** eingehüllt. Noch während es zum Wickelplatz getragen wird, kann man damit beginnen, den Kopf sanft trocken zu rubbeln.
- Am Wickelplatz wird das Kind gründlich **abgetrocknet** (Hautfalten nicht vergessen) und **angezogen**. Die meisten Kinder drücken ihr Missfallen über das Abtrocknen, vor allem der Hautfalten, lauthals aus. Deswegen gehen einige Eltern/Hebammen dazu über, die Babys trocken zu föhnen – dann sind die allermeisten Schreihälse ruhig. Da das allerdings nicht ganz unumstritten ist, empfiehlt es sich, dieses Abtrocknen in ein kleines **Massage-Trocknen-Spiel** umzuwandeln, indem man sich ein dünnes Tuch um den Finger wickelt und spielerisch in kreisenden

Bewegungen (untermalt von einem Liedchen oder einer freundlichen Ansprache an das Baby, indem ihm erklärt wird, was gerade geschieht) den Körper und auch die Hautfalten entlangfährt. Desweiteren kann helfen, das Baby dort, wo nicht massiert und abgetrocknet wird, mit einem warmen Handtuch zu bedecken.

Tipps zum Waschen von Babys:

- Vor allem in den ersten Lebensmonaten sollte ein Baby möglichst **unter einer Wärmequelle** gewaschen (und auch angezogen) werden.
- War die **Windel voll**, wird als erstes der Po gesäubert (danach sollte das Waschwasser gewechselt werden).

> Achtung! Ein Neugeborenes sollte niemals (und auch nicht für einen kleinen Moment) unbeobachtet auf dem Wickeltisch liegen bleiben

Es sollte dann lieber in ein Tuch gewickelt und unter den Arm „geklemmt" werden (oder man stellt sich gleich zwei Schüsseln mit warmem Wasser bereit)!

- Nach einer gründlichen Inspektion wird es mit dem (warmen) Handtuch dort zugedeckt, wo es gerade nicht gewaschen wird. Nun werden sukzessive in Etappen gewaschen und sofort abgetrocknet: linker Arm, rechter Arm, Oberkörper, linkes Bein, rechtes Bein, Po und schließlich das Gesicht und ganz zum Schluss die Haare. Dabei bleibt möglichst viel vom Körper zugedeckt, ohne dass dies das Waschen stört.

Das Wickeln

Die Haut eines Säuglings wird durch das Liegen in den Windeln extrem belastet. Jedes Trocken-Legen schützt vor Wundwerden.

> Ein gesundes Neugeborenes sollte möglichst sechs- bis achtmal am Tag gewickelt werden, vielfach auch nachts – vor allem dann, wenn es eine empfindliche Haut hat.

Kommen Kinder mit dem Leben in Windeln gut zurecht und werden sie nicht wund, dann kann natürlich seltener gewickelt und vor allem bald auf die nächtliche Wickelei verzichtet werden.

Gewickelt werden **sollte nach dem Stillen/Flaschenfüttern**; beziehungsweise bei Stillkindern, die beide Brüste pro Mahlzeit bekommen, zwischen den beiden Seiten. Ein Baby, das sich gemeldet hat, ist hungrig. Es jetzt zu wickeln, kann für Mutter/Vater/Hebamme und Kind ausgesprochen stressig werden. Außerdem regt das Saugen die Darmperistaltik an; die meisten Kinder entleeren ihren Darm während (meist zu Beginn) der Mahlzeiten – es muss also nach der Mahlzeit ohnehin gewickelt werden.

Mit Rücksicht auf seine zarte Haut sollte ein Baby, wenn es Stuhl in die Windel absetzt, eine neue bekommen. Der Einwand, durch das Wickeln nach dem Essen könne das Kind spucken, ist nur bedingt berechtigt: Wird es behutsam gewickelt, muss es auch nicht spucken.

Die Haut des Neugeborenen

Die Haut eines Neugeborenen ist empfindlicher als die eines Erwachsenen. Sie erfüllt die Schutzfunktion noch nicht in vollem Umfang: die Hornschicht ist anfangs nur ein Zehntel so dick wie beim Erwachsenen und erst im Alter von vier Jahren voll entwickelt. Die Produktion der Talgdrüsen ist geringer, sodass die Haut schneller austrocknet und eine geringere Schutzfunktion gegenüber äußeren Einflüssen hat. Der pH-Wert (6,5 bis 7,5) ist zunächst alkalisch, verschiebt sich in der ersten Lebenswoche ins saure Milieu, benötigt aber einige Monate bis er die Werte von Erwachsenen erreicht hat (pH-Wert 5 bis 6).

Die Haut der Genitalregion unterscheidet sich nicht von den anderen Partien des Körpers und ist für den permanenten Aufenthalt in Windeln und den ständigen Kontakt mit Ausscheidungen nicht vorgesehen; sie ist für ein trockenes Milieu strukturiert.

Das ständige Eingepackt-Sein in Windeln bedeutet große **Reize für die Haut**. Ein kleiner Säuglinge kann bis zu achtmal (und häufiger) am Tag Stuhlgang haben und etliche Male urinieren. Durch den Urin wird die Haut durchfeuchtet; die Inhaltsstoffe des Urins werden allerdings nicht für die Belastung der Haut verantwortlich gemacht. Stuhl hingegen enthält Mikroorganismen und Enzyme, die die Haut irritieren – diese Irritation erhöht sich in Wechselreaktion mit dem Urin. Restbestandteile eines reinen Muttermilchstuhls konnten übrigens nicht für die Reizung der Haut verantwortlich gemacht werden.

Die Feuchtigkeit in der Windel führt dazu, dass die Haut aufquillt, ihre Schutzfunktion wird herabgesetzt, unter anderem die Widerstandsfähigkeit gegen Reibung. Die mangelnde Luftzirkulation in den allermeisten Windeln erhöht die Belastung für die Haut.

Wahl der Windelart

Für die meisten (werdenden) Eltern ist die Wahl der Windelart keine Frage. Die Wegwerfwindel hat sich durchgesetzt: Neun von zehn Müttern benutzen Einmalwindeln. In Kliniken werden grundsätzlich Wegwerfwindeln benutzt. Doch: Fast jede zweite Frau macht sich vor der Geburt Gedanken über Wickelmethoden und würde ernsthaft über Alternativen zur Höschenwindel nachdenken, bekäme sie die entsprechenden Informationen.

Hier einige Fakten: Ein Kind braucht zwischen 5000 und 6000 Windeln in den ersten zwei Lebensjahren (bei Wegwerfwindeln bedeutet das eine halbe bis anderthalb Tonnen Müll). Allein in Deutschland werden pro Jahr 300 000 Tonnen Einmalwindeln produziert. Für die jährlich rund drei Milliarden Stück, die nur in Deutschland verbraucht werden, müssen sieben Millionen Bäume abgeholzt werden. Die Herstellung des Zellstoffs für Einmalwindeln verbraucht mehr Wasser, als das Waschen von Stoffwindeln. Die Wegwerfwindeln hat eine Verrottungszeit von 200 bis 500 Jahren. Abgesehen davon wurden in jüngerer Vergangenheit immer wieder Testergebnisse über krank machende Substanzen in den Höschenwindeln veröffentlicht.

Neben diesen ökologischen und gesundheitlichen Nachteilen der Einmalwindel ist diese Art zu wickeln sehr viel teurer als seine Alternativen: In den ersten zwei Jahren geben Eltern rund 1500 € für das Wickeln mit Höschenwindeln aus, das teuerste Mehrwegsystem kostet für diesen Zeitraum 500 bis 750 €. Außerdem werden mit Stoff gewindelte Kinder im Durchschnitt sechs bis zwölf Monate früher trocken und das Mehrwegsystem (mindestens Teile davon) lässt sich auch bei einem zweiten Kind verwenden.

Die Hersteller von Höschenwindeln propagieren, dass das Baby in ihren Produkten trocken liege. Das ist nur die halbe Wahrheit. Auch wenn die innere Schicht der Windel (also die mit Hautkontakt), dank eines Spezialgels trocken gehalten wird, bleibt die Feuchtigkeit in der Windel doch enthalten. Die äußere Schicht ist absolut luftundurchlässig. Das heißt, dass in diesen Windeln gestaute Wärme und ein feuchtwarmes Klima herrscht. (Bei vielen der Alternativen ist die äußere Schicht (Wollhose) luftdurchlässig.)

Das Hauptargument für die Höschenwindel (vor allem von Eltern) ist, dass diese so unschlagbar praktisch sind. Doch das Wickeln mit Stoffwindeln ist lange nicht so aufwändig, wie es oft dargestellt wird. Wenn Eltern zum Beispiel einen Windelservice bemühen und die einfach zu handhabenden Wollhöschen (neuerdings gibt es auch welche aus Microfaser) benutzen. Hier können Hebammen gute Aufklärungsarbeit leisten.

Stuhl und Urin

Der erste Stuhl ist das **Mekonium**. Es besteht aus unverdauten Resten von Vernix, Lanugohaaren, Fingernägeln und Epithelzellen, die während der Schwangerschaft mit dem Fruchtwasser aufgenommen wurden, sowie aus Darmschleim und Gallenflüssigkeit. Seine Konsistenz ist klebrig und zäh, die Farbe schwarz bis grün (wie Spinatkaugummi), was ihm auch den Namen Kindspech eingebracht hat. Es lässt sich mit Öl kaum beseitigen, mit Wasser etwas besser. Mekonium wird im ungünstigsten Fall schon im Fruchtwasser ausgeschieden (grünes Fruchtwasser), normalerweise aber in den ersten 24 bis 48 Stunden post partum.

In den folgenden zwei bis vier Tagen kommt es (bei gestillten Kindern) zunächst zum so genannten **Übergangsstuhl**, der flüssiger und bräunlicher wird, aber immer noch einen grünlichen Stich hat. Ist der Stuhl nach sechs Tagen immer noch grünlich, kann das ein Hinweis auf eine zu geringe Nahrungsaufnahme sein. Hier ist eine Kontrolle geboten.

Der dann folgende reine **Muttermilchstuhl** ist weich (das ist keine Diarrhoe) und „krümelig", gelblich und riecht etwas süßlich. Da er nicht von Kolibakterien sondern ausschließlich Bifidus-Bakterien besiedelt wird, entwickelt er auch keinen Fäkaliengeruch.

> Vollgestillte Kinder verdauen zwischen zehnmal pro Tag und einmal in zehn Tagen. Das ist alles normal.

Flaschenkinder hingegen sollten möglichst einmal am Tag verdauen. Ihr Stuhl ist fester und riecht auch unangenehmer.

Innerhalb der ersten Stunden nach der Geburt sollte ein Neugeborenes **Urin** ausgeschieden haben. Als Hebamme sollten Sie darauf achten, dass Eltern mit einem Kind vorher nicht entlassen werden (bzw. Sie sollten bei einer außerklinischen Geburt die Familie nicht vorher verlassen). Nach diesem ersten Wasserlassen kann es allerdings ein bis zwei Tage dauern, bis das Kind wieder Urin ausscheidet; das ist physiologisch und durch die geringe Flüssigkeitsaufnahme in den ersten 48 Stunden post partum bedingt.

Windeldermatitis

Kaum ein Kind erlebt die Wickelzeit ohne nicht wenigstens einmal einen wunden Po/ eine Windeldermatitis (Abb. 5.1) bekommen zu haben. Das ist angesichts der Belastungen kein Wunder. Die Therapie der Wahl heißt: **Viel Luft!** An den Windelbereich sollte auch außerhalb der Wickelzeit Luft kommen. Dazu kann das Kind mit bloßem Gesäß (Strümpfe nicht ausziehen!) auf den Wickeltisch gelegt

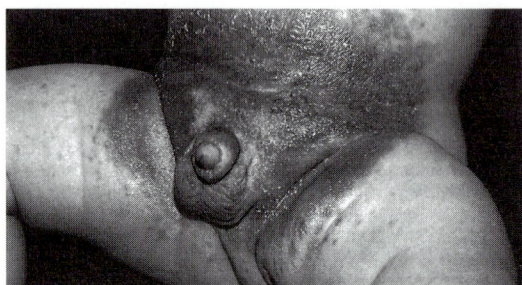

Abb. 5.1 Windeldermatitis

werden (Wärmelampe) oder auch in seinem Bettchen auf einer dicken Molton- oder Fliesunterlage; vorausgesetzt der Raum ist warm genug.

Gelegentlich wird das Wundwerden auch darauf zurückgeführt, dass die stillende Mutter Zitrusfrüchte (manchmal werden auch Tomaten als Verursacher ausgemacht) gegessen habe; allerdings können viele Kolleginnen diese These nicht bestätigen. Besteht ein unmittelbarer zeitlicher Zusammenhang zwischen dem Verzehr von Zitrusfrüchten und dem Wundwerden, dann sollte die Mutter zunächst auf deren Genuss verzichten. Ansonsten gilt die gleiche Therapie wie oben beschrieben.

Ist das Baby nicht mehr wund, dann kann die Mutter allmählich wieder Zitrusfrüchte probieren – und muss dabei beobachten, wie dies dem Kind bekommt.

Übrigens: Babys, die wund sind, sind anfälliger für Soor (s. S. 273). Manchmal ist es auch nicht einfach, eine klare Diagnose zu stellen und zu erkennen, ob es sich um **Soor** oder eine Windeldermatitis handelt. Beides ist gut zu therapieren, muss aber richtig behandelt werden. Ist die Diagnose unklar, sollte das Kind einem Pädiater vorgestellt werden. Ein Abstrich verschafft in jedem Falle Sicherheit.

Reinigung im Genitalbereich

Die **Scheide** sollte nur äußerlich gereinigt werden. Das Scheidensekret wird zur Selbstreinigung produziert und muss unangetastet bleiben. Ist etwas Stuhl in die Vagina geraten, kann dieser äußerlich weggewischt werden (von vorne nach hinten!), am bestem mit dem Daumen und sanftem Druck. Bitte niemals Wattestäbchen oder ähnliches verwenden!!

Manchmal ist im Scheidensekret etwas **Blut**. Hierbei handelt es sich quasi um eine erste Abbruchblutung, bedingt durch die Hormonumstellung nach der Geburt, die auch das neugeborene Mädchen durchmacht.

Auch der **Penis** wird nur äußerlich gereinigt. Die Vorhaut ist im ersten Lebensjahr der Jungen mit der Eichel verklebt. Ein Zurückschieben kann zu Verletzungen (und Vernarbungen) führen und so eine Phimose verursachen. Stuhlreste am Penis werden mit reichlich Wasser entfernt.

Gelegentlich scheiden Neugeborene mit dem Urin so genanntes **Ziegelmehlsediment** aus (Oxalate, die beim oxidativen Abbau von Hämoglobin entstehen); das ist harmlos und bedarf keine Therapie.

Nabelpflege

Die Nabelpflege ist gewissen Moden unterworfen: Nabelbinden, Verätzen mit dem Höllensteinstift, Pudern, mit Alkohol desinfizieren, an der Luft trocknen usw.

Die Nabelbinde hat ausgedient. Sie gehört schon lange nicht mehr zur Grundausstattung der Babypflege – was sich leider noch nicht überall herumgesprochen hat. Ob nun der Nabel mit Puder, speziellen Tinkturen, Alkohol oder nur an der frischen Luft gut austrocknet, ob es sich empfiehlt, die Klemme abzumachen, wenn der Nabelschnurrest getrocknet ist, oder nicht – darüber kann man geteilter Meinung sein. Wichtig ist:

> Der Nabel muss abtrocknen! Feuchtigkeit verzögert diesen Prozess und fördert Infektionen.

Tipps für die Nabelpflege:

- Wird der **Nabel gepudert**, müssen bei jedem Wickeln die Puderreste sorgfältig mit abgekochtem Wasser entfernt werden, z.B. mit Wattestäbchen (dies ist übrigens die einzige Gelegenheit, bei der Wattestäbchen in der Babypflege Verwendung finden dürfen). In der Regel genügt es, den Nabel an der Luft trocknen zu lassen (nicht in die Windel einwickeln) und regelmäßig mit abgekochtem Wasser zu reinigen.
- Wird das Baby mit **Stoffwindeln und Wollhosen** gewickelt, lässt es sich nicht vermeiden, dass der Nabel bedeckt ist. Dann sollte eine saubere Kompresse um den Nabelschnurrest gewickelt werden, die bei jedem Wickeln ausgetauscht werden muss. In diesem Fall kann es auch empfehlenswert sein, etwas Nabelpuder zu benutzen, wobei den Sorten ohne desinfizierende Wirkung der Vorzug zu geben ist. Desinfektionsmittel (auch im Puder) greifen die Haut unnötig an.
- Nur wenn es zu entzündlichen Hautreizungen gekommen ist und die Gefahr einer Infektion besteht, sollten desinfektionsmittelhaltige Puder oder Tinkturen zum Einsatz kommen.
- Häufig ist zu hören, dass ein Neugeborenes nicht gebadet werden solle, so lange der Nabelschnurrest noch nicht abgefallen sei, eben um das Trocknen zu begünstigen. Doch hat ein **frühes Bad** keinen negativen Einfluss auf das Abheilen des Nabels.
- Immer wieder kommt es vor, dass es am **Nabel blutet**. Dies kann zunächst erschrecken (vor allem die Eltern), ist aber in den meisten Fällig harmlos. Um den verheilenden Nabel befinden sich kleine Kapillargefäße, aus denen es hin und wieder blutet, z.B. wenn der Säugling viel geweint hat. Solange diese kleinen Blutungen sofort verschorfen, besteht kein Anlass zur Sorge. Wichtig ist allerdings, dass die Blutkruste sorgfältig entfernt wird (Wattestäbchen) – schon allein um zu sehen, wie der Nabelgrund aussieht und ob die Blutung tatsächlich steht.
- Gelegentlich ist die **Haut** um den Nabel herum **gerötet**. Meistens handelt es sich um eine Hautreizung (nicht selten hervorgerufen durch Silbernitrat-Puder oder Ätzstift) die sich durch Lüften und Einreibungen mit ein paar Tropfen Muttermilch in der Regel schnell erholt.
- Ist allerdings der **Nabelansatz feucht-durchweicht, gerötet, gereizt** und muffelig, kann eine Infektion vorliegen (allerdings weist

nicht jeder riechende Nabel auf eine Infektion hin, sondern kündigt in der Regel das baldige Abfallen an). In diesem Fall sollte das Neugeborene dem Kinderarzt vorgestellt werden. Zu einer Infektion des Nabels kommt es allerdings nur selten.

Pflege von Nase, Ohren und Augen

> Auch beim Säubern von **Nase und Ohren** gilt: Keine Wattestäbchen.

Ein Säugling reinigt sich die Nase selbst: durch Niesen. Hat er einen größeren Schnupfen und schafft diese Selbstreinigung nicht mehr (bekommt er z. B. Probleme beim Trinken), dann helfen Nasentropfen (dazu eignet sich eine Pipette) in Form von physiologischer Kochsalzlösung (gibt's in der Apotheke, ist preiswerter und hat weniger Nebenwirkungen als jedes „Babyschnupfenmittel"). Es sollte nur das aus der Babynase herausgepult werden, was ein Erwachsener mit seinen Fingern erreicht.

Manche Babys bekommen eine **Augenreizung**, oft als Folge von Augentropfen (vor allem Silbernitrat bei der Credé-Prophylaxe. In diesem Fall geht die Reizung in der Regel nach zwei bis drei Tagen zurück.

Bei einigen Kindern kommt es zu **Verklebungen**, weil die Tränengänge noch nicht durchlässig sind. Hier hilft eine kreisende Punkt-Massage am Auge nahe der Augenwurzel.

Aber auch Zug oder eine Erkältung können dazu führen, dass die Augen verkleben. Hier kann das Auge mit abgekochtem Wasser und einer Mullkompresse ausgewaschen werden – und zwar von außen nach innen (niemals anders herum!).

Wenn sich die Verklebungen nach einigen Tagen des Auswischens (mit sauberem Wasser, Muttermilch oder Augentrosttropfen (Euphrasia®) nicht bessern, sollte das Kind einem Kinderarzt vorgestellt werden.

5.3 Handling

Unter Handling versteht man sozusagen die „Handhabung" mit dem Säugling. Es geht hier in erster Linie um konkrete Handgriffe, denn falsches oder ungünstiges Zufassen von Seiten der Eltern oder Hebamme kann die Gelenke und Knochen des Säuglings belasten.

- Grundsätzlich gilt, **nicht an Armen oder Beinen ziehen** (was leider immer noch sehr verbreitet ist).
- Außerdem muss vor allem bei kleinen Säuglingen darauf geachtet werden, dass **der Kopf gestützt** wird.
- Das **Hochnehmen** des Säuglings (vom Wickelplatz oder aus dem Bett) erfolgt immer über die Seite. So wird vermieden, dass der Kopf nach hinten wegkippt.
- Soll das Neugeborene vom Rücken auf **den Bauch gedreht** werden, wird der gesamte Rücken mit der Hand unterstützt und in das Baby in Bauchlage gerollt.
- Muss zum Wickeln **das Gesäß angehoben** werden, dann greifen Sie mit der rechten Hand (für Rechtshänderinnen) unter das linke Bein des Babys und umfassen seinen rechten Oberschenkel. Sie können auch einfach eine Hand unter das Gesäß schieben und es so anheben, um dann z. B. die Windel unterzuschieben. Das immer noch sehr verbreitete Umfassen der beiden Fußgelenke zum Hochziehen des Beckens belastet die Fußgelenke und das Becken.
- Wenn Sie ein **Neugeborenes tragen**, achten Sie darauf, dass es einen runden Rücken macht, es sollte niemals ins Hohlkreuz fallen! Sie können es sich „über die Schulter" legen, sodass sein Köpfchen auf Ihrer Schulter liegt oder es auch schlicht im Arm tragen, wobei die tragende Hand das Gesäß fest im Griff hat und der Kopf von Ihrem Ellenbogen oder Oberarm gestützt wird. Je mehr ein Neugeborenes gehalten wird, umso sicherer fühlt es sich und umso weniger gerät es außer sich. Wenn Sie sich das Baby z. B. bäuchlings über den Unterarm legen, dann wird es zwar auch „richtig" getragen, aber es erfährt kein Gefühl von Schutz und Getragenwerden.

5.4 Kleidung

Der Hauptzweck, den Kleidung zu erfüllen hat: Sie soll warm halten! Diese Funktion erfüllen Textilien aus Naturstoffen (Baumwolle, Wolle, Seide) eher solche aus Synthetik. Da ein Säugling recht häufig am Tag an- und ausgezogen wird, sollte Kleidung praktisch sein. Um unnötige Hautreizungen zu vermeiden, sollte neu gekaufte Kleidung vor dem ersten Tragen ohne Weichspüler gewaschen werden.

Ob das Flügelhemdchen vorne oder hinten gebunden wird, oder ob Babys besser gleich T-Shirts mit amerikanischem Ausschnitt anziehen sollten, ist egal. Leztendlich ist auch die Frage: Strampelhose, Strampelsack oder Wickeln in Molton-Tücher (von Anthroposophen bevorzugt) eher eine philosophische. Wobei das klassische Wickeln in Moltontücher für sehr unruhige Kinder beruhigend sein kann.

Auch die Frage, ob Neugeborene in der Wohnung eine **Mütze** anziehen sollten oder nicht, wird unterschiedlich beurteilt. Die neueste Forschung zum Plötzlichen Kindstod (SIDS) empfiehlt allerdings, den Kleinen, zumindest zum Schlafen, keine Mütze aufzusetzen. Allerdings verliert das Neugeborene über den großen Kopf am meisten Wärme, sodass vielfach empfohlen wird, dem Säugling auch in der Wohnung eine Mütze aufzusetzen. Fühlt sich das Kind im Nacken allerdings warm an und ist es nicht erkältet, dann benötigt es auch keine Mütze.

und gut gelüftet ist. Unter überheizten Räumen leiden nicht nur die Eltern, sondern auch die Neugeborenen.

Als weiteres Ergebnis der **SIDS-Forschung** wird davon abgeraten, Säuglinge mit einer Decke zuzudecken. Ebenso sollten Kopfkissen, Nestchen, Babyfelle usw. aus dem Babybett verbannt werden. Der Säugling sollte in einem Schlafsack zu Bett gebracht werden – und nur in Rückenlage schlafen. Es wird sich zeigen, ob und wie diese Empfehlungen in der näheren Zukunft noch modifiziert werden.

Es gibt allerdings viele Säuglinge, die so allerdings nicht schlafen können, weil ihnen die Begrenzung und die „Geborgenheit" – zumindest zum Einschlafen – fehlen. Hier kann das Wickeln in Moltontücher unterstützend helfen (dann auch die Arme locker mit einwickeln) oder haltgebende Unterstützung in Form von Streicheln oder eine stützende Hand auf dem Rücken beim Einschlafen. Desweiteren ist die Rückenlage nicht jedes Kindes Sache. Da kann das Konditionieren auf die Rückenlage Eltern und Baby viel Geduld abverlangen. Alternativ können sie ihr Kind auf der Seite einschlafen lassen und es, sobald es im Tiefschlaf ist, auf den Rücken drehen; dazu müssen sie allerdings den Einschlafprozess verfolgen.

Die SIDS-Forschung hat auch ergeben, dass Babys unbedingt eine rauchfreie Umgebung haben sollten. Rauchende Eltern müssen hier umfassend beraten werden (s. S. 279).

5.5 Schlafplatz und Schlafumgebung

> Untersuchungen der Säuglingsforschung haben ergeben, dass Babys besser schlafen, wenn sie einen vertrauten Schlafplatz haben, also ihr eigenes vertrautes Bett. Die derzeitige Empfehlung lautet, dass dieser im Schlafzimmer der Eltern sein sollte (SIDS-Forschung).

Es ist völlig ausreichend, wenn das Zimmer, in dem das Baby schläft, Raumtemperatur hat (besser sogar etwas weniger, also 16° bis 18°)

5.6 Kinderwagen/Tragetuch/Autositz

Für Neugeborene und Säuglinge sollte der **Kinderwagen** eine feste Matratze und eine geschützte Liegefläche haben; sowohl für den Rücken als auch als Schutz vor einer Überstimulierung. In letzter Zeit sieht man zunehmend Gestelle von Kinderwagen, in die die Babyautositze eingesetzt werden. Über einen längeren Zeitraum ist diese Sitzposition für das Neugeborene jedoch ungünstig und außerdem ist es so allen äußeren Reizen schutzlos ausgeliefert.

Ergänzend oder alternativ zum Kinderwagen können Säuglinge auch in einem **Tragetuch oder Tragesack** transportiert werden. Das Getragenwerden fördert den Gleichgewichtssinn, stärkt die Rückenmuskulatur, und vermittelt dem Kind Geborgenheit. Es dient außerdem der Entwicklung der Hüftgelenke (wenn darauf geachtet wird, dass die Beine in Spreiz-Hock-Stellung sind), ist zudem praktisch, weil das Baby dabeisein kann, wenn die Mutter etwas unternimmt und weil es in der Regel dann friedlich ist. Mehrere Untersuchungen haben ergeben, dass ein Kind, das mehrere Stunden am Tag getragen wird (also Körperkontakt hat) deutlich weniger weint als andere Kinder.

Sowohl beim Tragetuch als auch beim Tragesitz sollten die Eltern auf Qualität achten. (Viele Eltern geben zwar problemlos 500 € für einen Kinderwagen aus, haben aber die 100 € für einen guten Tragesack nicht übrig.) Dem Rücken des Tragenden und auch dem des Babys kommt es am ehesten zugute, wenn das Kind fest am Körper getragen wird.

Am variabelsten ist das Tragetuch; es sollte allerdings nicht irgendein Tuch sein, sondern ein **spezielles Babytragetuch**. Diese sind besonders gewebt: einerseits sind sie fest in Kette und Schuss, andererseits nachgiebig in der Diagonale, sodass das Kind fest eingeschlossen, aber nicht eingeengt wird. Das Tragetuch hat gegenüber dem Tragesack den Vorteil, dass das Neugeborene in den ersten Wochen auch hinein gelegt werden kann; und auch sehr große Babys können später darin noch sitzen.

Des öfteren haben Eltern allerdings Schwierigkeiten mit dem Binden und Knoten; dann empfiehlt sich ein **Tragesack**. Auch hier ist ganz besonders auf Qualität zu achten. Diese Tragehilfe sollte so konstruiert sein, dass sie sich verstellen lässt, der Rücken (beim Neugeborenen auch der Kopf) gehalten wird (im Gegensatz zu „gerade gedrückt"), und dass das Baby in die Spreiz-Hock-Stellung kommt, wenn es darin sitzt. Die Beine sollten also nicht baumeln (das wird verhindert, indem der Steg zwischen den Beinen besonders breit ist).

Obsolet ist das Tragen der Kinder mit dem Gesicht nach außen. Erstens macht das Kind in dieser Haltung ein Hohlkreuz, zweitens findet es nirgends Halt (die Füße baumeln, wenn es einschläft hängt der Kopf nach vorne) und drittens wird es völlig überstimuliert... Hier haben Hebammen die Gelegenheit, schon früh Aufklärungsarbeit zu leisten um diesen Trend aufzuhalten, z. B. in Geburtsvorbereitungskursen.

Wer ein Auto hat, kommt um einen **Autositz für das Baby** nicht herum. Da die erste Autofahrt vermutlich bald nach der Geburt sein wird (von der Klinik/dem Geburtshaus nach Hause), sollte diese Anschaffung bereits während der Schwangerschaft erfolgen. Für die kleinen Säuglinge eignen sich die Schalen, die auf dem Vordersitz entgegen der Fahrtrichtung befestigt werden (dann darf dort allerdings kein Airbag angebracht sein). Im Falle einer Vollbremsung wird das Baby in den Sitz gedrückt und festgehalten. Jede andere Form des Transportes im Auto birgt ein großes Risiko für das Baby: es kann durch den Wagen geschleudert oder gequetscht werden.

Erst zum Ende des ersten Lebensjahres kann ein Baby in einen **Kindersitz**, der auf der Rückbank angebracht ist. Selbstredend muss jedes Kind, bei der Fahrt, egal ob es hinten oder vorne sitze, angeschnallt werden. Diese Autokindersitze fürs erste Lebensjahr (besser: Schalen) werden von vielen Anbietern so hergestellt, dass sie sich gleichzeitig auch als Babywippe eignen – hin und wieder sogar noch als Aufsatz für den Kinderwagen. Es gibt Eltern, die schon ihr wenige Tage altes Neugeborenes ständig in diesen Sitz legen.

Von einer Mehrfachverwendung der Autositze ist dringend abzuraten, auch dann, wenn sich die Liege- und Sitzposition verstellen lässt. Das ständige halbaufrechte Sitzen (die ganz Kleinen hängen eher, als dass sie sitzen) ist für das Baby nicht gut. Es gewöhnt sich schnell dran, dass es den Überblick hat und verlangt ständig nach dieser, seinem Alter nicht entsprechenden Körperhaltung (hohe Belastung für den Rücken, der in dieser Position nicht gehalten wird). Außerdem kann es viele motorische Entwicklungsschritte aus dieser vorgeformten

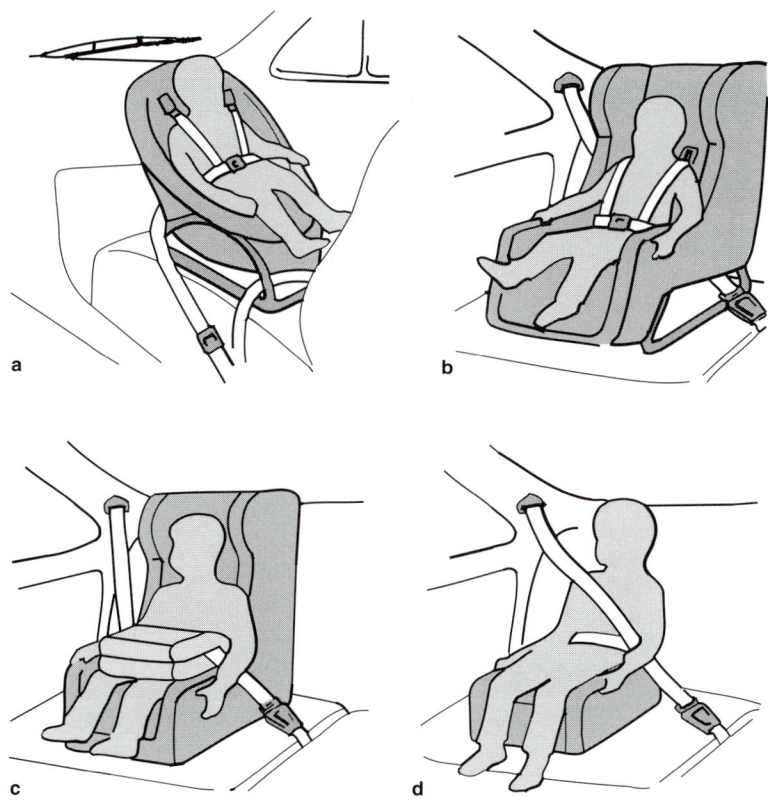

a

b

c

d

Abb. 5.2 Auto-Kindersitze, **a** für Säuglinge (entgegen Fahrtrichtung!), **b** 9 Monate bis ca. 4 Jahre, **c** ca. 1 bis 4 Jahre, **d** ab ca. 4 Jahre

Schale nicht machen. Und nicht zuletzt ist die harte Schale (selbst wenn sie gepolstert ist) nicht die geeignete Liegefläche für ein Baby.

Der Autositz sollte den Fahrten im Auto vorbehalten bleiben.

5.7 Bedürfnisse und Kompetenzen des Säuglings

Die junge Disziplin der Säuglingsforschung bestätigt Beobachtungen, die viele Hebammen bei ihrer täglichen Arbeit machen: Schon das Neugeborene besteht aus sehr viel mehr als einem Bündel Reflexe. Es kann sehen, hören, schmecken, Unmut äußern und Kontakt herstellen. Durch seine vielfältigen Fähigkeiten trägt es aktiv zu seinem Überleben bei; es ruft bei seinen Eltern all das an Verhalten ab, was

zu seiner Entwicklung notwendig ist und was es voranbringt.

Biologisch gesehen ist das Neugeborene in seinen geistigen und kommunikativen Fähigkeiten ein Frühentwickler, motorisch gesehen ist es als Tragling ein Spätentwickler und in der Entfaltung seiner Fähigkeiten auf einmalige Weise auf den kommunikativen Austausch mit vertrauten Bezugspersonen angewiesen. Die Fähigkeiten des Neugeborenen sind allerdings begrenzt, bedingt durch den zunächst unausgereiften Wach-Schlafrhythmus und Erregungssssteuerung.

Es ist erstaunlich, wie die Kinder sich von Geburt an bereits in Temperament, Aufnahmefähigkeit, Belastbarkeit, Vorlieben, Toleranzgrenzen und Entwicklungstempo unterscheiden, wie sich schon direkt nach der Geburt eine kleine Persönlichkeit zeigt.

Blickkontakt

Eine der wichtigsten Fähigkeiten des Neugeborenen ist es, Blickkontakt herzustellen (das
ist ein besonderes Unterscheidungsmerkmal
des Menschen gegenüber anderen Säuge-„tieren"). Der Blickkontakt ist ein Teil seiner Le-
bensversicherung.

Durch ihn stellt das Neugeborene Kontakt her
und aktiviert einen Teil der intuitiven elterlichen Kompetenzen der Mutter (des Vaters,
der Oma etc.), wie es in der Säuglingsforschung heißt; also ihre Bereitschaft, es zu ver-
und umsorgen. Es be- und verzaubert.

Übrigens: Ist keine Mutter da, dann stellt es zu
einer anderen Person in der Nähe den Blickkontakt her. Ist es aber z. B. auf dem Arm einer
Hebamme und hört die mütterliche Stimme,
dann versucht es mit seinen begrenzten motorischen Fähigkeiten der Stimme das Gesicht
zuzuwenden und den Kontakt herzustellen.
Auch schon unmittelbar nach der Geburt. Der
Blickkontakt zudem ist eine wichtige Voraussetzung für das Lernen (Nachahmen) und Sig-
nale-Aussenden (Weitermachen, Pause).

Intuitive elterliche Kompetenz

Forscher haben herausgefunden, dass Eltern
mit besonderen Fähigkeiten ausgestattet sind,
die körperliche und motorische Unreife des
Säuglings zu kompensieren: der intuitiven elterlichen Kompetenz. Das betrifft übrigens
nicht nur Eltern, sondern auch Nichteltern und
zwar auf der ganzen Welt. Es wird vermutet,
dass diese Kompetenzen genetisch angelegt
sind.

Eltern wissen also intuitiv, was dem Baby hilft
sich zu entwickeln, zu kommunizieren und zu
lernen. Sie wissen ohne jede Hilfe (Anleitung),
dass ein Baby durch **Wiederholungen und
Imitieren** lernt. So ist es z. B. international verbreitet, dass Eltern ihr Kind mit den immer
gleichen deutlichen, fast übertriebenen Gesten
begrüßen – der so genannten **Grußreaktion**.
Dabei stellen sie automatisch den Abstand
zum Baby her, den es braucht, damit es ihr Gesicht erkennen kann – selbst wenn sie der

Überzeugung sind, es könne sie nicht sehen.
Diese Begrüßung begleiten sie mit der so genannten Babysprache, plappernd, singend, und
mit einfachen, wiederkehrenden Silben (auch
das dient dem Lernen): „Eieiei, Dududu. Bist ja
mein Schatz, ja, ja, mein Schatz." Das ist nicht
albern, sondern wichtig zum Lernen. (Hier sind
Neugeborenen von einer ganzen Generation
Intellektueller erheblich überschätzt worden,
als es plötzlich hieß: „Ich will ja mein Kind
nicht verschaukeln, ich kann mit ihm doch
normal reden." – Was vielen trotz Vorsatz übrigens schwer viel, weil die intuitiven Kompetenzen oft stärker waren). Auch noch bei größeren Kindern zeigt sich diese Fähigkeit: Erwachsene, die Babys füttern, öffnen und
schließen selbst ihren Mund weit, um dem
Baby zu zeigen, was es tun soll.

Desweiteren konnte in viedeogestützten Untersuchungen beobachtet werden, dass sowohl
Eltern als auch Nichteltern über ein breites **Repertoire an Beruhigungsformen** verfügen, um
ein weinendes Baby zu besänftigen: Sie nehmen es aufrecht hoch, legen es gegen ihre
Schulter, tragen es herum und beklopfen dabei
sanft und rhythmisch den Rücken oder wiegen
es leicht. Diese Handlung wird begleitet von
einer sanften, im Ton abfallenden (beruhigen-
den) Stimme. Übrigens: Wird ein Baby bewegt,
führt das zur Stimulierung des Gleichgewichts-
und Bewegungsorgans. Dies wirkt, wie Körperkontakt, Geruch und rhythmische Stimme, beruhigend auf das Baby.

Sinneseindrücke

Inzwischen ist allgemein bekannt, dass schon
Neugeborene mit allen Sinnen wahrnehmen.
Sie riechen, hören, tasten und sehen – wenn
auch nicht so gut wie größere Kinder. Diese
Sinne brauchen sie für ein sinn-volles Lernen.
Experten beobachteten, dass bereits wenige
Tage oder Stunden alte Neugeborene sehr aufmerksam sind, wenn sie aufrecht gehalten
werden, dabei fest am Gesäß und im Nacken
abgestützt. Diese Haltung stimuliert den
Gleichgewichtssinn, der wiederum den Säuglingen zu einer optimalen Aufmerksamkeit
verhilft.

Das **Gleichgewichtssystem/Vestibulärsystem** scheint der Schrittmacher für zu das Zusammenspiel der Sinne zu sein; es ist einer der ersten Sinne (wenn nicht sogar der erste), der sich im Mutterleib entwickelt – vermutlich schon in der siebten Woche nach der Zeugung.

Fast ebenso früh wird der **Tastsinn/das taktile System** angelegt; zunächst um den Mund herum, zum Zeitpunkt der Geburt umfasst er den gesamten Körper. Durch seine Bewegungen/ sein Bewegtwerden erfährt das Ungeborene immer wieder taktile Reize; im Zusammenhang mit dem Gleichgewichtssystem bekommt es Informationen über Lageveränderungen im Mutterleib. Alle empfangenen Sinnesreize setzen sich durch das gesamte Nervensystem fort; somit sind das Gleichgewichtssystem und das taktile System an der Entwicklung des Gehirns beteiligt.

Schon Ungeborene können **hören**. Etwa ab der 26. SSW. reagiert ein Baby auf Geräusche von außerhalb. Sind diese Geräusche sehr laut, können Reaktionen schon in der 22. bis 24. Woche beobachtet werden. Diese Reaktionen beziehen sich allerdings nicht auf die (für das Baby lauteren) Geräusche im Inneren, wie Darmgeräusche, Herzschlagen, Pulsieren der Gefäße, sondern auf Geräusche von außen: Verkehrslärm, Stimmen, Musik etc. Auf Lautes reagiert das Ungeborene mit einem erhöhten Herzschlag, auf leise rhythmische Geräusche mit einer Verringerung der Herzfrequenz. Weitere Untersuchungen bestätigten, dass Neugeborene **die Stimme ihrer Mutter erkennen** und auch bevorzugen; das gilt übrigens auch für ihre Muttersprache.

Auch **schmecken und riechen** können die Ungeborenen schon; Neugeborene erkennen etwa ab einem Alter von fünf bis sechs Tagen ihre Mutter am Geruch – und bevorzugen auch diesen gegenüber anderen. Bei Nahrungsmitteln präferieren sie Süßes gegenüber Saurem; Bitteres meiden sie. Manche lehnen auch die Muttermilch ab, wenn sie „anders" schmeckt (z. B. nachdem die Mutter Knoblauch gegessen hat); aber auch bei den ganz Kleinen lässt sich schon feststellen, dass Geschmack Geschmackssache ist.

Das **Sehen** ist bei den Neugeborenen noch nicht sehr ausgeprägt, sie können aber schon wenige Stunden nach der Geburt einem Gegenstand mit den Augen folgen. Die optimale Sehschärfe liegt bei 20 cm; das ist die Entfernung, die Eltern im Kontakt mit dem Säugling automatisch einnehmen. Neugeborene lieben es, Gesichter zu betrachten und bevorzugen **Hell-dunkel-Kontraste**. In den ersten vier Wochen werden die kontrastreichen Übergänge bevorzugt angeschaut (Übergang zwischen Haarlinie und Stirn oder zwischen Kopfumriss und Hintergrund). Im zweiten und dritten Monat post partum verlagert sich die Aufmerksamkeit auf das Innere des Gesichtes (Augen, Nase und Mund). Ab drei bis fünf Monaten unterscheiden sie Ausdrücke auf dem Gesicht: Freude, Ärger, Traurigkeit. Zeigt man einem Baby im Alter von fünf bis sieben Monaten das Bild einer Person im Profil und von der Seite, so ist es in der Lage, diese beiden Aufnahmen als das Gesicht ein und derselben Person wahrzunehmen.

Schon wenige Tage alte Neugeborene suchen aktiv nach visuellen Reizen; sie sind so angetan davon, dass sie sogar die Mahlzeit unterbrechen, wenn sich ihnen ein attraktiver Reiz bietet.

Außerdem können schon wenige Wochen alte Säuglinge ihre Wahrnehmungen verknüpfen: **kreuzmodale Wahrnehmung.** Gibt man beispielsweise einem 20 Tage alten Säugling einen Sauger mit Noppen und zeigt ihm hinterher das Bild eines Sauger mit und das eines Saugers ohne Noppen, so erkennt es den Noppensauger eindeutig wieder. Tasten und sehen werden also miteinander verbunden. Auch hören und sehen können Neugeborene miteinander verbinden.

Kommunikation

So ist also schon ein Neugeborenes in der Lage, gesammelte Erfahrungen zu koordinieren. Außerdem speichert es die gemachten Erfahrungen und hat somit Erwartungen an Handlungsabläufe.

Um Erfahrungen machen zu können, braucht es dringend Kommunikation (Kommunikation ist Teil des Bonding). Diese fordert es auch immer wieder ein. Das Neugeborene ist ein großer Künstler der **non-verbalen Kommunikation**. Da ihm die Sprache noch nicht zur Verfügung steht, kommuniziert es mit dem ganzen Körper: über Mimik, Muskelspannung und Stellung der Händchen.

- Sind die Fäuste und die Lippen geschlossen und guckt das Baby mit großen Augen in die Welt, dann ist es angespannt und aufmerksam.
- Wenn die Hände leicht geöffnet sind und der Säugling Blickkontakt sucht, dann ist er entspannt und bereit für neue Erfahrungen.
- Wendet das Kind den Blick ab oder dreht es gar den Kopf zur Seite, signalisiert es, dass es eine Pause vom Kontakt möchte.
- Es kann auch seine begrenzen Artikulationsmöglichkeiten nutzen, z.B. in dem es zu quengeln beginnt, wenn die Mutter telefoniert. Damit fordert es sie auf, ihm das Gesicht zuzuwenden, ihn anzulächeln, mit ihm zu sprechen oder Grimassen zu schneiden.

> Die **beste Gelegenheit für einen spielerischen Kontakt** zwischen Mutter (Vater/Hebamme etc.) und Baby ist, wenn es ausgeschlafen und satt ist, z.B. nach dem Stillen.

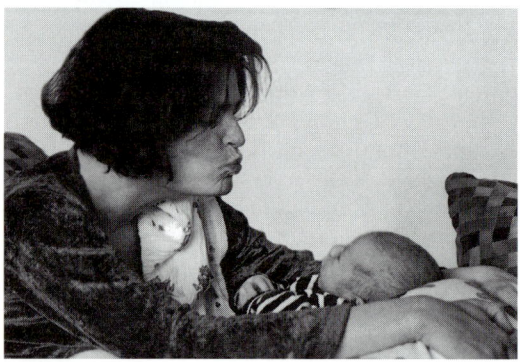

Abb. 5.3 Kommunikation mit dem Neugeborenen

Die meisten Eltern nutzen diese Momente intuitiv für kleine Spielchen und ebenso intuitiv bieten sie dem Kind auch die **altersgemäßen Spiele** an: So ist bereits ein wenige Tage alter Säugling in der Lage, die Mimik Erwachsener zu imitieren. Auf ein Zunge-Herausstrecken

reagiert es mit eben derselben Geste. Es weiß auch, dass dieses Imitieren wiederum (von der Mutter) nachgeahmt wird (intuitive Kompetenzen). Dieses Wechselspiel und diese Wiederholungen sind Grundlage für sein Lernen. Dabei lernt es auch einen Zusammenhang herzustellen zwischen seinem Tun und den Reaktionen. Das gibt ihm ein Bewusstsein über sich selbst (Selbstbewusstsein).

Natürlich kommt es immer wieder vor, dass Spielaufforderungen seitens des Säuglings unbeantwortet bleiben, weil gerade keine Zeit ist. Das ist normal und wird dem Kind nicht schaden. Tragisch ist es allerdings, wenn seine Spielaufforderungen permanent unbeantwortet bleiben (z.B. weil die Mutter depressiv ist); wenn es keine Kommunikation zwischen ihm und der ihn versorgenden Person gibt. Das kann eine **Mutter-Kind-Beziehungsstörung** zur Folge haben und dazu führen, dass der Säugling sich zurückzieht und depressive Verhaltensmuster annimmt oder dass mit exzessivem Schreien reagiert.

Übrigens müssen Kontakt und Kommunikation nicht unbedingt und ausschließlich über die Mutter laufen. Untersuchungen zeigen, dass ein Säugling, der von seiner Mutter nicht versorgt werden kann, dieses Manko gut kompensiert, wenn er in dieser Zeit von anderen Menschen betreut werden, die seine Bedürfnisse adäquat befriedigen.

Körperkontakt und Geborgenheit

Wichtig für einen Säugling ist Körperkontakt (auch Haut-Haut-Kontakt) und Getragen-Werden. Beides stimuliert seinen Gleichgewichtssinn und sein taktiles Empfinden und ist somit ein wichtiger Baustein für Erfahrungen.

Außerdem vermittelt es Geborgenheit, ein weiteres, oft unterschätztes Bedürfnis. Viele Säuglinge kommen sehr schnell zur Ruhe, wenn sie z.B. in eine Decke eingewickelt werden oder wenn sie getragen werden. Das Menschenkind wird als Tragling geboren (von der Natur sind auch keine Kinderbettchen oder Kinderwagen vorgesehen). Ein Indiz dafür ist, dass ein Neugeborenes seine Beine in die

Spreiz-Hock-Stellung bringt, wenn es hochgenommen wird.

Geborgenheit wird Säuglingen auch vermittelt, wenn sie mit **Vertrautem in Kontakt kommen**: wenn sich die Rituale beim Wickeln wiederholen, wenn sie möglichst immer im gleichen Bett schlafen etc. Kleine Kinder brauchen nicht ständig neue Reize. Und wenn welche für ihre Entwicklung erforderlich sind, dann fordern sie sie unmissverständlich ein. Die Kinder bilden Erwartungen über Abläufe und fühlen sich sicher, wenn sie erfüllt werden. So verschafft dem Baby auch **Vorhersehbarkeit** Geborgenheit. Ein Tag ohne jeden Rhythmus (wie er immer wieder in jungen Familien vorkommt), verunsichert einen Säugling. Er muss dann viel Energie aufbringen, um sich zurecht zu finden. Gibt es einen verlässlichen Grundrhythmus, dann ist das Kind besser in der Lage, mit Ungewöhnlichem fertig zu werden.

Das soll nicht heißen, dass die Eltern wieder zu einem sturen unflexiblen Tagesablauf zurückkehren sollen. Jede Familie hat ihren individuellen Rhythmus – den gilt es herauszufinden.

Spontane Bedürfnisse wie Hunger, Trost, Kommunikation oder Schlaf sollten vor allem bei kleinen Säuglingen möglichst sofort befriedigt werden. Ein wenige Wochen altes Baby ist nicht in der Lage, Bedürfnisse aufzuschieben. Aber ein Einschlafritual zur immer gleichen Tageszeit (auch wenn das Baby noch nicht durchschläft), eine regelmäßige Massage oder ein Spaziergang zur immer gleichen Stunde geben dem Neugeborenen einen guten Orientierungsrahmen.

Ruhe- und Rückzugsmöglichkeiten

Als Ausgleich zur Kommunikation braucht ein Säugling Ruhe und Rückzug. Dass es diesen braucht, zeigt es, indem es den **Kopf abwendet**. Diese Geste sollte auf jeden Fall respektiert werden. Oft wendet sich das Baby nach einer kurzen Pause wieder dem Gesicht seines Gegenübers zu. Vielfach wird das Abwenden des Kopfes missverstanden als Geste „Das Baby langweilt sich jetzt" und die Mutter versucht

es mit etwas anderem zu ermuntern. Viele Babys lassen sich zwar kurzzeitig darauf ein, beginnen aber sehr bald zu quengeln. Wenn ihnen dann der Rückzug nicht gelassen wird, kann es schnell passieren, dass das Kind scheinbar aus „heiterem Himmel" anfängt zu weinen.

Um ausgeruht seine Erfahrungen machen zu können und auch Erlerntes zu verarbeiten, braucht ein Säugling **Schlaf** (Augenreiben und Gähnen sind untrügliche Zeichen von Müdigkeit). Eltern von sehr unruhigen Kindern haben bisweilen den Eindruck, ihr Kind wolle nicht schlafen, denn immer wenn sie es hinlegen, beginnt es zu weinen. Das kann eine Folge von restloser Übermüdung oder auch von Regulationsstörungen sein (s. S. 49) – meistens ist es beides zusammen (vergl. Kolikenbaby S. 49).

Für das Verständnis der Reaktionen kleiner Säuglinge ist es wichtig zu erkennen, in welchem Zustand sich ein Kind gerade befindet. Experten unterscheiden sechs unterschiedliche Verhaltenszustände:
- Non-REM-Schlaf
- REM-Schlaf (siehe weiter unten)
- Halbschlaf
- wacher Aufmerksamkeitszustand
- aufmerksamer aber, quengeliger Zustand
- Schreien

Die beste Zeit für Kommunikation ist der wache Aufmerksamkeitszustand. In diesem befinden sich viele Säuglinge, wenn sie nach einer Mahlzeit ein kurzes Zehn-Minuten-Nickerchen gemacht haben. Sind sie aufmerksam quengelig (Grimassen schneiden, Gesicht abwenden, leises Quengeln), dann sollte ihnen nichts mehr zur Stimulation angeboten werden, sondern zur Beruhigung (streicheln, eine ruhige, im Ton abfallende Stimme, Reizabschirmung).

Schlafen

Noch immer hält sich hartnäckig das Gerücht, Babys würden nur essen und schlafen. Tatsächlich ist es aber so, dass Babys im Durchschnitt 16 Stunden schlafen, also acht Stunden am Tag wach sind (darüber sollten Eltern schon während der Schwangerschaft aufgeklärt werden).

Es gibt zwei unterschiedliche Arten von Schlaf, einen eher oberflächlichen und einen festen. Der oberflächliche heißt auch Rapid-Eye-Movement-Schlaf (**REM-Schlaf**); dieser ist gekennzeichnet von großer motorischer Unruhe (beim Neugeborenen sind Zuckungen im Gesicht und das Schneiden von Grimassen oder ein Engelslächeln zu beobachten), einer unregelmäßigen Atmung und schnellen Bewegungen des Augapfels unter den Augenlidern; daher auch der Name Rapid-Eye-Movement (Schnelle-Augen-Bewegung); das ist der Schlaf, in dem die meisten Träume stattfinden. Der REM-Schlaf ist beim Säugling weitaus ausgeprägter als beim älteren Kind oder beim Erwachsenen.

Beim **Tiefschlaf** gibt es diese schnellen Augenbewegungen nicht (auch Non-REM-Schlaf genannt), das Baby liegt ruhig da, bewegt sich selten, atmet regelmäßig und sein Gesicht strahlt Ruhe aus. In diesem Stadium gibt es eine Chance, ein Baby umzubetten (falls es nötig ist), ohne dass es aufwacht.

Während des Schlafes werden Stadien des REM- und Tiefschlafes und für kurze Augenblicke sogar auch Stadien des Wachseins zyklisch durchlaufen. Ein schlafender Säugling erlebt also wiederholt eine Periode, während derer er (fast) wach ist (jeder Erwachsene übrigens auch, nur ist der Rhythmus anders). Damit ist zu erklären, warum so viel Babys (oft etwa eine Stunde nachdem sie eingeschlafen sind) unruhig werden und manchmal auch leise jammern (nimmt man sie jetzt hoch, werden sie schwerlich wieder in den Schlaf kommen). Babys sind während des REM-Schlafes leicht zu wecken.

In den ersten Lebenstagen schläft ein Neugeborenes bis zu 20 Stunden (einige aber auch nur 13), ab der dritten Woche bis zum Ende des ersten Lebensjahres haben die meisten Säuglinge ihr eigenes Schlafpensum; es sollte etwa zwischen 14 bis 18 Stunden innerhalb von 24 liegen.

Wenige Kinder kommen mit zwölf Stunden aus, andere benötigen 20 Stunden; allerdings verschiebt sich der Rhythmus im Laufe der Zeit.

In den ersten Lebenswochen wechseln sich Schlafperioden von zwei bis vier Stunden und kurze Wachperioden ab. Erst nach einigen Wochen beginnt sich der Säugling auf den **Tag-Nacht-Wechsel** einzustellen. Bei der Anpassung helfen ihm äußere Parameter: Helligkeit – Dunkelheit, Alltagsgeräusche – nächtliche Ruhe, bestimmte Abendrituale oder auch eine andere Kleidung. Mit etwa drei Monaten schlafen viele Säuglinge durch (etwa sechs Stunden am Stück). sagt die Statistik. Wenige Babys tun das bereits mit zwei Monaten und andere noch nicht mit einem halben Jahr – auch das ist normal. Nach den ersten drei Monaten (etwa) werden die Wachperioden in der ersten Tageshälfte länger.

Hat das Kind nach einem halben Jahr immer noch keinen rechten Rhythmus, und ist es nachts aktiv und hält die Eltern vom Schlafen ab, dann sollten den Eltern nahe gelegt werden, einen Experten zu konsultieren (Kinderärzte, Schlafsprechstunde für Säuglinge).

Selbstregulation

Das Neugeborene hat nach der Geburt eine Reihe von Regulationsaufgaben: Es muss seine Körpertemperatur, den Schlaf-Wach-Rhythmus, Hunger und Durst und auch seinen Erregungszustand regulieren. So sind auch kleine Säuglinge mit der Fähigkeit ausgestattet, in begrenztem Maße für sich zu sorgen und sich selbst zu beruhigen; Experten sprechen von Selbstregulation.

Neugeborene beruhigen sich unter anderem, indem sie saugen; an was auch immer. Schon aus dem intrauterinen Leben bringen viele die Fähigkeit mit, an den Fäusten oder einzelnen Finger zu nuckeln. Diese Geste ist keineswegs immer ein Zeichen von Hunger. Man spricht hier auch von **nicht-nutritivem-Saugen**.

Eine weitere Art sich zu beruhigen besteht darin, **sich selbst zu berühren**. Neugeborene haben aufgrund ihrer motorischen Unreife damit gelegentlich ihre Schwierigkeiten. Aber schon bei ihnen lässt sich beobachten, dass sie versuchen, eine Faust zum Mund zu führen oder mit der einen Hand die andere zu fassen oder ihre Arme über der Brust überkreuz zu fassen. Mit diesem Repertoire können sie sich zumindest kurzzeitig (bis Hilfe/die Mutter da ist) beruhigen.

Über einen kurzen Zeitraum ist ein Säugling auch in der Lage, sich von zu vielen äußeren Reizen einfach abzuschotten (z. B. in Kaufhäuser, auf Partys, Kirmes etc), es ist allerdings darauf angewiesen, dass Erwachsene möglichst bald versuchen, diese Überreizung zu beenden.

Nach Einschätzung von Experten finden sich unter den Schreikindern besonders viele Kinder mit Regulationsstörungen.

Das Temperament

Ein Neugeborenes ist kein unbeschriebenes Blatt. Es bringt einen eigenen Charakter mit. Manche suchen schon früh die Herausforderung und machen ihre ersten Versuche, sich lauthals mitzuteilen, wenn der Kopf geboren ist (was ihnen einige Schwierigkeiten bereitet). Andere kommen ganz leise auf die Welt und gucken nur still. Wieder andere sind außer sich und wirken verloren auf der Welt, geraten geradezu in helle Panik (rudern hektisch mit den Armen, wenn sich ihre Situation verändert, wenn sie z. B. vom Bauch der Mutter heruntergenommen werden) – Je ruhiger die Geburtsumgebung ist, umso leichter kann eine Hebamme diese Unterschiede wahr nehmen.

Es gibt ruhige, lebhafte, ausgeglichene und auch besonders temperamentvolle Kinder. Bei letzteren spricht man bisweilen auch von Kindern mit einem „**schwierigen Temperament**", weil sie häufig sehr leicht zu irritieren sind. Sie zeichnen sich oft dadurch aus, dass sie besonders wissbegierig sind und jeden neuen Reiz als Herausforderung sehen, etwas zu lernen; es fällt ihnen sehr schwer, abzuschalten. Diese Kinder haben also in der Regel größere Schwierigkeiten, sich selbst zu beruhigen; deshalb brauchen sie dafür Unterstützung durch Erwachsene (Halt geben, feste Rituale, Reizabschirmung). Andererseits sorgen sie sehr gut dafür, dass ihre Bedürfnisse befriedigt werden – dass sie gesehen werden. **Sehr ruhige Kinder**

laufen Gefahr, übersehen zu werden. Vor allem in Krisenzeiten (Hungersnöte, Krieg) ist die Überlebenschance der temperamentvollen Kinder größer als die der ruhigen. Allerdings sind diese Kinder mit dem „schwierigen Temperament" für die Eltern oft eine sehr große Herausforderung.

5.8 Babys, die viel weinen __

In den ersten drei Lebensmonaten kommt es gehäuft vor, dass Babys scheinbar grundlos weinen. Auch Versuche, sie zu trösten bleiben erfolglos. Diese Babys haben in der Regel einen roten Kopf, einen stramm geblähten Bauch, ziehen die Beinchen an und machen Grimassen, als quäle sie etwas.

Mögliche Ursachen

Pädiatrische Untersuchungen ergeben keinen Befund. In der Regel lautet die **Diagnose „Drei-Monats-Kolik"** (Also: Das Baby hat Blähungen). Als mögliche Ursache wird meist die Ernährung der stillenden Mutter herangezogen; sie habe etwas gegessen, was dem Baby Blähungen verursache. Therapie ist dann: Verzicht auf blähende Lebensmittel sowie Bauchmassage und Windsalbe u.ä für den Säugling.

Obwohl diese Theorie sehr (!) verbreitet ist, gibt es für sie kaum Belege. Erstens bekommen auch Babys, die mit der Flasche gefüttert werden, diese so genannten Koliken, und zweitens hören die wenigsten Babys auf zu weinen, nur weil die Mutter eine (ernährungsphysiologisch bedenkliche) Karotten-Kartoffel-Diät macht, damit das Baby nicht weint. In der Regel weint das Kind weiter und die Mutter streicht noch mehr Lebensmittel von ihrem Speiseplan. Abgesehen davon gibt es europäische Kulturen, die ihren stillenden Müttern nicht solch rigiden Ernährungsvorschriften machen, ohne dass dort die Kinder mehr weinen würden.

Die Vermutung liegt nahe, dass der geblähte Bauch nicht von der Ernährung der Mutter kommt, sondern erst durch das Weinen entsteht. „Echte" Blähungen konnten Wissenschaftler bei rund 10% der untröstlich weinenden Kinder feststellen, teils aufgrund einer Eiweißunverträglichkeit (muss pädiatrisch abgeklärt werden) und teils, weil die Ernährung der Mutter tatsächlich Blähungen verursacht. Steht ein bestimmtes Lebensmittel im Verdacht, bei einem Säugling Blähungen auszulösen, dann sollte die Mutter drei Tage lang auf den Verzehr verzichten. Bessert sich das Verhalten des Babys nicht, dann lag es nicht an diesem Nahrungsmittel und es sollte unbedingt wieder auf den Speiseplan. In der Regel bekommt ein Stillkind von denjenigen Lebensmitteln Blähungen, die auch seiner Mutter welche verursachen. Übrigens gibt es viele Babys, denen Blähungen überhaupt keine Beschwerden machen.

Warum also weinen Babys dann so untröstlich? Eine einfache Antwort lässt sich hier nicht geben. Eine Vermutung ist, dass diese Kinder mehr Probleme haben, sich selbst zu beruhigen (Regulationsstörungen), oder auch, dass es sich bei diesen so genannten Schreikindern (man spricht auch vom exzessivem oder untröstlichem Schreien) um Kinder mit einem schwierigen Temperament handelt (oder beides).

Weitere diskutierte Ursachen sind eine gestörte Mutter-Kind-Bindung, bedingt durch mütterliche psychische Probleme wie Depressionen (unter den Müttern der Schreikinder fanden sich in Untersuchungen besonders viele depressive; teils schon während der Schwangerschaft, teil wurden sie postpatum depressiv), Traumata während der Schwangerschaft oder besondere psychische Belastungen (allein erziehende Mütter, Trennungen, finanzielle Probleme etc.).

> In der Kinderheilkunde spricht man von einem Schreikind, wenn ein Säugling drei Stunden täglich, an drei Tagen in der Woche und an drei aufeinanderfolgenden Wochen schreit. (Definition nach Wessel, 1954).

In der Alltagspraxis wurde diese Definition erweitert. Heute haben sich Pädiater und Säuglingsforscher darauf geeinigt, dass ein Schreiproblem vorliegt, wenn sowohl die Eltern als auch der Kinderarzt/die Hebamme das Schreien als ein Problem ansehen.

Sinnvolle Maßnahmen

> Kinder, die untröstlich schreien, brauchen viel Unterstützung, damit sie sich beruhigen können: feste Rhythmen, Reizabschirmung, stets wiederkehrende Beruhigungsrituale durch Erwachsene.

Das heute weit verbreitete, sehr umfassende Beruhigungsrepertoire vieler Eltern trägt eher zur Verschlimmerung der Symptome bei, der permanente Wechsel von Getragenwerden über der Schulter, zum Getragenwerden im Fliegergriff, dem Geschaukeltwerden auf dem Pezziball und wieder ins Bettchen zurück und gewiegt werden und wieder herausgenommen werden, stellt jedes Mal einen enormen Reiz für den Gleichgewichtssinn dar und somit eine zusätzliche Stimulation. Es trägt also nicht zur Beruhigung des Kindes bei, sondern zur Aktivierung.

Bei den Schreikindern ist es wichtig, sich auf **ein bis zwei wiederkehrende Beruhigungsrituale** zu beschränken, dann kann so ein Schreikind bald das Ritual erkennen; allein das hilft ihm schon, zur Ruhe zu kommen. Ferner kann man durch einen **verlässlichen Tagesablauf** eine äußere Struktur geben. welche das Bedürfnis nach Vorhersehbarkeit befriedigt wird.

Mögliche Folgen des untröstlichen Schreiens sind Mutter-Kind-Beziehungsstörungen, eine Vernachlässigung des Säuglings und auch Misshandlungen aufgrund der Überforderung, Hilflosigkeit und Erschöpfung der Mutter.

> Gibt es Anzeichen, dass das Kind gefährdet ist, sollten Mutter und Kind in professionelle Betreuung gebracht werden (Schreiambulanz).

Die Bedeutung des Schreiens

Für einen Säugling ist Schreien die einzige Art, sich bemerkbar zu machen, wenn niemand in seinem Blickfeld ist. Da das Baby als Tragling geboren ist, ist auch nicht vorgesehen, dass es durch Schreien kommunizieren muss, – außer im Notfall. Das Schreien dient also als **Alarm-**

signal, oder als **Distanzsignal**: Seine Frequenz ist so angelegt, dass es über eine große Distanz zu hören ist. Außerdem hat es einen enormen Aufforderungscharakter. Forscher haben entdeckt, dass Erwachsene und Kinder ab zwölf Jahren sich sofort bemühen, das Schreien abzustellen, indem sie das Baby aufnehmen, denn dieses Schreien verursacht Stress: der Blutdruck schnellt in die Höhe, die Pulsfrequenz steigt, es kommt zu Schweißausbrüchen und innerer Unruhe. Es ist nicht möglich, sich gegen diese Reaktionen durch Gewöhnung zu schützen.

> Das Schreien hat also eine biologische Schutzfunktion. Als Notsignal ist es nicht dazu gedacht, sich differenziert mitzuteilen (dazu dient die Körpersprache). Deshalb ist es bei kleinen Säuglingen auch nicht möglich, anhand des Schreiens die Ursache zu erkennen.

Diese Ursache kann ein Erwachsener nur aus dem Zusammenhang erkennen. Untersuchungen haben ergeben, dass sich das Weinen bald abstellen lässt, wenn die Eltern sofort handeln, wenn sie z. B. das Kind sofort hochnehmen. Hat es sich erst einmal eingeschrien, dann lässt sich die Ursache in der Regel nicht mehr ergründen und das Kind sich nur noch schwer beruhigen.

5.9 Beratung der Eltern

Für viele Eltern hat die Säuglingspflege einen besonders hohen Stellenwert, denn sie fühlen sich sehr unsicher und möchten sich an Regeln und Handlungsanweisungen orientieren. Das hat viel mit der Entwicklung zur Kleinfamilie in unserer Gesellschaft und den damit verbundenen fehlenden Vorbildern im eigenen Kinderalltag zu tun. So haben viele Eltern bis zur Geburt ihres Kindes noch nie einen Säugling gesehen oder mit ihm zu tun gehabt (und viele Hebammenschülerinnen auch nicht). Die Hebamme hat hier in der Beratung und Begleitung junger Familien eine wichtige, Sicherheit gebende Funktion.

Bei der **Körperpflege** greifen viele Eltern auf umfangreiche Pflegeserien zurück. Hier sollten sie aufgeklärt werden, dass weniger oft mehr ist und Wasser und Luft die beste Pflege für die Babyhaut ist. Auch in punkto **Hygiene** (s. S. 33) sollte auf mögliche Nachteile einer übertriebenen Sauberkeit hingewiesen werden und eine ausführliche Beratung über eine angemessene Reinlichkeit erfolgen.

Bei der **Anleitung zur Pflege** hat die Hebamme die gute Gelegenheit, die Eltern darüber aufzuklären, dass Säuglingspflege sehr viel mehr ist als Baden, Füttern, Wickeln und Anziehen; dass es gerade hier besonders wichtig ist, einen eigenen Weg mit dem Baby zu finden und dass es egal ist, ob das Hemdchen nun hinten oder vorne zugebunden wird. Bei diesem scheinbar banalen Thema ist Hebammenkunst gefragt: Wie viel konkrete Anweisung braucht diese eine Frau und an welchem Punkt kann ich sie ermuntern, im Kontakt mit dem Baby ihren **intuitiven elterlichen Kompetenzen** zu folgen und einen eigenen Umgang zu finden? Das ist von Frau zu Frau (von Familie zu Familie) sehr verschieden. So ist es von Vorteil, sich einen Leitfaden zu entwickeln im Umgang mit dem Baby und entsprechend auch in der Beratung der jungen Mutter/Familie.

Bei der Beratung der Eltern zur **Prävention des Plötzlichen Kindstods (SIDS)** muss darauf hingewiesen werden, dass wissenschaftliche Untersuchungen ergaben, dass die Babys zum Schlafen nur noch auf den Rücken gelegt werden sollen (s. auch S. 278 f). Hier ist es wichtig, die Eltern darüber aufzuklären, dass ihr Baby in **Wachzeiten** unbedingt auch auf dem Bauch und in der Seitenlage liegen sollte. Das ist für seine weitere psychomotorische Entwicklung immens wichtig (ohne Bauchlage kommt es kaum in die so wichtige Krabbel-Position); die Seitenlage verschafft dem Baby verschiedene Perspektiven zum Betrachten und Lernen. Viele Säuglinge quengeln, wenn sie wach in Bauchlage gebracht werden, weil sie sich mehr anstrengen müssen. Deshalb werden sie dann oft nicht mehr auf den Bauch gedreht. Doch nötigenfalls müssen dem Kind in Bauchlage Spielangebote gemacht werden, damit es seine Frustration überwinden kann.

Ein weiteres Ergebnis der SIDS-Forschung ist, dass eine **rauchfreie Umgebung** die Säuglinge schützt. Hier brauchen rauchende Eltern Aufklärung und Unterstützung. Es wird in der Regel nicht viel helfen, die Moralkeule zu schwingen. Besser ist es, mit der Mutter/dem Vater/den Eltern eine Art „**Rauchfrei-Programm**" zu entwickeln. Das bedeutet: Wohnung möglichst rauchfrei halten; Rauchen nur auf dem Balkon. Ist das nicht möglich (weil die Eltern exzessive Raucher sind), dann sollten sie wenigstens nicht im Kinderzimmer und im Schlafzimmer rauchen und die Wohnung (auch im kalten Winter) täglich mehrmals lüften, bzw. nur am geöffneten Fenster rauchen. In dem Auto, in dem auch das Baby gefahren wird, nie(!) rauchen; auch nicht, wenn das Baby nicht dabei ist.

Für das Leben mit dem Baby ist eine Aufklärung über seine Kompetenzen und Bedürfnisse (s. S. 43 f) wichtig. Wenn Eltern sehr unsicher sind, dann kann die Hebammen ihnen „**Baby-lese-Stunden**" anbieten, in denen sie es gemeinsam betrachten und in seinem Verhalten lesen, es deuten.

Außerdem kann die Hebamme darauf hinweisen, dass sich ein Neugeborenes die Welt in kleinen Schritten erobert. Es sollte nicht sofort mit der ganze Facette der Erwachsenenwelt konfrontiert werden, sondern mit kleinen, wenigen, ihm angemessenen Dingen, Ritualen, Menschen etc. Spielzeug, Kleidung und Tapete müssen nicht bunt sein und ein Neugeborenes braucht auch nicht jeden Tag etwas anderes zum Spielen (würde man einen Erstklässler schon mit der ganzen Welt der Mathematik konfrontieren, dann wäre dieser auch überfordert und verlöre möglicherweise die Freude am Lernen). Diverse Untersuchungen zeigen, dass Neugeborene (ja sogar Ungeborene) durch zu viel (sicherlich gut gemeinte) Förderung gestresst sind und schon erste Zeichen von Bourn-out zeigen.

Auch muss darüber informiert werden, dass jedes Kind mit seinem ihm eigenen **Temperament** geboren wird. Hier sollten die Eltern unterstützt werden, ihr Kind so zu akzeptieren wie es ist. Besonders bei Kindern, die viel schreien, kann es die Eltern enorm entlasten wenn sie erfahren, dass ein möglicher Grund für die Unruhe des Kindes sein Temperament sein kann. Außerdem sollte der Mutter/den Eltern mit einem sehr lebhaften Kind nahe gelegt werden, sich gelegentlich Entlastung für die Versorgung des Kindes zu holen (Babysitter, Omas etc.).

Eltern, deren Kinder **untröstlich schreien**, sollten Aufklärung erhalten über die **Bedeutung des Schreiens** (S. 50 f), über mögliche Konsequenzen wie **Rhythmus**, **Tragen** (S. 42, 47), Reizabschirmung und das Verstehen des Babys (Temperament, Verhaltenszustände und Regulation s. o.). Außerdem ist hier zum Schutz des Babys vor möglichen Misshandlung und zum Schutz der Mutter vor einer Erschöpfungsdepression dringend für Entlastung der Mütter zu sorgen (Haushaltshilfe, Babysitter, Vater in die Pflicht nehmen).

Ferner sollte die Hebamme die Mutter/Eltern anleiten, die **schönen Momente zu genießen** (nach einer erfüllten Wachzeit ist auch der Schlaf erholsamer). So kann z. B. das Führen eines tabellarischen 24-Stunden-Tagebuchs zutage fördern, wann das Kind ausgeschlafen und gut gelaunt ist (und wenn es nur fünf Minuten am Tag sind). Die gilt es dann für Mutter und Kind (Baby-Lese-Stunden) zu nutzen, zu genießen und sukkzessive auszuweiten.

6 Die körperliche und geistige Entwicklung im ersten Lebensjahr

Unter Entwicklung versteht kann man einerseits das rein körperliche Wachstum, andererseits aber auch das Erlangen von Fähigkeiten sowie das Entstehen und Ausbauen sozialer Kontakte. Alle diese Dinge lassen sich nicht ganz von einander trennen, denn eine normale körperliche Entwicklung ist bis zu einem gewissen Grad die Voraussetzung, dass auch geistige Fähigkeiten erworben werden können und eine ungestörte Sozialentwicklung in Gang kommt. Andererseits beeinflusst eine gestörte Beziehungsmöglichkeit (z. B. ungünstiges Milieu, Vernachlässigung) das körperliche Wachstum, solche Kinder bleiben in der Regel klein und untergewichtig.

Für die **körperliche Entwicklung** gibt es Normwertkurven. Dabei werden Schwankungsbereiche und Formgrenzen durch parallel angeordnete Kurven symbolisiert, die man als Perzentilenkurven bezeichnet (s. S. 302–307). Wenn der aktuelle Wert eines Kindes eingetragen wird, kann man sehen, ob es nahe dem Durchschnitt oder näher an den Extremwerten liegt.

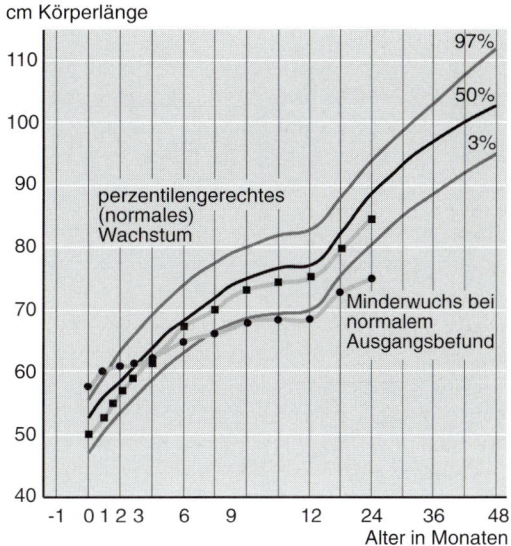

Abb. 6.1 Beispiele für Perzentilenverläufe (Wachstumskurven)

Im Allgemeinen gelten nur Werte außerhalb der 3%- bzw. 97%-Perzentilen als auffällig. Solange ein Ausgangswert innerhalb der Perzentilenkurven liegt, bedeutet dies kein Anlass zur Sorge, wenn das weitere Wachstum parallel zu den Perzentilenkurven erfolgt. Dagegen ist ein „Kreuzen" mehrerer Perzentilen ein Alarmzeichen!

Wenn der Kopfumfang bei der Geburt an der 10. Perzentile liegt, und nach 4 Wochen an der 90., weist dies auf einen Hydrozephalus hin, obwohl jeder Wert für sich innerhalb des Normbereiches liegt. Oder wenn das Gewicht von der 75. auf unter die 10. Perzentile fällt, entspricht dies einem mangelnden Gedeihen. Der Eintrag der Werte in solche Kurvensche-

mata erleichtert daher die Beurteilung der Entwicklung eines Kindes.

Diese Normwertkurven werden durch Reihenmessungen erstellt. Daher sind sie auf die Bevölkerungsgruppe anwendbar, die für diese Stichprobe zur Verfügung stand. Bei **türkischen oder asiatischen Kindern** gelten andere Normwerte, und man kann leicht einer Fehlinterpretation unterliegen, wenn man diese ethnischen Besonderheiten missachtet.

Auch für die **Entwicklung von motorischen Fähigkeiten** und für die **soziale Entwicklung** gibt es „Normbereiche" und entsprechende Schemata, die dazu dienen sollen, eine standardisierte Untersuchung und Beurteilung zu erleichtern. Jedoch darf man gerade hier die Normen nicht überbeanspruchen. Die Ergeb-

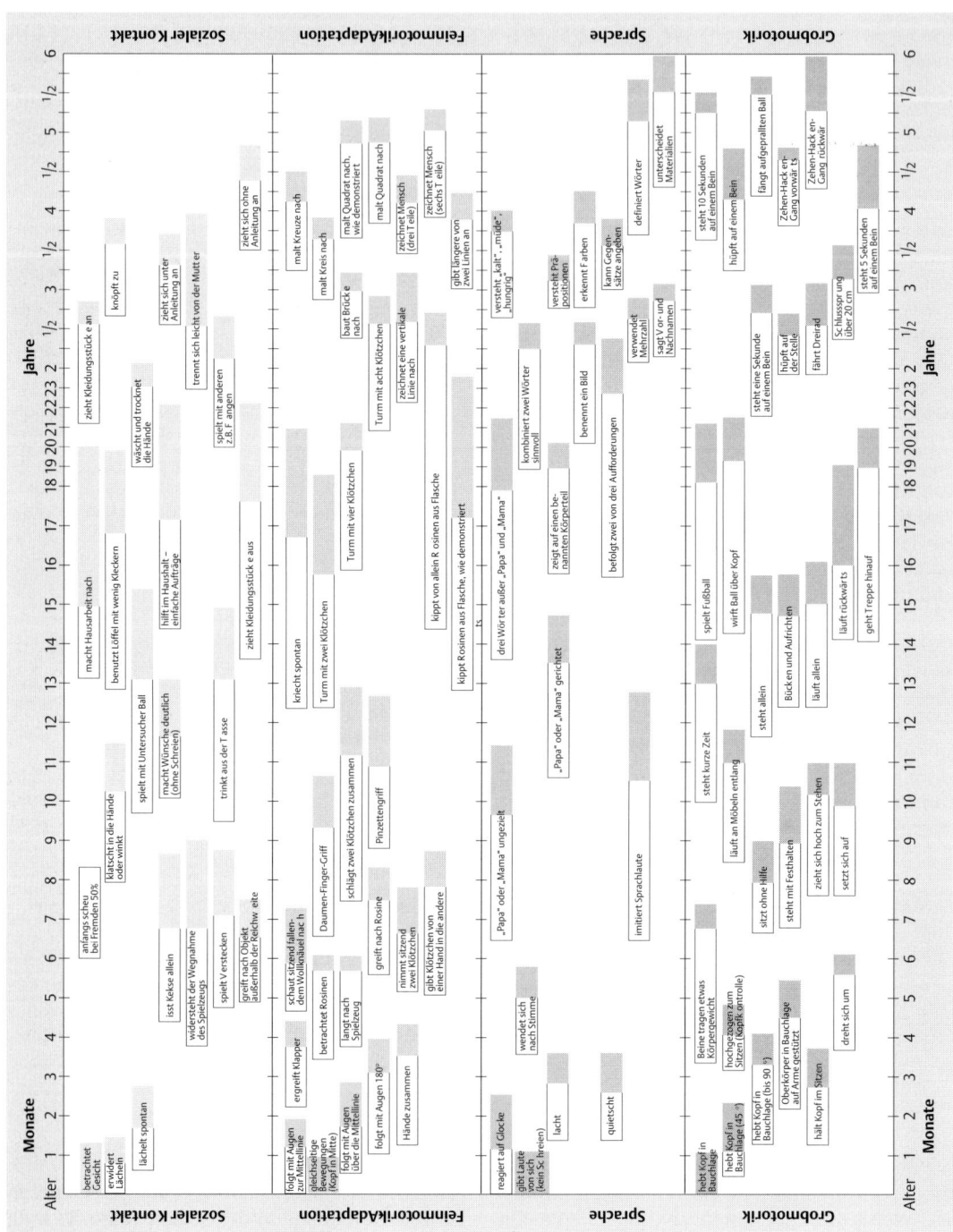

Abb. 6.2 Denver-Entwicklungstest

nisse sind nicht wie Größe und Gewicht einfach reproduzierbar, sondern hängen von verschiedensten Einflüssen ab, die stören können. Während Infekten oder in anderen körperlichen oder seelischen Stresssituationen kann ein Entwicklungstest auch bei einem altersentsprechend normalen Kind pathologisch ausfallen. Daher sind diese Teste besonders bei em pathologischen Ergebnis zu wiederholen und die Umgebungsbedingungen und Störfaktoren müssen erfragt und berücksichtigt werden. Es zählt auch nicht die einzelne „Leistung", sondern der allgemeine Eindruck. Von keinem Kind kann verlangt werden, dass es auf Kommando alles „richtig" macht. Vor allem sollte man solche Entwicklungstests nicht als Prognose für Schulnoten oder gar Karriere hinstellen, wie es leider oft geschieht. Eine diesbezüglich einigermaßen sichere Aussage ist im Säuglingsalter niemals möglich. Ein dauerhaft pathologischer Testausfall sollte zu einer gezielten Diagnostik führen und dann in einer Förderung oder Beseitigung der behindernden äußeren Faktoren münden.

Der häufigste und am besten dokumentierte einfache Entwicklungstest ist der **Denver-Entwicklungstest** (Denver development screening test, DDST).

7 Prophylaxen, Vorsorgeuntersuchungen und Impfungen

In einigen Fällen ist es möglich, durch vergleichsweise einfache und vor allem unschädliche Maßnahmen Krankheiten zu verhindern. Manche dieser Krankheitsrisiken können alle Neugeborenen betreffen (z. B. Vitamin-K-Mangel), bei anderen gibt es spezifische Risikofaktoren (z. B. Allergie).

7.1 Vitamin-K-Prophylaxe

Vitamin K ist u. a. notwendig für die Bildung von Gerinnungsfaktoren in der Leber. Es wird im Darm von Bakterien gebildet und dann aufgenommen. Über die Muttermilch kann das Kind Vitamin K nicht in wirksamen Mengen erhalten.

> Da die Darmflora des Neugeborenen noch im Aufbau ist und Vitamin K schnell verbraucht wird, sind Neugeborene oft schlecht mit Vitamin K versorgt. Dies kann zu lebensbedrohlichen Blutungen führen (s. S. 199).

Es gibt prinzipiell zwei Wege, die Vitamin-K-Prophylaxe zu verabreichen.
- Bei der **parenteralen Prophylaxe** bekommt das Neugeborene 1 mg Vitamin K i.m. einmalig. Bei bestehendem Mangel gibt man 1 mg/kg und kontrolliert die Gerinnung.
- Bei der **oralen Prophylaxe** lautet die aktuellste Empfehlung, nach der Geburt und jeweils bei der U2 und U3 2 mg oral zu geben.

Bei exakter Durchführung ist die orale Prophylaxe gleichwertig, sodass sie bevorzugt angewendet werden sollte. Einzelne Berichte über eine kanzerogene Spätwirkung der i.m.-Prophylaxe haben sich nicht bestätigt, bereiten aber vielen Eltern Sorge. Bei **gefährdeten Kindern** (z. B. bei einer bestehenden Gerinnungsstörung, neonatalen Blutungen, schwerer Asphyxie, Sepsis, vorgesehenen Operation bei angeborenen Fehlbildungen, Verzögerung des Nahrungsaufbaus) sollte auf jeden Fall eine i.m.-Prophylaxe vorgenommen werden.

7.2 Vitamin D-Prophylaxe

Vitamin D ist im Kalziumstoffwechsel entscheidend und wird vor allem zum Aufbau einer gesunden stabilen Knochensubstanz benötigt. Es wird einerseits über die Nahrung aufgenommen, andererseits aus Vorstufen durch Sonnenlicht in der Haut gebildet. Im mitteleuropäischen Klima und bei der typischen Lebensweise in industrialisierten Ländern besteht ein relativ hohes Risiko für einen Vitamin-D-Mangel, und dies nicht nur im Säuglingsalter.

Die Prophylaxe besteht aus der **täglichen Gabe von 500 IE Vitamin D**, was den normalen Tagesbedarf abdeckt, auch wenn die Tablette immer wieder einmal vergessen wird. In besonderen Fällen ist eine Erhöhung der Dosis auf 1000 IE oder mehr nötig, meist wenn Risikofaktoren bestehen (z. B. Frühgeburt). Normalerweise wird gleichzeitig **Fluorid** gegeben, um eine gute Zahnentwicklung und Kariesprophylaxe gleich mit dabei zu haben.

Die Prophylaxe ist besonders wichtig im ersten Lebensjahr. Sie wird normalerweise nach dem ersten Geburtstag beendet, sollte aber noch über den Winter fortgesetzt werden, wenn das Kind im Herbst geboren ist.

Vergiftungen mit Vitamin D kommen nur dann vor, wenn extrem hohe Dosen (> 100 000 IE) einmalig oder stark erhöhte Mengen (z. B. 5 000 IE) täglich gegeben werden.

7.3 Atopieprophylaxe

Allergische oder atopische Erkrankungen sind sehr häufig. Etwa 10–15% aller Kinder haben zumindest zeitweise eine Neurodermitis (einschließlich leichterer Formen), etwa 10% der Kleinkinder haben mindestens einmal eine „spastische" Bronchitis, etwa 5% der Schulkinder leiden an Asthma und jeder 6. junge Erwachsene hat Heuschnupfen oder eine andere Allergie. Insofern sind viele Neugeborene gefährdet, später auch eine allergische oder atopische Krankheit zu entwickeln.

Leider ist es nicht zuverlässig möglich, diese Kinder von den Nichtatopikern im Voraus zu unterscheiden. Man kann zwar schon im Nabelschnurblut immunologische Hinweise auf eine spätere Atopie finden. Diese Befunde sind aber nicht genau genug, um die späteren Allergiker mit Sicherheit zu identifizieren, sodass sich daraus kein allgemeines Screening entwickelt hat.

> Als **besonders gefährdet** sind Neugeborene, deren Eltern Allergiker sind, vor allem wenn beide Eltern dieselbe allergische Erkrankung haben.

Unter **Atopieprophylaxe** versteht man Maßnahmen, die die Entstehung einer atopischen Erkrankung möglichst verhindern oder zumindest hinauszögern. Die Atopieprophylaxe besteht nicht nur aus einer speziellen Ernährung, sondern aus mehreren Maßnahmen. Trotzdem muss man feststellen, dass es eine generelle und eindeutig wirksame Atopie- bzw. Allergieprophylaxe nicht gibt. Zu einigen Maßnahmen sollte man jedoch raten:

Bewährte Maßnahmen

Während der Schwangerschaft:
- Nicht rauchen, denn Neugeborene rauchender Mütter kommen bereits mit einem in Richtung Allergieentstehung programmierten Immunsystem auf die Welt. Dies gilt auch, wenn die Schwangere nennenswert passiv raucht!

Nach der Geburt:
- Möglichst kein intermittierendes Zufüttern von Fremdeiweiß, d. h. kein Zufüttern einer Milchnahrung bis zum Milcheinschuss. Ist ein Zufüttern unvermeidbar, müssen Vollhydrolysate (s. u.) verwendet werden.
- Ausschließliches Stillen während 5–6 Monaten (bei extremer Atopiebereitschaft evtl. Verzicht der stillenden Mutter auf Ei und Milch, dann aber diätetische Beratung).
- Allergenreduzierte Ernährung, ggf. hypoallergene Säuglingsnahrung (s. u.), ferner keine Rohmilch, Eier, Gewürze, Vollkorn im ersten Lebensjahr.
- Verzicht auf Rauchen in der Wohnung
- Keine Haustiere in der Wohnung halten
- Milbensanierung (waschbares Bettenmaterial)
- Keuchhusten-Impfung nicht vergessen, denn Keuchhusten fördert die Asthmaentstehung.

So genannte „**hypoallergene Nahrungen**" werden auf breiter Front eingesetzt, in der Erwartung, damit Allergien zu verhindern, vor allem die Entstehung einer Neurodermitis. Die Wirkung dieser Nahrungen wird von den Firmen oft sehr euphorisch dargestellt, und eigenartigerweise lassen sich damit mehr Atopien verhindern als es jemals Milchallergien gab. Außerdem unterscheiden sich die als „hypoallergen" bezeichneten Nahrungen aufgrund ihrer Ausgangsprodukte bzw. dem Herstellungsprozess:

- **Teilhydrolysate** aus Milcheiweiß-Bestandteilen: Durch eine enzymatische Aufspaltung der Ausgangsstoffe werden diese für das Immunsystem nicht mehr so gut erkennbar. Reste des verwendeten Milcheiweißes sind aber noch enthalten, sodass es tatsächlich vorkommt, dass ein Kind auf eine solche Nahrung allergisch wird und genauso reagiert wie auf eine Standard-Milchnahrung. Zur Gruppe der Teilhydrolysate zählen einige Nahrungen mit höherer Restantigenität (z. B. Beba HA®, Aletemil HA®, bis zu 5% intaktes Milcheiweiß), und einige neuere Nahrungen, die etwas weiter aufgespalten sind (z. B. Aptamil HA®, HumanaHA®, Milasan HA®).
- **Vollhydrolysate** aus anderen Ausgangsstoffen, die erstens weniger allergieauslösend

sind und natürlich keine Milchallergie hervorrufen können, weil Milch gar nicht enthalten ist (z. B. Pregomin® aus Sojaeiweiß und Kollagen).

- **Vollhydrolysate**: Hier sind die Eiweißbestandteile des Ausgangsproduktes sehr stark aufgespalten, sodass keine nennenswerte Restantigenität besteht (z. B. Nutramigen®, aus Kasein, und Alfaré®, aus Molkenprotein).

Für eine sinnvolle Atopieprophylaxe bei **Kindern mit hohem Risiko** (mehr als zwei Familienmitglieder = Eltern und/oder Geschwister sind Atopiker) sind Vollhydrolysate zu wählen, wenn nicht oder nicht ausreichend gestillt werden kann. Da zur Entstehung einer Atopie auch andere Faktoren außer der Ernährung von Bedeutung sind, hat eine solche Spezialernährung keinen wesentlichen Einfluss über das zweite bis dritte Lebensjahr hinaus. Die Allergiehäufigkeit bei Klein- und Schulkindern ist also mehr von diesen anderen Umgebungsfaktoren abhängig als von der Säuglingsernährung.

Kinder, die in einer sehr sterilen Umgebung aufwachsen, scheinen ein größeres Allergierisiko zu haben. Hingegen haben Kinder, die schon als Säuglinge regelmäßig in den Stall mitgenommen werden, also ganz wie früher mitten auf einem Bauernhof aufwachsen, ein geringeres Allergierisiko. Hier spielen nach den jetzigen Erkenntnissen Eiweiß-Abbauprodukte, also „immunologischer Dreck", eine wesentliche Rolle. Dieser frühe Schutzeffekt lässt sich später nicht mehr nachholen, etwa durch Urlaub auf dem Bauernhof oder ähnliche Aktivitäten.

Der vor Allergien schützende Effekt von speziellen Nahrungszusätzen (Lactobazillus GG®) wird zwar von der Herstellerfirma offensiv propagiert, ist aber noch nicht so sicher erwiesen, dass es zu einer allgemeinen Empfehlung kam. Zumindest scheint die Gabe dieser Bakterien nicht zu schaden.

7.4 Vorsorgeuntersuchungen

Die körperliche, motorische, und soziale Entwicklung des Säuglings und Kleinkindes ist besonders wichtig, aber auch störanfällig. Daher gibt es für alle Kinder bis zum Eintritt in die Schule ein abgestuftes Vorsorgeprogramm. Es wird von allen Krankenkassen bzw. Kostenträgern übernommen. **Ziel ist die rechtzeitige Erkennung und damit Behandlung von Erkrankungen und Entwicklungsstörungen.** Das Vorsorgeprogramm wurde von Kinderärzten entwickelt und wird laufend verbessert. Es lenkt zum jeweils sinnvollsten Zeitpunkt die Aufmerksamkeit auf bestimmte körperliche, motorische und psychische Entwicklungsschritte.

Bei jeder Untersuchung gibt es verschiedene Abschnitte. Zunächst ist ein Gespräch mit der Mutter/den Eltern zu führen, um diejenigen Entwicklungsvorgänge und Probleme zu erfassen, die durch die Untersuchung allein nicht festgestellt werden können. Dazu gehört bei der U2 vor allem die Frage nach Trinkstörungen bzw. der Ernährung allgemein sowie nach Atemproblemen und Krämpfen. Die erhobenen Befunde erfassen tabellarisch die körperliche Untersuchung und den Stand der Motorik bzw. das Ergebnis der neurologischen Untersuchung. Ergänzende Angaben sollen auf weitere Vorsorgemaßnahmen wie Guthrie-Test, Impfungen, Rachitisprophylaxe, etc. hinweisen. Ferner wird festgehalten, ob pathologische Befunde bzw. Hinweise der vorangehenden Untersuchung abgeklärt oder weiterverfolgt wurden bzw. eine Behandlung eingeleitet oder abgeschlossen wurde.

Die Tabelle 7.1 gibt einen Überblick über das derzeitige Untersuchungsprogramm.

Tabelle 7.1 Vorsorgeprogramm		
Unter-suchung	**Alter**	**Wichtigste Gesichtspunkte neben der allgemeinen Untersuchung**
U1	Geburt	Zustandsbeurteilung, Reife, Gewicht, Größe, äußere Fehlbildungen
U2	3.–10 Tag	Gründliche körperliche Neugeborenen-Untersuchung, Geburtsverlet-zungen, Vitalität und Motorik, Guthrie-, TSH-Test
U3	4.–6. Woche	Körperliche Entwicklung, beginnende Sozialentwicklung, Motorik
U4	3.–4. Monat	Hüftgelenke, beginnende Funktion der Sinnesorgane, motorische Ent-wicklung
U5	6.–7. Monat	Ähnlich U4, weitere Entwicklungsschritte, Greifen, evtl. schon Sitzen
U6	10.–12. Monat	Beginnende Sprachentwicklung, Übergang über Sitzen und Krabbeln zum Stehen
U7	21.–24. Monat	Wirbelsäule und Beine, Sprachentwicklung, Laufen, Sozialentwicklung
U8	31/2–4Jahre	Körperliche und psychomotorische Kindergartenreife
U9	5–51/2 Jahre	Objektive Prüfung der Sinnesorgane, Hinweis auf Störungen bezüg-lich Schulfähigkeit
U10/J1	10–13 Jahre	Körperliche Entwicklung, einschl. Pubertät, Sucht- und Sexualbera-tung

7.5 Impfungen

Von einer **aktiven Impfung** spricht man, wenn der Körper nach Kontakt mit einem ab-geschwächten Erreger oder vergleichbaren Substanzen selbst eine Abwehr entwickelt.

Passive Immunität bedeutet hingegen, dass Abwehrstoffe aus anderen Quellen (Spen-dern) gegeben werden, und so vorüberge-hend die Abwehr bezüglich bestimmter Er-krankungen verstärkt wird.

Der passive Schutz ist zwar schnell zu errei-chen, aber je nach Zeitpunkt und Menge der übertragenen Abwehrstoffe auf wenige Tage bis einige Monate begrenzt und nicht in allen Fällen sicher. Die aktive Impfung braucht etwas Zeit, ist dafür aber dauerhafter und sicherer.

Ziel einer aktiven Impfung ist, eine dauerhafte Abwehr gegen einen bestimmten Erreger oder seine Giftstoffe bilden zu lassen. Im Prinzip er-folgt dieselbe Abwehrreaktion wie bei der „na-türlichen" Infektion. Bei Toxoiden oder Kapsel-antigenen wird durch die Impfung sogar eine zuverlässigere und belastungsfähigere Abwehr erzeugt. Die einzelnen Impfungen unterschei-den sich bezüglich der immunologischen Mechanismen:

- **Lebendimpfungen** entsprechen bezüglich der Funktion des Immunsystems sehr exakt der natürlichen Infektion. Es werden abge-schwächte Erregerstämme verwendet, die zwar dieselben Immun-Eigenschaften ha-ben, also für den Körper äußerlich genauso aussehen, aber die schädigenden Auswir-kungen der Original-Erreger nicht besitzen. Beispiele: Masern, Mumps, Röteln.
- **Totimpfstoffe** lassen sich in mehrere Grup-pen einteilen: Bei den Toxoid-Impfstoffen (z.B. Tetanus, Diphtherie) wird der Körper gegen ein Bakteriengift (Toxin) immunisiert, indem man ein verändertes Toxin spritzt, das zwar für das Immunsystem genauso aussieht wie das echte, aber keine Giftwir-kung hat, daher auch der Name Toxoid.

Bei einigen Impfungen kann ein lebender ab-geschwächter Organismus nicht verwendet werden, sodass abgetötete gereinigte Erreger

Bitte — **falls zutreffend** — die auffälligen Befunde bzw. Angaben **ankreuzen**   **U2**

Ⓐ Erfragte Befunde
- ☐ Atemstillstand/Krämpfe
- ☐ Schwierigkeiten beim Trinken, Schluckstörungen

Ⓑ Erhobene Befunde

Körpermaße
(**bitte** Werte von U1 in das Somatogramm **eintragen**)
- ☐ Untergewicht
- ☐ Übergewicht
- ☐ Disproportion
- ☐ auffäll. Gesichtsausdruck (z. B. Hypothyreose)

Reifezeichen
- ☐ Unreifezeichen (fehl. Fußsohlenfurchung, klaffende Schamlippen, Hodenhochstand, unreife Nägel, unreife Ohrmuschel)
- ☐ Übertragungszeichen („Waschfrauenhände", überragende Nägel)

Haut
- ☐ auffällige Blässe
- ☐ Cyanose
- ☒ verstärkter oder verlängerter Ikterus
- ☐ Hämangiom
- ☐ Pigmentanomalie
- ☐ Ödem
- ☐ Exsikkose
- ☐ Fistel (Dermalsinus)
- ☐ Hautverletzung
- ☐ Kephalhämatom

Brustorgane
Hals/Herz
- ☐ Stridor
- ☐ Struma
- ☐ Herzgeräusch
- ☐ Herzaktion beschleunigt (> 150/Min.), verlangsamt (< 90/Min.), unregelmäßig
- ☐ Femoralispuls fehlt

Lunge
- ☐ path. Auskultationsbefund
- ☐ Dyspnoezeichen (z. B. thorakale Einziehungen)
- ☐ Atemfrequenzstörung (< 30/Min., > 50/Min.)

Bauchorgane
- ☐ Meteorismus
- ☐ Nabelveränderung
- ☐ Hernie re/li
- ☐ Lebervergrößerung
- ☐ Milzvergrößerung
- ☐ Anus abnorm
- ☐ anderer path. Befund

Geschlechtsorgane
- ☐ Hodenhochstand re/li
- ☐ andere Anomalie (z. B. Hypospadie, Klitorishypertrophie, Hymenalatresie)

Skelettsystem
Schädel
(**bitte** Schädelumfang in Diagramm **eintragen**)
- ☐ Mikrocephalie
- ☐ Makrocephalie
- ☐ auffällige Kopfform
- ☐ Fontanelle geschlossen oder vorgewölbt

Brustkorb/Wirbelsäule
- ☐ Schlüsselbeinbruch re/li
- ☐ Fehlhaltung
- ☐ Deformierung
- ☐ Spaltbildung

Hüftgelenke
- ☐ Ortolani-Zeich. pos. re/li
- ☐ andere Dysplasiezeich. re/li

Gliedmaßen
- ☐ abn. Gelenkbeweglichkeit
- ☐ Fehlbildung
- ☐ Fehlhalt. od. Deformierung (z. B. Klumpfuß, Hackenfuß, Sichelfuß)
- ☐ Fraktur

Sinnesorgane
Augen
- ☐ Motilitätsstörung (z. B. Nystagmus, Sonnenuntergangsphänomen, Pupillenreflexe fehlen)
- ☐ Anomalie (z. B. Katarakt, Mikro-/Makro-Ophthalmie, Kolobom)

Mund
- ☐ Lippen-Kiefer-Gaumenspalte
- ☐ große Zunge

Nase
- ☐ Nase undurchgängig re/li

Ohren
- ☐ Fehlbildung des Ohres

Motorik und Nervensystem
- ☐ Hypotonie (z. B. verminderter Beugertonus, geringer Widerstand gegen passive Bewegungen, auffälliger Schulterzugreflex: beim langsamen Hochziehen an den Händen keine Armbeugung — im Sitzen fehlt kurze Kopfbalance)
- ☐ Hypertonie (z. B. verstärkter Widerstand gegen passive Bewegungen, Opisthotonus)
- ☐ Apathie (z. B. schwacher Saugreflex, unvollständige Moro-Reaktion, pathologischer Fluchtreflex: kein Zurückziehen der Beine beim Kneifen in die Fußsohle, wimmerndes Schreien)
- ☐ Übererregbarkeit (z. B. starke Myoklonien, „Zittern" bei Moro-Reaktion, schrilles Schreien, Bewegungsunruhe)
- ☐ konstante Asymmetrie von Tonus, Bewegungen, Reflexen
- ☐ Periphere Lähmung (z. B. Facialis, Plexus brachialis)

Labor
- ☒ Fersenblut für TSH-Test entnommen

Ⓒ Ergänzende Angaben
- ☒ Guthrie-Test durchgeführt
- ☐ ~~BCG-Impfung durchgeführt~~
- ☒ Rachitis/Fluoridprophyl. besprochen

Abb. 7.1 Untersuchungsheft U2, linke Seite

①

AOK	LKK	BKK	IKK	VdAK	AEV	Knapp-schaft	PKV.	Sonstige
☒								

U2
3.–10. Lebenstag
Neugeborenen-
Basisuntersuchung

②

☐	☒
männl.	weibl.

20 $\boxed{0}$ $\boxed{3}$ Serie $\boxed{2}$

Geburtsjahr
des Kindes

③

Körpergewicht
$\boxed{3}$ $\boxed{0}$ $\boxed{1}$ $\boxed{0}$
g

Körperlänge
$\boxed{5}$ $\boxed{2}$
cm

Kopfumfang
$\boxed{3}$ $\boxed{5}$
cm

④

Jetzige Früherkennungsuntersuchung:
kein Anhalt für eine die Entwicklung
gefährdende Gesundheitsstörung

☒

⑤

Kennziffer
der Gesund-
heitsstörung
(laut
Katalog)

1 =
Verdacht

2 =
gesichert

notwendige Maßnahmen

Kontroll-
Untersuchung
oder zusätz-
liche Diagno-
stik notwendig

Behandlung
wird veran-
laßt oder
fortgeführt

Zustand

unver-
ändert

unter Behandlung

kompen-
siert

teil-
weise
kompen-
siert

a ☐☐ ○ ☐ ☐ ☐ ☐ ☐

b ☐☐ ○ ☐ ☐ ☐ ☐ ☐

c ☐☐ ○ ☐ ☐ ☐ ☐ ☐

⑥

Welche der oben angeführten Gesundheitsstörungen wurden
erstmals bei dieser Früherkennungsuntersuchung entdeckt?

a ☐ b ☐ c ☐

Sonstige Bemerkungen:

- Phototherapie bei
A/0 -Konstellation
- Kephalhämatom re.

Klinikstempel

Arztstempel/Unterschrift

6 / 2 2003

Datum

Abb. 7.2 Untersuchungsheft U2, rechte Seite

zur Impfung eingesetzt werden (z. B. FSME, Tollwut).

Manche Erreger rufen eine so schwache Abwehr hervor, dass der Körper eine gefährliche Infektion nicht zuverlässig verhindern kann, z. B. Haemophilus influenzae Typ B, der bei Kleinkindern lebensbedrohliche Infektionen verursacht. Hier wendet man einen Trick an, indem Teile des Erregers mit einem anderen Stoff gekoppelt werden, gegen den der Körper leichter eine Abwehr bildet (= **Konjugatimpfstoff**). Es gibt darüber hinaus noch weitere Möglichkeiten, Impfstoffe gezielt herzustellen.

Praktisch alle Impfungen werden als **Injektion** verabreicht, entweder ins Unterhautfettgewebe oder in den Muskel. Um die Zahl der Spritzen möglichst gering zu halten, werden bei der Erstimmunisierung von Kindern meist mehrere Impfungen gleichzeitig vorgenommen, d. h. man verwendet **Mehrfachimpfstoffe**. Dabei ist natürlich gewährleistet, dass die Wirkung genauso zuverlässig ist, als wenn alle Komponenten einzeln verabreicht werden. Entgegen häufig vorgetragenen Vermutungen ist das Immunsystem damit nicht überfordert, sondern kann regelmäßig und zuverlässig eine Immunität gegen alle verabreichten Komponenten bilden.

Zur **Grundimmunisierung** zählen folgende Impfungen:
- **Tetanus** („Wundstarrkrampf"): Die Krankheit ist zwar selten, hat aber ein hohes Todesfallrisiko, da sie kaum behandelbar ist. Die Impfung wird gut vertragen und ruft praktisch nur leichtere Komplikationen hervor.
- **Diphtherie:** Die Diphtherie ist zwar derzeit selten, tritt aber seit Jahrhunderten immer wieder epidemieartig auf. Die gut verträgliche Impfung schützt vor schweren Krankheitsverläufen. Die Diphtherie-Todesfälle der letzten Jahre betrafen nur Ungeimpfte!
- **Pertussis** (Keuchhusten): Diese Erkrankung ist nicht nur lästig, sondern für kleine Kinder sehr gefährlich. Sie fördert in allen Altersstufen die Asthmaentstehung und führt in seltenen Fällen zu bleibenden Hirnschäden. Bei Säuglingen können lebensbedrohliche Atempausen auftreten, die dann als

„plötzlicher Kindstod" fehlinterpretiert werden. Die seit ca. 1992 verwendete azelluläre Impfung ist gut verträglich und ruft keine schweren Komplikationen hervor.
- **HiB**: Haemophilus influenzae führte bei einem von 500 Kindern zu einer Hirnhautentzündung oder Kehldeckelentzündung, beides oft mit tödlichem Ausgang oder Dauerschädigungen. Durch die Impfung sind HiB-bedingte schwere Infektionen äußerst selten geworden. Die Impfung ist nur im Kleinkindesalter sinnvoll, da ältere Kinder und Erwachsene eine natürliche Immunität gegen den Erreger aufbauen können.
- **Polio** („Kinderlähmung"): Die Polio ist durch die bisherige Schluckimpfung sehr selten geworden, weil das Wildvirus in Europa fast ausgestorben ist. Durch Fernreisen werden aber immer wieder kleinere oder größere Epidemien beobachtet, und aufgrund des geringen Impfschutzes in der erwachsenen Bevölkerung kann das Virus sich auch verbreiten. Die Polio ist nicht behandelbar, es können lediglich die Auswirkungen der Lähmung behandelt werden, was im Extremfall eine Beatmung bis zum Lebensende bedeutet. Da durch die Schluckimpfung in sehr seltenen Fällen auch Lähmungen vorkamen, besonders bei Personen mit angeborenen Defekten im Abwehrsystem (einmal auf 15 Millionen Impfungen!), hat man die Schluckimpfung durch die Totimpfung ersetzt (1998), wodurch dieses geringe Risiko völlig ausgeschaltet ist.
- **Hepatitis B**: Die Hepatitis B hat in den letzten Jahrzehnten sehr deutlich zugenommen. Die Erkrankung ist praktisch nicht behandelbar und führt häufig zu schweren Folgeerscheinungen (Leberkoma, Leberzirrhose, nach Jahrzehnten als Spätfolge Leberkarzinom). Daher ist die gut verträgliche, aber teure Impfung jetzt allgemein für die Grundimmunisierung empfohlen. Da der Schutz umso sicherer und langdauernder ist, je früher die Impfung vorgenommen wird, hat man diese Impfung in den Grundimmunisierungs-Plan aufgenommen. Kinder HbsAg-positiver Mütter sollten innerhalb der ersten 12 Lebensstunden aktiv und passiv geimpft werden. Kann das HbsAg in dieser Zeit nicht bestimmt werden, muss das Neugeborene ebenfalls geimpft werden.

Geimpfte Kinder dürfen dann von ihren HbsAg-positiven Müttern gestillt werden.

- **Mumps:** Mumps ruft häufig Hirnhautentzündungen hervor. Wegen der geringen Kinderzahl sind Erkrankungen bei Erwachsenen häufiger geworden, sodass die Komplikationsrate weiter steigt sowie vor allem die Infertilität bei Männern als Mumpsfolge. Die Lebendimpfung gegen Mumps wird gut vertragen, wobei manchmal nach einigen Tagen eine Art Impfkrankheit auftritt. Schwere Komplikationen sind extrem selten.
- **Masern:** Die Erkrankung ruft häufig vorübergehende, seltener bleibende Hirnschäden hervor, darüber hinaus viele andere Komplikationen, die bei einem schlechten Ernährungszustand, aber auch bei Jugendlichen und Erwachsenen häufiger sind. Die Impfung ist gut verträglich, kann aber bei einigen Personen nach einer Woche leichte und harmlose „Impfmasern" hervorrufen.
- **Röteln:** Sie sind als Erkrankung relativ harmlos, wenn man von den seltenen Hirnerkrankungen absieht. Das Hauptrisiko ist die Rötelnembryopathie, wobei die meisten Schwangeren von ungeimpften Kleinkindern angesteckt wurden. Die Impfung wird von Kindern besser vertragen als von Erwachsenen, bei denen es nicht so selten zu längerdauernden Gelenkbeschwerden kommen kann.
- **Pneumokokken**: Frühgeborene und Kinder mit angeborenen Störungen sollten auch gegen Pneumokokken geimpft werden. Pneumokokken verursachen häufig Atemwegsinfektionen bis hin zu Lungenentzündungen, selten auch septische Erkrankungen und Hirnhautentzündungen. In den USA ist diese Impfung für alle Säuglinge empfohlen.

Für die Erstimmunisierung gibt es einen **Impfplan**. Dieser wird von einer Expertengruppe (Ständige Impfkommission = STIKO) erarbeitet und den jeweiligen Notwendigkeiten angepasst. So werden unnötige Impfungen herausgenommen und nicht mehr empfohlen (z. B. Pocken, Tuberkulose), andere neu aufgenommen, wenn eine allgemeine Impfung sinnvoll ist (z. B. HiB, Hepatitis B) oder Änderungen vorgenommen (Austausch der Schluckimpfung gegen Polio gegen die parenterale Impfung). Die STIKO-Empfehlungen werden in kurzen Abständen überprüft, ggf. überarbeitet und in den Fachzeitschriften veröffentlicht (sowie www.rki.de). Diese empfohlenen Impfungen werden von den Krankenkassen bezahlt, während darüber hinausgehende Impfungen (z. B. Gelbfieber vor entsprechenden Reisen) privat zu zahlen sind.

Impfungen wurden schon immer kritisch bewertet. Hundert Jahre nach der Einführung der Pockenimpfung wurde immer noch ernsthaft behauptet, dass andere Erkrankungen wie Cholera durch die Pockenimpfung hervorgerufen werden, und es gab Ärzte, die ausgerechnet haben, dass die Bevölkerung durch die Pockenimpfung schrittweise ausgerottet wird. Inzwischen sind die Pocken ausgerottet und die Menschen leben noch. Heute kann man in alternativmedizinischen Publikationen lesen, dass AIDS, Multiple Sklerose, Jugendkriminalität und vieles andere mehr eine Folge von Impfungen seien, und dass durch die vielen Impfungen das Immunsystem so weit geschwächt würde, dass die Menschheit daran zugrunde ginge. Bei genauer Betrachtung haben also die Argumentationen und Behauptungen über hunderte von Jahren nicht gewechselt. Vorsorge gleich welcher Art wird offensichtlich von einem Teil der Bevölkerung grundlegend abgelehnt.

Davon muss man natürlich ernsthafte Argumente gegen einzelne Impfungen unterscheiden. So ist die Kritik an der Tuberkulose-Impfung seit Jahrzehnten vorgetragen worden, aber erst 1998 wurde endgültig entschieden, diese Impfung in Deutschland nicht mehr zu empfehlen. Vor gut 100 Jahren gab es zudem eine Art Impfeuphorie, und man stellte unkritisch vermeintliche Impfstoffe gegen mancherlei Erkrankungen her, wobei diese „Impfstoffe" oft nicht ausreichend wissenschaftlich erprobt waren (z. B. die „Scharlachimpfung" in den 30er Jahren).

Solche Fehler der Vergangenheit darf man aber nicht pauschal auf die heutige Zeit übertragen. Die Zeit unqualifizierter Impfexperimente ist vorbei, und in den meisten Industrieländern (außer Deutschland!) gibt es sehr gute epidemiologische Zahlen, d.h. man weiß über die infektiösen Erkrankungen und ihre Komplikationen gut Bescheid. Insofern sind viele Vorbehalte gegen Impfungen irrational. Die Argumentation wird trotzdem oft mit so genannten Fakten geführt, die bei genauerer Überprüfung falsch verstanden oder lückenhaft sind. So wurde in Deutschland die Komplikationsrate der Keuchhustenimpfung bis vor wenigen Jahren viel zu hoch angegeben, was auf einer fehlerhaften Begutachtung so genannter Schadensfälle beruhte, wie man heute weiß.

Häufige Argumente von Impfgegnern und -skeptikern

➤ **Die natürlichen Krankheiten gehören zur Entwicklung des Kindes und sollten nicht unterdrückt werden:**
Bisher ist niemals nachgewiesen worden, dass z. B. Kinder sich nach Masern besser entwickeln als nach der Masernimpfung. Diese Behauptung entbehrt jeder Grundlage. Der oft beschriebene „Entwicklungsschub" ist nichts anderes als die Erholung nach einer schweren Erkrankung, die auch das Gehirn betrifft. Ähnliches gilt für andere Erkrankungen. Für die normale Entwicklung eines Kindes sind die Infektionen nicht nötig, und das Erlebnis Krankheit kann man auch mit wirklich harmlosen Erkrankungen haben.

➤ **Die Kinderkrankheiten sind völlig ungefährlich, wenn wir nur wieder zu einer natürlichen Lebensweise zurückkehren würden:**
Diese Argumentation ignoriert völlig, dass die so genannten Kinderkrankheiten in den Ländern mit „natürlicher" nichtindustrieller Lebensweise wesentlich komplikationsreicher verlaufen. In Entwicklungsländern stellen z. B. die Masern die dritthäufigste Todesursache dar.

➤ **Krankheitskomplikationen treffen nur Geschwächte:** Viele Komplikationen (z. B. Lähmung bei Polio, Hirnentzündung bei Masern) sind nicht vorhersehbar und treten unabhängig von individuellen Bedingungen ein. Personen mit Störungen der Abwehr oder in schlechtem Ernährungszustand etc. sollten natürlich besonders gut geschützt sein.

➤ **Impfungen schwächen das Immunsystem:**
Das Immunsystem als solches kann kaum geschwächt oder gestärkt werden. Eine dauerhafte immunologische Veränderung ist bei keiner der bisher bekannten Impfungen je beobachtet worden. Bei der Masernimpfung kann es zu einer vorübergehenden Reduktion der zellulären Immunität kommen, welche jedoch wesentlich geringer ist als nach den echten Masern. Das Immunsystem reagiert auf eine Lebendimpfung in derselben Weise wie auf die echte Krankheit. Bei den Tot- oder Toxoidimpfungen reagiert das Immunsystem sogar stärker und anhaltender als nach einer echten Infektion.

➤ **Impfschäden sind häufiger als Krankheitsschäden:**
Dieses Vorurteil wird häufig benutzt. Da die Erkrankungen dank der Impfung kaum noch auftauchen, kennt z. B. fast niemand mehr Polio-Kranke aus eigener Anschauung. Dadurch bekommen die sehr seltenen Impfkomplikationen ein anderes Gewicht und werden sehr intensiv wahrgenommen. Die verhinderten Krankheitskomplikationen kann man sich als Laie nur sehr schwer bildhaft vorstellen. Insgesamt sind Impfschäden bei allen Impfungen wesentlich seltener als Krankheitskomplikationen.

➤ **Impfungen lösen Allergien aus:**
Allergische Reaktionen auf Impfstoffe sind extrem selten. Bei genauer Überprüfung bzw. Testung stellen sich meist andere Ursachen heraus. Dass allergische Erkrankungen wie Heuschnupfen oder Asthma als Impffolge entstehen können, ist immunologisch kaum denkbar und wurde auch noch niemals nachgewiesen.

➤ **Mehrfachimpfungen stellen eine zu große Belastung für das Immunsystem dar:**
Die Antigenbelastung durch banale Infekte ist meist höher als bei einer Mehrfachimpfung. Das Immunsystem ist durchaus in der Lage, gleichzeitig mehrere Antigene zu erkennen und immunologisch zu verarbeiten. Dies ist bei allen Impfstoffkombinationen untersucht.

➤ **Impfungen werden nur durchgeführt, weil die Pharmaindustrie dahinter steckt:**
Diese Behauptung ist insofern absurd, weil die Industrie weder direkt noch indirekt entscheidet, wogegen geimpft wird. Bei jeder Impfung ist der volkswirtschaftliche Nutzen berechnet. Ein nicht impfender Arzt rechnet für die Behandlung unkomplizierter Masern meist mehr ab, als ein normal impfender Kinderarzt für die Masernimpfung des ganzen Kindergartens. Insofern steht dieses Argument auf dem Kopf.

8 Hygiene auf der Säuglingsstation

Neugeborene haben keine gute Immunabwehr gegen Bakterien und sind daher besonders infektionsgefährdet. Der Nestschutz bezieht sich fast nur auf Viruskrankheiten, z.B. einige der so genannten Kinderkrankheiten, betrifft aber leider nicht die meisten bakteriellen Infektionen. Das Neugeborene wird sehr schnell von Bakterien besiedelt, wobei die Kontaktmöglichkeiten natürlich darüber entscheiden, welche Keime bevorzugt angenommen werden. Die Bakterien, die von den Familienmitgliedern kommen, sind in aller Regel harmlos, wenn nicht akute Erkrankungen oder infektiöse Hauterkrankungen bestehen. Einige Keime in den Geburtswegen (B-Streptokokken) stellen ein besonderes, nicht bei allen Kindern vorhandenes Problem dar.

> Die wichtigsten Risikofaktoren treten dann auf, wenn viele Neugeborene gleichzeitig gepflegt werden, also in der Regel in der Klinik.

Dann können pathogene Keime sich sehr schnell ausbreiten und eine größere Gruppe von Kindern infizieren. Daher sind besonders auf Entbindungsstationen, Säuglingsstationen und in Kinderheimen hygienische Maßnahmen wichtig.

> Der **Hauptrisikofaktor** ist das **Personal**. Die allermeisten Keime werden durch die Hände übertragen sodass die Händedesinfektion die erfolgreichste Maßnahme ist, um Infektionen einzudämmen.

Dazu gehört gleichzeitig Disziplin bei der Berührung keimtragender Körperteile. Wenn die Pflegenden oder die Ärzte sich an die Nase oder in die Haare fassen, muss im Prinzip die Händedesinfektion wiederholt werden. Wenn man ein Kind versorgt, sollte nicht im Vorbei-gehen einem anderen der Schnuller in den Mund geschoben werden.

Eine oft vergessene Infektionsquelle sind **Geräte**. Das Stethoskop ist in dieser Hinsicht das gefährlichste Instrument im Haus. Es sollte vor jeder Benutzung bei einem Säugling oberflächlich, z.B. mit Alkohol, desinfiziert werden (nur die Membran). In Säuglingsstationen und Kinderkliniken ist es sogar am besten, wenn jedes Kind sein eigenes desinfiziertes Stethoskop bekommt. Andere Instrumente, die mit dem Kind in Berührung kommen, können natürlich ebenfalls Infektionen übertragen helfen (Sonographie etc.).

8.1 Praktische Hinweise zur Desinfektion und Hygiene

Händedesinfektion

Bei der Versorgung von Säuglingen reicht die „hygienische Händedesinfektion", im Unterschied zur chirurgischen Desinfektion, wie sie im Operationssaal notwendig ist. Ziel ist nicht die völlige Keimfreiheit der Hände, sondern die wirksame Reduktion pathogener Keime. Es gibt prinzipiell zwei Möglichkeiten:

- Einmal werden die Hände mit einem **desinfizierenden Seifengemisch** gewaschen, und dann mit einem Einmalhandtuch abgetrocknet. Vorteil ist die gleichzeitige Reinigung z.B. bei Verschmutzung. Nachteil ist bei einer häufigen Wiederholung dieser Maßnahme eine erhebliche Hautirritation durch das andauernde Waschen. Die Verträglichkeit der desinfizierenden Seifen ist sehr unterschiedlich und muss individuell erprobt werden. Auf jodhaltige Präparate sollte, besonders bei schwangeren Frauen, lieber verzichtet werden, da bei einer Daueranwendung ein nennenswerter Übertritt von Jod möglich scheint.

- Die zweite Möglichkeit ist die **alkoholische Desinfektion**. Sie ist nur bei sauberen Händen möglich, also wenn entweder keine neue Verschmutzung vorliegt oder die Hände zuvor gewaschen wurde. Wichtig ist das vollständige Abtrocknen vor der Verwendung des Alkohols, sonst wird er durch Verdünnung, bei gleichzeitig verstärkter Hautreizung, unwirksam. Das Alkoholpräparat wird auf den Händen verteilt und soll verdunsten, also nicht abgewischt werden. Auch hier kann es zu Hautirritationen kommen.

Beide Maßnahmen können kombiniert werden, also nach einer Reinigung kann eine alkoholische Desinfektion erfolgen. Dies ist bei richtiger Durchführung am sichersten, aber auch am zeitaufwendigsten.

Flächendesinfektion

Alkoholische Händedesinfektionsmittel sind nicht für die Flächendesinfektion geeignet, da sie oft rückfettende Substanzen enthalten, die auf Oberflächen einen Schmierfilm hinterlassen, der wiederum das Infektionsrisiko langfristig eher erhöht. Daher sollten Desinfektionsmittel wirklich nur so verwendet werden, wie sie vorgesehen sind.
Bei der Flächendesinfektion von Inkubatoren ist besonders auf die Materialverträglichkeit des Desinfektionsmittels zu achten, ansonsten können die Plastikhauben „blind" werden.

Milchpumpen

Abgepumpte Milch darf nicht mit Bakterien kontaminiert werden. Daher sind die Ansatzstücke bzw. die Auffanggefäße in der Klinik steril aufzubewahren und müssen nach jedem Gebrauch sterilisiert werden. Zur Aufbewahrung von Muttermilch s. S. 28. Im Privathaushalt und bei der sofortigen Verwendung der Muttermilch sind die Hygienerisiken deutlich geringer als wenn die Milch aufbewahrt wird oder in der Klinik bei vielen Frauen parallel abgepumpt wird.

Flaschen und Sauger

Hier ist weitgehend Einmalmaterial üblich. Wenn aus ökonomischen oder ökologischen Gründen die Sauger wieder verwendet werden, ist darauf zu achten, dass diese nicht für verschiedene Kinder genommen werden. Die handelsüblichen „Desinfektionsbäder" mit Natriumhypochlorit- Lösung führen nicht zu einer so zuverlässigen Keimabtötung, dass sie uneingeschränkt empfohlen werden können. Ohne sehr gute mechanische Reinigung (Entfernung von Milchresten) ist das Verfahren wirkungslos! Rota-Viren und Candida sind besonders schwer zu vernichten. Wird für jedes Kind so eine Reinigungsbox aufgestellt, mag das Verfahren auch in der Klinik akzeptiert werden. Eine Sammelbox für die ganze Station ist aus hygienischen Gründen abzulehnen.

Die sicherste Methode der Saugersterilisation ist nach wie vor das Auskochen. Die dabei nicht erreichten Sporen (Milzbrand, Gasbrand, Tetanus) spielen praktisch keine wesentliche Rolle.

Nahrungszubereitung

Auf Säuglingsstationen wird fast nur noch fertig gelieferte Flüssignahrung verwendet, was zu einer gleich bleibenden Qualität bei gleichzeitiger Entlastung des Personal führt. Bestehen noch Milchküchen, sind hier besonders sorgfältiges Arbeiten und regelmäßige bakteriologische Kontrollen nötig.

Rooming-in

In vielen Kliniken ist das Neugeborene ganztags bei der Mutter und wird von ihr versorgt, ist also der Kontrolle des Klinikpersonals weitgehend entzogen. Hier ist besonders wichtig, die Wöchnerin in einige grundlegende hygienische Prinzipien einzuweisen.

- So sollte das Kind, so lange der Wochenfluss besteht, auf jeden Fall nicht im Bett der Mutter bzw. unter ihrer Bettdecke liegen.

- Die Mutter sollte nach jeder Toilettenbenutzung/Vorlagenwechsel etc. eine hygienische Händedesinfektion durchführen.
- Dies sollte auch vor jedem Anlegen in den ersten Lebenstagen geschehen.
- Die Brust selbst sollte nicht desinfiziert werden, da dies keine hygienischen Vorteile bringt, sondern zur Reizung und Entzündung führen kann.

8.2 Maßnahmen bei Infektionen

Wenn Klinikinfektionen aufgetreten sind, d. h. mehrere Säuglinge gleichzeitig dieselbe Infektion haben, sind so schnell wie möglich entsprechende Maßnahmen zu ergreifen, um die Infektionsquelle zu lokalisieren bzw. Hygiene-mängel abzustellen, aber vor allem auch um die weitere Ausbreitung der Infektion zu verhindern. Dazu dienen:

- **Kohortensystem,** um die Infektionskette zu unterbrechen, dabei auch getrenntes Personal! Es werden also alle Kinder zu einer Gruppe zusammengefasst, alle nachkommenden Kinder zu einer zweiten Gruppe, und diese beiden „Kohorten" sind pflegerisch bzw. personalmäßig streng voneinander zu trennen.
- **Rooming-in,** um Kreuzinfektionen zu vermeiden. Die infizierten Kinder werden zu ihren Müttern verlegt und dürfen deren Zimmer bis zur Entlassung nicht verlassen.
- Intensivierte **Überwachung der Händedesinfektion.**
- **Routineabstriche** auch beim Personal, um die Infektionsquellen zu lokalisieren.

Das kranke
Neugeborene

9 Erkennung von Risikokindern

Etwa 97% aller Kinder kommen ohne perinatale Probleme zur Welt, und in den ersten Lebenswochen treten bei 95% der Kinder keine wesentlichen Probleme auf.

Die meisten Erkrankungen der Neugeborenen-Periode sind bei rechtzeitiger und ausreichender Behandlung gut und ohne Dauerfolgen zu heilen. Bei Fehlbildungen oder manchen schwereren Erkrankungen hilft das rechtzeitige Erkennen, zusätzliche Schäden zu vermeiden. Deshalb ist es von entscheidender Bedeutung, dass Hebammen und Kinderkrankenschwestern die wesentlichen Krankheitszeichen und ihre Bedeutung kennen und erkennen.

9.1 Hinweise auf Risikogeburten bzw. -Neugeborene

Komplikationen bei der Geburt kommen in den meisten Fällen nicht unerwartet. Bei der Beachtung von Warnzeichen und anamnestischen Hinweisen lassen sich die meisten (allerdings nicht alle!) Risikofaktoren im Voraus erkennen. Damit wird die Geburt für diese Kinder gefahrloser, denn man kann einer erwarteten Komplikation weitaus besser begegnen, als wenn man davon überrascht wird. Das Management während oder nach der Geburt kann dann z. B. besser geplant werden, ggf. Kinderärzte können zugezogen oder die Schwangere in ein Perinatalzentrum verlegt werden.

Vor der Schwangerschaft bestehende Risikofaktoren

- Alter der Mutter: Ist die Schwangere jünger als 16 Jahre oder älter als 40 Jahre, steigt die kindliche Komplikationsrate bei der Geburt deutlich an, ebenso bei Erstgebärenden über 30 Jahren.
- Mütter mit schlechtem sozialen Status
- Vorangehende Schwangerschaften: Spontane (Spät)aborte, vorangegangene Frühgeburten und perinatale Probleme bei früheren Kindern bedeuten ein erhöhtes Risiko.
- Chronische Krankheiten der Mutter: Diabetes mellitus (s. S. 213 f), Asthma, Herz- und Kreislauferkrankungen, Krampfleiden und Erbkrankheiten wie Mukoviszidose erhöhen das perinatale Risiko für das Kind. Risiken können auch von Medikamenten ausgehen, die wegen dieser Erkrankungen von der Mutter während der Schwangerschaft eingenommen werden (s. Kap. 29).

Risikofaktoren und pathologische Befunde während der aktuellen Schwangerschaft

- Mehrlingsschwangerschaft: erhöhte Frühgeburtenrate, gehäuftes Auftreten von Untergewicht, häufiger Fehllagen, erhöhte Asphyxiegefahr bei den nachkommenden Mehrlingen. Die Sterblichkeit bei Zwillingen ist 4- bis 10-mal so hoch wie bei Einlingen.
- Dystrophe oder makrosome Kinder (Geburtsunter- oder -übergewicht)
- Infektionen
- EPH-Gestose
- Plazentainsuffizienz: gehäuftes Auftreten von Dystrophie, Asphyxie
- Medikamente, Rauchen, Alkohol, Drogen
- Bekannte oder vermutete Fehlbildungen und Erkrankungen des Feten

- Oligohydramnion: Lungenagenesie, Arthrogryposis
- Polyhydramnion: Ösophagusatresie, andere Atresien im Magen-Darm-Trakt.

Risikofaktoren bei der Geburt

- Unreife bzw. Übertragung.
- Plazenta: Lageanomalien, vorzeitige Lösung.
- Nabelschnur: Umschlingung, Abriss, Vorfall.
- Geburtsmodus: Forceps, Vakuumextraktion, Sectio
- Pathologisches CTG bzw. Hinweis auf perinatale Asphyxie.
- Geburtsdauer: Verlängerte Geburt erhöht Risiko der Asphyxie, sowie Hypoglykämie, Infektionsgefahr. Sturzgeburt: erhöhtes Risiko der Hirnblutung.
- Vorzeitiger Blasensprung: Infektion, besonders mit B-Streptokokken.
- Fieber der Mutter unter der Geburt bzw. Amnioninfektionssyndrom: meist erhöhte Infektionsgefahr mit verschiedenen Erregern.
- Besonderheiten des Fruchtwassers: Grün: Gefahr der Mekoniumaspiration und Infektionen; gelb: Hyperbilirubinämie, Hydrops; stinkend: Infektion.
- Verabreichung von Schmerzmitteln/Narkotika an die Mutter

9.2 Beachtenswerte klinische Symptome beim Neugeborenen

Apathie

Reagiert das Neugeborene nicht auf Umgebungsreize, lässt es sich also nicht wecken und wacht es auch durch Hunger nicht auf, verhält es sich also apathisch, so ist dies ein ganz allgemeines Krankheitszeichen, das auf vielerlei Störungen hinweisen kann. Daher ist immer eine gründliche Untersuchung des Kindes angezeigt. Apathie ist ein häufiges Symptom bei Atemnotsyndrom, Sepsis, Stoffwechselerkrankungen, Hyperbilirubinämie, Sauerstoffmangel durch vielerlei Ursachen, Anämie und vielen neurologischen Erkrankungen.

Unruhe

Bei Neugeborenen beobachtet man dieses Symptom nicht selten. Erscheint das Kind sehr unruhig und ist nicht zufrieden zu stellen, stecken meist banale Ursachen dahinter (Hunger, Wundsein etc.). Wenn sich aber keine Ursache finden lässt oder das Neugeborene auffällig hochfrequent oder schrill schreit, ist eine Abklärung nötig. Selten kann eine Hirnhautentzündung oder eine andere schwere Erkrankung dahinter stecken. Bei älteren Säuglingen ist dieses Zeichen wichtiger.

Atemsynchrone Einziehungen am Thorax

Bei allen Atemnotzuständen, vor allem beim Atemnotsyndrom, gibt der noch weiche Thorax des Neugeborenen bei der Einatmung nach, sodass an verschiedenen Stellen atemsynchrone Einziehungen entstehen. Besonders gut lässt sich dies am Brustbein beobachten, auch zwischen den Rippen und am Hals. Einziehungen bedeuten auch, dass das Kind sehr viel Kraft für die Atmung verwendet und damit wenig erreicht, sodass mit Erschöpfung zu rechnen ist, vor allem bei Frühgeborenen. Aus diesem Grunde sollten alle Kinder, die ein erhöhtes Risiko für ein Atemnotsyndrom oder andere Atemstörungen haben (z. B. Kinder diabetischer Mütter), in den ersten Lebensstunden im Inkubator überwacht werden, damit man die äußeren Zeichen der Ateminsuffizienz frühzeitig genug feststellen kann.

Schnelle Atmung (Tachypnoe)

Eine beschleunigte Atmung ist ebenfalls ein unspezifisches Symptom. Die normale Atemfrequenz des Neugeborenen liegt in Ruhe bei 40–50/min, kann aber beim Schreien sehr stark ansteigen.

> Wenn die Ruhe-Atemfrequenz über 60/min steigt, muss das Kind kontinuierlich überwacht werden.
> Wenn die Atemfrequenz 100/min erreicht hat, liegt ein Notfall vor, der eine unmittelbare intensivmedizinische Versorgung erfordert.

Dann sind die Kinder meist auch erkennbar dyspnoisch und haben andere Zeichen des Sauerstoffmangels. Eine Tachypnoe kann hinweisen auf Atemnotsyndrom, eine Pneumonie bzw. Sepsis, vor allem durch Streptokokken (s. S. 269), Fehlbildungen der Atemwege, Pneumothorax und andere akute Erkrankungen der Atemwege, Herzfehler. Seltene Ursachen sind Stoffwechselerkrankungen und Skelettfehlbildungen.

Atempausen (Apnoen)

Treten bei einem reifen Kind Atempausen von mehr als 15 Sekunden auf oder sieht das Kind während Atempausen blass, grau oder zyanotisch aus, sollte eine weitere Abklärung erfolgen.

Stöhnen

Ist beim Ausatmen Stöhnen zu hören, atmet das Neugeborene gegen die verengten Stimmritzen aus. Dadurch wird bei der Ausatmung der Druck in den Atemwegen erhöht. Stöhnen ist ein Zeichen von schwerer Atemnot. Ursache ist meist eine Lungenentzündung oder ein Atemnotsyndrom.

Stridor

Pfeifgeräusche bei der Ein- oder Ausatmung weisen auf Einengungen der Atemwege hin.

> Läuft die Einatmung ruckartig mit Stopps ab oder ist eine Zyanose zu beobachten, handelt es sich um einen Notfall.

Gelbes Aussehen

Erscheint das Kind bereits in den ersten zwei Lebenstagen sichtbar gelb, so liegt meist ein pathologischer Ikterus vor (s. S. 203 f). Dieser kann direkt ausgelöst sein oder auf anderen Erkrankungen, wie z. B. Sepsis, Stoffwechselstörungen und Fehlbildungen, beruhen.

Blaues Aussehen (Zyanose)

Periphere Zyanose: Hände und Füße sehen tiefblau aus, manchmal auch der Kopf und/oder das Munddreieck. Der Körper ist jedoch mehr oder weniger rosig. Oft liegen nur harmlose Ursachen vor, wie Polyglobulie oder Auskühlung. Aber auch eine Sepsis kann zunächst eine solche Hautfärbung verursachen, vor allem wenn gleichzeitig Pneumonie vorliegt.

Zentrale Zyanose: Das ganze Kind erscheint blau, also auch der Körper und die Zunge. Hier liegt eine allgemeine Unterversorgung des Körpers mit Sauerstoff vor, z. B. bei zyanotischen Herzfehlern, bei zentraler Atemdepression, Lungenerkrankungen, die den Gasaustausch behindern, oder Fehlbildungen. Hier muss unverzüglich eine weitere Abklärung erfolgen.

Petechien (punktförmige Hauteinblutungen)

Nach schwierigen Geburten sind Petechien und eine Stauungszyanose am Kopf häufig und haben keine klinische Bedeutung. Nehmen die Petechien aber zu, treten sie in verschiedenen Körperregionen auf oder sind größere Hautblutungen zu beobachten, sollte eine weitere Diagnostik durchgeführt werden (s. S. 203).

Hautausschläge

Bei sehr vielen Neugeborenen ist das harmlose Neugeborenen-Exanthem zu beobachten (s. S. 19), bei dem stecknadelkopfgroße gelbliche Erhebungen mit rotem Hof in wechselnder Lokalisation auftreten.

Alarmzeichen sind schlaffe Bläschen mit weißlich-grauem, rahmigem Inhalt, die leicht platzen. Dies wäre ein Hinweis auf eine Infektion mit Eitererregern (Staphylokokken, s. S. 268).

Gruppiert stehende millimetergroße weißliche Bläschen auf der Haut und den Schleimhäuten können auf eine Herpesinfektion hinweisen (s. S. 249).

Blass-graues Aussehen

Das erste diskrete Zeichen ist meist ein blasses Munddreieck. Wenn weitere Teile des Körpers betroffen sind oder das ganze Kind blassgrau aussieht, liegt meist eine ernste Gesundheitsstörung vor. Ursache dieses Aussehens ist eine verminderte Hautdurchblutung. Sie kann entweder durch eine verminderte Blutmenge bedingt sein oder durch eine Zentralisierung des Kreislaufs. Daher hat man primär an folgende Erkrankungsgruppen zu denken:

- Anämie s. S. 192 f, vor allem bei einem Hb unter 13 mg%.
- Hypoxämie (Sauerstoffmangel): Bei manchen Fehlbildungen von Herz und Kreislauf kann es zu einer Zentralisation bei gleichzeitiger Zyanose kommen, wobei das Kind dann eher blass aussieht. Auch zentrale Atemstörungen, z. B. nach Hirnblutungen, oder Fehlbildungen können die Ursache sein.
- Sepsis: Dabei kann es zu ausgeprägten Störungen der Mikrozirkulation kommen. Ein typisches Zeichen sind weiße „Fingerabdrücke", die nach dem Anfassen des Kindes für einige Sekunden sichtbar bleiben.
- Hypoglykämie.
- Stoffwechselerkrankungen (z. B. Galaktosämie s. S. 219).

Erbrechen

Erbrechen muss von Spucken unterschieden werden: Kleinere Nahrungsmengen werden von fast allen Kindern wieder gespuckt, und ein Nahrungsfleck von ca. 5 cm Durchmesser auf der Kopfwindel ist ohne Bedeutung. Wenn ganze Mahlzeiten erbrochen werden, vor allem mehrmals hintereinander, ist jedoch eine Ursachenabklärung nötig.

- Erfolgt das Erbrechen unmittelbar nach der Mahlzeit, kann eine Fehlbildung im Kehlkopf/Ösophagusbereich vorliegen.
- Wenn bereits angedaute Nahrung erbrochen wird, ist dies seltener ein Hinweis auf eine Fehlbildung, sondern meist ein unspezifisches Zeichen, das auf eine andere Gesundheitsstörung (z. B. bakterielle Allgemeininfektion, neurologische Erkrankungen) hindeutet, es kann aber auch bei Atresien in den unteren Darmabschnitten ein wegweisendes Symptom sein. In diesem Falle ist aber der Bauch gleichzeitig massiv gebläht.
- Galliges Erbrechen bedarf immer einer weiteren Untersuchung.
- Blutiges/hämatinhaltiges Erbrechen wird meist durch Verschlucken mütterlichen Blutes (während der Geburt oder beim Stillen durch Rhagaden) verursacht. Die Herkunft des Blutes lässt sich mit dem Apt-Test klären.

Eine Abklärung wiederholten Erbrechens ist erforderlich, weitere Beobachtungen sind wichtig, um der Ursache näher zu kommen.

Bei sehr häufigem Erbrechen kann durch die fehlende Magensäure ein Ungleichgewicht bei den Salzen bzw. im Säure- Basen-Haushalt entstehen.

Geblähtes/ausladendes Abdomen

Bei Neugeborenen in den ersten Lebenstagen sind stärkere Blähungen ungewöhnlich. Wenn der Bauch sehr aufgetrieben ist, muss an eine Fehlbildung gedacht werden. Atresien am Anfang und Ende des Gastrointestinaltraktes werden meist direkt nach der Geburt erkannt. Bei Dünndarmatresien (s. S. 136) führt dagegen oft erst der aufgetriebene Bauch auf die richtige Spur. Wenn zusätzlich zunehmende Trinkunlust oder Erbrechen beobachtet wird und geringe Stuhl-/Mekoniummengen, sind dies weitere Alarmzeichen.

Eine Flankenrötung, eine vermehrte Venenzeichnung der Bauchhaut und eine livide oder dunkle Verfärbung des Bauches weisen auf eine Bauchfellentzündung hin und müssen sofort weiter abgeklärt werden.

Nabelveränderungen

Eine Rötung und Schwellung der Haut um den Nabel sowie eitriges Sekret oder ein stuhlartiger Geruch weisen auf eine Nabelinfektion hin. Sollte der Nabel ständig nässen, kann eine Fistel zur Blase bestehen.

Blutbeimengungen zum Stuhl

Sie bedürfen in jedem Fall der Abklärung. Mögliche Ursachen sind Analrhagaden, Darminfektionen und im schlimmsten Fall eine nekrotisierende Enterokolitis (s. S. 140).

Krampfanfälle

Krampfanfälle sind plötzlich auftretende Zustandsveränderungen der neurologischen Funktionen. Beim Neugeborenen sind häufig rhythmische Zuckungen zu beobachten. Sie sind von normalen Zuckungen zu unterscheiden, welche fast alle Neugeborene haben. Diese harmlosen, Myokloni genannten Zuckungen kommen in der Regel im Schlaf vor und wirken wie Schreckreaktionen.

Auch Zittrigkeit ist ein häufig beim Neugeborenen beobachtetes Phänomen, das meist keine krankhafte Ursache hat. Jedoch sollten Hypoglykämie und Elektrolytstörungen ausgeschlossen werden.

Es gibt ferner subtile Neugeborenenkrämpfe, bei denen nur geringe stereotype Muster erkennbar sind, z. B. Blinzeln, Lidflattern, starrer Blick, Schmatzen (s. S. 160).

Zur Unterscheidung müssen die beobachteten Phänomene genau beschrieben werden.
- Bei **Krampfanfällen** haben die Zuckungen eher eine langsame Frequenz (ca. 2–3/Sekunde), eine schnelle und eine langsame Komponente und lassen sich durch Festhalten nicht unterbrechen. Häufig sind bei Krampfanfällen auch Veränderungen der Vitalparameter zu beobachten (Tachykardie, Änderung des Atemrhythmus, Blässe, Zyanose).
- Bei **Zittrigkeit** ist die Oszillationsfrequenz eher schnell (5–6/Sekunde). Zittrigkeit und harmlose Myoklonien sind z. B. durch laute Geräusche auslösbar, durch Festhalten unterbrechbar und die Vitalparameter bleiben stabil.

Trinkstörungen

Trinkstörungen kommen häufig vor. Ein gesundes Neugeborenes wird aber ab dem zweiten Lebenstag zunehmend und mit Appetit trinken. Die Trinkmenge ist allerdings nicht jedesmal gleich, sodass **eine** nicht oder schlecht getrunkene Mahlzeit nicht bedeutsam ist, wenn die nächste wieder normal ausfällt. Trinkt dagegen das Neugeborene mehrere Mahlzeiten nacheinander nicht, so bedeutet dies, dass es sich aus irgendeinem Grund nicht wohlfühlt. Trinkschwäche ist eine sehr häufige vorübergehende Begleiterscheinung bei der Neugeborenen-Gelbsucht und hat dann keine allzu große Bedeutung. Ansonsten muss immer eine genaue Untersuchung des Kindes erfolgen. Das Kind muss vor allem gut beobachtet werden, um andere Warnzeichen nicht zu übersehen. Trinkschwäche ist ein so allgemeines Zeichen, dass es bei fast allen Erkrankungen und zahlreichen Fehlbildungen vorkommt, sodass man aus diesem Symptom allein keinerlei Rückschlüsse auf die Ursache ziehen kann, sondern immer andere Zeichen mit herangezogen werden müssen.
- **Zunahme des Kopfumfangs:**
  Ein sehr starker Anstieg des Kopfumfangs bedeutet meist, dass ein erhöhter Druck im Schädel vorliegt. Dies kann ein Hinweis auf einen Hydrozephalus (s. S. 146 f) sein. Vor allem bei Kindern mit Myelomeningozele (s. S. 150 f) steigt nach dem operativen Verschluss der Fehlbildung der Hirndruck sehr stark an. Bei sonst gesunden Kindern ist eine schnelle Zunahme des Kopfumfanges oft das erste Zeichen einer B-Streptokokken-Meningitis (s. S. 270), wobei dann allerdings rasch weitere klinische Zeichen wie Trinkschwäche und allgemeine Infektionszeichen folgen.

Temperaturinstabilität

Subfebrile Temperaturen (> 37,5 °C) und Fieber sind bei Neugeborenen ein seltenes Infektionszeichen. Untertemperatur unter 36,5 °C rektal oder unter 36 °C Hauttemperatur ist häufig ein Frühsymptom von Infektionen. Temperaturinstabilität sollte daher immer ernst genommen werden.

10 Reanimation des Neugeborenen

Oberste Prinzipien:
- **Kein falscher Ehrgeiz**, alles alleine zu können: mögliche Hilfe holen und in Anspruch nehmen!
- **Keine Hektik**: bei funktionierenden Geräten und guter Vorbereitung und Übung ist auch keine Hektik nötig!
- **Klare Aufgabenverteilung**: Wer „gibt das Kommando"? Wer assistiert? Wer führt Protokoll? Dies erleichtert die Orientierung, erspart späteres Rückfragen und auch Vorwürfe.
- **Gute Informationspolitik**: bisherige Probleme in der Schwangerschaft / im Geburtsverlauf / beim Feten? Welche Maßnahmen könnten sich daraus ergeben? Wer ist noch hinzuzuziehen (Kinderchirurg, Kardiologe)?
- **Gute technische Vorbereitung**: Geräte, Verbrauchsmaterial, Blutkonserven etc.
- **Wenn noch Zeit bleibt**: Gespräch mit den Eltern, um sich vorzustellen und die Situation nach der Geburt anzusprechen.

person" kann nur dann wirklich von Nutzen sein, wenn sie die Maßnahmen und Geräte kennt. Hilfreich ist, wenn zusätzlich jemand da ist, der Material zureichen und das Protokoll führen kann und die Räumlichkeiten kennt (wo ist das Blutanalysegerät, wo ist die Notfallkonserve etc.).

Eine Reanimation kann nur in **Ruhe** gelingen. Wenn der Betreffende (z.B. Kinderarzt) unter Stress gesetzt wird (unzureichende äußere Bedingungen, zahlreiche kommentierende Zuschauer etc.), kann keine optimale Versorgung des Neugeborenen gelingen.

Häufig wird in der Aufregung vergessen, **Protokoll** zu führen. Hinterher weiß dann keiner mehr, wann womit begonnen wurde und wann was gegeben wurde. Dazu genügt irgendein Zettel, wenn nichts anderes zur Verfügung steht. Alle wichtigen Informationen brauchen nur stichwortartig mit Uhrzeit, Menge etc. aufgeschrieben werden. Für die Reinschrift ist später Zeit.

10.1 Personelle Voraussetzungen

Bei allen Risikogeburten sollte über das geburtshilfliche Team hinaus mindestens eine Person zur Verfügung stehen, die in der Reanimation von Neugeborenen erfahren ist. Im Bedarfsfall soll die Information der Kinderklinik möglichst frühzeitig erfolgen. Bei extrem kleinen Frühgeborenen oder schweren Fehlbildungen (z.B. Zwerchfellhernie) sollten besonders erfahrene Neonatologen/Kinderärzte anwesend sein.

Für eine ordnungsgemäße und damit erfolgreiche Reanimation eines Neugeborenen muss man mindestens zu zweit sein (Arzt und Schwester/Hebamme). Die betreffende „Hilfs-

10.2 Apparative Voraussetzungen

Generell sollte die Reanimationseinheit ständig vorbereitet, überprüft und vorgewärmt sein, so dass eine sofortige notfallmäßige Versorgung eines gefährdeten Neugeborenen oder eines Frühgeborenen jederzeit erfolgen kann, ohne dass wichtige Zeit verloren geht, weil z.B. das Absauggerät nicht zusammengebaut ist.

Allgemeine räumliche Bedingungen und Voraussetzungen von Seiten der Geburtsklinik

- **Reanimationseinheit:** Heizstrahler, Beleuchtung, Uhr, Raum ohne Zugluft. Im Transportinkubator lassen sich notfalls einige der Maßnahmen vornehmen, wenn kein geeigneter Platz vorhanden ist. Das größte Problem bei fehlender Reanimationseinheit ist das Warmhalten des Kindes!
- **Sauerstoff:** Wenn ein Wandanschluss bereitsteht, muss das Reduzierventil überprüft und das Wasserschloss intakt sein. Wenn Flaschen verwendet werden, muss der Restinhalt überprüft werden. Faustregel: Inhalt der Flasche in Litern x 10 = Zeitraum, für den die Flasche mindestens ausreicht.
- **Absaugung:** Wenn ein Wandanschluss mit Vakuum zur Verfügung steht, muss der Anschluss vor allem des Reduzierventils überprüft werden, um keinen zu großen Sog auszuüben. Wenn Absauggeräte mit eigenem Sog verwendet werden, Funktion sicherstellen. Genügend Absaugkatheter in verschiedenen Größen bereithalten! Silikonspray wird gebraucht, um eine Adhäsion des Absaugkatheters im Tubus zu verhindern. Diese Gefahr besteht vor allem bei kleinen Tubi.
- **Warme Tücher** sind in ausreichender Anzahl notwendig (das äußerste muss immer trocken sein), um Auskühlung zu verhindern. Kleine Kinder können nach der Erstversorgung in Silberfolie eingepackt werden, um den weiteren Wärmeverlust zu begrenzen. Sie werden in dieser Folie in den Transportinkubator gelegt.
- **Pulsoximeter** zur Messung der transkutanen Sauerstoffsättigung und der Herzfrequenz.

Geräte und Inhalt des Notfallkoffers

- **Stethoskop,** von der Größe her geeignet für Neugeborene, desinfiziert.
- **Baby-Ambu- bzw. Beatmungs-Beutel** mit Ventil (möglichst auch PEEP-Ventil), Maske und Sauerstoffreservoir. Bei der Überprüfung auf die richtige Funktion des Ventils achten, Dichtigkeit überprüfen. Zum Ambubeutel müssen passende Atemmasken bereitliegen (Größe 0 bis 2).
- **Larnygoskop:** Gerade Spatel verschiedener Größen. Lampe und Zusammenpassen von Spatel und Griff bzw. festen Sitz des Spatels überprüfen! Akkugeräte werden oft nicht regelmäßig genug geladen, Batterien werden oft vergessen. Batteriegeräte versagen meist allmählicher und langsamer als Akkugeräte. Immer Ersatz für Spatel, Birnchen und Laryngoskopgriff gewährleisten!

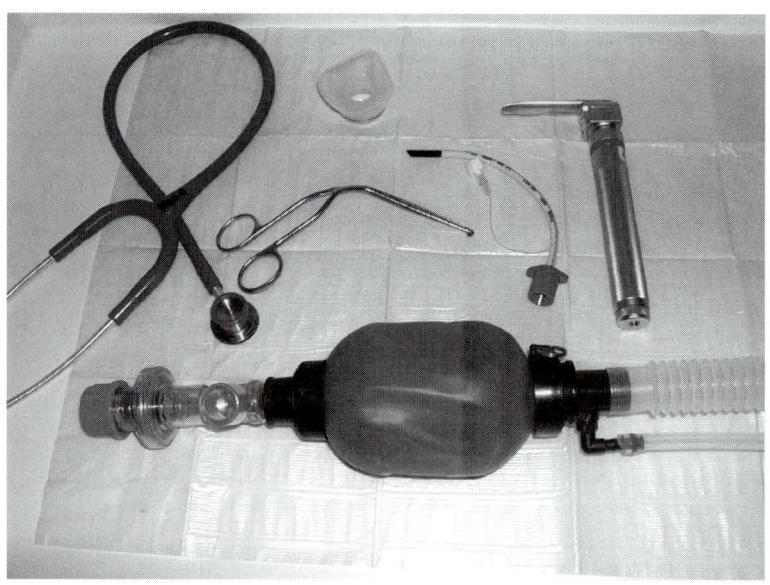

Abb. 10.1 Reanimationsbesteck

- **Magill-Zange** zur Einführung des Endotrachealtubus.

Verbrauchsmaterial
- Pflaster zum Fixieren von Infusion, Tubus etc., und Schere
- Spritzen, Kanülen
- Infusionssysteme, Perfusorspritzen, Dreiweghähne
- Monitorelektroden, Sensoren für Pulsoximeter
- Tubi Größen 2,0 mm (CH 10) bis 3,5 mm (CH 16), jeweils mit und ohne Surfactantkanal
- Absaugkatheter CH 5 bis CH 10
- Magensonde 1,0 mm und 1,5 mm
- Abstrich- und Blutkulturmaterial
- Nabelklemmen
- Set für Nabelvenen-/arterienkatheter, Katheter CH 3,5 und CH 5
- Venenverweilkanülen 24 G
- Set für Pleuradrainagen
- Röhrchen für Blutgasuntersuchungen
- Kapillaren für die Blutgasanalyse
- Desinfektionsmittel
- Tupfer
- Handschuhe (steril und unsteril)
- Infusionslösungen
- NaCl 0,9%
- Ca-Glukonat 10%
- Glucose 5%/10%/20%/40%
- Medikamente: Suprarenin, Atropin, Diazepam, Phenobarbital, Pancuronium, Morphin, Naloxan, Dopamin
- Fieberthermometer
- Blutzuckerteststreifen und -gerät
- Lanzetten, Automatiklanzetten

Alle Geräte und Materialien müssen mehrfach vorhanden sein (Mehrlingsgeburten, Defekte etc). Die Geräte und Materialien müssen regelmäßig auf Funktion, Vollständigkeit und ggf. Verfallsdatum geprüft werden. Namentlich kennzeichnen, wer überprüft hat!

Bei Risikogeburten: Alles vorbereiten, nicht erst, wenn das Kind da ist, vor allem folgende Punkte:
- Heizstrahler einschalten, Reanimationsplatz und Inkubator müssen vorgeheizt sein!
- Sauerstoffquelle überprüfen (Vorrat!)
- Ambubeutel auf Funktion überprüfen

- Laryngoskop überprüfen (Birne, Batterie)
- Absaugung überprüfen
- Infusion vorbereiten

10.3 Durchführung

Direkt nach Geburt muss jedes Neugeborene in Bezug auf nötige Reanimationsmaßnahmen eingeschätzt werden. Der 1-Minuten APGAR-Wert sollte dazu nicht abgewartet werden, denn notwendige Maßnahmen müssen sofort ergriffen werden.

Wichtige Fragen sind:
- Ist das Fruchtwasser frei von Mekonium?
- Atmet oder schreit das Neugeborene?
- Hat es einen guten Muskeltonus?
- Ist es rosig?
- Ist es reif?

Können alle diese Fragen mit ja beantwortet werden, so kann das Neugeborene der normalen Versorgung (Abtrocknen, Wärme, etc.) zugeführt werden.
- Ist dies nicht der Fall, so muss das Neugeborene auf einem gewärmten Platz weiter untersucht und behandelt werden. Das Kind sollte auf den Rücken gelagert werden, vor allem der Kopf sollte richtig in einer Schnüffelstellung (Neutralstellung) positioniert werden, um eine optimale Öffnung der Atemwege zu gewährleisten. Ggf. werden zuerst die **Atemwege** durch Absaugen freigemacht, bei der Mekoniumaspiration eines nicht lebhaften Kindes durch Intubation. Das Kind wird abgetrocknet und dabei falls nötig auch stimuliert. Bei Zyanose sollte Sauerstoff vorgelegt werden. Herzfrequenz, Atmung und Hautfarbe müssen beurteilt werden. Dies alles sollte in den **ersten 30 Sekunden nach der Geburt** erfolgen.
- **Atmet das Kind jetzt nicht oder ist die Herzfrequenz unter 100/min**, muss das Kind mit Sauerstoff und einer Frequenz von 40 bis 60/min beatmet werden (Beutel).
- **Steigt die Herzfrequenz auf über 100/min** an und wird das Kind rosig, muss es so lange weiterbeatmet werden, bis eine suffizient werdende Spontanatmung einsetzt, eventuell benötigt es danach weiter Sauerstoff. Die

Sauerstoffgabe sollte möglichst durch die pulsoxymetrisch gemessene Sauerstoffsättigung überwacht werden, für reife Kinder sind Werte von 92 bis 95% anzustreben (bei PPHN auch höher), für Frühgeborene unter 29 Wochen genügen 82–92%. Wird der Sauerstoff nur vorgelegt, ist zu beachten, dass beim Ambubeutel der Sauerstoff aus dem Reservoirschlauch kommt, wenn der Beutel nicht komprimiert wird. **Ein Vorhalten der aufgesetzten Maske ohne Atemhübe nützt nichts.**

- Bei einer **längeren oder anhaltenden Beatmung mit dem Beutel** muss eine offene Magensonde zur Entlastung des Magens gelegt werden, da dieser sonst stark mit Luft gefüllt wird.
- **Ist nach 30 Sekunden wirksamer Beatmung** (d.h. dass der Brustkorb sich angemessen heben und senken muss) **die Herzfrequenz unter 60/min**, so müssen zusätzlich zur Beatmung Thoraxkompressionen („Herzmassage") durchgeführt werden. Die geschieht im Rhythmus 3 zu 1 Thoraxkompression und Beatmung (Merksatz: „eins und zwei und drei und atme"), mit 120 Ereignissen/Minute.
- **Nach weiteren 30 Sekunden** muss die **spontane Herzfrequenz** des Kindes geprüft werden: Ist nach suffizienter Herzmassage und Thoraxkompression die Herzfrequenz weiter unter 60/min, muss Adrenalin eingesetzt werden (Dosis 0,1–0,3 ml/kg Körpergewicht der 1 : 10000 Lösung, das entspricht der 1 auf 10 verdünnten 1 : 1000 Lösung intravenös über einen peripheren Venenzugang oder über einen Nabelvenenkatheter oder intratracheal). Dies kann, falls nötig, alle 3–5 Minuten wiederholt werden.
- Je nach Situation müssen bei **akutem Blutverlust** oder Schock bei Sepsis Volumenersatzmittel und Blut gegeben werden. Bei Azidose trotz korrekter Beatmung wird gepuffert.

Die **tracheale Intubation** kann an mehreren Stellen dieses Ablaufs erwogen werden: zu Beginn zur Beatmung, wenn ein schlaffes Kind und mekoniumhaltiges Fruchtwasser vorliegen oder zur Kombination von Atmung und Thoraxkompression oder letztendlich zur Verabreichung von Adrenalin durch den Tubus.

> Es ist nicht sinnvoll, bei einem asphyktischen Kind die Reanimation für mehrere längere Intubationsversuche durch ungeübte Personen zu unterbrechen. Wichtig ist, dass das Kind und seine Organe mit Sauerstoff versorgt werden, dazu muss das Kind suffizient beatmet, aber nicht unbedingt intubiert sein.

Die Reanimationstechniken im Einzelnen

➤ **Beatmung:**
- Das Kind wird mit dem Kopf in einer mittleren Stellung (nicht überstreckt, nicht mit gebeugtem Kopf) auf eine feste Unterlage auf den Rücken gelagert.
- Für die **Maskenbeatmung** wird eine zur Größe des Neugeborenen passende Maske gewählt: Die Maske muss **dicht** auf dem Gesicht abschließen, sowie Nase und Mund vollständig umschließen, darf aber die Augen nicht bedecken. Günstig sind runde Masken mit weichem Rand.
- Die Maske wird mit Daumen und Zeigefinger der linken Hand auf das Gesicht des Kindes gedrückt, der Mittelfinger erzeugt am Kinn des Kindes einen Gegendruck, so dass die Maske dicht abschließt (Abb. 10.2).
- Der Baby-Beatmungsbeutel muss im richtigen Verhältnis gedrückt werden, so dass die beidseitigen Thoraxexkursionen des Neugeborenen ein normales Ausmaß zeigen. Für reife Neugeborene entspricht dies dem **Druck**, der beim Zusammenpressen des Beutels mit Daumen und zwei (bis drei Fingern) erzeugt wird. Für Frühgeborene kann auch der Druck zwischen Daumen und Zeigefinger ausrei-

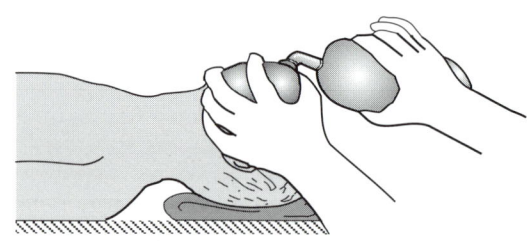

Abb. 10.2 Beatmung mit dem Ambubeutel

chen. Bei den ersten Atemzügen sind u. U. höhere Drucke zur Entfaltung der Lunge nötig.

- Beatmet wird mit einer **Frequenz** von 40 bis 60/min.
- Wichtig ist auch für die Exspiration ausreichend Zeit zu lassen. (Zähle: „Atme – zwei – drei" für ein Einatmungs-Ausatmungsverhältnis von 1 : 2).
- Grundsätzlich sollte die Beatmung immer mit Sauerstoff begonnen werden, je nach Hautfarbe und Sauerstoffsättigung kann dies dann reduziert werden. Man kann auch eine **Rachenbeatmung** durchführen: Dazu wird ein Tubus drei bis vier Zentimeter in ein Nasenloch (in den Nasenrachenraum) eingeführt und das andere Nasenloch und der Mund zugehalten, um dicht abzuschließen. Vor allem bei Frühgeborenen ist dies eine sehr effektive Alternative zur Maskenbeatmung.

➤ **Intubation**
Ziel ist die Platzierung des Plastiktubus in der Luftröhre. Dabei muss eine Fehllage in der Speiseröhre, das Herausrutschen aus dem Kehlkopf und eine zu tiefe Lage mit Abweichung meist in die rechte Lunge vermieden werden.

- Es sollte der **größtmögliche Tubus** gewählt werden: Reife Kinder CH 3,5, Kinder mit 2000–3000 g 3,0, Kinder mit 750–2000 g 2,5, darunter falls möglich auch 2.5 oder dann 2.0 als Richtgröße.
- Vor der Intubation müssen die Atemwege nochmals abgesaugt werden.

- Der Tubus wird beim Neugeborenen meist durch ein Nasenloch eingeführt, mittels der Magill-Zange durch den Mund hindurch im Rachenraum gefasst und in die Luftröhre unter Sicht eingeführt.
- Der regelrecht liegende Tubus wird mittels Pflasterbandage am Nasenloch fixiert.

➤ **Thoraxkompression („Herzmassage")**
- Es gibt zwei Techniken der Thoraxkompressionen:
  - Der Brustkorb des Kindes wird mit den Händen umfasst, so dass die Daumen sich auf dem Brustbein und die übrigen Finger auf dem Rücken des Kindes be-

rühren und ein Widerlager für die Kompressionen bieten.
  - Das Brustbein wird im unteren Drittel am unteren Rand der Verbindungslinie zwischen den Brustwarzen und oberhalb der Schwertfortsatzes mit zwei Fingern (Zeige- und Mittelfinger oder Mittel- und Ringfinger) komprimiert (Abb. 10.3).

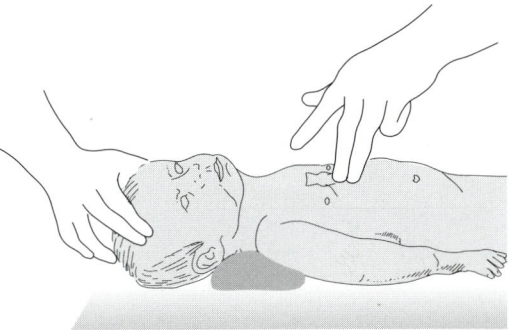

Abb. 10.3 Technik der Herzmassage beim Neugeborenen

- Der Brustkorb muss um ca. ein Drittel seines Durchmesser zusammengedrückt werden. Die Zeit für die Kompression und die Entspannung und Wiederausdehnung sollte gleich lang sein.
- Die Finger sollten nie den Kontakt zum Brustbein verlieren.
- Die Thoraxkompressionen muss immer gemeinsam mit einer Beatmung durchgeführt werden.

➤ **Anlage eines Nabelvenenkatheters**
- Ein Nabelbändchen wird nach Desinfektion um die Nabelschnur direkt oberhalb des Hautnabels gelegt, die Nabelschnur wird oberhalb durchtrennt, bei Blutung wird das Nabelbändchen fester gezogen.
- Die Nabelgefäße werden dargestellt und in die Vene ein Plastikkatheter je nach Größe des Kindes eingeführt, der mit Kochsalz- oder Glucoselösung gefüllt ist.
- Der Katheter wird dann auf der Bauchhaut fixiert und kann für Medikamente und Volumengaben verwendet werden.

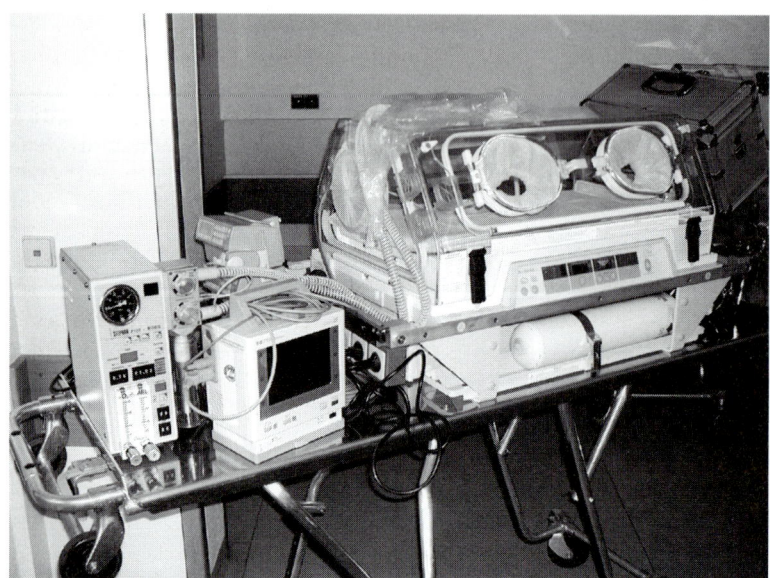

Abb. 10.4 Transport-inkubator

Apparative Überwachungstechniken

Pulsoximeter: Rotes Licht einer bestimmten Wellenlänge wird beim Durchtritt durch Gewebe, z. B. durch das Fingerendglied, je nach Sauerstoffsättigung verändert, was mit einem Sensor leicht aufgezeichnet werden kann. Erniedrigte Sauerstoffwerte lassen hier schnell und gut erkennen. Am günstigsten wird das Pulsoximeter an der rechten Hand angebracht (präduktal).

EKG-Monitor: Durch Aufkleben von drei Elektroden am Körper des Kindes wird die Dauerableitung einer EKG- ähnlichen Kurve ermöglicht. Moderne Geräte können nicht nur die Herzaktion an sich, sondern auch Rhythmusstörungen und abnorme Reizabläufe feststellen und gezielt Alarm geben.

Atmungs-Monitor: Dieser ist oft mit dem EKG-Monitor verknüpft, meist im selben Gehäuse. Ausgenutzt wird meist die Widerstandsänderung im Thorax während der Ein- und Ausatmung. Meist wird die Atmung über die EKG-Elektroden gleichzeitig registriert.

O_2-Sonde: Eine Elektrode kann den durch die Haut diffundierenden Sauerstoff messen, also den Sauerstoffdruck im Kapillarstrombett. Die Elektrode ist beheizt, um die Durchblutung an-

zuregen, damit konstante Messverhältnisse herrschen. Mit der O_2-Sonde lassen sich erniedrigte und erhöhte Sauerstoffwerte erkennen.

pCO_2-Sonde: Das Gerät funktioniert nach einem ähnlichen Prinzip wie die transkutane O_2-Messung.

Im Anschluss an die erfolgreiche Reanimation sind verschiedene Fragen zu klären bzw. dürfen einige Dinge nicht vergessen werden:
- **Verbleib des Kindes?** Meist wird die Verlegung auf eine Neugeborenen-Intensivstation erfolgen.
- **Transport?** Vor dem Transport muss der Zustand des Kindes stabil sein, denn während der Fahrt sind die Bedingungen mit Sicherheit ungünstiger als im Kreißsaal.
- **Papiere?** Das Kind muss vor der Verlegung namentlich gekennzeichnet werden, Informationen über den bisherigen Verlauf müssen mitgegeben werden.
- Wenn **mütterliches oder Nabelschnur/Plazentablut** zur Verfügung steht, jeweils ein Röhrchen mitgeben. Es könnte z. B. bei einem verstärkt auftretendem Ikterus oder auch bei anderen Fragestellungen von Bedeutung sein.

● Vor dem Transportbeginn sollte zumindest ein **Gespräch mit den Eltern** erfolgen. Der Zustand des Kindes, der Grund der Verlegung und wo sie es wieder finden bzw. an wen sie sich bei Fragen wenden können, müssen angesprochen werden. Dagegen sollte man sich nicht dazu verleiten lassen, detaillierte Auskünfte über die Chancen des Kindes und den weiteren Verlauf zu geben, weil man diese Fragen meist nicht sicher genug beantworten kann. Wenn der Zustand des Kindes und der Mutter es zulassen, sollte auf jeden Fall ein kurzer körperlicher Kontakt mit der Mutter ermöglicht werden.

Abbruch der Reanimation

Trotz aller Bemühungen ist nicht jedes Neugeborene zu retten. Lässt sich innerhalb von 20 Minuten keine Oxygenierung des Blutes erreichen bzw. zeichnet sich bis dahin keinerlei Stabilisierung der Vitalfunktionen ab, so ist die Überlebenschance kleiner als 10%, wobei die meisten nach einer solchen Zeit reanimierten Neugeborenen innerhalb der ersten Monate an den Folgeerscheinungen trotzdem versterben. **Nach 30 Minuten erfolgloser Reanimation** können daher die Bemühungen endgültig eingestellt werden. Mit einem Erfolg ist jetzt nicht mehr zu rechnen.

Liegt der Apgar-Wert länger als 10 Minuten bei 0 oder zeigt das Kind keine eigenen Herzaktionen nach 10 Minuten, so ist die Überlebenswahrscheinlichkeit kleiner als 2%, wobei immer mit einer schweren zerebralen Schädigung zu rechnen ist. Umgekehrt bedeutet dies, dass eine Reanimation nur dann sinnvoll und erfolgreich ist, wenn innerhalb der genannten Zeitspannen eine spontane Kreislauffunktion wiederhergestellt werden kann.

11 Asphyxie

Leitsymptome
- Apnoe = Atemstillstand oder Schnappatmung
- Bradykardie (Puls sehr langsam oder fehlend)
- Zyanose oder extreme Blässe
- keine oder inadäquate Reaktion auf äußere Reize

Asphyxie bedeutet im eigentlichen Wortsinn „Pulslosigkeit". Damit ist ein wichtiges Symptom beschrieben, nicht aber die eigentliche Bedeutung des Begriffs. Gemeint ist eine Schädigung des Feten oder des Neugeborenen durch Sauerstoffmangel und/oder durch eine Ischämie (Durchblutungsstörung, die zu einer Gewebsschädigung führt). Es kommt zu einer hypoxisch-ischämischen Schädigung.

Die Bezeichnungen **„weiße" und „blaue" Asphyxie** beschreiben verschiedene Schweregrade derselben Situation. Je schlechter es dem Kind geht, desto eher tritt zum Sauerstoffmangel noch ein Kreislaufversagen hinzu. Wenn die Haut nicht mehr durchblutet ist, erscheint sie weißlich.

Mit einer Asphyxie muss bei etwa 0,5% aller Neugeborenen gerechnet werden. Bei bestimmten Risikogruppen steigt diese Zahl jedoch erheblich an: So haben bis zu 10% der Frühgeborenen eine Asphyxie. Trotz der modernen Intensivmedizin und der meist guten Reanimationsbedingungen stellt die Asphyxie nach wie vor ein großes Risiko für das Kind dar und ist die Ursache von etwa 20% der neonatalen Todesfälle (bzw. von 50%, wenn Totgeburten mitgerechnet werden).

11.1 Ursachen

Die Ursache einer Asphyxie kann in einer **Beeinträchtigung** an jeder Stelle der „Kette" **der kindlichen Sauerstoffversorgung** begründet sein:
- O_2-Aufnahme durch die Mutter
- O_2-Transport durch den mütterlichen Kreislauf zur Plazenta
- O_2-Weitergabe in der Plazenta an den kindlichen Kreislauf über die Nabelschnur
- Kreislauf des Kindes
- Nach der Geburt: Lunge des Kindes

Die wichtigsten **Risikofaktoren** lassen sich in vier Bereich einteilen:
- **Mütterliche Erkrankungen**: EPH-Gestose, Infektionen, arterielle Hypotension, schwere Allgemeinerkrankungen (Diabetes mellitus, Herzfehler, Anämie u.a.), Drogen, Medikamente etc.
- **Geburtsbedingte Risiken**: Frühgeburt/Übertragung, Narkose, Lageanomalie (z.B. Querlage), Anomalie der Gebärorgane, lange Geburtsdauer, Plazentastörungen (vorzeitige Plazentalösung, Placenta praevia), Nabelschnurkomplikationen etc.
- **Fetale/kindliche Ursachen**: Sepsis, Mangelgeborenes, Makrosomie, Mehrlinge, Anämie, neuromuskuläre Erkrankung, Fehlbildung etc.
- **Organisationsfehler**: ungeschultes Personal, unzureichende Ausrüstung, mangelnde Vorbereitung, postnataler Transport schwerkranker Kinder etc.

11.2 Klinische Zeichen

Wichtigstes klinisches Zeichen der perinatalen Asphyxie ist die Apnoe (= Atemstillstand). Leicht asphyktische Kinder oder Kinder mit einem Vagusreiz müssen nur kurz stimuliert werden und atmen dann spontan („Primäre Apnoe"). Ist die Asphyxie stärker, zeigt das Neugeborene eine ineffektive Schnappatmung.

Bei einer manifesten Asphyxie kommt es zur sekundären Apnoe und zur Bradykardie. Das Neugeborene zeigt keine Aktivität. Es ist schlaff und reagiert nicht auf Reize wie Absaugen. Eine Stimulation führt nicht zum Einsetzen der Spontanatmung.

Je nach der Kreislaufsituation ist das Neugeborene blau, wenn noch eine Durchblutung der Haut stattfindet, oder blass, wenn der Kreislauf so weit beeinträchtigt ist, dass keine wirksame Durchblutung mehr zustande kommt.

> Zu einer Asphyxie zählen mehrere Kriterien:
> - schwere metabolische oder gemischte Azidose: Nabelarterien-pH < 7,0
> - APGAR nach 5 min. und später 0–3
> - Neurologische Symptome beim Neugeborenen: Krämpfe, Hypertonie, Koma oder Zeichen einer hypoxisch-ischämischen Enzephalopathie (HIE)
> - Symptome einer Multiorgandysfunktion in den ersten Lebenstagen

Die klinischen Zeichen werden auch im Asphyxie-Index (APGAR) bewertet. Da eine Asphyxie aber auch pränatal abgelaufen sein kann, und sich das Kind vor der Geburt wieder etwas erholt haben kann, ist auch bei einem spontan atmenden Neugeborenen eine asphyktische Schädigung möglich. Dies kann dann im Nabelarterien-pH und anhand von Folgeerkrankungen erfasst werden.

11.3 Auswirkung der Asphyxie auf die einzelnen Organe

Bei einer hypoxisch-ischämischen Schädigung sind in der Regel mehrere Organe gleichzeitig betroffen. Am häufigsten finden sich Auswirkungen auf die Niere (50%), das Gehirn (ca. 30%), auf Herz und Kreislauf (25%) und die Lunge (ca. 20%).

Die typischen Schäden bzw. Funktionsstörungen nach einer durchgemachten Asphyxie sind organspezifisch:

> **Gehirn**:
> Das Ausmaß einer hypoxisch-ischämischen Enzephalopathie (HIE) (s. S. 155 f) kann von einer völligen Erholung der neurologischen Funktion ohne bleibende Schäden über Teilleistungsstörungen bis zum schwersten Hirnschaden mit Idiotie, Spastik, Bewegungsstörungen mit oder ohne Krampfanfälle und im Extremfall bis zum Hirntod reichen. Wenn außer dem Gehirn gleichzeitig die Nieren geschädigt werden, ist die Dauerprognose bezüglich einer Behinderung schlecht. Neben dem reinen Sauerstoffmangel kann eine Hirnblutung oder ein Hirninfarkt weitere Schäden nach sich ziehen.

> **Niere:**
> Sauerstoffmangel führt zu einer akuten Tubulusnekrose, d. h. Rückresorption und Ausscheidungsfunktionen der Nieren werden gestört bis unterbrochen. Zunächst besteht meist eine Anurie, die mehrere Tage anhalten kann, mit der Folge von Elektrolytentgleisungen und Überwässerung mit Ödemen. Anschließend folgt eine polyurische Phase, in der ein sehr verdünnter Urin ausgeschieden wird, mit dem unkontrolliert große Mengen von Salzen und anderen wichtigen Substanzen verloren gehen. Ferner kann es nach einer Asphyxie zur Nierenvenenthrombose kommen.

➤ **Herz:**
Es kann zu einem vorübergehenden Herzmuskelschaden kommen, der aber in aller Regel nach einiger Zeit rückläufig ist. Manchmal ist eine medikamentöse Unterstützung der Herzfunktion nötig.

➤ **Leber:**
Sauerstoffmangel und Kreislaufschock können ein vorübergehendes Leberversagen bewirken. Die wichtigste Folge ist eine unzureichende Bildung von Gerinnungsfaktoren, was wiederum die Blutungsgefahr in den anderen Organen erhöht.

➤ **Darm:**
Eine längerdauernde Asphyxie erhöht die Gefahr einer nekrotisierenden Enterokolitis (s. S. 140). Daher sollte nach einer schweren Asphyxie 5 bis 7 Tage mit dem Nahrungsaufbau gewartet werden.

➤ **Lunge:**
Je nach dem Schweregrad der Asphyxie kommt es zur Schocklunge, zum Lungenödem und aufgrund einer Surfactantinaktivierung zum Atemnotsyndrom. Beim Absetzen von Mekonium ins Fruchtwasser und nachfolgender Aspiration kann sich das schwere Krankheitsbild der Mekoniumaspirationspneumonie entwickeln (s. S. 112 f). Durch den erhöhten Kapillarwiderstand wird wiederum das Herz zusätzlich belastet. Es folgen diffuse Lungenblutungen. Durch den Sauerstoffmangel kann es zur persistierenden fetalen Zirkulation kommen (persistierende pulmonale Hypertension des Neugeborenen = PPHN, s. S. 113).

➤ **Stoffwechsel:**
Neben den direkten Organwirkungen können weitere physiologische Abweichungen auftreten, z. B. zentral bedingte Temperaturregulationsstörungen, Laktatazidose, Hyper- und Hypoglykämie, Hypokalziämie, Hyponatriämie. Daher ist eine sehr genaue Überwachung solcher Parameter notwendig.

11.4 Therapie

Die Behandlung eines asphyktischen Neugeborenen muss sofort beginnen. Die ersten Ziele sind die Sauerstoffversorgung des Kindes und die Stabilisierung des Kreislaufs.

● Man beginnt mit einer **Maskenbeatmung**, dabei wird zunächst 100% Sauerstoff verwendet. Ist kein Sauerstoff vorhanden, muss auf jeden Fall mit Raumluft beatmet werden. Eine Hyperoxie, also ein Zuviel an Sauerstoff, ist möglichst zu vermeiden. Die O_2-Zufuhr wird so eingestellt, dass das Neugeborene noch rosig bleibt. Sauerstoffsättigungen über 97% sind außer bei Raumluft ein Zeichen einer zu hohen O_2-Zufuhr. Dies kann zur Sauerstoffradikalbildung führen, wodurch beeinträchtigtes Hirngewebe noch zusätzlich geschädigt wird!

● Bei einer **zweifelhaften oder ausbleibenden Erholung** des Kindes wird nasotracheal intubiert. Eine zuverlässige Maskenbeatmung ist für das Kind aber besser als vergebliche Intubationsversuche von Ungeübten!

● Nur in einigen **Ausnahmesituationen** ist eine **primäre Intubation** ohne vorherige Maskenbeatmung indiziert, bei:
  – Mekoniumaspiration (s. S. 112 f).
  – Zwerchfellhernie (s. S. 111): Bebeuteln füllt auch die Darmschlingen mit Luft. Da sie teilweise im Thorax liegen, benötigen sie immer mehr Platz und verdrängen die Lunge zusätzlich.
  – Fehlbildungen an Lunge oder Ösophagus: Auch hier kann durch reines Bebeuteln die Atemnot verstärkt werden, wenn Luft nicht nur in die Lunge gelangt.

● Die **Kreislaufstabilisierung** sollte vorsichtig erfolgen. Wird zu wenig Volumen verabreicht, bleibt eventuell eine Durchblutungsstörung bestehen. Zuviel Volumen kann dagegen ein asphyktisch geschädigtes Herz überfordern oder zu einem raschen Blutdruckanstieg führen, der das Risiko für Hirnblutungen erhöht.

● Asphyktische Kinder dürfen **keinesfalls überwärmt** werden, weil dadurch die Schädigung zunimmt. Möglicherweise ist sogar eine Auskühlung (vor allem des Kopfes) günstig (vergleichbar der künstlichen Unterkühlung bei Operationen am offenen Herzen).

- Eine Azidose sollte vorsichtig ausgeglichen werden.
- Eine **Hypoglykämie** sollte behandelt, aber sehr hohe Blutzuckerkonzentrationen müssen vermieden werden (also keine Überkorrektur!).

Je nach der **Asphyxie-Ursache** muss auch diese behandelt werden. Solche speziellen Asphyxiesituationen sind z. B.:

- **Frühgeborene:** Hier besteht ein sehr hohes Risiko für Hirnblutungen und Durchblutungsstörungen des Gehirns, die zur periventrikulären Leukomalazie (PVL) führen können. Die Hypoglykämiegefahr ist größer als bei reifen Kindern. Unreife Frühgeborene müssen extrem schonend behandelt werden, vor allem zur Vermeidung postnataler Hirnblutungen (Transporte sind schädigend, daher Verlegung der Schwangeren in ein Perinatalzentrum, wenn möglich!).
- **Akute Massenblutung unter der Geburt** (z. B. vorzeitige Placentalösung): Wichtig ist hier die rasche Gabe von Volumen und vor allem von Blut, damit genügend Sauerstoffträger vorhanden sind. Entscheidend ist, dass das Reanimationsteam über den Blutverlust informiert wird, da die klinischen Anämiezeichen Blässe und Tachykardie auch bei anderen Asphyxiesituationen zu beobachten sind.
- Mekoniumaspiration (> 10.2): Zusätzlich zu den sonstigen Maßnahmen muss auch das pulmonale Problem sofort behandelt werden, d. h. durch primäre Intubation und Absaugen muss so viel Mekonium wie möglich aus den Atemwegen entfernt werden. Die Gefahr der pulmonalen Hypertension ist hier besonders groß.
- Eine Asphyxie kann auch durch **Erkrankungen des Nervensystems oder der Muskulatur** vorgetäuscht werden. Die Kinder sind schlaff und atmen kaum oder nicht. Die Versorgung erfolgt bis zur Klärung der Ursache letztlich genauso wie bei anderen Neugeborenen.

11.5 Prognose

Die Sterblichkeit reifer Kinder mit Asphyxie liegt zwischen 10 und 20%. Bei den Überlebenden muss vor allem mit neurologischen Spätschäden gerechnet werden, je nach Ausmaß der hypoxämisch-ischämischen Enzephalopathie (s. S. 155 f).

Prognostisch ungünstig sind ein APGAR von 0–3 nach 20 min., eine Multiorganstörung und Krampfanfälle vor der 12. Lebensstunde.

12 Frühgeborene

Ein Frühgeborenes ist durch seine Unreife charakterisiert, d. h. die Geburt erfolgte vor der vollendeten 37. SSW.

Frühere Definitionen bezogen sich vorwiegend auf das Geburtsgewicht, z. B. die Richtlinie der Weltgesundheitsorganisation (WHO) von 1950, die ein Geburtsgewicht von 2500 g als Grenze festlegte. Diese Definition ist jedoch insofern ungenau, als dystrophe, aber reife Kinder fälschlich als Frühgeborene angesehen werden, aber auch hypertrophe Frühgeborene, z. B. bei Diabetes der Mutter, fälschlich als reif definiert werden. Auch die zeitliche Limitierung (ab 28. SSW) früherer Definitionen muss revidiert werden, denn durch die moderne Intensivmedizin habe auch unreife Kinder realistische Überlebenschancen.

Frühgeborene mit einem sehr geringen Geburtsgewicht unter 1500 g werden auch als **VLBW** (very low birth weight), solche mit einem extrem geringer Geburtsgewicht unter 1 000 g als ELBW (**extremely low birth weight**) bezeichnet.

Die **Grenze der (Über-)Lebensfähigkeit** liegt im Bereich der vollendeten 22. bis 24. SSW. Ein Frühgeborenes, das die 22. SSW noch nicht vollendet hat, kann nicht überleben. Wenn es nach der Geburt trotzdem Lebenszeichen zeigt, muss es als Mensch im Sterben begleitet werden, eine leidensverlängernde Intensivtherapie ist nicht indiziert und immer erfolglos. Im Bereich von 22 bis 24 vollendeten Wochen steigt die Überlebens-Chance von 10% auf 50% an, jedoch ist in einem sehr hohen Prozentsatz mit einer schweren Behinderung zu rechnen. Ob bei einem solchen Frühgeborenen Intensivmaßnahmen begonnen werden sollen oder nicht, muss im Einzelfall unter Berücksichtigung der speziellen medizinischen und familiären Situation erwogen werden.

12.1 Ursachen der Frühgeburtlichkeit

Bei einem großen Anteil, bis zu einem Drittel der Frühgeborenen, lässt sich die Ursache der Frühgeburt nicht ermitteln. Es gibt offenbar besonders disponierte Mütter bzw. sogar familiäre Häufungen. In den meisten Fällen wird man allerdings eine oder mehrere Ursachen finden. Da einige davon weiterwirken können bzw. eine spezifische Therapie des Kindes nach der Geburt erfordern, ist die Suche nach der Ursache sinnvoll.

Frühgeburts-Auslöser lassen sich in mehrere Gruppen unterteilen:

Mütterliche Ursachen
- Zervixinsuffizienz
- Gestose
- Gynäkologische Vorerkrankungen (z. B. Operationen an Zervix oder Uterus, Myome)
- Anomalien des Uterus,
- Pränatale Infektionen (z. B. Zytomegalie, s. S. 260 f)
- Rauchen (sehr häufig dystrophe Kinder, aber auch gehäuft vorzeitige Wehen)
- Kurzer Geburtsabstand (bei < 1 Jahr deutliche Häufung)
- Lebensalter (bei Müttern unter 16 Jahren häufiger)
- Parität (bei Erstgebärenden etwas häufiger)
- Allgemein- und Ernährungszustand (wirken sich erst bei relativ starker Beeinträchtigung aus, in Europa meist kein Problem)

Plazentare Ursachen
- Plazentainsuffizienz aus verschiedensten Gründen. Meist ist eine Dystrophie die Folge, es kommt aber auch gehäuft zu vorzeitigen Wehen und einer vorzeitigen Plazentalösung. Bei drohendem intrauterinen Absterben des Feten erfolgt dann die vorzeitige

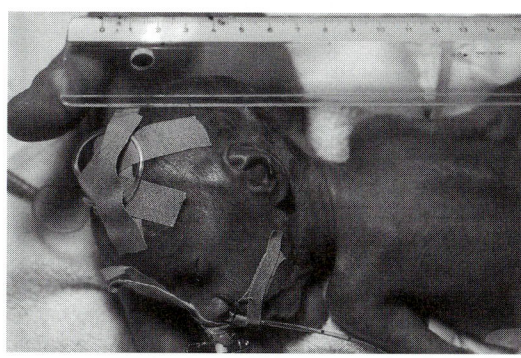

Abb. 12.1 Frühgeborenes

Entbindung. In solchen Fällen handelt es sich oft um eine Kombination von Früh- und Mangelgeburt.
- Anomalien der Plazenta.

Kindliche Ursachen
- Mehrlinge: Je mehr Feten existieren, desto früher setzen im Durchschnitt die Wehen ein. Zwillinge sind häufig, Drillinge meist frühgeboren, ab Vierlingen handelt es sich meist um eine extreme Frühgeburt. Als Folge von Fertilitätsbehandlungen kommen immer häufiger Schwangerschaften mit mehr als drei Feten vor. Häufig müssen Mehrlinge auch vorzeitig vor der Vollendung der 37. SSW entbunden werden, da die Kinder nicht mehr ausreichend wachsen können und im Extremfall Hypoxiezustände und intrauteriner Fruchttod drohen.
- Fehlbildungen: besonders Ösophagusatresie, Hydrozephalus, aber auch andere.

Umgebungsfaktoren
- psychischer Stress
- Körperlicher Stress (schweres Heben z. B. bei der Pflege von Angehörigen; Umzug)
- Klimawechsel, Reisen
- Unfälle: Verkehrsunfälle können z. B. Wehen auslösen oder zu einer vorzeitigen Plazentalösung führen

12.2 Folgen der Unreife

Die Unreife eines Kindes äußert sich an verschiedenen Organen. Hier kommt es sehr darauf an, in welcher Schwangerschaftswoche das Frühgeborene zur Welt kam. Ab der 35. SSW kann man davon ausgehen, dass die meisten Organfunktionen ohne größere Probleme auf normale Weise in Gang kommen. Unreife Kinder vor der 32. SSW bereiten sehr viel größere Schwierigkeiten und entwickeln sehr häufig Komplikationen.

Kreislauf

Nach der Geburt stehen zunächst die **Funktionen von Kreislauf und Lunge im** Mittelpunkt des Interesses. Der **Kreislauf** funktioniert schon in der frühen Fetalzeit praktisch genauso wie kurz vor der Geburt, sodass von dieser Seite keine besonderen Unreifezeichen erwartet werden können, mit einer Ausnahme: Der Ductus Botalli ist bis ca. zur 34. SSW noch nicht bereit, sich auf den Reiz der Geburt hin zu schließen, sodass er bei sehr unreifen Kindern häufig offen bleibt. Als Folge entwickelt sich eine teils erhebliche Herzinsuffizienz mit Rückwirkungen auf andere Organe (s. S. 123 f).

Atemsystem

Das **Atemnotsyndrom** (ANS, s. S. 106 f) ist umso häufiger, je unreifer ein Frühgeborenes ist. Während ab der 34. SSW nur etwa 10% der Frühgeborenen ein ANS entwickeln, sind es vor der 30. SSW über 90%. Bei leicht unreifen Kindern kann man daher zunächst einmal den Spontanverlauf abwarten, bei extrem unreifen Frühgeborenen sollte das Kreisssaalmanagement auf die Vermeidung eines fortschreitenden Atemnotsydroms, aber auch auf eine möglichst schonende (d. h. so wenig wie möglich invasive) Behandlung ausgerichtet sein.

Vor dem Eintreten einest manifesten Atemnotsyndroms sollte das Frühgeborene mit CPAP stabilisiert werden. Wenn die CPAP-Behandlung nicht für den Gasaustausch ausreicht oder andere Probleme bestehen (Asphyxie, septischer Schock, fehlender Atemantrieb), wird intubiert und Surfactant verabreicht. Zur Schonung der Lungen wird so kurz wie möglich beatmet.

Durch das Atemnotsymptom kann trotz der Behandlung eine Unterversorgung anderer Organe mit Sauerstoff auftreten. Ein schweres ANS führt zu einem hohen Durchflusswiderstand in den Lungen, was Rückwirkung auf das Herz hat und die Tendenz verstärkt, dass sich der Ductus Botalli nicht schließt oder sich sogar wieder öffnet.

Gehirn und Nervensystem

Von größter Bedeutung ist die Unreife des Gehirns. Das Stützgewebe, vor allem aber die Blutgefäße haben noch nicht die Stabilität wie beim reifen Kind, sodass es sehr leicht zu einer Hirnblutung (s. S. 157 f) oder zu einem hypoxischen Hirnschaden (s. S. 155 f) kommen kann. Die Gefahr einer solchen Schädigung wird durch Sauerstoffmangel, Blutdruckschwankungen, Stress, Anämie und Infektionen vergrößert. Alle diese Risikofaktoren lagen bei extrem unreifen Frühgeborenen oft sogar kombiniert vor. Daher ist eine Schädigung des Gehirns umso wahrscheinlicher, je unreifer das Kind ist.

Die Unreife des Gehirns hat wiederum Auswirkungen auf die Körperfunktionen. Ab der 36. SSW funktionieren die wichtigsten **Reflexe** (Such-, Saugreflex) und die zentrale Atemregulation weitestgehend störungsfrei. Bei sehr unreifen Kindern kann der Saugreflex noch unvollständig ablaufen, sodass eine normale Nahrungsaufnahme nicht gewährleistet ist und das Kind z. B. sondiert werden muss. Von noch größerer Bedeutung ist die zentrale **Atemregulation**. Hier macht sich die Unreife durch eine periodische Atmung und gehäufte Apnoen bemerkbar.

Verdauungssystem

Am **Darm** zeigt sich die Unreife durch eine verminderte Verdauungsfähigkeit, sodass eine wesentlich geringere Toleranz gegenüber der Nahrungszufuhr und auch der Nahrungszusammensetzung besteht. Besonders bei sehr unreifen Frühgeborenen passiert es oft, dass Nahrung lange Zeit unverdaut im Magen bleibt und bei der nächsten Mahlzeit immer noch größere Reste der letzten vorliegen. Über eine bereits liegende Magensonde kann man die

„Reste" abziehen und auf diese Weise feststellen, ob und wie gut das Kind verdaut. Außerdem ist der Darm für Infektionen und Durchblutungsstörungen wesentlich gefährdeter, weshalb z. B. die nekrotisierende Enterokolitis (s. S. 140 f) bei sehr unreifen Frühgeborenen gehäuft vorkommen.

Günstig ist für Frühgeborene der vorsichtige, aber frühzeitige Beginn der enteralen Ernährung. Muttermilch bringt im Vergleich zu Frühgeborenen-Nahrung viele Vorteile, vor allem im Bereich der Infektionsabwehr und der besseren Verdauung. Leider ist aber auch das Risiko einer Infektion durch Viren (z. B. CMV, s. S. 260) oder Bakterien über die Muttermilch bei Frühgeborenen größer.

Die äußeren Lebensbedingungen eines sehr unreifen Frühgeborenen auf der Intensivstation können nie den optimalen intrauterinen Zustand nachvollziehen. Deswegen droht vor allem bei sehr kranken Kindern **Unterernährung** und damit Dystrophie. Falls eine Ernährung über den Darm nicht ausreichend möglich ist, muss über die Vene (parenteral) ernährt werden.

Durch eine zu geringe Calcium- und Phosphatzufuhr kommt es zu einer verminderten Mineralisation der Knochen (**Osteopenie**), die im Extremfall zu spontanen Knochenbrüchen führen kann. Es gibt deswegen spezielle Frühgeborenen-Nahrungen, die mehr Nährstoffe und Mineralien enthalten als die normalen Neugeborenen-Nahrungen. Bei Muttermilchernährung, die immer zu bevorzugen ist, sollte diese mit Nährstoffen und Mineralien angereichert werden. Dafür gibt es entsprechende Supplemente (Zusätze).

Nieren

Die unreifen Nieren haben eine noch geringere Konzentrationsfähigkeit als die des Neugeborenen. Daher ist die Regulationsfähigkeit des Frühgeborenen sehr stark eingeschränkt. Schwankungen im Wasserhaushalt lassen sich viel schlechter ausgleichen als bei reifen Kindern. Deswegen ist vor allem in den ersten Lebenstagen bis zur Stabilisierung eine sehr genaue Bilanzierung notwendig. Manchmal reicht tägliches Wiegen nicht aus, um solche Schwankungen rechtzeitig zu erkennen. Der Flüssigkeitsverlust ist genauso gefährlich wie der ein Flüssigkeitsüberschuss, der zu ausgedehnten Ödemen und Ergüssen führen kann.

Leber

Die Leber ist ebenfalls unreif, kann aber die notwendigen Enzymsysteme normalerweise aufbauen. Bei Frühgeborenen besteht eine etwas größere Gefahr, eine behandlungsbedürftige Hyperbilirubinämie zu entwickeln als bei reifen Kindern. Dies ist insofern von Bedeutung, als die Schädigungsschwelle für das Gehirn gleichzeitig niedriger liegt (Kernikterus, s. 17). Neben der Unreife ist auch die geringe Größe der Leber von Bedeutung, denn dadurch ist die Speicherkapazität (z. B. bei Glykogen) besonders klein.

Immunsystem

Das Immunsystem des Frühgeborenen ist so unreif, dass vor allem sehr kleine Frühgeborene praktisch keine Abwehrfunktionen gegen Bakterien haben und auch anderen Infektionserregern mehr oder weniger hilflos ausgeliefert sind. Daher müssen solche unreifen Kinder unter fast sterilen Bedingungen aufwachsen. Auf Hygiene ist größter Wert zu legen. Da die Infektionsgefahr durch Fremdkörper ansteigt (z. B. Tubus oder zentrale Katheter), ist beim geringsten Infektionsverdacht eine antibiotische Behandlung nötig, auch wenn das Frühgeborene noch nicht klinisch krank ist.

Temperaturregulation

Eine weitere Besonderheit ist die Temperaturregulation, die noch nicht so zuverlässig funktioniert. Daher kann das unreife Kind je nach der Umgebungstemperatur ausgeprägte Temperaturschwankungen zeigen. Eine Unterkühlung geschieht meist in der Hektik nach der Geburt und bei der eventuellen Reanimation. Auch eine kurzzeitige Unterkühlung hat eine wesentliche Verstärkung des Atemnotsyndroms zur Folge, muss also strengstens vermieden werden. Überwärmung führt zu einem erhöhten Kalorienumsatz und verstärkt den Flüssigkeitsverlust durch Verdunsten.

Blutvolumen

Das Blutvolumen ist sehr gering, sodass ein spätes Abnabeln bzw. Ausstreichen der Nabelschnur bei Frühgeborenen sinnvoll ist.

Alle diese Besonderheiten zeigen, dass je nach dem Grad der Unreife mit erheblichen Folgeerscheinungen zu rechnen ist, wenn Organstörungen nicht rechtzeitig erkannt und behandelt werden. Viele der genannten Störungen können sich wechselseitig verstärken, sodass das hauptsächliche Augenmerk auf die Prophylaxe solcher Störungen gerichtet sein muss.

12.3 Prophylaktische Maßnahmen vor der Geburt

Die wichtigste Prophylaxe ist die Verhinderung der Frühgeburt.

Dabei spielt die Qualität der Vorsorge eine ganz besondere Rolle. Gerade in unserer hektischen Zeit mit naturwidrigen Verhaltens- und Lebensweisen ist es von besonderer Bedeutung, wenigstens in der Schwangerschaft unnötigen Stress und belastende Umgebungsfaktoren zu reduzieren. Leider wird bei den Vorsorgemaßnahmen auf diesen Punkt zu wenig geachtet und den Maßen und Zahlen größeres Gewicht beigemessen. In anderen Ländern, z. B. Skandinavien, ist es gelungen, durch eine verbesserte, auch psychosoziale Vorsorge in der Schwangerschaft die Rate an Frühgeburten zu senken.

Lässt sich eine Frühgeburt vor der 36. SSW nicht aufhalten, kann man versuchen, durch eine Kortisongabe die Lunge „reifen" zu lassen. Durch das Medikament wird die Synthese von Surfactant angeregt. Diese Maßnahme hat aber nur dann einen Sinn, wenn sie rechtzeitig vor der Geburt erfolgt. Bei einer intramuskulären Gabe ist der Wirkungseintritt nach ca. 20 Stunden, bei oraler Gabe nach 2 Tagen zu erwarten. Die Cortisonwirkung lässt im Laufe der Zeit nach, dennoch ist von einer (mehrfach) wiederholten Gabe abzuraten, da dann die Nebenwirkungen insbesondere auf das Lungen- und Hirnwachstum bedeutsam werden.

Ein Vermeiden der Frühgeburtlichkeit um jeden Preis ist aber trotzdem nicht sinnvoll. So steigt bei einer schweren Plazentainsuffizienz das Risiko für eine Totgeburt, bei einer fortgeschrittenen Chorioamnionitis für eine periventrikuläre Leukomalazie (s. S. 159 f), so dass die Risiken individuell gegeneinander abgewogen werden müssen.

12.4 Versorgung des Frühgeborenen

Leicht unreife Kinder ab der 35. SSW

Bei der Versorgung leicht unreifer Kinder, etwa ab der 35. SSW, treten meist keine wesentlichen Probleme auf, da die spontane Atmung in aller Regel in den ersten Lebensstunden ausreicht. So kann die Versorgung zügig, aber ohne Hektik erfolgen. Eine Verlegung in die Kinderklinik ist aber bis auf einige Grenzfälle trotzdem sinnvoll, da Frühgeborene unter der 35. SSW unreifebedingt Apnoen haben können, die ohne Intervention und Überwachung lebensbedrohlich sein können.

Besonders zu beachten ist:
- **Auskühlung vermeiden!** z. B. auf das übliche Bad verzichten, das Kind nicht unbedingt im zugigen Kreißsaal ohne Kleidung auf dem Bauch der Mutter liegen lassen. Nicht in einen kalten Inkubator legen, die Geräte müssen immer ausreichend vorgeheizt sein!
- **Überwachung der Atmung:** Auch wenn das Kind in der ersten Stunde stabil ist, bedeutet dies noch nicht, dass sich kein Atemnotsyndrom entwickeln wird. Wenn die Atemfrequenz ansteigt: Monitorüberwachung! Wenn nach 24 Stunden keine klinischen Zeichen aufgetreten sind, ist die Entwicklung eines ANS unwahrscheinlich.

- **Glukosezufuhr:** Je unreifer und kleiner das Kind ist, desto eher wird es Hypoglykämien (BZ unter 30mg/dl) bekommen. Stabile nur gering unreife Kinder können primär oral ernährt werden, mit Glukosezufuhr in den ersten Stunden und vorübergehender Zufütterung in den ersten Lebenstagen. Bei bestehender Hypoglykämie trotz Zufütterung sollte unbedingt eine Infusion angelegt werden.

Frühgeborene vor der 35. SSW

Bei Frühgeborenen vor der 35. SSW ist immer die Primärversorgung durch einen Neonatologen zu fordern, d. h. dass ein Team von Kinderarzt und eine Kinderkrankenschwester zur Geburt angefordert werden sollten. In der Geburtsklinik werden nur die **Erstmaßnahmen bis zur Stabilisierung** vorgenommen, also:
- Freimachen der Atemwege, schonendes Absaugen: da Husten- und Schluckreflex, die zur Beseitigung des Sekrets dienen, noch unreifebedingt schwach oder erloschen sein können.
- „Minimal handling": d. h. das Frühgeborene wird so wenig wie möglich durch Untersuchungen oder Manipulationen gestört,
- Sauerstoff/CPAP/Intubation/Surfactant-Gabe/ Beatmung je nach Unreife und Zustand,
- Infusion mit Glukose- und Kalzium-Zusatz,
- Pulsoximeter und EKG/Atmungs-Monitor,
- Wärmeschutz, deswegen sobald wie möglich Versorgung im (Transport-) Inkubator,
- Vitamin-K-Gabe!

Am günstigsten ist es, wenn die Frühgeborenen-Station direkt neben dem Kreißsaal liegt, was aber leider nur in wenigen Zentren verwirklicht ist. Die allermeisten Frühgeborenen müssen transportiert werden, meist über die Straße, bei größeren Entfernungen auch mit einem Rettungshubschrauber. Dieser Transport muss so schonend wie möglich erfolgen. Es sind also keine Rallye-Fahrer gefragt, sondern trotz Sondersignal fährt man langsam, denn jedes Schlagloch führt dazu, dass der Kopf des Kindes herumgeschleudert wird, was die Hirnblutungsgefahr erhöht.

Nach der Akutversorgung sind **in der Kinderklinik** folgende therapeutische Punkte von Bedeutung:

- Inkubatorpflege (zur Überwachung und Zustandsbeurteilung, Wärmeregulation, Flüssigkeitshaushalt),
- Atemhilfen (s. S. 84, Sauerstoff, CPAP, Beatmung, Medikamente wie Theophyllin oder Coffein),
- Flüssigkeits- und Elektrolyt-Bilanzierung,
- Zufuhr von Kalorien und Nahrungsstoffen, Infusion mit parenteraler Ernährung, Nahrungsaufbau, dabei evtl. zunächst über eine Magensonde Dauerzufuhr, später Einzelmahlzeiten, zum Schluss Trinkversuche und Übergang zum Stillen oder normaler Flaschennahrung, um ein bestmögliches Gedeihen zu erreichen
- Antibiotische Therapie bei Infektionsverdacht oder zum Schutz bei Langzeitbeatmung, zentralen Kathetern etc.,
- Therapie eventueller Komplikationen.

Generell wird versucht, die Vitalparameter des Kindes möglichst stabil und ohne große Schwankungen zu halten. Leider sind dazu oft invasive Maßnahmen nötig, die auch zu Problemen führen. Besonders wichtig ist die Optimierung der Ernährung, damit das Wachstum, speziell das Hirnwachstum, der Reife gemäß verläuft. In dieser Phase befindet sich das Hirn in einer sehr aktiven Entwicklungsphase. Deswegen ist auch die sensorische Reizung des Kindes zu beachten. Über- und Fehlstimulation durch Stationslärm, Alarme, grelles Licht, unangenehme und schmerzhafte Prozeduren sind zu reduzieren oder durch Schmerztherapie abzumildern. Auf der anderen Seite darf das Kind nicht von den Reizen, die seine Entwicklung fördern, depriviert werden.

Vor der Entlassung kommen noch einige weitere Punkte hinzu:

- Anleitung der Eltern in der Pflege
- Krankengymnastik bei Bewegungsstörungen
- Vermittlung sozialer Hilfen
- Festlegen des Nachsorge-Programms, vor allem, wenn das Kind bei der Entlassung aus der Klinik nicht völlig gesund und unauffällig ist, z. B. Entwicklungsneurologische Kontrollen, Atemüberwachungsmonitor, Augenarzt nach O_2-Langzeittherapie etc.

Spezifische psychosoziale Probleme der Familien mit Frühgeborenen s. S. 292 f.

> **Stillberatung:**
> - Frühgeborene können und sollen gestillt werden.
> - Vor der 34. Woche muss die Muttermilch abgepumpt und über eine Sonde gefüttert werden. Danach ist bei zunehmender Reife schrittweise ein normalen Anlegen möglich.
> - Die Hygienevorschriften sind zu beachten, besonders beim Abpumpen und Aufbewahren der Muttermilch (s. S. 27 f).

12.5 Prognose

Das **körperliche Wachstum** ist bei extremen und sehr kranken Frühgeborenen häufig zunächst eingeschränkt. Zum Glück holen viele Kinder später diesen Rückstand wieder auf.

Die **psychomotorische Entwicklung** ist wesentlich schwerer zu beurteilen. Vor allem bei leichten Auffälligkeiten lässt sich kaum mit Sicherheit feststellen, ob sie auf die zu frühe Geburt zurückgeführt werden können. Neurologische Folgeschäden treten aber umso häufiger und schwerer auf, je geringer die Schwangerschaftsdauer bzw. das Geburtsgewicht war. Durch das zunehmend häufigere Überleben kleinerer und unreiferer Kinder hat sich trotz der wesentlich verbesserten Versorgung die Zahl der Behinderungen durch Frühgeburtlichkeit nicht verändert.

Bedeutsame **neurologische Folgeerscheinungen** sind z. B. Entwicklungsstörungen, Epilepsie oder die infantile Zerebralparese (ICP) in spastischer oder athetoider Form. Hinzu kommen Schwerhörigkeit und Sehstörungen bis zur Blindheit. Bei sehr unreifen Kindern steigt die Häufigkeit von Behinderungen exponentiell an. Unter der 26. SSW ist bei ca. der Hälfte mit schweren Behinderungen zu rechnen und bei einem weiteren Drittel mit leichteren Problemen. Grundsätzlich kann man leichte Intelligenzdefizite, Konzentrationsstörungen, Lernstörungen und Verhaltensauffälligkeiten erwarten. Die Prognose ist aber sehr stark davon abhängig, welche medizinischen Probleme bestehen. Nach einer höhergradigen Hirnblutung, einem Hirninfarkt, einer periventrikulären Leukomalazie, einem posthämorrhagischen Hydrozephalus oder einer schweren hypoxisch-ischämischen Enzephalopathie (s. S. 155 f) ist das Risiko einer Behinderung stark erhöht.

Andererseits darf eine infantile Zerebralparese – vor allem bei nicht extremer Frühgeburt – nicht von vornherein auf die Anfangssituation zurückgeführt werden, sondern es muss sorgfältig auch nach anderen Ursachen (z. B. angeborene Stoffwechseldefekte, postnatale Infektionen etc.) gesucht werden.

Die **Morbidität** ehemaliger Frühgeborener ist überdurchschnittlich hoch. Sie werden häufiger als Vergleichskinder wegen Atemwegsinfektionen, Magen-Darm-Erkrankungen, Gedeihstörungen oder neurologischen Erkrankungen stationär aufgenommen.

Kindesmisshandlungen sind bei ehemaligen Frühgeborenen häufiger, wobei nicht zweifelsfrei geklärt ist, ob es nicht überzufällig häufig dieselben sozialen Auslöser sind, die zu Frühgeburt und Misshandlung führen. Gerade in diesem Zusammenhang erscheint es wichtig, Eltern den Zugang zur Frühgeborenen-Station zu ebnen, und sie dort auch in die Pflege einzubinden. Eine entspannte, liebevolle Atmosphäre kommt immer auch dem Kind zugute, auch wenn es noch nichts „versteht". Eine gezielte Nachsorge („Risikosprechstunde") ist hier ebenfalls von Bedeutung.

Eine **individuelle Voraussage** über die weitere Entwicklung ist immer problematisch, zumal die Frühgeborenen sich deutlich unterscheiden.

Risikofaktoren für Störungen in der weiteren Entwicklung sind:
- Extreme Unreife (< 30 SSW)
- Sehr geringes Geburtsgewicht (< 800 g)
- Ausgedehnte kardiopulmonale Reanimation (die Überlebens-Chancen sind insgesamt gering, die überlebenden reanimierten Frühgeborenen sind sehr häufig psychomotorisch behindert)
- Transport/Geburt außerhalb eines Perinatalzentrums
- Schwere Komplikationen (z. B. nekrotisierende Enterokolitis, Hirnblutung, Pneumothorax)
- Schwere Infektionen
- Schwangerschafts- und Geburtskomplikationen (z. B. vorzeitige Placentalösung, Infektionen, etc.)

Bei der Beurteilung der Erfolge der Neugeborenen-Medizin, vor allem bei Frühgeborenen muss man letztlich zwischen Überlebenswahrscheinlichkeit und Überlebensqualität unterscheiden. Letztere ist schwer in Zahlen messbar und wird subjektiv äußerst unterschiedlich beurteilt.

13 Dystrophe Neugeborene

Als Mangelgeborenes wird ein reifes Kind unter der reifebezogenen 5. Gewichtsperzentile bezeichnet. Bei einem reifen Kind entspricht dies etwa 2500 g.

Gebräuchlich ist auch die Bezeichnung SGA (small for gestional age) für dystrophe Neugeborene.

13.1 Ursachen

Ursache ist eine intrauterine Wachstumsbeschränkung (IUGR = intrauterine growth restriction). Man unterscheidet eine **symmetrische IUGR**, bei der Länge, Gewicht und Kopfumfang proportional erniedrigt sind, und eine **asymmetrische IUGR**, bei der die Kopfgröße weniger stark beeinträchtigt ist.

Der Begriff Retardierung sollte nicht verwendet werden, da die Reifung nicht primär verzögert ist.

Mütterliche Faktoren:
- Junges und fortgeschrittenes Alter
- Geringe Körpergröße und geringes Körpergewicht
- Mütterliche Erkrankungen in der Schwangerschaft (auch Diabetes mellitus)
- Erstgebärende
- Mangelnde Schwangerenvorsorge
- Niedriger sozioökonomischer Status
- Mehrlinge
- Anomalien von Uterus und Plazenta
- Polyhydramnion
- EPH-Gestose
- Intrauterine Infektionen
- Zigarettenrauchen, Missbrauch von Kokain und anderen Drogenmissbrauch

Fetale Faktoren
- Genetische Erkrankungen
- Chromosomenstörungen
- Fehlbildungen (Ösophagusatresie)
- Familiär kleine Feten (keine Dystrophie im eigentlichen Sinne!)

Nicht nur aus allgemeinem Interesse, sondern wegen eventueller therapeutischer Konsequenzen sollte bei jedem dystrophen Kind eine Abklärung der Ursachen erfolgen. Man wird natürlich nicht in jedem Fall alle theoretisch möglichen Ursachen abklären, sondern kann durch Anamnese und Untersuchungsbefund ein sinnvolles Diagnostikprogramm finden. Dabei muss man sich der Tatsache bewusst sein, dass nicht in allen Fällen eine Ursache gefunden wird.

Bei **ethnischen Unterschieden** handelt es sich oft nicht um eine eigentliche Mangelentwicklung, sondern in bestimmten (z. B. asiatischen) Volksgruppen kann der Gewichtsdurchschnitt der Neugeborenen niedriger liegen, sodass fälschlich zu viele Kinder als dystroph eingestuft werden, wenn europäische Perzentilen als „Norm" herangezogen werden.

Rein **mütterliche Faktoren** spielen selten eine Rolle, meist besteht eine Kombination mit einer Plazentainsuffizienz. Sehr junge und Mütter über 35 Jahren haben im Durchschnitt etwas kleinere Kinder. Auch hat die Körpergröße der Mutter einen wesentlicheren Einfluss auf Größe und Gewicht des Kindes als die entsprechenden Daten des Vaters.

Organerkrankungen der Mutter haben oft erstaunlich geringe Auswirkungen auf die Schwangerschaft. Bei chronischen Herz-, Lungen-, Nieren- und Gefäßerkrankungen muss jedoch mit einer Minderversorgung des Feten gerechnet werden. Besonders wenn die arterielle Versorgung des Uterus beeinträchtigt ist, also bei sekundären Gefäßschäden, z. B. bei einem lange bestehenden und schlecht eingestellten Diabetes mellitus, kann es zu einer intrauterinen Wachstumsbeschränkung kommen, während normalerweise solche Kinder hypertroph sind.

Schwere bzw. langdauernde **Infektionen der Mutter** können zur intrauteriner Dystrophie führen, auch wenn es sich nicht um die klassischen pränatalen Infektionen handelt, also wenn keine gleichzeitige Infektion des Feten erfolgt.

Einer der wichtigsten und häufigsten Faktoren sind „Genussgifte", seltener Medikamenteinwirkung. **Zigarettenrauchen** führt vor allem in den letzten Schwangerschaftswochen zu einem verlangsamten Körperwachstum des Feten. Es müssen noch nicht einmal Gefäßschäden bei der Mutter bestehen, offenbar reicht auch die kurzzeitige Gefäßwirkung während des Rauchens aus.

Alkoholismus in der Schwangerschaft bzw. regelmäßiger Konsum größerer Mengen, z. B. mehr als 1 Glas Wein am Tag, führt nicht nur zur Dystrophie, sondern auch zu einer typischen Embryopathie. Betroffen ist vor allem das Nervensystem, was sich in einer Entwicklungsverzögerung unterschiedlichen Ausmaßes bis hin zur Idiotie bemerkbar macht. Auch strukturelle Veränderungen am Gehirn bis hin zur Mikrozephalie kommen vor. Die Kinder haben einen charakteristischen Gesichtsausdruck, mit langem glattem Philtrum (d. h. wenig ausgeprägten Falten zwischen Oberlippe und Nase) und tief sitzende, wenig gefaltete Ohren. Die Zeichen dieser Embryopathie sind in sehr vielen Fällen so diskret, dass man keine sichere Diagnose stellen kann, wenn nicht die Anamnese eindeutig ist. Gibt die Mutter also den Alkoholkonsum selbst nicht zu, wird man anhand des Kindes allein die Diagnose meist nicht stellen können.

Auch bei anderen **Suchtmitteln** (Heroin, Morphin und vor allem das gefäßverengende Kokain, aber auch andere) sind die Kinder oft untergewichtig, wobei hier meist noch weitere Risikofaktoren wie Infektionen, Unter- und Fehl-

ernährung der Mütter und schlechte soziale Verhältnisse hinzukommen.

Medikamente, vor allem Antikonvulsiva und Schlafmittel, können bei Dauergabe das Wachstum des Feten beeinträchtigen, wobei auch hier die Effekte der Grunderkrankung, meist ein Krampfleiden der Mutter, nicht klar von der Medikamentwirkung getrennt werden können.

Plazentare Auffälligkeiten sind häufig bei dystrophen Kindern zu finden, sodass die Plazenta besonders genau angeschaut werden muss. In vielen Fällen gibt es klar erkennbare Gründe für die Plazentainsuffizienz, sodass es Überschneidungen zu den genannten Ursachen der Dystrophie gibt.

Bei den kindlichen Ursachen für eine Dystrophie sind die intrauterinen Infektionen am bedeutendsten, sodass bei jedem untergewichtigen Kind danach gesucht werden sollte. Es handelt sich in erster Linie um Cytomegalie, Toxoplasmose, Röteln, Syphilis, selten auch andere.

Zwillinge wachsen etwa ab der 32. SSW langsamer als einzelne Kinder und das Geburtsgewicht liegt ca. 700 g unter dem sonstigen Durchschnitt. Bei höhergradigen Mehrlingsschwangerschaften verstärkt sich dieser Effekt weiter.

Chromosomenstörungen, genetische Defekte und andere angeborene körperliche Defekte sind für einen relativ kleinen Teil der dystrophen Kinder verantwortlich. In diesen Fällen besteht bereits eine Anlagestörung, sodass das Wachstum von der Frühschwangerschaft an gegenüber der Norm zurückbleibt. Bei erworbenen oder äußeren Schädigungen ist das Wachstum zunächst normal und verlangsamt sich erst im Laufe der Schwangerschaft.

13.2 Klinische Zeichen

Bei der Untersuchung eines Mangelgeborenen fällt in den allermeisten Fällen (asymmetrische IUGR) der in Relation zum Körper recht große Kopf auf. Ferner hat das Kind sehr wenig Unterhautfettgewebe. Dadurch kann es einen fast greisenhaften Gesichtsausdruck bekommen. Das fehlende Körperfett führt zu vielen Falten, besonders am Gesäß, wo sie tabaksbeutelartig zusammenlaufen. Die Extremitäten sind faltig und „schrumpelig".

Die Haut ist rau, trocken und nicht rosig durchscheinend wie bei einem Frühgeborenen, und schuppt sich auch in der normalen Weise. Das reife Mangelgeborene hat lange Fingernägel und verhältnismäßig große Hände und Füße, eine dünne Nabelschnur, reduziertes Wangenfett und häufig eine weite große Fontanelle. Das Haar ist licht (Abb. 13.1).

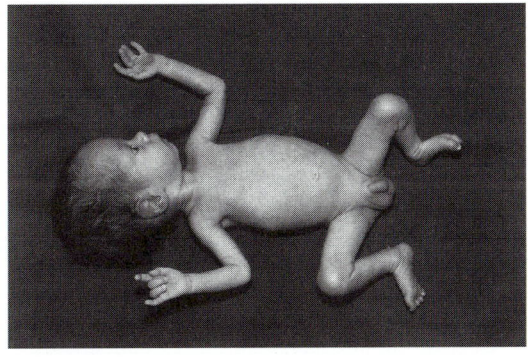

Abb. 13.1 Dystrophes Neugeborenes

13.3 Typische Probleme und Komplikationen

Die meisten dystrophen Kinder haben keine sehr schweren Anpassungsprobleme. Allerdings ist die Sterblichkeit wesentlich höher als bei normalgewichtig und reif geborenen Kindern.

- In den meisten Fällen sind alle Organe des Feten untergewichtig, wobei das Gehirn eine Ausnahme darstellt und im Verhältnis zum Körper eine geringere Wachstumsbeschränkung zeigt. Dies erklärt auch, warum nur bei einer schweren Dystrophie die geistige Entwicklung beeinträchtigt ist und erklärt außerdem den relativ hohen Bedarf an Energie und damit die Neigung zu Hypoglykämien. Andererseits können aber auch schwerwiegende genetische und chromosomale Veränderungen und Infektionen dazu führen, dass das Gehirnwachstum beeinträchtigt ist. Hier muss dann von einer besonders schlechten Prognose ausgegangen werden.

- Wenn alle Organe gleichmäßig betroffen sind (symmetrische IUGR), kann eine **familiäre Kleinwuchs-Disposition** vorliegen. Dies lässt sich durch die Anamnese bei den Eltern bezüglich deren Geburtsgewicht und Endgröße klären.

- Durch die Plazentainsuffizienz kommt es zur chronischen und/oder akuten **Hypoxie**. Das Risiko für eine vorzeitige Plazentalösung ist dadurch größer, so dass ein intrauteriner Fruchttod oder eine Asphyxiesituation vorkommen können. Durch die chronische Hypoxie kann es zu einer persistierenden pulmonalen Hypertension kommen (s. S. 113).

- Ein Hauptproblem ist die **Auskühlungsgefahr**, denn je stärker die Dystrophie ist, desto ungünstiger ist das Verhältnis von Körperoberfläche zu Gewicht. Außerdem ist die isolierende Fettschicht zu dünn. Diese Kinder müssen daher noch mehr als andere Neugeborene vor Auskühlung geschützt werden.

- Ferner neigen dystrophe Neugeborene zu **Hypoglykämien**, vor allem wegen der unzureichenden Speicher. Hier macht sich die geringer Lebergröße bemerkbar. Ein anderer Grund ist der hohe relative Energieumsatz, vor allem der Verbrauch durch Wärmeverluste und Hypoxie. Die Insulinempfindlichkeit ist erhöht. Blutzuckersteigernde Hormone werden vermindert ausgeschüttet. Andererseits kann bei einer exzessiven Glukosezufuhr der Stoffwechsel das Angebot nicht verarbeiten, so dass Hyperglykämien auftreten können.

- Häufig tritt ferner eine Polyglobulie (s. S. 197) auf, die wiederum die Auswirkungen der Hypoglykämie verstärkt.

- Durchblutungsstörungen aufgrund der Polyglobulie in Kombination mit Hypoxie erhöhen das **Risiko der Darmperforation**. Der Darm ist oft für einige Zeit in seiner Leistungsfähigkeit eingeschränkt und die Transport- und Verdauungsfunktion ist vermindert.
- Durch eine reduzierte Lymphozytenfunktion und verminderte Immunglobuline ist die **Infektabwehr** reduziert.

Anpassungsstörungen, Atemnotsyndrom, Mekoniumaspiration und Blutungen kommen bei dystrophen Kindern zwar etwas häufiger vor, gehören aber nicht zu den typischen Risiken. Nur wenn das Kind inadäquat versorgt wird oder typische Komplikationen nicht rechtzeitig und ausreichend behandelt werden, ist mit solchen **sekundären Erkrankungen** zu rechnen.

13.4 Erstversorgung und Behandlung

Wenn eine **Wachstumsretardierung bereits intrauterin** festgestellt wurde, ist kaum eine pränatale Therapie möglich. Schädigende Einflüsse (z. B. Rauchen) können ausgeschaltet werden und durch Bettruhe lässt sich vielleicht zusätzlicher körperlicher Stress der Mutter vermeiden. Ansonsten bleibt nur übrig, die Entwicklung gut zu beobachten. Stellt sich heraus, dass ein fast völliger Wachstumsstillstand vorliegt, muss eine vorzeitige Beendigung der Schwangerschaft, z. B. durch Sectio, in Erwägung gezogen werden.

Unter der Geburt ist eine gute und lückenlose Überwachung selbstverständlich. Je nach dem Ausmaß der Plazentainsuffizienz droht eine akute Hypoxie, so dass das Risiko einer Schnittentbindung gegen das Asphyxie-Risiko abgewogen werden muss.

Wenn erwartet oder unerwartet ein dystrophes Kind geboren wird, so versorgt man es im Prinzip normal wie jedes andere Neugeborene auch. Wenn eine schwere Dystrophie vorliegt (reifes Kind unter 2000 g), ist mit hoher Wahrscheinlichkeit mit Komplikationen zu rechnen und die eine Verlegung auf eine neonatologische Intensiveinheit ist zumindest für die ersten Tage notwendig.

- Ansonsten sollte das Kind am ersten Lebenstag gut überwacht werden, am besten im Inkubator.
- Der **Blutzucker** ist nach 1, 4, 8, 12, 18 und 24 Stunden zu bestimmen, bei Werten unter 30 mg/dl oder klinischen Hypoglykämiezeichen auch häufiger. In diesem Fall müssen die Blutzuckerkontrollen fortgeführt werden, bis das Neugeborene wieder an Gewicht zunimmt.
- Grundsätzlich ist ein **häufigeres Anlegen** (mindestens 3 stündlich) und ggf. auch Zufüttern sinnvoll.
- Die **Körpertemperatur** muss ebenfalls regelmäßig gemessen werden.
- Eine Polyglobulie sollte ausgeschlossen werden.
- In Absprache mit dem betreuenden Kinderarzt sind weitere Untersuchungen einzuleiten, um den Grund für die Dystrophie zu erkennen und evtl. Behandlungsmaßnahmen einzuleiten.

> **Stillberatung:**
> - Ein dystrophes Kind kann normalerweise gestillt werden, wobei in den ersten Tagen zugefüttert werden sollte. Dazu reicht Glukoselösung nicht immer aus. Wenn nur kurzfristig eine künstliche Säuglingsnahrung nötig ist, sollte man zu einem Vollhydrolysat greifen (s. S. 30).

13.5 Prognose

Nach der Geburt wachsen dystrophe Kinder schneller als normalgewichtige reife Kinder, sodass sie meist schon nach ca. 3 Monaten ihr Geburtsgewicht verdoppelt haben. Trotzdem können sie das **Durchschnittsgewicht** meist nicht in den ersten Lebensmonaten erreichen. Wenn bei der Geburt der Kopf sehr klein war und langsam wächst, dann werden mit hoher Wahrscheinlichkeit Körperlänge und Körpergewicht unterhalb des Normbereiches bleiben. Von allen Neugeborenen mit einem Gewicht unterhalb der 3. Perzentile bleibt auch nach vier Jahren noch ein Drittel unter dieser Norm, und nur knapp jedes 10. Kind hat den Altersdurchschnitt erreicht. Eine genaue Voraussage aus dem Grad der Dystrophie bei der Geburt ist nicht möglich. Zeigen die Kinder im ersten Lebensjahr kein Aufholwachstum, so ist die körperliche Größenentwicklung beeinträchtigt.

Neurologische Erkrankungen sind im Vergleich zu normalgewichtigen Neugeborenen fünf- bis zehnmal häufiger (betroffen sind vor allem die schwergradig dystrophen Neugeborenen).

Als Erwachsene haben ehemalige Mangelgeborene häufiger Übergewicht, Insulinresistenz, Typ-II-Diabetes und Herz-Kreislauferkrankungen. Es findet also eine **fetale Programmierung** des Stoffwechsels statt, der sich das ganze Leben lang auswirkt.

14 Geburtsverletzungen

In Abhängigkeit vom Geburtsmechanismus können verschiedene typische Verletzungen auftreten. Einige davon sind harmlos und bedürfen keiner Behandlung, andere sind sehr ernst zu nehmen und sind gezielt zu therapieren. Die richtige Beurteilung kann das Kind daher sowohl vor einer unnötigen Behandlung als auch vor weiterem Schaden bewahren. Die richtige Einschätzung hilft auch, den Eltern gegenüber die Lage richtig darzustellen. Im Regelfall wird man sie beruhigen können, da zahlenmäßig die meisten Verletzungen harmlos sind.

Risikofaktoren sind:
- Makrosomie (Geburtsgewicht über 4000 g)
- großer Kopf des Feten
- Erstgebärende
- mütterliche Beckenanomalien
- verlängerte oder extrem schnelle Wehen bzw. Geburt
- atypische Geburtslagen, besonders bei Geburtsstillstand
- Oligohydramnion
- Forzeps- oder Vakuumextraktion
- Wendung
- extreme Unreife
- fetale Anomalien (z. B. Fehlbildungen, krankhafte Organveränderungen)

Mit Geburtrauma sind in diesem Falle mechanische Verletzungen gemeint. Derselbe Ausdruck wird von den Psychologen benutzt, um die seelische Umstellung bei der Geburt zu beschreiben. Dies muss gedanklich unterschieden werden!

Bei Geburtsverletzungen wird nicht selten die Frage der Schuld gestellt. Viele dieser Ereignisse sind schicksalshaft und daher nicht einer bestimmten Ursache zuzuschreiben. Einige lassen auf bestimmte (vermeidbare oder unvermeidliche) Ereignisse im Geburtsverlauf schlie-

ßen. Daher ist eine genaue Anamneseerhebung und auch eine genaue Dokumentation wichtig, wenn schwerere oder folgenreiche Geburtsverletzungen festgestellt werden.

14.1 Hautverletzungen
Druckmarken

Druckmarken können vorkommen, wenn das Kind während des Geburtsvorganges längere Zeit z. B. am Becken aufgelegen hat. Die Marken sind meist livide verfärbt, in der Umgebung ödematös, sie bilden aber nur in den seltensten Fällen eine Nekrose, sodass sich eine Behandlung erübrigt.

Druckmarken **durch Zangen** sind relativ selten und bedürfen ebenfalls meist keiner Therapie. Die Fazialisparese als Nervenschädigung kommt bei Zangenentbindung etwas häufiger vor (s. u.).

Ablederung bei Vakuumextraktion

Durch das Abrutschen des Gerätes unter Zug kann es zur großflächigen Hautablederung kommen. Dabei werden die obersten Hautschichten abgetrennt, ähnlich wie bei einer Schürfverletzung. Dies bedeutet eine große offene Wundfläche. Diese ist besonders infektionsgefährdet, muss also desinfizierend behandelt werden. Dabei muss man wissen, dass durch die offene Haut reichlich von der Desinfektionslösung in den Körper aufgenommen wird, sodass nur ungiftige Substanzen verwendet werden dürfen (Jodlösungen sind problematisch). Störungen des Haarwachstums nach einer solchen Ablederung kommen kaum vor, da die tiefer liegenden Haarwurzeln meist nicht beschädigt werden. Tiefere Ablederungen sind extrem selten.

Hautschnitte bei Sectio

Es ist nicht ungewöhnlich, dass das Kind bei einer Sectio etwas „angeschnitten" wird. Meist sind diese Verletzungen sehr oberflächlich und bedürfen weder aus kosmetischer noch aus chirurgischer Sicht einer Behandlung. Bei Notsectiones mag es häufiger tiefere Schnitte geben. Ein Schnitt ist im Prinzip eine offene Verletzung mit Infektionsgefahr, sodass eine ausreichende Desinfektion erforderlich ist, und man die Verletzung bis zur Abheilung im Auge behalten sollte.

14.2 Blutungen und Weichteilverletzungen

Geburtsgeschwulst (Caput succedanum)

Die Geburtsgeschwulst ist keine Verletzung, muss aber von den Blutungen unterschieden werden: Durch den starken Druck bei der Geburt wird im engen Geburtskanal der Rückfluss von Gewebsflüssigkeit aus dem vorangehenden Teil, in der Regel dem Hinterhaupt, behindert. Es kommt zu einer manchmal sehr großen teigig-ödematösen Schwellung mit häufig livider Verfärbung und manchmal kleinen Einblutungen oder Spannungsblasen. Die Geburtsgeschwulst hält sich nicht an die Knochengrenzen. Sie verschwindet spontan innerhalb von ein bis zwei Tagen und bedarf natürlich keinerlei Behandlung.

Kephalhämatom

Während der Geburt kann es durch die seitlich ansetzenden Scherkräfte beim Durchtritt durch das knöcherne Becken geschehen, dass die Knochenhaut (= Periost) eines (oder mehrerer) Schädelknochen des Kindes von der knöchernen Unterlage gelöst wird. Da das Periost sehr stark durchblutet ist, entsteht ein **Bluterguss zwischen Periost und Knochen**. Die Blutung kommt erst dann zum Stehen, wenn das Periost halbkugelig unter Spannung vom Knochen gelöst ist, sodass eine prallelastische Vorwölbung entsteht.

Das Kephalhämatom kann sich aus anatomischen Gründen nur bis an die Grenze eines Schädelknochens ausdehnen. Es können mehrere Kephalhämatome gleichzeitig bestehen. Am häufigsten betroffen sind die Scheitelbeine, seltener die Stirn- und Hinterhauptsbeine. Die Blutmenge beträgt bei einem Kephalhämatom ca. 20 ml, sodass dies bei der Gesamtmenge von ca. 350 ml Blut eines Neugeborenen nicht wesentlich ins Gewicht fällt.

Innerhalb einiger Wochen wird die Flüssigkeit weitgehend resorbiert, sodass sich der Tastbefund entsprechend ändert. Am Rand bildet sich oft ein harter Wall, der dann beim Abtasten eine Vertiefung an der Stelle des Hämatoms vortäuscht. Durch die restliche Resorption des Hämatoms bleibt der betreffende Schädelknochen noch für einige Monate dicker.

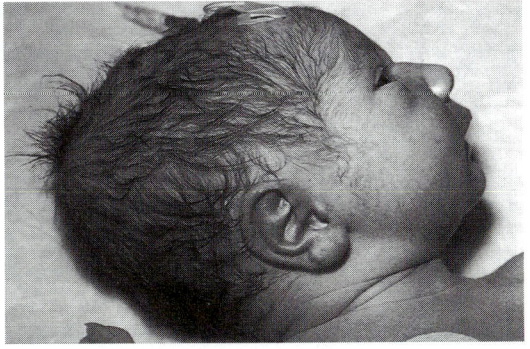

Abb. 14.1 Geburtsgeschwulst

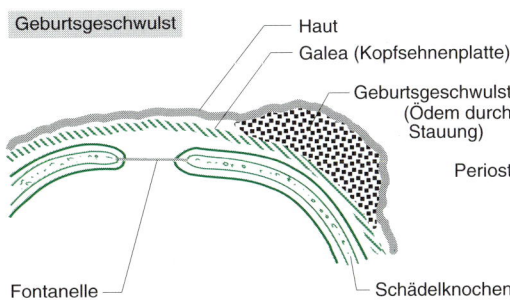

Abb. 14.2 Geburtsgeschwulst

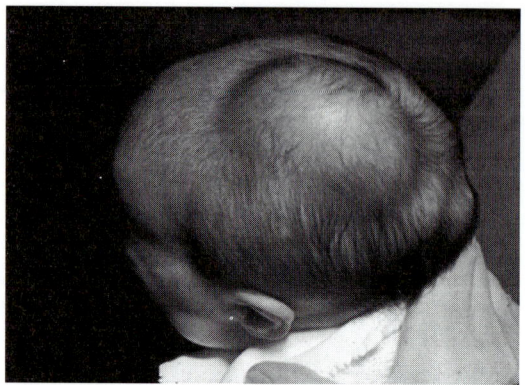

Abb. 14.3 Kephalhämatom

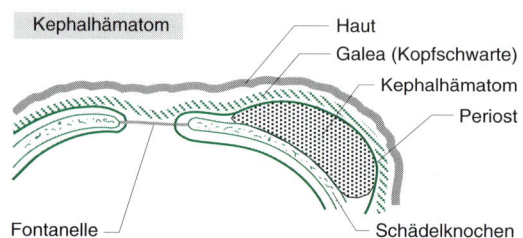

Abb. 14.4 Kephalhämatom

Das Kephalhämatom wird nicht behandelt. Auf keinen Fall sollte es punktiert werden, denn dadurch steigt die Infektionsgefahr. Außerdem hat die Blutung die Tendenz, nachzulaufen, und auf diese Weise könnte man dem Kind wirklich nennenswert Blut entziehen. Da durch den Abbau des roten Blutfarbstoffes aus dem Kephalhämatom vermehrt Bilirubin entsteht, sollten Kinder mit einem Kephalhämatom besonders bezüglich einer Hyperbilirubinämie überwacht werden.

Subaponeurotische Blutung (Galeablutung)

Wenn es, wiederum durch Scherkräfte unter der Geburt, zu einer **Blutung oberhalb der Knochenhaut**, und unter die Sehnenplatte kommt (Galea), kann die Blutung sich erheblich ausbreiten, da die Sehnenplatte über den ganzen Schädel durchgeht (Abb. 14.5). Bei einer solchen Blutung nimmt der Kopfumfang erheblich zu, wobei unter der Kopfhaut schwappendes Blut zu tasten ist. Hier passen große Blutmengen hinein, 100 ml und mehr, so dass das Kind in der Regel gleichzeitig die Zeichen des Blutungsschocks entwickeln kann.

Diese Blutung ist relativ selten. Neben einer Transfusion kann es notwendig sein, dass die Blutungsquelle gesucht und chirurgisch versorgt werden muss, denn aufgrund der großen Blutmenge und der geringen Stoffwechselaktivität der Sehne ist die spontane Resorption nicht unbedingt gewährleistet. Oft findet sich eine Schädelfraktur als Ursache.

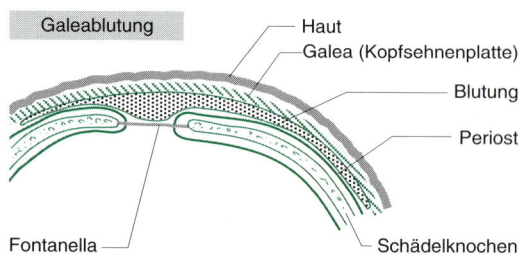

Abb. 14.5 Galeablutung

Wenn – was nicht selten der Fall ist – gleichzeitig Ablederungen der Kopfhaut oder eröffnete Spannungsblasen vorliegen, besteht die Gefahr einer Hirnhautentzündung. Ein Kind mit einer Galeablutung sollte immer auf einer Neugeborenen-Intensivstation überwacht werden.

Kopfnicker-Hämatom (Sternocleido-Blutung)

Durch Überdehnung oder Zerrung am Kopf kann es zur Einblutung in den Musculus sternocleidomastoideus („Kopfnicker") kommen. Der Muskel ist dann als derber dicker Strang tastbar, der offenbar auch schmerzhaft ist. Das Kind neigt zu einer Schonhaltung, bei der es den Kopf schief zur verletzten Seite hält.

Nach der Organisation der Blutung kann das Muskelgewebe so weit geschädigt sein, dass es zu einer teilweisen bindegewebigen Umwandlung und anschließenden Narbenbildung kommt. Der Muskel verkürzt sich dann, und das Kind entwickelt eine dauerhafte schiefe

Kopfhaltung. Dies kann wiederum eine Kopf- und Gesichtsasymmetrie zur Folge haben.

Um alle diese Folgeerscheinungen so weit wie möglich zu verhindern, ist eine gezielte krankengymnastische Behandlung notwendig. Sie sollte nicht unmittelbar nach der Geburt beginnen (Gefahr der Nachblutung), sondern nach ein bis zwei Wochen.

Kleinere Kopfnickerhämatome werden häufig erst in der 2. Lebenswoche festgestellt, wenn die narbige Verhärtung auftritt und erst dann ein derbes Knötchen auf dem Muskel getastet wird.

Hämatome an anderen Stellen

Sie können auftreten, wenn eine Gerinnungsstörung vorliegt, was z.B. bei einer schweren Infektion vorkommen kann. Solche seltenen Hämatome entwickeln sich of an verschiedenen Stellen gleichzeitig. Sie sollten dann in jedem Falle umgehend in einer neonatologischen Intensivstation abgeklärt werden.

Konjunktivale Blutungen

Bindehautblutungen können nicht nur bei der Mutter, sondern auch beim Neugeborenen beobachtet werden. Sie betreffen nur die Bindehaut und sind völlig harmlos, auch wenn sie nicht schön aussehen und die Eltern in der Regel stark beunruhigen.

Subkutane Fettnekrosen

Es handelt sich um harte, unregelmäßig begrenzte farblose, rote oder livide Bezirke, vor allem bei großen Neugeborenen und häufig im Schulter- oder Gesäßbereich. Sie werden meist erst nach Tagen oder Wochen entdeckt. Auslöser kann Druck und mangelnde Durchblutung sein. Eine Behandlung ist nicht nötig. Die Kinder entwickeln im Alter von drei bis vier Wochen eine ausgeprägte Hyperkalziämie mit den Symptomen Erbrechen, Gewichtsverlust, Trinkschwäche, Fieber, Somnolenz und Übererregbarkeit.

Hirnblutungen

Siehe S. 157 f

14.3 Verletzungen von Knochen und Knorpel

Klavikularfraktur (Schlüsselbeinbruch)

Sie ist die häufigste knöcherne Geburtsverletzung (ca. 1%) und kommt besonders bei sehr großen Neugeborenen und nach einer Schulterdystokie vor. Oft wird die Fraktur direkt nach der Geburt gar nicht bemerkt. Die Klavikula bricht meist im mittleren Drittel, und bei Berührung oder wenn man auf der betroffenen Seite am Arm zieht, hat das Kind erkennbar Schmerzen. Innerhalb weniger Tage bildet sich an der Bruchstelle ein Hämatom und anschließend ein Kallusgewebe, das als derber Knoten zu tasten ist. Dieser Knoten wird dann spätestens bei der U2 bemerkt.

Die Fraktur verursacht normalerweise keine Komplikationen, also keine Gefäß- oder Nervenschädigungen. Die Abheilung erfolgt spontan innerhalb von zwei Wochen bis zur Stabilität. Nach einigen weiteren Wochen ist auch der Kallus nicht mehr zu tasten. Auch Fehlstellungen werden gut ausgeglichen. Aus diesen Gründen ist eine Behandlung nicht erforderlich. Man sollte das Kind allerdings vorsichtig lagern und nicht auf die kranke Seite legen. Beim Anziehen nimmt man die kranke Seite zuerst, beim Ausziehen zuletzt, um dem Kind nicht zusätzlich weh zu tun.

Oberarmfraktur (Humerusfraktur)

Eine Oberarmfraktur kommt vor allem bei sehr großen Kindern und nach einer Armlösung vor. Der Humerus bricht meist im mittleren Drittel. Das Neugeborene hat Schmerzen, die sich auch in einer Schonhaltung mit scheinbarer Lähmung äußern können. Der Arm ist abnorm beweglich und beim Tasten spürt man die Fraktur, später auch ein Hämatom bzw. die Kallusbildung im Frakturbereich.

Die Fraktur verheilt innerhalb weniger Wochen spontan. Man sollte aber unnötige Manipulationen am Arm vermeiden. Am besten wird er mit einem Schlauchverband etc. an den Körper gebunden. Eine weiter gehende Schienung ist meist nicht nötig. Kleinere Fehlstellungen (Achsen- und Drehfehler) werden spontan ausgeglichen. Die Fraktur hat eine gute Prognose. Komplikationen in Form von Nerven- oder Gefäßverletzungen sind im Gegensatz zu Oberarmfrakturen bei Erwachsenen selten.

Epiphysenlösung

Durch denselben Mechanismus wie bei der Oberarmfraktur kann es auch zum Abriss oder zumindest zur Zerrung in der unteren Wachstumsfuge des Oberarmes zwischen Oberarmkopf und Oberarmschaft kommen. Auch diese Verletzung ist für das Kind schmerzhaft, woraus eine Schonhaltung und Scheinlähmung resultieren kann. Der Wachstumsknorpel ist für Verletzungen sehr empfindlich, weshalb diese Verletzungen relativ häufig zu einer dauerhaften Zerstörung dieses Bereiches führen. Der Oberarm wächst dann nicht mehr ausreichend, sodass eine Armverkürzung mit allen kosmetischen und funktionellen Folgeerscheinungen resultiert.

Bei dieser Geburtsverletzung ist der Kinderorthopäde zu Rate zu ziehen. Evtl. ist eine operative Behandlung möglich. Die Prognose ist trotzdem nicht sehr gut. Da der Knochenkern des Oberarmknochens noch nicht verknöchert ist, erkennt man eine Epiphysenlösung auf dem Röntgenbild oft nicht. Bei der Sonographie sind die knorpeligen Strukturen jedoch gut zu erkennen.

Schädelfrakturen

Schädelfrakturen beim Neugeborenen sind zum Glück selten, da die Schädelknochen nur wenig mineralisiert und dadurch weich und elastisch sind. Außerdem sind die einzelnen Schädelknochen nicht knöchern miteinander verbunden, sondern durch bindegewebige Schädelnähte, die eine sehr große Verschieblichkeit der Schädelknochen zueinander gewährleisten.

Schädelfrakturen sind nach Zangenentbindungen oder schweren Geburten zu beobachten, bei denen ein starker Druck zwischen dem kindlichen Kopf und den mütterlichen Beckenknochen entsteht. Am häufigsten sind lineare Frakturen, die z. T. auch nur als „Anrisse" von den Schädelnähten ausgehend vorliegen können (Abb. 14.6).

➤ **Lineare Frakturen („Berstungsfraktur")** verlaufen wie ein „Sprung" über den Schädelknochen und heilen in der Regel von selbst. Sie sollten aber regelmäßig kontrolliert werden, denn gelegentlich kann es passieren, dass die auseinander gebrochenen Schädelteile nicht mehr zusammenwachsen. Die Hauptgefahr bei Berstungsfrakturen ist jedoch die Blutung oberhalb der Hirnhäute aus den dicken, aber verletzlichen Blutgefäßen, die innerhalb der Schädelknochen entlangziehen. Daher müssen die betroffenen Kinder für mehrere Tage in der Kinderklinik überwacht werden. Hinweise auf eine epidurale Blutung sind eine Zunahme des Kopfumfanges, Unruhe, Krampfanfälle und Bewusstseinsstörungen.

Durch eine Computer- oder Kernspintomographie kann die Blutung diagnostiziert werden. Mit der Sonographie wird sie nicht immer erfasst, trotzdem sollte eine Schädelsonographie grundsätzlich bei jedem, auch bei einer asymptomatischen Neugeborenen mit einer Schädelfraktur als einfache, schnelle und harmlose Untersuchung durchgeführt werden.

Eine **epidurale Blutung** erfordert einen neurochirurgischen Notfalleingriff. Bei guter Überwachung ist die Prognose von Schädelfrakturen gut, wenn nicht gleichzeitig durch die Verletzung Hirnblutungen aufgetreten sind. In seltenen Fällen kann die Hirnhaut in den Bruchspalt gelangen, so dass die Schädelknochen nicht zusammen heilen können („wachsende Fraktur").

➤ Bei der **Impressionsfraktur** fühlt man auf dem Schädel, meist auf einem der Scheitelbeine, ein nach innen ragendes „Loch", das in der Mitte häufig etwas spitz nach innen zuläuft. Das Kind hat zunächst oft keine anderen Symptome, kann aber bei gleichzeitiger Blutung innerhalb des Schädels Krampfanfälle, Bewusstseinsstörungen oder andere Zeichen des Hirndruckes entwickeln.

Leichtere Impressionsfrakturen ohne zusätzliche klinische Zeichen kann man unbehandelt lassen. Wenn die Impression tiefer ist als die Dicke der Schädeldecke, sollte man, um Druckschädigungen am Gehirn zu vermeiden, operieren. Dabei wird der imprimierte Knochen an der tiefsten Stelle angebohrt und mit einem hakenähnlichen Instrument angehoben. Die Prognose ist insgesamt gut.

➤ **Schädelbasisfrakturen** sind sehr selten, aber sehr bedrohlich, da in der Regel Einrisse der basalen Venen mit schweren Blutungen die Folge sind.

> Fließt klare Flüssigkeit aus dem Ohr oder der Nase und ist hier ein Zuckertest positiv, liegt eine Liquorrhoe. Dies bedeutet eine offene Verbindung zum Schädelinneren und damit die Gefahr einer Hirnhautentzündung.

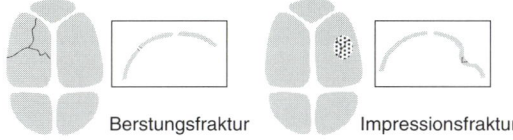

Berstungsfraktur   Impressionsfraktur

Abb. 14.6 Schädelfrakturen als Geburtsverletzung

Oberschenkelfrakturen und andere Knochenbrüche

Sie sind selten und haben wie auch die anderen Frakturen eine gute Heilungstendenz. Im Allgemeinen genügt eine Schienung über etwa 2 Wochen, bis eine funktionelle Stabilität erreicht ist.

Luxation der Nasenscheidewand (= Nasenseptum)

Diese kommt relativ häufig vor, wird aber meist nicht erkannt und behandelt. Im Grunde genügt es, das Septum wieder in die richtige Lage zu bringen, was aber vom HNO-Arzt vorgenom-

men werden sollte. Erkennt man diese Geburtsverletzung nicht, entstehen später asymmetrische Nasengänge, was einerseits zu Atemproblemen und gehäuften Infekten der Nase führt, andererseits eine unschöne asymmetrische Verformung der Nase nach sich ziehen kann.

14.4 Nervenschädigungen

Nerven können durch Zerrung, Quetschung oder Abriss geschädigt werden. Bei einer Zerrung und Quetschung bleibt das Nervengewebe, vor allem das Bindegewebe des Nerven, intakt und nur die Nervenausläufer sind geschädigt. Bei leichten Schädigungen entsteht nur eine vorübergehende Funktionsstörung, die innerhalb weniger Tage verschwindet. Bei stärkeren Schädigungen gehen die Nervenausläufer jenseits der Verletzungsstelle verloren, können aber bei intaktem Bindegewebe regeneriert werden. Die neu gebildeten Nervenausläufer können etwa 1mm am Tag wachsen, sodass man die Erholungszeit berechnen kann. Bei einer längeren Erholungszeit ist es notwendig, die gelähmten Muskeln passiv zu bewegen, damit es keine Kontrakturen gibt, und aktiv (elektrisch) zu stimulieren, damit sie nicht atrophieren.

Am wichtigsten und häufigsten sind die **Lähmungen am Arm**. Die Nerven treten aus verschiedenen Segmenten der Halswirbelsäule aus, formieren sich dann um (Plexus = Geflecht) und ziehen unterhalb der Schulter weiter zum Arm. Im Austrittsbereich zwischen Wirbelsäule und Schulter sind die Nervengeflechte am meisten Zerrungs-gefährdet. Häufig gibt es auch eine entsprechende Geburtsanamnese (z.B. Schulterdystokie, schwierige Entwicklung bei einem makrosomen Kind). Die obere Plexuslähmung ist wesentlich häufiger als die untere.

Obere Plexuslähmung (Erbsche Lähmung, 85%)

Gelähmt sind hauptsächlich Muskeln, die im Schulterbereich und am Oberarm wirksam werden. Daher hängt der Arm bei diesen Kindern schlaff herunter und wird beim liegenden

Kind leicht nach innen gedreht. Der Ellenbogen ist gestreckt und das Handgelenk gebeugt. Beim Auslösen des Moro-Reflexes ist die Lähmung eindrucksvoll zu erkennen. Schmerzen werden offenbar nicht empfunden, denn die passive Bewegung und Berührung des Armes führen nicht zum Schreien. Die Hand wird zumindest teilweise bewegt, und der Handgreifreflex ist auslösbar.

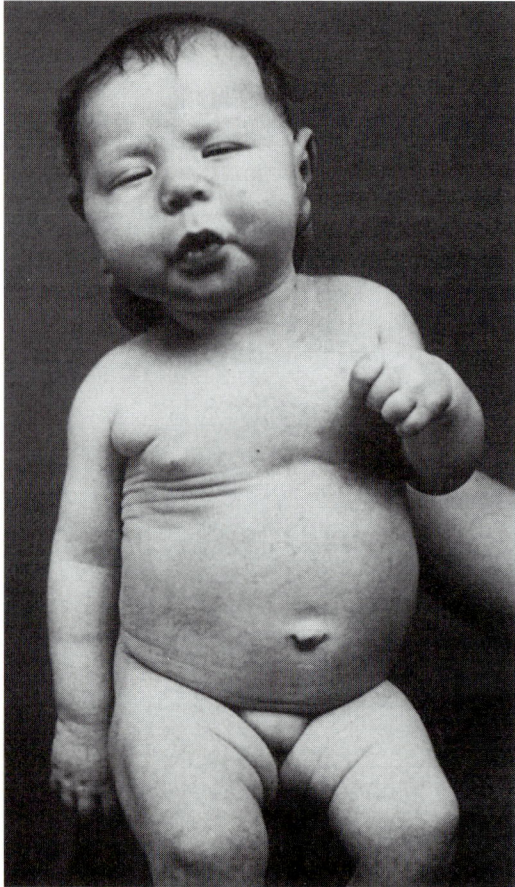

Abb. 14.7 Erbsche Lähmung

Diese Lähmung hat eine relativ gute Prognose. In vielen Fällen handelt es sich offensichtlich nur um eine leichte Zerrung, sodass die Kontinuität der Nerven nicht unterbrochen ist und die Funktion der Muskeln schon nach wenigen Tagen wiederkehrt. Da das Neugeborene den Arm nicht bewegen kann, muss man darauf achten, dass es nicht darauf liegt oder die Durchblutung durch andere Lagen erschwert

ist. In der ersten Lebenswoche sollte der Arm und der Schulter-Hals-Bereich geschont werden, damit sich die verletzungsbedingte Schwellung rasch zurückbildet und dadurch kein zusätzlicher Druck auf die Nerven ausgeübt wird. Am besten wird der gelähmte Arm mit dem Hemdchen an den Körper gebunden. In der zweiten Lebenswoche sollte dann eine intensive krankengymnastische Behandlung eingeleitet werden.

Ist die obere Plexuslähmung ausgedehnter (sind neben den Spinalnerven C5 und C6 auch C4 und C3 betroffen), kommt es zusätzlich durch eine Schädigung der Fasern des Phrenikusnerven zur **Zwerchfelllähmung**. Sind bei einem Kind mit Plexuslähmung Atemnot, Zyanose, seitenunterschiedliche Atembewegungen oder -geräusche zu beobachten, muss nach einer Zwerchfelllähmung gesucht werden.

Bei einer oberen Plexuslähmung ist immer mittels Röntgenaufnahme und Ultraschall ein Knochenbruch oder eine Epiphyseolyse auszuschließen.

Untere Plexuslähmung (= Klumpkesche Lähmung, 10%)

Diese tritt oft nicht isoliert auf, sondern in Kombination mit einer oberen Plexuslähmung (5%). Typischerweise sind die Muskeln des Unterarms und der Hand betroffen. Daher ist der Greifreflex nicht auszulösen. Die Hand steht in einer Pfötchenstellung.

Die untere Plexuslähmung ist oft schwer wiegender (Abriss von Nervenfasern oder des ganzen Plexus), sodass die spontane Rückbildungstendenz geringer ist bzw. Folgeschäden entstehen. Mittels Kernspintomographie (NMR) lassen sich die Nervenbahnen darstellen. Durch eine frühzeitige mikrochirurgische Nervennaht im Alter von 3–3 Monaten auch in solchen Fällen ein wesentlich besseres Resultat erzielt werden als noch vor einigen Jahren, als lediglich Korrekturoperationen bei Kontrakturen etc. möglich waren. Daher sollten Neugeborene mit einer Plexuslähmung, die sich nicht innerhalb kurzer Zeit spontan bessert, in einem entsprechenden spezialisierten Zentrum vorgestellt werden. Ist die untere Plexuslähmung noch ausgedehnter und die Nervenwurzel Th1 auch geschädigt, kommt es zum Horner-Syndrom: Herabhängen des Oberlides (Ptosis), enge Pupillen (Miosis) und Einsinken des Augapfels (Enophthalmus).

Fazialisparese

Der Fazialisnerv läuft vor dem Ohr über das Jochbein und ist an dieser Stelle relativ leicht durch Druck zu schädigen. Bei einer Forzeps-Entbindung kommen solche Schädigungen häufiger vor als bei anderen Geburtsarten. Es sind fast ausschließlich die motorischen Gesichtsnerven geschädigt, sodass die Muskeln von Mund, Auge und Mittelgesicht betroffen sind. Am auffälligsten ist dabei die Lähmung der Mundmuskulatur, was man durch den verzerrten Mund beim Schreien und am Herausfließen der Nahrung vor allem auf der kranken Seite erkennt. Die teilweise Lähmung der Lidmuskulatur kann zum unvollständigen Augenschluss führen und damit zum Austrocknen der Hornhaut und zu Schädigungen des Auges (Abb. 14.8). Das Auge muss regelmäßig mit Augensalbe abgedeckt werden, um diese Austrocknung zu verhindern.

Die Fazialisparese hat eine gute Prognose. In den allermeisten Fällen ist die Schädigung so leicht, dass es innerhalb weniger Tage zur spontanen Abheilung kommt. Eine Fazialisparese kann aber auch nicht verletzungsbedingt bei angeborenen Erkrankungen des Nervensystems vorkommen.

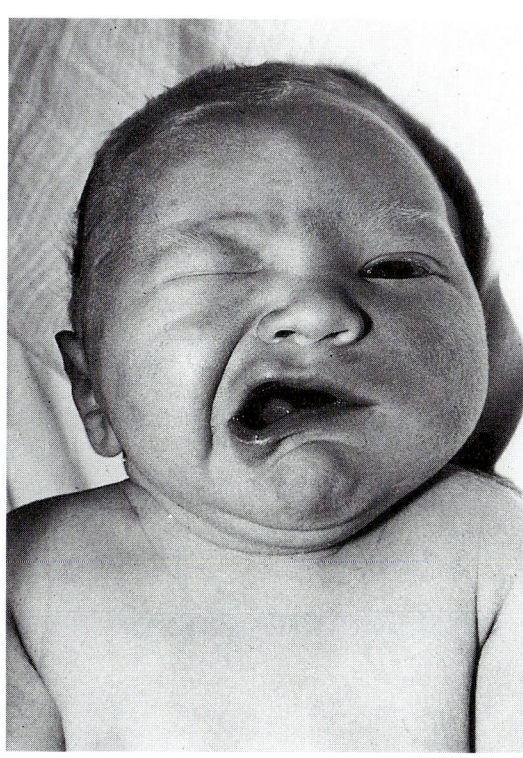

Abb. 14.8 Fazialisparese

14.5 Verletzungen innerer Organe

Innere Organe werden bei der Geburt kaum verletzt. Lediglich Blutungen können vorkommen. Auch diese treten aber meist nicht als reine Geburtsverletzung auf, sondern in Kombination mit einem meist längerdauernden Sauerstoffmangel. Es wirken also mehrere Faktoren zusammen: Sauerstoffmangel, Gerinnungsstörung, Gefäßschädigung und mechanische Belastung. Blutungen sind besonders häufig im Zentralnervensystem (s. S. 157 f), etwas seltener in der Nebenniere und von geringerer Bedeutung in allen anderen Organen.

Bei **Organvergrößerungen und -schwellungen** sind die Organe verletzlicher und können leichter reißen, z.B. Leber- oder Milzriss bei Speicherkrankheiten oder Blutkrankheiten mit jeweils starker Vergrößerung dieser Organe.

Schwere generalisierte Blutungen bedeuten eine erhebliche Gefährdung des Kindes. Auch eine rechtzeitige Transfusion und die Gabe von Gerinnungsfaktoren kann das Leben nicht immer retten.

15 Erkrankungen und Fehlbildungen der Atmungsorgane

15.1 Atemnotsyndrom

> **Leitsymptome:**
> - Erhöhte Atemfrequenz (über 60/min
> - Stöhnende Ausatmung
> - Einziehungen
> - (leichte) Zyanose
> - Zeichen der Erschöpfung, z. B. Trinkschwäche

Ursache

Ursache des Atemnotsyndroms ist die Unfähigkeit, die Lungenbläschen vollständig zu entfalten und die geöffneten Lungenbläschen stabil offen zu halten, so dass sie nicht wieder zusammenfallen (kollabieren). Bei sehr unreifen Kindern spielt dabei auch die ungenügende Alveolarisierung eine große Rolle: die Lungenstruktur ist noch nicht ausgereift und die Lungenbläschen sind nur teilweise angelegt. Beim reifen Neugeborenen tritt das Atemnotsyndrom nur mit krankhaften Vorbedingungen auf.

Die Lunge kann sich nur entfalten, wenn die **Oberflächenspannung** herabgesetzt wird, d. h. wenn möglichst wenig Kraft gebraucht wird, um die feinsten Atemwege und Lungenbläschen mit Luft zu füllen. Die reife Lunge produziert für diesen Zweck den **Surfactant**, der auch im Fruchtwasser nachzuweisen ist. Dieser **Surfactant** ist sehr komplex aus verschiedenen Lipiden, Eiweißstoffen und hochmolekularen weiteren Bestandteilen zusammengesetzt. Seine Aufgabe scheint nicht allein in der Herabsetzung der Oberflächenspannung zu liegen. So kommt z. B. manchen Surfactantproteinen bei der unspezifischen Bakterienabwehr eine immunologische Bedeutung zu. Daher ist eine künstliche Herstellung nach wie vor kein vollständiger Ersatz.

- Beim Atemnotsyndrom kommt es zunächst zur **mangelnden Entfaltung** zahlreicher kleiner Bronchien und Lungenbläschen. Die Lunge ist starr und wenig dehnbar. Deswegen nimmt die Atemarbeit und damit auch der Sauerstoffverbrauch für das Neugeborene drastisch zu.
- Durch eine ungleichmäßige Luftverteilung und den verstärkten Sog des Kindes bei der Einatmung kommt es auch zum Zusammenfallen bereits eröffneter Bezirke. In den nicht entfalteten Bereichen ist der **Strömungswiderstand** für das Blut größer, sodass das Herz mehr Mühe hat, Blut durch die Lungen zu pumpen. Dies erhöht den Druck im rechten Herzen und hat zur Folge, dass über die fetalen Kreislaufwege Blut vom rechten zum linken Herz fließt.
- Es tritt ein **Sauerstoffmangel** auf, der wieder zur Ansäuerung und Schockzeichen führen kann. Die Lunge wird ihrerseits durch diese Kreislaufverhältnisse und den Sauerstoffmangel geschädigt.
- Durch die sehr angestrengte Atmung des Kindes kommt es durch die gesteigerten Scherkräfte zu einer Schädigung und Verletzung der Lunge. Als Folge werden die Alveolarmembranen durchlässiger, Flüssigkeit und Eiweißbestandteile entweichen aus den Gefäßen in die Bronchien und Alveolen. Aus diesen Gründen nimmt die Schwere eines Atemnotsyndroms über Stunden bis Tage zu, falls nicht eingegriffen wird. Diese Eiweißablagerungen nennt man wegen der Art der Anfärbung bei der histologischen Aufarbeitung auch **hyaline Membranen**, weswegen man früher das Atemnotsyndrom auch als Syndrom der hyalinen Membranen bezeichnete.
- Durch die vermehrte Atemarbeit beim Atemnotsyndrom wird mehr Sauerstoff und Glukose verbraucht. Der Sauerstoffmangel und die Azidose werden dadurch verstärkt, und es kommt zur **Hypoglykämie.**

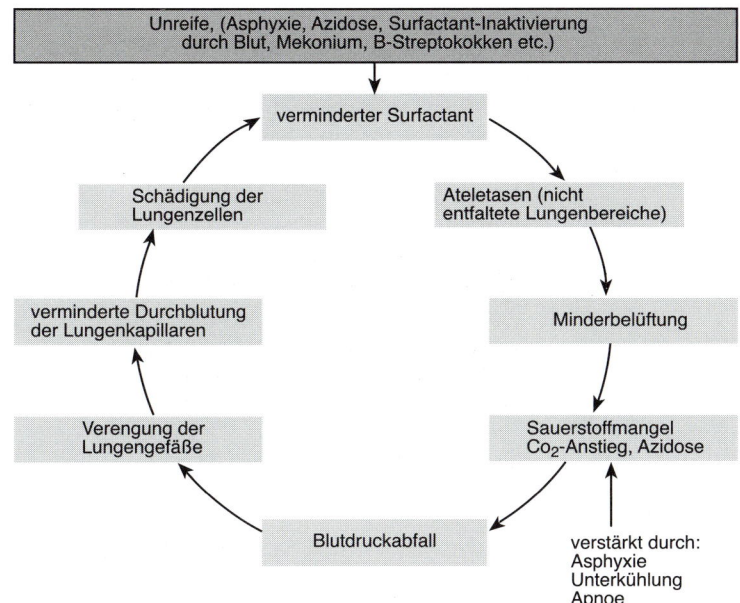

Abb. 15.1 Pathophysiologie des Atemnotsyndroms

- Surfactant wird durch Mekonium, Blut und bei Lungenentzündungen (vor allem B-Streptokokken) inaktiviert.

Risikofaktoren

Das Atemnotsyndrom ist eine typische Erkrankung des Frühgeborenen. Je unreifer das Kind ist, desto häufiger und ausgeprägter ist das Atemnotsyndrom. Neben der Unreife ist der mütterliche Diabetes mellitus der wichtigste Risikofaktor. Diese Kinder verhalten sich im Prinzip so, als wären sie einige Wochen unreifer als es der Schwangerschaftsdauer entspricht.

Weitere Risikofaktoren

- Auskühlung nach der Geburt
- Nachfolgende Mehrlinge, z. B. 2. Zwilling
- Sauerstoffmangel
- Azidose
- Hirnblutung
- Sectio
- Jungen sind etwas häufiger betroffen als Mädchen
- Weiße Rasse

Vor allem die Kombination dieser „kleineren" Risikofaktoren kann auch bei reifen Kindern zu einem schweren Atemnotsyndrom führen!

Klinische Zeichen

Klinische Zeichen, die auf ein Atemnotsyndrom hinweisen können, sind:
- Atemfrequenz über 60 in Ruhe und länger als eine Stunde,
- stöhnende Ausatmung,
- Nasenflügeln,
- sternale, interkostale, subkostale, juguläre und thorakale Einziehungen,
- Zyanose, wenn keine O_2-Gabe erfolgt,
- Auftreten dieser klinischen Zeichen innerhalb der ersten vier Lebensstunden und Andauern über mindestens 24 h.

Wenn innerhalb der ersten 12 Lebensstunden keinerlei Anzeichen dieser Art aufgetreten sind, ist nicht mehr mit der Entwicklung eines typischen Atemnotsyndroms zu rechnen!

Durch Aspiration, Lungenblutung und Lungenentzündungen sowie durch einen Kreislaufschock kann es aber auch später zu einem **atypischen Atemnotsyndrom** kommen.

Dessen Symptome sind unspezifisch, und können auch auf andere Krankheiten hindeuten, z. B.:

- Streptokokken-Infektion (s. S. 269, hier treten zusätzlich Infektionszeichen auf.
- Lungenentzündungen aus anderen Ursachen.
- Wet-lung-Syndrom (Syndrom der nassen Lunge)
- Aspiration
- Atelektase
- Fehlbildungen an Lunge, Thorax, Ösophagus.
- Persistierender fetaler Kreislauf (PFC-Syndrom).
- Schwere metabolische Azidose, z. B. bei Stoffwechseldefekten.

Der weitere Verlauf eines klassischen Atemnotsyndroms ist kaum noch zu beobachten, da durch die intensivmedizinischen Maßnahmen Spontanverläufe praktisch nicht mehr vorkommen. Die Symptomatik des Atemnotsyndroms nimmt meist innerhalb der ersten drei Lebenstage zu, sodass die atemsynchronen Einziehungen, die Tachypnoe und die Zyanose zunehmen. Bei einem schweren Atemnotsyndrom tritt dann der Tod im Sauerstoffmangel, durch Kreislaufschock bzw. durch Erschöpfung ein. Bei leichteren Verläufen bessert sich die Erkrankung ab dem ca. 4. Lebenstag wieder.

Prophylaxe

> Durch Cortisongabe vor der Geburt (s. S. 89) kann das Atemnotsyndrom zwar nicht verhindert, aber in manchen Fällen abgemildert werden.

Cortison führt zu einer Zellreifung auf Kosten der Zellgröße. Wahrscheinlich kommt die normale Lungen- und Zellreifung, vor allem die Reifung des Surfactantsystems, durch endogene Steroide zustande. Kinder mit Atemnotsyndrom haben im Durchschnitt niedrigere Cortison-Spiegel. Durch den Stress der Wehen wird Cortison ausgeschüttet, was bis zu einem gewissen Grad das höhere Risiko für ein Atemnotsyndrom bei einer Sectio erklärt. Intrauterine Stresssituationen (Infektionen, schwere Gestose) führen u. a. durch eine Ausschüttung des Stresshormons Cortisol zu einer Lungen-

reife. Leider wird durch Cortison aber auch das Hirnwachstum und das Lungenwachstum (genauer die Anzahl der Lungenbläschen) beeinträchtigt. Deswegen ist von einer mehrfachen Cortisonbehandlung abzuraten. Insulin ist ein Gegenspieler des Cortisons, deshalb sind die Lungen von Kindern diabetischer Mütter funktionell unreifer.

> Die Nachreifung mit Steroiden nützt jedoch nur Kindern, bei denen die Wehen schon begonnen haben! Diese Behandlung wird deshalb nur empfohlen, wenn die Wehen bereits begonnen haben, ein Atemnotsyndrom zu erwarten ist und die Geburt noch mindestens 24 h hinausgeschoben werden kann.

Therapie

- Besonders wichtig ist die **Vermeidung weiterer Risikofaktoren**. So sind Auskühlen, Sauerstoffmangel und Azidose und vermehrte Anstrengung zu verhindern. Ein normalisierter Stoffwechsel optimiert die Surfactant-Produktion und reduziert die Kreislaufprobleme.
- Bei einem Neugeborenen mit Atemproblemen muss die **Sauerstoffsättigung** lückenlos überwacht werden. Als erste Maßnahme bei Erschöpfung bzw. Sauerstoffabfall dient die O_2-Vorlage. Erschöpft sich das Kind weiter oder sinkt die Sauerstoffsättigung, ist eine mechanische Atemhilfe nötig (s. S. 84).
- Bei sehr unreifen Kindern sollte die Stabilisierung der Lungenkapazität aktiv angestrebt werden, denn diese Neugeborenen sind in der Regel nicht in der Lage, ihre schon eröffneten Lungenbläschen geöffnet zu halten. Bei ausreichendem Atemantrieb kann dies mit **CPAP-Atemhilfe** (z. B. Rachentubus) erfolgen, und zwar möglichst bald nach der Geburt, bevor sich ein Atemnotsyndrom entwickelt.
- Reicht eine CPAP-Atemhilfe nicht aus, oder ist der Atemantrieb des Kindes zu gering, oder ist das Kind schwer krank (z. B. Kreislaufschock, Sepsis), muss es intubiert und beatmet werden. Dann ist die **prophylaktische Surfactant-Gabe** zu erwägen, ansonsten wird dies therapeutisch eingesetzt. Surfactant wird aus Rinder- oder Schweinelun-

gen gewonnen bzw. künstlich hergestellt. Je nach Hersteller wird Surfactant als gebrauchsfertige Lösung oder als Trockensubstanz geliefert. Die fertige Lösung wird über den liegenden Tubus direkt in die Luftröhre und damit die Lungen gespritzt.

Durch die Therapie mit Surfactant kann die Häufigkeit und vor allem die Dauer der Beatmungspflichtigkeit deutlich reduziert werden, mit entsprechend geringerer Schädigung der Lunge und Vermeidung anderer Komplikationen. Moderne Beatmungsformen tragen zu einer Verminderung der Lungenschädigung bei. Die Hochfrequenz-Oszillationsbeatmung, bei der mit Frequenzen von z.B. 600/Minute beatmet wird, kann in speziellen Situationen sinnvoll sein.

In verzweifelten Fällen kann bei reifen Kindern versucht werden, durch extrakorporale Membranoxygenierung (ECMO) die Lunge vorübergehend zu ersetzen. Diese Methode ist jedoch nur in wenigen Zentren verfügbar und hat eine hohe Komplikationsrate.

Stillberatung
- Kein Stillhindernis
- Bei Erschöpfung und Trinkschwäche kann vorübergehend Abpumpen und Sondieren nötig werden.

Komplikationen

Infektionen treten sehr häufig auf, da Sekret in Lungenbläschen, Atemwegen und im Tubus eine gute Brutstätte für Bakterien darstellt. Bei sehr unreifen Kindern wird immer eine prophylaktische antibiotische Behandlung nötig sein. Bei reiferen Kindern ist sehr genau auf eventuelle Infektionszeichen zu achten. Leider lässt sich im Röntgenbild das Atemnotsyndrom nicht immer zweifelsfrei von einer Lungenentzündung unterscheiden. Regelmäßige bakteriologische Kontrollen sind nötig.

Bei maschineller Beatmung kann es zum **Pneumothorax** oder zu anderen Luftaustritten in das Gewebe kommen, was in seltenen Fällen auch zum Tode führt. Sehr selten kommt es zu einer lebensbedrohlichen Lungenblutung.

Langzeitfolgen/Prognose

Trotz Surfactant-Substitution und Beatmung sind manche Kinder nicht zu retten. Doch die meisten Neugeborenen überleben das Atemnotsyndrom. Leichtere Formen, die keine oder nur eine kurze Beatmung erfordern, sind nicht nur am häufigsten, sondern bleiben auch fast immer folgenlos.

Bei einem **schweren Atemnotsyndrom** mit Langzeitbeatmung (mit hohen Spitzendrucken oder zu hohem Atemzugvolumen) oder hohen Sauerstoffkonzentrationen können Dauerfolgen eintreten:
- **Bronchopulmonale Dysplasie** (BPD, chronische Lungenkrankheit des Frühgeborenen): Infolge der Lungenschädigung bei der Langzeitbeatmung und durch die Atelektasen im Rahmen der Grunderkrankung kommt es zu ausgedehnten Umbauprozessen in der Lunge mit bindegewebiger Umwandlung vieler Abschnitte. Diese Folgeerscheinung wird als bronchopulmonale Dysplasie bezeichnet. Die Lungenkapazität ist bei diesen Kindern sehr klein, woraus eine verminderte Belastbarkeit resultiert. Dies liegt an den Dystelektasen, d.h. gleichzeitig kommen Atelektasen (zusammengefallene Abschnitte) und überblähte Bezirke vor. Häufig entwickeln sich Atemwegsobstruktionen durch Sekretpfröpfe und mit zunehmendem Alter auch Verkrampfungen der Bronchialmuskulatur. Dies bedeutet, dass gehäuft schwere Atemwegsinfektionen und auch Asthma bronchiale auftreten. Eine leichtere bronchopulmonale Dysplasie kann im Laufe von Jahren ausheilen, die Überempfindlichkeit der Lunge bleibt aber meist bestehen.
- **Gehirn:** Bei einem schweren Atemnotsyndrom und einer nachfolgender chronischen Lungenkrankheit kommt es zwangsläufig zu mehr oder weniger langen Phasen mit Sauerstoffmangel. Daher kann sich eine hypoxische Hirnschädigung (s. S. 155 f) entwickeln. Auch Hirnblutungen treten gehäuft auf.

- **Augen:** Auch bei einer genauen Dosierung des Sauerstoffs sind zeitweise Überdosierungen nicht immer vermeidbar. Aber auch ohne diesen Risikofaktor kann es zu einer Retinopathie (s. S. 168) kommen.
- **Gedeihstörung:** Durch die vermehrte Atemarbeit ist der Kalorienverbrauch deutlich gesteigert. Da bei vielen Kindern mit BPD auch Ernährungsprobleme (häufiges Spucken, eingeschränkte Leistungsfähigkeit des Darmes etc.) bestehen, ist die Nahrungszufuhr oft nicht optimal.
- **Entwicklungsverzögerung:** Durch alle oben genannten Probleme und durch die erkrankungsbedingt eingeschränkten Möglichkeiten, die Kinder optimal zu stimulieren, ist die psychomotorische Entwicklung oft verzögert.
- **Nasse-Lunge-Syndrom** (wet-lung-syndrome): Diese Anpassungsstörung ist sehr häufig. Sie kommt bei ca. 5% aller reifen Kinder vor, vor allem nach einer Sectio aus dem wehenlosen Uterus. Untergewichtige Neugeborene sind noch häufiger betroffen. Die Lunge enthält vermehrt Flüssigkeit, wobei nicht klar ist, ob die Lunge vermehrt Fruchtwasser gebildet hat oder dies beim Geburtsvorgang nur zu wenig abgegeben wurde. Die Symptomatik kann sich in schweren Fällen mit der eines Atemnotsyndroms oder einer Pneumonie überschneiden. Diese Kinder brauchen evtl. für einige Tage Sauerstoff. Manchmal müssen sie auch wegen Trinkschwäche mit der Sonde ernährt werden. Die Störung heilt ansonsten folgenlos aus.

15.2 Fehlbildungen der Atmungsorgane

Leitsymptome:
- Je nach Art der Fehlbildung unterschiedliche Symptomatik
- Atypische Atemnotsymptomatik
- Asymmetrische Einziehungen/Überblähung etc.
- Zunahme der Symptome nach dem Bebeuteln

Lungenhypoplasie und Lungenagenesie

Eine Lungenhypoplasie (Unterentwicklung) oder -agenesie (fehlende Anlage) kann mit oder ohne andere Fehlbildungen als eigenständiges Krankheitsbild bestehen (**primär**).

Eine Lungenhypoplasie kann aber auch **sekundär** durch andere Erkrankungen ausgelöst werden. Dabei wächst die Lunge des Feten durch Druck von innen (z. B. Zwerchfellhernie) oder außen (z. B. Oligohydramnion) nicht optimal.

Auch ein länger bestehender vorzeitiger **Blasensprung** mit „Trockenliegen" des Kindes beeinträchtigt das Lungenwachstum sekundär.

Skeletterkrankungen oder **neuromuskuläre Krankheiten** führen dazu, dass die Atembewegungen im Mutterleib eingeschränkt sind oder fehlen, so dass der Reiz zum Wachstum der Lunge fehlt. Diese Kinder sind in der Regel sehr schwierig zu stabilisieren und zu beatmen, und einige überleben nicht. Dies liegt u. a. auch daran, dass die Blutgefäße der Lunge ebenfalls hypoplastisch sind, die Lungen also schlecht durchblutet werden. Durch den hohen Gefäßwiderstand wird das rechte Herz sehr stark belastet, und es kommt zu einem Rechts-Links-Shunt über das Foramen ovale und den Ductus Botalli. Es liegen also Kreislaufverhältnisse wie beim Feten vor, daher die Bezeichnung **PFC-Syndrom** (persistierende fetale Circulation) oder Persistierende Pulmonale Hypertension des Neugeborenen (**PPHN**).

Therapie

Behandelt wird die PPHN durch Intubation, Beatmung, eventuell Surfactantgabe, Sauerstoff, Alkalisierung, Hyperventilation, Morphin, evtl. Stickstoffmonoxid, Kreislaufstabilisierung, und im Extremfall durch eine extrakorporale Membranoxigenierung („künstliche Lunge").

Das Risiko eines Pneumothorax ist bei allen Kindern mit Lungenhypoplasie sehr hoch.

Differenzialdiagnose

Eine PPHN kann auch primär als eigenständiges Krankheitsbild vorkommen, sowie sekundär bei anderen Erkrankungen wie Lungenentzündung, Mekoniumaspiration, Lungenblutung, Asphyxie und Schockzuständen.

Zwerchfellhernie

Die wichtigste Fehlbildung ist die Zwerchfellhernie. In den meisten Fällen ist sie mit einer Lungenhypoplasie auf der gleichen Seite kombiniert. Diese Fehlbildung tritt bei 1 : 2 000 bis 1 : 4 000 Kindern auf, bei mehr als $2/3$ auf der linken Seite.

Klinische Zeichen: Die Kinder fallen bei großen Hernien sehr schnell nach der Geburt durch Ateminsuffizienz auf, weil nur eine Lunge funktionsfähig. Sobald der Darm mit Luft gefüllt ist, verdrängt er zusätzlich Raum im Thorax und drückt das Mediastinum weiter auf die gesunde Seite, was die Kapazität der Lunge weiter einschränkt. Fängt man jetzt an zu bebeuteln, wird man nicht nur in die Lunge Luft einblasen, sondern auch in Magen und Darm, wodurch sich die Situation der Kinder weiter verschlechtert. Daher müssen Kinder mit Zwerchfellhernie primär intubiert werden. Gleichzeitig ist eine offene Magensonde notwendig, damit die Luft wieder entweichen kann.

Weitere Zeichen sind ein sehr eingefallener Bauch, weil dort die Eingeweide fehlen, die in den Thorax verlagert sind. Bei der Auskultation hört man auf der betroffenen Seite Darmgeräusche statt Atemgeräusch.

Kleine Hernien können erst spät entdeckt werden und die Kinder entwickeln auch keine bedrohliche, sondern eher eine allmählich zunehmende Symptomatik. Allerdings kann es dann auch zu Einklemmungen des Darmes mit Ileus-Zeichen kommen.

Die Diagnose wird durch eine Röntgen-Aufnahme oder sonographisch bestätigt. Bei der Hälfte der Kinder finden sich weitere Fehlbildungen, auch Chromosomen-Anomalien.

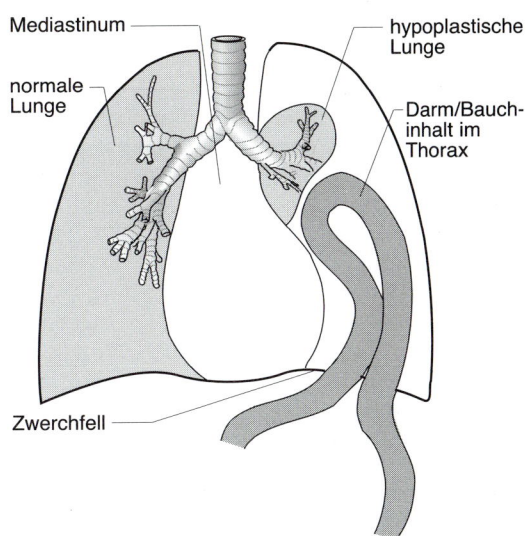

Abb. 15.2 Zwerchfellhernie

Therapie

- Wenn die **Diagnose bereits intrauterin** durch Ultraschall gestellt wurde, sollte die Entbindung in einem Zentrum erfolgen, in dem eine adäquate und sofortige Behandlung des Kindes gewährleistet ist.
- Nach der Stabilisierung wird das Neugeborene in eine neonatologische Abteilung mit angegliederter **Kinderchirurgie** verlegt. Die Operation erfolgt, wenn das Kind für mindestens 48 Stunden stabil ist.
- Bei der anschließenden chirurgischen Versorgung ist das Ziel, den Defekt plastisch zu verschließen. In vielen Fällen muss dazu Fremdmaterial verwendet werden, um eine zuverlässige Trennung von Thorax- und Bauchhöhle zu erreichen.

Die **Komplikationsrate** ist hoch und trotz guter Versorgung beträgt die Sterblichkeit immer noch bis 50%. Ein nicht unerheblicher Teil der überlebenden Kinder hat durch vorübergehende Sauerstoffmangelzustände bleibende Hirnschäden.

Andere seltene Fehlbildungen der Atemwegen

Weitere Fehlbildungen der Atemwege sind eher selten. Einige davon werden nicht bei der Geburt, sondern im Kindesalter aufgrund gehäufter atypischer Infektionen oder erst nach Jahrzehnten zufällig entdeckt.

➤ **Choanalatresie:**
Die Nasengänge sind nicht durchgängig, das Kind kann nur durch den Mund atmen. Da Neugeborene obligate Nasenatmer sind, entwickeln diese Kinder in der Regel eine massive Atemnot und Zyanose, die sich beim Schreien rasch bessert, weil dann durch den Mund geatmet wird. Die Nasengänge lassen sich nicht sondieren. Als **Erstmaßnahme** muss ein Güdeltubus in den Mund und Rachen eingelegt werden, selten muss intubiert werden. Mit der Nahrungsaufnahme gibt es größere Probleme. Die Therapie besteht in der operativen Öffnung der Nasengänge.

➤ **Pierre-Robin-Sequenz:**
Diese Kinder haben einen sehr kleinen Unterkiefer und gleichzeitig eine Gaumenspalte bei sehr hohem Gaumen. Wegen der normal großen und zurückfallenden Zunge und der atypischen anatomischen Verhältnisse kommt es zur Atembehinderung. Die Behandlung erfolgt durch Lagerung des Kindes auf die Seite oder in die Bauchlage. Sehr oft treten Atem- und Fütterungsprobleme auf. Auch hier wird als Sofortmaßnahme, falls das Kind sich in Bauchlage nicht stabilisiert, ein Güdeltubus eingelegt. Durch regelmäßiges Saugen und Stimulieren der Zungen- und Mundbodenmuskulatur wächst der Unterkiefer im Laufe der Zeit. Korrekturoperationen sind kaum möglich.

➤ **Spaltbildungen im Kehlkopfbereich:**
Sie fallen meist durch häufiges Verschlucken bzw. wiederholte Nahrungsmittelaspirationen auf, sodass die betroffenen Kinder dadurch auch Lungenentzündungen bekommen. Die operative Korrektur gestaltet sich meist sehr schwierig und ist komplikationsreich.

➤ **Einengungen der Luftröhre:**
Einengungen der Luftröhre durch atypische Blutgefäße, z. B. aus der Aorta entspringende fehlverlaufende Arm-Arterien, können vorkommen. Operationen sind nur selten nötig.

➤ **Konnataler Stridor:**
Dieses röchelnde oder pfeifende Strömungsgeräusch, vor allem beim Einatmen, ist relativ häufig. Meist stecken keine schweren Fehlbildungen dahinter. Es kann sich um weiche Knorpelspangen in der Luftröhre handeln (trachealer Stridor), um weiche oder unvollständig verknorpelte Anteile des Kehlkopfes oder andere funktionelle Stenosen. Vor allem ein trachealer Stridor ist meist ohne besondere Bedeutung, wenn er sich im Schlaf nicht verstärkt oder nur unter Belastung wie Schreien oder bei Infekten beobachtet wird. Invasive Untersuchungen, etwa eine Bronchoskopie, sind nur nötig, wenn Zyanoseanfälle oder Atemstopps während der Einatmung oder Ausatmung beobachtet werden. Im Gegensatz dazu ist ein Stridor durch Langzeitintubation immer ernst zu nehmen, da hier durch entzündliche und vernarbende Prozesse eine Verschlechterung mit erheblicher Atembehinderung entstehen kann.

➤ **Zystische Fehlbildungen:**
Zystische Fehlbildungen der Lunge, Bronchuszysten, Nebenlunge und andere strukturelle Defekte oder Fehlbildungen sind sehr selten. Bis auf wenige Ausnahmefälle werden sie erst später entdeckt, meist aufgrund von Infektionen. Bezüglich der kombinierten Fehlbildungen von Luft- und Speiseröhre s. S. 134 f.

15.3 Mekoniumaspirations-syndrom (MAS)

Leitsymptome:
● Grünes oder erbsbreiartiges Fruchtwasser
● Tachypnoe, Einziehungen, Stöhnen
● Schwere Asphyxie bzw. Atemnot

Betroffen sind überwiegend reife hypotrophe und übertragene Neugeborene. Mekoniumhaltiges Fruchtwasser liegt bei ca. 12% der Lebendgeborenen vor, selten vor der 38. SSW, bei Neugeborenen ab der 42. SSW dagegen in 30% der Fälle.

Ursachen

Das intrauterine Absetzen von Mekonium ist mit einem **fetalen Sauerstoffmangel** und Asphyxie verknüpft. Sauerstoffmangel oder eine asphyxiebedingte Durchblutungsstörung des Darmes führen zur Hyperperistaltik des Darmes mit Erschlaffen des Anus, wodurch es zum Abgang von Mekonium kommt. Gleichzeitig kommt es zur Schnappatmung und zu einer vorzeitigen Atemtätigkeit, die zur Aspiration mekoniumhaltiger Partikel im Fruchtwasser führt. Häufig findet diese Aspiration jedoch auch während oder direkt nach der Geburt statt.

Klinische Zeichen

Zu den Symptomen der Mekoniumaspiration gehören mekoniumhaltiges (erbsbreiartiges) Fruchtwasser, Grünverfärbung von Haut, Nägeln, Nabelschnur, evtl. Zeichen der Asphyxie (Hypotonie, Blässe, Bradykardie etc.; s. S. 82 f) und ein weites Spektrum an Atemnotsymptomen (Tachypnoe, Einziehungen, Stöhnen, anstoßende Atmung, Stridor etc.) direkt nach Geburt, das von einer milden Atembeeinträchtigung bis zum Tod durch Atemversagen trotz massiver medizinischer Intervention reicht. Zusätzlich findet man je nach dem Ausmaß Zeichen der Bronchialobstruktion (verlängerte Ausatmungsphase), der Sekretretention (Rasselgeräusche), evtl. auch eines Pneumothorax, (s. S. 114) und eines des Rechts-Links-Shunts, sowie eine Zyanose/Hypoxämie.

Im **Röntgenbild** finden sich Aspirationszeichen, Dystelektasen (d. h. stark unterschiedlich belüftete Lungenbezirke mit atelektatischen und überblähten Bezirken), grobfleckige Infiltrationen und Überblähung.

Prophylaxe

Vorbeugende Maßnahmen sind die Vermeidung fetaler Hypoxämien, fetales Monitoring, die sofortige Beendigung der Geburt bei Hinweisen auf eine fetale Gefährdung und die Vermeidung einer längeren Übertragung.

Therapie

- Notwendig ist ein gründliches Absaugen des Kindes direkt nach Geburt. Falls es nicht lebhaft ist, muss der Kehlkopf mit dem Laryngoskop eingestellt und die Trachea abgesaugt werden (bei zähem Mekonium auch mit dem Endotrachealtubus).
- Das Kind muss intubiert werden und eine Tracheobronchiallavage (-spülung) mit erwärmter physiologischer Kochsalzlösung oder mit Surfactant (bzw. verdünnter Surfactantlösung) durchgeführt werden.
- Es darf keine Stimulation des Atemantriebs des Neugeborenen erfolgen, so lange nicht die Trachea abgesaugt ist, denn bei jedem Atemzug des Kindes kann Mekonium in die tiefen Atemwege eingeatmet werden und zu einer zusätzlichen Schädigung der Lungen führen.
- Kommt beim trachealen Absaugen kein Mekonium mehr oder sind die Vitalparameter des Kindes so deprimiert, dass eine sofortige Reanimation erfolgen muss, wird mit Beatmung und Sauerstoffgabe begonnen. Außerdem muss die Asphyxie behandelt werden (Pufferung, ggf. Volumengabe, etc.; s. S. 85).

Komplikationen

Als Komplikation droht eine **persistierende pulmonale Hypertension des Neugeborenen** (PPHN, s. S. 84), so dass die Therapie auch in diese Richtung orientiert sein muss (optimale Sauerstoffversorgung, Alkalisierung, Anheben des arteriellen Blutdruckes, Sedierung, etc.).

Auch ein **Pneumothorax** ist gehäuft als Komplikation zu beobachten. Auf der Intensivstation können dann Surfactantgabe, Hochfrequenz-Oszillationsbeatmung, ggf. auch eine inhalative NO-Therapie nötig werden. Im

Extremfall muss das Kind bei akutem Lungenversagen in ein spezielles Zentrum zur ECMO (extrakorporale Membranoxigenierung, vergleichbar mit der Herz-Lungen-Maschine) verlegt werden.

Prognose

Längerfristig besteht nach einem schweren Mekoniumaspirationssyndrom eine eingeschränkte Lungenfunktion und ein hyperreagibles Bronchialsystem, so dass gehäuft Pneumonien und Bronchitiden auftreten. Außerdem hängt die Langzeitprognose auch vom Ausmaß der asphyktischen Hirnschädigung und vom postnatalen Verlauf ab (z. B. gehäufte Hirnschädigung durch Blutungen oder Ischämien bei ECMO und Pneumothorax).

15.4 Pneumothorax

Leitsymptome:
- Plötzliche einsetzende Atemnot
- Zunehmende Überblähung des Brustkorbs
- Geringe Atembewegungen

Ursachen

Bei einem Pneumothorax ist Luft in den Pleuraraum eingedrungen. Dies führt dazu, dass die Lunge ihren elastischen Kräften nachgibt und zusammenfällt. Meist stammt die Luft des Pneumothorax aus einer Verletzung der Lunge, welche z. B. durch starke Scherkräfte bei massiver Beatmung oder durch eine gesteigerte Verletzlichkeit der Lungenstruktur bei Entzündungen oder Pneumonien vorkommen kann.

Baut sich dann ein Ventilmechanismus auf, sodass Luft aus der Lunge in den Pleuraspalt gelangt, aber nicht mehr zurückkann, so verdrängt die Luft im Pneumothorax immer mehr Raum (Spannungspneumothorax). Wenn dann der Austritt der Luft schneller erfolgt als die Resorption, was eigentlich immer der Fall ist, folgt die Verdrängung der verletzten Lunge auf die gesunde Seite. Die Lunge der Gegenseite wird dadurch zusammengedrückt und es entsteht eine zunehmende Ateminsuffizienz. Daher handelt es sich um einen **dringenden Notfall**.

Ein Pneumothorax tritt meist als Komplikation der künstlichen Beatmung auf. Häufig ist er ferner bei einer Mekoniumaspiration, selten bei Fehlbildungen der Lunge.

Bei einem Spannungspneumothorax beobachtet man eine schnell zunehmende klinische Verschlechterung des Zustandes, vor allem eine zunehmende Ateminsuffizienz bzw. eine abnehmende Sauerstoffsättigung. Das Kind hat dann einen aufgeblähten Thorax, nur noch minimale Atembewegungen und zeigt eine ausgeprägte Zyanose und Tachykardie, im schlimmeren Falle auch Bradykardien.

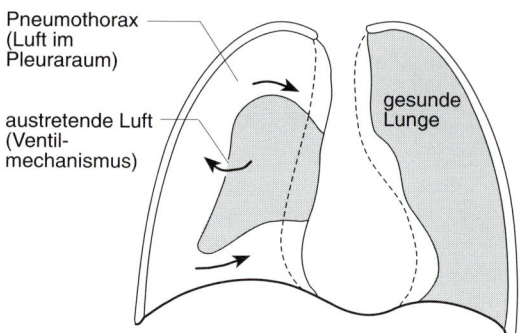

Pneumothorax (Luft im Pleuraraum)

austretende Luft (Ventilmechanismus)

gesunde Lunge

Abb. 15.3 Pneumothorax

Ein **spontaner Pneumothorax** kommt bei 1 bis 2 % aller Neugeborenen vor, aber es handelt sich in der Regel nicht um einen Spannungspneumothorax, sondern nur um relativ kleine Luftaustritte. Diese werden daher meist nur per Zufall gefunden und sind klinisch bedeutungslos.

Therapie

Die Behandlung des Spannungspneumothorax besteht im sofortigen Abpunktieren der Luft und im Legen einer Thoraxdrainage, mit der die austretende Luft dann kontinuierlich abgesaugt wird.

Eine solche Drainage ist meist über einige Tage nötig, bis das Leck zumindest soweit verklebt bzw. zugeheilt ist, dass es luftdicht ist. Man merkt dies daran, dass die Drainage keine Luft mehr „fördert". Dann wird sie versuchsweise für einige Stunden abgeklemmt. Wenn auf einem erneuten Röntgenbild der Pneumothorax nicht wieder entstanden ist, kann die Drainage entfernt werden.

15.5 Apnoen

> **Leitsymptome:**
> Apnoen sind Atempausen von mindestens 20 Sekunden Dauer oder Atempausen, die von Symptomen wie Bradykardie oder Abfall der Sauerstoffsättigung begleitet werden.

Man unterscheidet **zentrale Apnoen**, bei denen der Impuls zur Atmung vom Atemzentrum fehlt und **obstruktive Apnoen**, bei denen die Atemwege durch eine Schwäche der Muskulatur, durch starken Sog bei der Einatmung oder durch Verkrampfungen (z. B. Laryngospasmus) oder Sekret zusammenfallen und deswegen keine Atmung möglich ist sowie **gemischte Apnoen** (beide Formen zusammen).

Die Ursachen von Apnoen sind sehr vielfältig:
- Unreife: Bei Frühgeborenen vor der 35./36. SSW sind eine periodische Atmung und Apnoen wegen der Unreife des Atemzentrums sehr häufig. Daher werden diese Kinder zunächst immer mit Monitor überwacht. Bei noch unreiferen beatmeten Frühgeborenen kommt es auch nach der Entwöhnung vom Beatmungsgerät sehr häufig zu Apnoen, manchmal ist sogar deshalb eine erneute Intubation und Beatmung nötig.
- Infektionen (Sepsis): Meist treten hier zusätzliche Symptome auf, z. B. Trinkschwäche, Apathie, evtl. Fieber (s. S. 242 f).
- Lungenentzündungen.
- Unterkühlung bzw. Temperaturinstabilität, vor allem bei Früh- und Mangelgeborenen.
- Stoffwechselkrankheiten (z. B. Hypoglykämie, aber auch andere): Weitere Symptome sind Unruhe, Ernährungsstörungen, Apathie, zentralnervöse Symptome, Erregbarkeit.
- Medikamente, vor allem Nachwirkungen von Narkotika und Schmerzmitteln, die der Mutter bei der Geburt gegeben wurden.
- Erkrankungen des Gehirns, besonders Hirnblutungen und Fehlbildungen. Zusätzlich beobachtet man in diesen Fällen neurologische Auffälligkeiten, evtl. Anfälle.
- Anämie: Sinkt das Hämoglobin unter 10 g%, kann die Häufigkeit von Apnoen zunehmen.
- Gastro-ösophagealer Reflux (Rückfluss von Nahrung in die Speiseröhre): Hier kommt es reflektorisch zu Atempausen. Begleitend beobachtet man Ernährungsstörungen, plötzliches Schreien, auch aus dem Schlaf heraus, oder Unruhe.

Therapie

- Wichtig ist vor allem die Erkennung von Apnoen. Dann muss das Kind durch einen **Monitor** überwacht werden, da es bei längeren Atempausen zu Sauerstoff-Mangelzuständen und bei einer ausgeprägter Bradykardie auch zum Herzstillstand oder Tod kommen kann. Ein Atemmonitor ist in diesem Falle sinnvoller als ein Herzmonitor. Am besten ist die gleichzeitige Überwachung beider Funktionen und der Sauerstoffsättigung. Die meisten Apnoe-Episoden enden innerhalb von 30 Sekunden spontan, d. h. das Kind fängt wieder an zu atmen.
- Wenn die **Herzfrequenz** bei einer Apnoe-Episode **sinkt**, ist eine **Stimulation** indiziert, am besten durch (sanftes) Drücken oder Reiben an der Fußsohle. Hilft dies nicht, kann auch das Absaugen des Mundes als Stimulans versucht werden. Beim tiefen Absaugen kann aber ein paradoxer Effekt erzielt werden, d. h. dadurch lassen sich über einen Vagusreiz reflektorische Apnoen hervorrufen oder verlängern. Die nächsten Schritte sind die Gabe von Sauerstoff über eine Gesichtsmaske. Wenn das Kind sich daraufhin auch nicht unmittelbar erholt, sollte über eine Gesichtsmaske bebeutelt werden. Eine Intubation allein wegen Apnoen ist selten nötig, meist nur bei extremer Unreife und sehr häufigen Apnoen, ansonsten ist nach dahinterliegenden anderen Ursachen zu suchen, um weitere Apnoen zu verhindern.

- Die weitere Behandlung richtet sich nach der **auslösenden Ursache**, d. h. die Ursache muss gesucht und so weit wie möglich ausgeschaltet werden.
- Wenn die Apnoen auf die Unreife des Kindes zurückzuführen sind, wird sich das Problem von selbst lösen. Man führt die Monitorüberwachung so lange fort, bis etwa drei Tage keine Apnoen mehr aufgetreten sind.
- Eine medikamentöse Therapie ist bei rezidivierenden Apnoen, besonders bei Unreife, evtl. auch bei neurologischen Ursachen, möglich. Dazu wird Coffein oder Theophyllin verwendet, das von den Frühgeborenen zu Coffein umgewandelt wird.

Wenn Apnoen noch sehr lange auftreten, und kein anderer Grund für eine stationäre Behandlung mehr vorliegt, kann eine **Monitorüberwachung auch daheim** vorgenommen werden. In diesen Fällen kann ein Monitor von der Krankenkasse gekauft oder ausgeliehen werden. Sehr wichtig ist, die Eltern nicht nur in die Funktion des Monitors einzuführen, sondern vor allem ein **Reanimationstraining** durchzuführen. Der Monitor alleine hilft nicht, wenn die Eltern Alarm und Fehlalarm nicht unterscheiden und bei einer echten Apnoe nicht schnell und zielgerichtet reagieren können (s. a. SIDS, S. 278 f).

15.6 Entzündliche Erkrankungen der Atemwege

> **Leitsymptome:**
> - Erhöhte Atemfrequenz (über 60/min
> - Stöhnende Ausatmung
> - Einziehungen
> - Zeichen der Erschöpfung, z. B. Trinkschwäche
> - !!! Schwer vom Atemnotsyndrom zu unterscheiden !!!

Infekte der Atemwege (Schnupfen, Bronchitis etc.) sind die häufigsten Infektionskrankheiten bei Kindern. Bei Neugeborenen kommen diese Erkrankungen jedoch recht selten vor, einmal weil gegen viele Infektionen ein Nestschutz besteht. Bei gestillten Kindern sind Atemwegsinfektionen sogar bis zum Ende des ersten Lebensjahres seltener.

Auch **Pneumonien** (Lungenentzündungen) sind im Neugeborenenalter nicht allzu häufig (etwa 1 auf 300 Neugeborene), stellen aber ein gefährliches Krankheitsbild dar, dem früher zahlreiche Kinder zum Opfer fielen.

B-Streptokokken-Pneumonie

Im Neugeborenen-Alter ist insbesondere die Pneumonie durch B-Streptokokken relativ häufig. Dieser bakterielle Erreger (s. S. 269 f) ruft bei Erwachsenen kaum schwere Allgemeininfektionen hervor. Viele Frauen haben solche Keime in der Scheide, ohne krank zu sein, und in der Spätschwangerschaft können B-Streptokokken sogar die intakten Eihüllen durchwandern. Meist erfolgt aber eine Infektion des Feten bei einem **vorzeitigem Blasensprung**. Das verbleibende Fruchtwasser wird sehr schnell von Streptokokken besiedelt und durch die Atembewegungen gelangen die Keime noch vor der Geburt in die Lunge. Hier breiten sie sich sehr schnell aus und rufen eine diffuse Lungenentzündung hervor.

Durch die Entzündung ist die Funktion der Lunge gestört, vor allem ist die Aufnahmekapazität für Sauerstoff eingeschränkt. Dadurch wird eine **Symptomatik** hervorgerufen, die dem Atemnotsyndrom sehr ähnlich ist: Die Kinder atmen schnell, haben Einziehungen, werden apathisch und schließlich zyanotisch. Im Unterschied zum Atemnotsyndrom können aber vor allem im Spätstadium und wenn nicht rechtzeitig behandelt wird, Infektionszeichen wie Kreislaufstörungen, Leber- und Milzvergrößerung sowie typische Blutbildveränderungen auftreten.

Therapie: Eine solche Pneumonie muss sehr schnell antibiotisch behandelt werden, denn die Sterblichkeit ist sehr hoch, besonders bei Frühgeborenen.

Um eine solche Pneumonie nicht fälschlicherweise als Atemnotsyndrom zu deuten, ist die Angabe eines vorzeitigen Blasensprungs oder von Infektionszeichen besonders wichtig! Nur so kann in der Kinderklinik schnell genug und richtig gehandelt werden.

Im Zweifelsfall erfolgt immer eine Antibiotikatherapie, bis durch mehrfache Blutbildkontrollen und bakteriologische Kulturen eine Infektion sicher ausgeschlossen ist.

Chlamydien-Pneumonie

Eine weitere, für Neugeborene typische Lungenentzündung ist die Infektion durch Chlamydien (s. S. 261). Die Erkrankung beginnt meist nicht direkt nach der Geburt, sondern oft erst nach einigen Wochen oder sogar Monaten. Die Atmung ist immer mehr beschleunigt, es kommen Hustenreiz und Apnoen hinzu, jedoch kein Fieber.

Andere Pneumonien

Weitere Lungenentzündungen sind relativ selten. Sie sind oft die Folge invasiver intensivmedizinischer Maßnahmen, z. B. einer Langzeitbeatmung oder einer chronischen Lungenerkrankung des Frühgeborenen. Dabei spielen nicht nur Bakterien und Viren, sondern gelegentlich auch Pilze eine Rolle. Dann ist die Prognose sehr ungünstig.

Stillberatung:
- In der Akutphase kann es evtl. Trinkprobleme geben.
- Normales Stillen ist möglich und immer erwünscht.

16 Erkrankungen und Fehlbildungen von Herz und Kreislauf

16.1 Einteilung und Häufigkeit von Herzfehlern

Unter einem Herzfehler versteht man eine Fehlbildung in der Struktur des Herzens oder der großen herznahen Gefäße. Die Folge sind Veränderungen im physiologischen Ablauf. Entweder ist der Blutfluss behindert oder es treten abnorme Strömungen oder Durchmischungen von Blut auf.

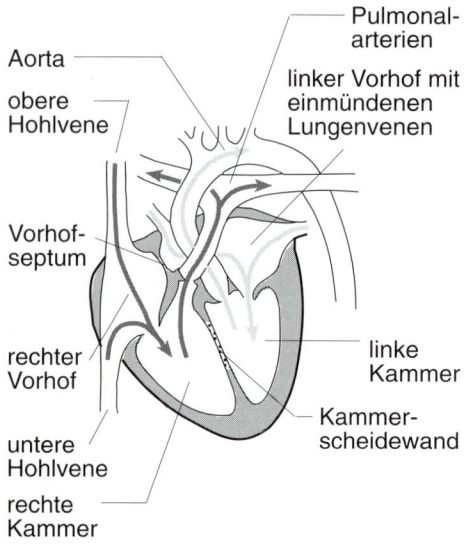

Abb. 16.1 Normale Strömungsverhältnisse im Herzen (nach der Geburt)

Die Herzfehler kann man nach ihrer Symptomatik unterteilen:
- Wenn sauerstoffarmes Blut in den großen Kreislauf gelangt, wird eine zentrale Zyanose vorliegen, also ein „blausüchtiges" Kind. Es handelt sich dann in aller Regel um einen Übertritt des Blutes vom kleinen in den gro-

ßen Kreislauf ohne vorherige Lungenpassage, was man als **Rechts-links-Shunt** bezeichnet.
- Wenn Blut den umgekehrten Weg fließt, wird im großen Kreislauf nur normal mit Sauerstoff angereichertes Blut fließen und im Lungenkreislauf eine zusätzliche Blutmenge (**Links-rechts-Shunt**).

Bei **Herzfehlern ohne Shunt** liegt entweder ein Strömungshindernis vor (an Herzklappen

Syndrom	Häufigkeit	Art der meisten Herzfehler	Verweis
Trisomie 21	40 bis 50%	AV-Kanal, VSD	s. S. 234 f
Trisomie 18	95%	VSD, persistierender Ductus	s. S. 236 f
Trisomie 13	80 bis 90%	VSD, persistierender Ductus	s. S. 237
Turner-Syndrom	30%	Aortenisthmusstenose, Aortenklappenstenose	s. S. 238
Röteln-Embryopathie	bis 50	periphere Pulmonalstenose	s. S. 255 f
Alkohol-Embryopathie	30 bis 40%	VSD, ASD, Fallot	s. S. 94
Hydantoin-embryopathie	10%	verschiedene	

Tabelle 16.1 Häufigkeit und Art der meisten Herzfehler bei verschiedenen Syndromen

oder Gefäßen) oder ein Klappenschluss ist unvollkommen, sodass das Blut zwar den richtigen Weg nimmt, es dennoch durch eine Behinderung oder einen Rückfluss zur Beeinträchtigung des Kreislaufs kommt. Bei solchen Herzfehlern oder Klappendefekten tritt unter normalen Umständen keine Zyanose auf.

Angeborene Herzfehler sind mit knapp 1 % relativ häufige Fehlbildungen. Die meisten werden um die 5. bis 6. SSW angelegt, sodass bei Embryopathien sehr häufig Herz- und Gefäßfehlbildungen vorkommen. Herzfehler können isoliert auftreten, aber auch Zeichen eines allgemeinen Defektes oder Syndromes sein (s. Tab. 16.1).

16.2 Klinische Zeichen

Leitsymptome im Säuglingsalter:
Aufgrund der sehr unterschiedlichen Defekte gibt es keine sicheren allgemeinen Symptome, die einen Herzfehler beweisen. Einige klinische Zeichen beim Neugeborenen weisen jedoch auf eine solche Fehlbildung hin.

➤ **Zyanose**
Hier ist genau zu unterscheiden, ob eine Zyanose kreislauf- oder lungenbedingt ist oder auf anderen Faktoren, z. B. Auskühlung, beruht. Bei Herzfehlern mit Rechts-links-Shunt tritt in der Regel eine **zentrale Zyanose** auf, d. h. alle Körperbereiche sind gleichmäßig bläulich verfärbt. Am besten sieht man dies am oberen Thorax, an Lippen, Zunge, evtl. auch an den Fingernägeln. Da an den ersten Lebenstagen der Ductus Botalli noch geöffnet sein kann und der Lungengefäßwiderstand noch abfällt, kann es vorkommen, dass auch bei „zyanotischen" Herzfehlern zunächst keine Zyanose zu beobachten ist, sondern nur uncharakteristische Symptome. Trotzdem ist die generelle Einteilung in zyanotische und nicht zyanotische Herzfehler im Prinzip sinnvoll, wobei einige (z. B. AV-Kanal) sich nicht eindeutig einordnen lassen. Grundsätzlich muss bei einer Zyanose, die sich nicht auf Sauerstoffgabe normalisiert, immer an einen Herzfehler gedacht werden.

➤ **Herztöne**
Bei der Auskultation sind sie normalerweise deutlich hörbar und etwa gleich laut. Die Herztöne sind durch die Schließung und Öffnung der Herzklappen und die damit verbundenen Druck- und Strömungsphänomene bedingt. Sehr leise oder laute oder gespaltene bzw. doppelte Herztöne weisen auf Störungen hin.

➤ **Herzgeräusche**
Normalerweise treten neben den Herztönen keine Geräusche auf. Ein Herzgeräusch bedeutet im Prinzip, dass an einer Engstelle oder durch eine atypische Strömung Verwirbelungen des Blutes auftreten. Beim Neugeborenen ändern sich Geräuschphänomene oft recht kurzfristig, da die Druckverhältnisse noch nicht konstant sind. Besteht ein Herzgeräusch über mehrere Tage, sollte auch bei einem sonst völlig unauffälligen Kind eine Ultraschalluntersuchung des Herzens veranlasst werden.

Bei Kleinkindern treten sehr häufig so genannte **akzidentelle Geräusche** auf, besonders bei Infekten. Die Bezeichnung bedeutet, dass keine pathologischen anatomischen oder funktionellen Veränderungen zugrunde liegen. Dagegen sind Geräusche bei Neugeborenen immer abzuklären.

Die **Einteilung** der Herzgeräusche erfolgt nach
● zeitlichen Gesichtspunkten (diastolisch, systolisch).
● örtlichen Gesichtspunkten (Punctum maximum, d. h. die Stelle, an der das Geräusch am besten zu hören ist).
● Lautstärke.

➤ **Herzaktion**
● **Frequenz:** Sie liegt in Ruhe zwischen 100 und 140/min, kann aber kurzzeitige Schwankungen nach oben und unten haben.
● **Regelmäßigkeit:** geringe Schwankungen im Rhythmus der Herzaktionen sind physiologisch. Sind Extraschläge, Pausen, Herzrasen oder eine zu langsame Herzfrequenz zu beobachten, muss diesen Befunden nachgegangen werden.

➤ **Pulse**

Vor allem bei Fehlbildungen der großen herznahen Gefäße können die peripheren Pulse teilweise nicht tastbar sein. Daher gehört das Aufsuchen der Femoralispulse zu jeder gründlichen Neugeborenen-Untersuchung.

➤ **Blutdruck**

Messungen beim Neugeborenen sind technisch nicht ganz einfach und setzen spezielle Geräte voraus. Wesentliche Blutdruckunterschiede zwischen den Armen oder Beinen deuten auf Fehlbildungen im Gefäßsystem hin.

➤ **Tachypnoe**

Eine beschleunigte Atmung kann neben Lungenerkrankungen auch auf einen Herzfehler hinweisen.

➤ **Trinkschwäche**

Trinken ist für ein Neugeborenes mit großer Anstrengung verbunden. Erschöpft es sich zu rasch, wird es beim Trinken blass oder kaltschweißig, so sollte ein Herzfehler ausgeschlossen werden.

➤ **Blässe**

Blässe und schlechte Hautdurchblutung können auf eine zu geringe Auswurfleistung bei Herzfehlern hinweisen. Eine Rekapillarisationszeit (bei der die Hautkapillaren mit dem Finger leergedrückt werden und sich dann wieder füllen) von mehr als zwei Sekunden ist ein Alarmzeichen, das aber auch bei Infektionen auftritt!

➤ **Lebervergrößerung**

Kann beobachtet werden, wenn das rechte Herz zu schwach ist und sich deswegen Blut in die Leber zurückstaut.

Da Herzfehler also teilweise recht uncharakteristische Symptome hervorrufen, ist eine Verwechslungsgefahr mit anderen Erkrankungen gegeben. Besonders häufig können Herzfehler eine Sepsis vortäuschen, insbesondere wenn die Leber stauungsbedingt vergrößert ist, was auch bei bakteriellen Infektionen vorkommt. Bei einer vermeintlichen Infektion wird also auch gelegentlich ein Herzfehler übersehen.

Eine weitere Möglichkeit der Fehlinterpretation besteht bei Erkrankungen und Fehlbildungen der Atemorgane.

16.3 Diagnostik beim herzkranken Neugeborenen

Neben den klinischen Befunden gibt es einige wichtige technische Untersuchungen, die beim Nachweis von Herzerkrankungen helfen.

Bei der **Röntgen-Aufnahme des Thorax** kann man einige Hinweise auf Herzfehler bekommen:

- **Herzgröße:** Vergrößert bei Herzinsuffizienz durch Stauung.
- **Herzfigur:** atypische Herzschatten können direkte Hinweise auf hypertrophierte oder dilatierte (ausgedehnte) Anteile des Herzens geben.
- **Lungendurchblutung:** Vermehrt bei Herzfehlern mit Links-rechts- Shunt, vermindert bei Fehlern mit Rechts-links-Shunt, vor allem bei der Fallotschen Tetralogie.

Ein **Elektrokardiogramm** (EKG) ist vor allem dann indiziert, wenn Rhythmusstörungen vorliegen. Bis zu einem gewissen Grad können auch Fehlbelastungszeichen erkannt werden, was aber beim Neugeborenen wenig zuverlässig ist.

Mit der **Echokardiographie** (= Ultraschall des Herzens) lassen sich die Herzhöhlen, die Herzklappen und deren Aktionen anschauen und ausmessen. Die meisten Herzfehler können auf diese Weise differenziert werden. Da strömendes Blut die Schallwellen etwas anders zurückwirft als feste Strukturen, kann man mit einer besonders aufwendigen speziellen Technik sogar die Strömungsrichtung und -menge erfassen. Da diese Blutströme auf dem Bildschirm meist farbig dargestellt werden, spricht man von einer **Farbdoppler-Untersuchung**. Mit dieser Technik ist bei sehr vielen Herzfehlern eine sehr genaue Bestimmung nicht nur der anatomischen Verhältnisse, sondern auch der falschen Blutströme möglich. Damit wird der

Herzfehler nicht nur in der Struktur, sondern auch in der Auswirkung beurteilbar.

Ist mit solchen nichtinvasiven Methoden keine genaue Diagnose möglich, oder braucht man exakte Angaben über die Sauerstoff- und Druckverhältnisse, wird eine **Herzkatheter-Untersuchung** vorgenommen. Der Katheter wird über die Nabelvene, eine Leistenvene oder -arterie eingeführt und dann bis in das Herz vorgeschoben. Man kann sowohl Druck messen als auch Blutproben zur Messung der Sauerstoffsättigung an speziellen Orten im Herz entnehmen. Ferner kann durch den Katheter Kontrastmittel injiziert werden, wobei gleichzeitig eine Röntgen-Video-Aufzeichnung erfolgt. Einige Herzfehler oder Gefäßanomalien lassen sich sogar über den Herzkatheter behandeln, indem man z.B. Sonden zum Aufdehnen verwendet oder „Schirmchen" etc. zum Verschließen von Öffnungen anbringt.

Durch diese modernen Diagnostik- und Therapieverfahren kann man viele Anomalien im Herz-Kreislauf-System früher und exakter erkennen und schonender behandeln.

> **Stillberatung bei Herzfehlern:**
> - Grundsätzlich ist normales Stillen anzustreben und meist auch möglich.
> - Bei zyanotischen Herzfehlern oder erheblicher Kreislaufbelastung kann es vorübergehend oder dauerhaft zu einer Trinkschwäche kommen. Dann muss abgepumpte Muttermilch sondiert werden.
> - Bei Herzfehlern mit Hochdruck im Lungenkreislauf oder anderen speziellen Gesichtspunkten muss eventuell die Flüssigkeitsmenge beschränkt werden.
> - Im Einzelfall ist die Ernährung mit den Kinderkardiologen abzustimmen.

Herz- und Gefäßfehler ohne Zyanose

Meist handelt es sich hier um Herzfehler mit Links-rechts-Shunt: also Lungenüberflutung und sauerstoffgesättigtes Blut ohne Zumischung im großen Kreislauf. Die kleinere

Gruppe sind Klappen- oder Gefäßfehler ohne Shunt, also z.B. durch eine Engstelle.

16.4 Ventrikelseptumdefekt (VSD)

> **Leitsymptome:**
> - Bei kleinem VSD: nur Herzgeräusch.
> - Bei großen VSD Trinkschwäche, Gedeihstörung, Atemnot und andere uncharakteristische Zeichen.

Der VSD ist mit 30 bis 40% der häufigste angeborene Herzfehler.

Strömungsverhältnisse: Durch ein Loch in der Kammerwand strömt Blut aus der linken Herzkammer in die rechte, wobei die Blutmenge von der Größe des Defektes und den Druckunterschieden abhängt. Im rechten Herzen findet sich also Mischblut, wobei neben dem sauerstoffarmen Blut aus den Hohlvenen nun das sauerstoffreiche Blut des linken Ventrikels hinzukommt. Letzteres fließt also unnötigerweise noch einmal durch die Lunge. Auf diese Weise bekommt der rechte Ventrikel immer zu viel Blut und muss ferner dem großen Druck des linken Ventrikels standhalten. Das bedeutet eine gleichzeitige Druck- und Volumenbelastung des Herzens. Eine weitere Folge ist die Lungenüberflutung.

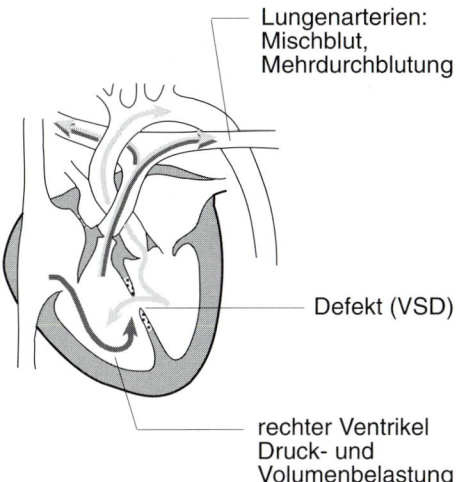

Abb. 16.2 Ventrikelseptumdefekt (VSD)

Klinische Zeichen

Die Größe des VSD ist sehr unterschiedlich. Von der Größe hängt die **Symptomatik** ab. Oft vergehen erst einige Monate, bis sich Symptome bemerkbar machen.

Ein systolisches **Herzgeräusch** weist auf den VSD hin. Die Lautstärke stimmt aber nicht mit der Größe des Defektes überein. Das Geräusch ist ein Zeichen für die auftretenden Turbulenzen, und diese können bei kleinen Defekten sogar recht groß sein (Pressstrahlgeräusch).

Bei einem kleinen VSD besteht meist keine Beeinträchtigung. Wenn das Shuntvolumen über 30–40% beträgt, d. h. mehr als ca. $1/3$ des Blutes aus dem linken Ventrikel den falschen Weg nimmt, spricht man von einem großen VSD. Dann treten neben den herzbezogenen Symptomen klinische Zeichen auf, wie Schwitzen, Atemnot, gehäufte Pneumonien, Gedeihstörung, schlechte Belastbarkeit, Blässe.

Therapie

Kleine VSD verschließen sich im Laufe des Kleinkindalters meist von selbst oder verkleinern sich zumindest so weit, dass sie keine Bedeutung für die Funktion des Herzens mehr haben.

Große Defekte werden operativ verschlossen. Bis zu einer Operation können Medikamente zur Steigerung der Muskelkraft des Herzens (Digitalis) oder entlastende Medikamente (z. B. Diuretika) hilfreich sein. Meist ist nur ein einziger Eingriff nötig. Bei allen Kinder besteht eine erhöhte Gefahr für eine Endokarditis, also eine bakterielle Infektion der Herzinnenwand, wobei diese Gefahr steigt, wenn zur Deckung des Defektes körperfremdes Material verwendet wurde!

Spätfolgen

Wird ein großer VSD nicht operativ versorgt, muss die Lunge dauerhaft den erhöhten Druck und das erhöhte Volumen aushalten. Nimmt der Widerstand in der Lunge zu und damit der Druck im rechten Ventrikel, geht das Shuntvo-

lumen zurück. Als Abwehrmechanismus entwickelt sich daher bei einem unbehandelten VSD mit der Zeit durch Fibrosierung der Gefäße ein erhöhter Strömungswiderstand der Lunge. Diese Umwandlung ist vor allem bei großen Defekten so überschießend, dass der Druck über Jahre gesehen stark ansteigt. Dann ist, meist nach 5 bis 10 Jahren, ein Punkt erreicht, an dem der Druck im rechten Ventrikel höher ist als links. Das Blut kann dann nicht mehr ausreichend durch die Lungen gepumpt werden. Es kommt zur **Umkehr der Shuntrichtung** und damit plötzlich zu einer instabilen Zyanose mit nachfolgendem Rechtsherzversagen (bezeichnet als Eisenmenger-Komplex). In dieser Phase ist der Herzfehler inoperabel und die Lebenserwartung sehr gering. Das Ziel muss daher sein, große Shunts rechtzeitig zu erkennen und operativ zu behandeln.

16.5 Vorhofseptum-Defekt (ASD)

Leitsymptome:
- Keine typisch hinweisenden Symptome, meist **kein** Herzgeräusch
- Eventuell uncharakteristische Zeichen wie Trinkschwäche, Gedeihstörung etc.
- Lungenentzündungen

Vorhof = Atrium, daher die Abkürzung „ASD" (nicht mit VSD verwechseln!) Der Vorhofseptumdefekt ist mit 8% der angeborenen Herzfehler relativ häufig. Es werden verschiedene, entwicklungsgeschichtlich begründete Typen unterschieden. Defekte im unteren Teil des Septums (ASD I) gehen oft mit einer Spaltbildung der Klappen einher (Übergang zu AV-Kanal). Beim Sekundum-Typ (ASD II) bildet sich der obere Teil des Septums nicht vollständig aus.

Das Shuntvolumen kann sehr groß sein und ist nicht durch die Größe des Defektes bedingt wie bei VSD, sondern hängt von der Dehnbarkeit der Vorhöfe ab.

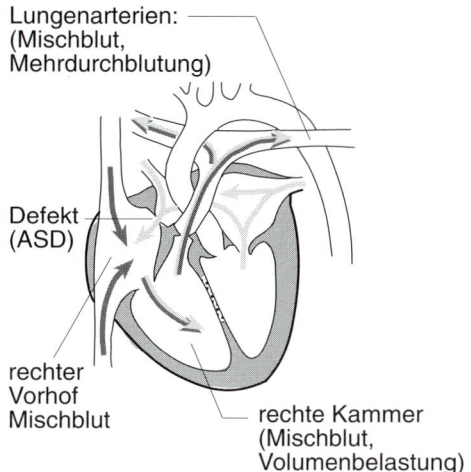

Lungenarterien:
(Mischblut,
Mehrdurchblutung)

Defekt
(ASD)

rechter
Vorhof
Mischblut

rechte Kammer
(Mischblut,
Volumenbelastung)

Abb. 16.3 Vorhofseptumdefekt (ADS)

Klinische Zeichen

Beim ASD zeigen die Betroffenen meist wenig Symptome, manchmal bei Belastung Atemnot, vielleicht Rhythmusstörungen. Sehr häufig haben die Patienten Lungenentzündungen oder andere Infekte der Atemwege. Bei der Röntgenaufnahme kann dann auch die vermehrte Lungendurchblutung auffallen und auf den Herzfehler hinweisen.

Bei **Neugeborenen** treten in der Regel keine Symptome auf, so dass dieser Herzfehler in den meisten Fällen erst später entdeckt wird, manchmal sogar erst im Erwachsenenalter. Nur selten besteht beim Neugeborenen bei einem sehr großen Shuntvolumen eine Herzinsuffizienz oder eine Beeinträchtigung der Atmung.

Die Patienten haben meist **kein Herzgeräusch**, denn im Niederdrucksystem der Vorhöfe entstehen keine Turbulenzen, die ein Geräusch hervorrufen. Da sehr viel Blut durch die Pulmonalklappe fließt, kann diese im Vergleich zur Blutmenge eng werden, obwohl sie anatomisch normal angelegt ist. Diese funktionelle Stenose kann zu einem leisen Systolikum führen.

Die Größe des ASD wird durch spezielle Ultraschall-Untersuchung abgeschätzt (Farb-Doppler-Untersuchung) und bei größeren Defekten durch eine Herzkatheteruntersuchung bestätigt.

Therapie

- Bei einem **kleinen ASD** mit einem Shuntvolumen unter 30% ist zunächst kein Eingriff nötig. Es kann jedoch später – auch beim Erwachsenen – zu paradoxen Embolien und dadurch zu Schlaganfällen kommen. Verschließt sich der ASD nicht spontan, muss er behandelt werden.
- Bei **großen Defekten** und Zeichen der Herzinsuffizienz oder Rhythmusstörungen wird das Septum verschlossen. In einigen Fällen kann man dies mittels Herzkatheter versuchen, indem vor/unter/hinter die Öffnung kleine Metallplatten angebracht werden, die man in zusammengefaltetem Zustand durch den Katheter schiebt und sich an der exakt richtigen Stelle entfalten lässt. Ansonsten ist eine Operation am offenen Herzen nötig. Durch Narbenbildung kann es auch nach der Korrektur zu Rhythmusstörungen kommen, da das Reizleitungssystem tangiert wird. Bei rechtzeitiger Erkennung und Behandlung besteht keine wesentliche Beeinträchtigung der Lebenserwartung und -qualität.

16.6 Persistierender Ductus arteriosus (Ductus Botalli, PDA)

Leitsymptome:
- Verminderte Belastbarkeit, Trinkschwäche, Gedeihstörung
- Sehr lebhafte Pulse
- Kontinuierliches Herzgeräusch

Der Ductus Botalli ist eines der drei fetalen Gefäße, die sich normalerweise in den ersten Lebenstagen im Rahmen der Kreislaufumstellung verschließen. Während Nabelgefäße und Ductus Arantii sich immer verschließen, kommt der PDA häufiger vor, und stellt etwa 7% der angeborenen Herz- und Gefäßfehler. Es liegt meist eine strukturelle Anomalie zugrunde, sodass ein späterer spontaner Verschluss selten ist.

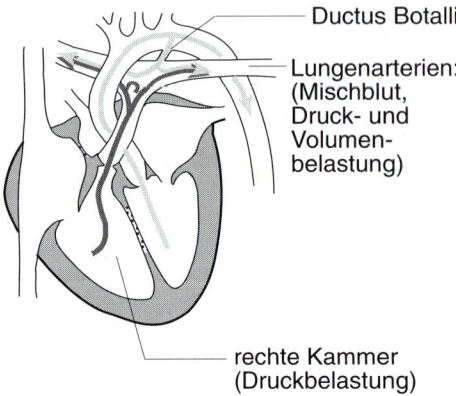

Ductus Botalli

Lungenarterien:
(Mischblut,
Druck- und
Volumen-
belastung)

rechte Kammer
(Druckbelastung)

Abb. 16.4 Offener Ductus Botalli

Risikofaktoren

Bei **sehr kleinen Frühgeborenen** bleibt der Ductus Botalli aufgrund der Unreife und der unphysiologischen Verhältnisse bei der Beatmung nicht selten offen. Die Frühgeborenen erreichen die hohe Sauerstoffsättigung, die normalerweise den Reiz zum Verschluss des Ductus arteriosus darstellt, nicht, und der verschließende Mechanismus ist offenbar noch unreif. In diesem Fällen ist ein spontaner späterer Verschluss möglich und kann in vielen Fällen abgewartet werden, so lange das Kind keine Kreislaufsymptome zeigt.

Bei **schweren Lungenerkrankungen**, die mit einer Sauerstoffunterversorgung einhergehen, und bei Lungenhypoplasie bleibt der Ductus Botalli ebenfalls geöffnet. Wegen des hohen Lungengefäßwiderstandes kommt es aber zu einem Rechts-links-Shunt. Dieses Krankheitsbild ist vom PDA zu unterscheiden: persistierende fetale Zirkulation (PFC oder PPHN siehe S. 113).

Auch andere Erkrankungen des Neugeborenen, die mit einer längerfristigen arteriellen O_2-Minderversorgung einhergehen, wie z. B. eine schwere Mekoniumaspiration, ziehen ein erhöhtes Risiko für einen PDA nach sich.

Klinische Zeichen

Die Symptome sind oft uncharakteristisch, z. B. verminderte Belastbarkeit, Gedeihstörung, Lungenentzündungen und bei Frühgeborenen die Zeichen der Herzinsuffizienz. Die Kinder haben sehr lebhafte Pulse mit großem Unterschied zwischen dem diastolischen und systolischen Druck.

Bei der **Auskultation** hört man ein kontinuierliches Geräusch, das in der Systole etwas lauter und heller, in der Diastole etwas leiser und dunkler klingt ("Maschinengeräusch", das an eine Dampfmaschine erinnert). Das Geräusch kann in den ersten Lebenswochen noch sehr leise bzw. auf die Systole beschränkt sein. In der Systole fließt das Blut unter hohem Druck aus der Aorta über den Ductus Botalli in die Pulmonalarterie (entgegen der fetalen Flussrichtung!), in der Diastole langsamer, weil der Druck in den Gefäßen niedriger ist. Funktionell besteht eine Volumenbelastung der Lunge und eventuell eine indirekte Druckbelastung des rechten Herzens.

Therapie

Es gibt mehrere Möglichkeiten, einen offenen Ductus arteriosus zu verschließen.

- Bei **sehr unreifen Frühgeborenen** wird häufig eine prophylaktische medikamentöse Behandlung zum Ductusverschluss durchgeführt, da ein PDA ursächlich mit der Entstehung einer bronchopulmonalen Dysplasie mit Hirnblutungen und der nekrotisierenden Enterokolitis in Zusammenhang gebracht wird. Prostaglandine halten den Ductus offen, während durch eine Verminderung der endogen gebildeten Prostaglandine ein Verschluss erreicht werden kann. Daher ist ein Prostaglandinsynthese-Hemmer nötig, wobei Indometacin und Ibuprofen wirksam sind. Die Behandlung birgt aber auch Risiken, vor allem die Gefahr von Blutungen und eine Einschränkung der Nierenfunktion.
- In vielen größeren kardiologischen Zentren wird der Ductus Botalli überwiegend interventionell verschlossen, d. h. über einen Herzkatheter wird eine Art Schirmchen im Ductus platziert und verschließt diesen von

innen. Dies kann aber aufgrund der zu geringen Größe nicht bei Frühgeborenen durchgeführt werden.

- Die klassische Behandlungsmethode ist die Ligatur: Der Brustkorb wird eröffnet, und der Ductus mehrfach unterbunden, sodass kein Blut mehr fließen kann.

16.7 Pulmonalstenose/ Pulmonalatresie

Leitsymptome:
- Oft keine oder nur uncharakteristische Zeichen
- Schwirrende Vibrationen auf dem Brustkorb
- Manchmal akut bedrohliche Verschlechterung nach wenigen Lebenstagen durch spontanen Verschluss des Ductus Botalli

Bei etwa 10% der angeborenen Herzfehler liegt eine Engstelle (Stenose) im Ausflussbereich der rechten Kammer vor. Die meisten Stenosen befinden sich im Klappenbereich, nur wenige werden durch eine Einengung unterhalb der Klappe (dann muskulär) oder oberhalb der Klappe (gefäßbedingt) ausgelöst. Folge der Stenose ist eine Druckerhöhung im rechten Herzen, das sein Blut gegen den Widerstand der Stenose auswerfen muss. Je nach der Enge der Stenose und dem Druckunterschied vor und nach der Engstelle unterscheidet man verschiedene Schweregrade.

Klinische Zeichen

Bei **sehr engen („kritischen")** Stenosen oder bei der Pulmonalatresie, bei der die Klappe vollständig verschlossen ist, fließt nur minimal oder kein Blut vom rechten Ventrikel in den Truncus pulmonalis. Die Lunge wird dann (fast) ausschließlich über den Ductus Botalli aus der Aorta mit Blut versorgt. Wenn sich dieser in den Stunden bis Tagen nach der Geburt verschließt, tritt eine **lebensbedrohliche Situation** ein, da zu wenig oder gar kein Blut mehr in die Lunge gelangt und damit kein Sauerstoff in den Körper kommen kann.

Bei **leichten Stenosen** sind die Kinder nicht auffällig, bei **schweren Stenosen** findet sich eine verminderte Belastbarkeit als unspezifisches Zeichen. Bei der Auskultation ist ein mittelstarkes bis lautes systolisches Geräusch zu hören, am besten auf der linken Seite am oberen Herzrand. Manchmal fühlt man auch schwirrende Vibrationen am Brustkorb.

Therapie

- In vielen Fällen kann die Pulmonalstenose durch Ballondilatation zumindest teilweise korrigiert werden. Mittels Herzkatheter wird ein länglicher Ballon in den Stenosebereich platziert und dann unter großem Druck mit Flüssigkeit gefüllt. Dadurch kommt es zur Aufweitung im Stenosebereich.
- Handelt es sich um eine **„kritische" Stenose**, die mit einer solchen Methodik nicht zu dehnen ist, kann operativ eine Korrektur versucht werden, wobei man sowohl die Ausflussbahn des rechten Ventrikels erweitern als auch ein künstliches Gefäß zur Umgehung der Stenose implantieren kann. Operationsverfahren und -erfolg hängen sehr von den individuellen Bedingungen und von weiteren Anomalien im Herz-Kreislaufsystem ab.
- Bis zur Katheterintervention oder Operation muss der Ductus Botalli bei einer kritischen Pulmonalstenose oder Pulmonalatresie medikamentös mit einem Prostaglandinsynthese-Hemmer offen gehalten werden.

16.8 Aortenstenose

Leitsymptome:
- Meist keine Symptome im Säuglingsalter
- Eventuell unspezifische Zeichen der Herzinsuffizienz
- Bei Schulkindern verminderte Belastbarkeit wegen Durchblutungsstörung der Beine

Die Aortenstenose ist mit etwa 7% der angeborenen Herzfehler nur geringfügig seltener als die Pulmonalstenose. In den meisten Fällen ist die Klappe fehlgebildet. Muskuläre Stenosen unterhalb der Klappenebene kommen aber auch vor. Gefäßbedingte Stenosen hinter der

Klappe können bei einigen Syndromen vorkommen, besonders in Kombination mit einer Hyperkalziämie (z. B. Williams-Syndrom).

Die Stenose führt zu einer Druckbelastung des linken Ventrikels bei relativ niedrigem peripheren Blutdruck, auch schon in den Herzkranzgefäßen. Es kommt dann sehr schnell zu einer Minderversorgung des Herzmuskels selbst, der aber gleichzeitig mehr leisten muss. Dadurch wird er frühzeitig geschädigt.

Klinische Zeichen

Bei schweren Stenosen treten schon im Säuglingsalter Zeichen der Herzinsuffizienz auf. In vielen Fällen beginnen die Symptome erst im Schulalter. Sie werden oft nicht beachtet, denn frühzeitige Ermüdbarkeit bei körperlichen Belastungen, Herzrhythmusstörungen oder Tachykardien treten auch spontan auf. Bei stärkerer Belastung kann es zum plötzlichen Herztod kommen.

Bei der **Auskultation** findet man ein rauhes Systolikum, das entlang der Arterien, also zum Hals und in den Rücken, fortgeleitet wird.

Therapie

Zur Behandlung entschließt man sich, wenn der Druckunterschied vor und nach der Stenose eine kritische Größe erreicht hat. In einigen Fällen gelingt es mittels eines eingeführten Ballons, die Klappe auszuweiten, aber in den meisten Fällen ist ein operativer Eingriff nötig. Die Klappe muss nicht selten durch eine künstliche ersetzt werden.

Bei **extrem schweren Formen** der Aortenstenose entwickelt sich beim Feten die linke Herzkammer nicht richtig. Dieses Krankheitsbild heißt dann **hypoplastisches Linksherz**. Die Aorta wird über den Ductus Botalli retrograd, d. h. von rückwärts durchblutet. Damit ist die Durchblutung des Oberkörpers, des Kopfes und der Herzkranzgefäße vom Offenbleiben des Ductus Botalli abhängig. Oft ist dabei der Aortenbogen auch hypoplastisch. Ohne Behandlung versterben diese Kinder innerhalb weniger Tage. Man kann als Therapiemöglich-

keiten eine Herztransplantation oder eine palliative Operation nach Norwood in mehreren Schritten anbieten. Aufgrund der schlechten Prognose kann aber auch die Entscheidung gegen eine Therapie getroffen werden.

16.9 Aortenisthmusstenose (ISTA)

Leitsymptome:
- Unspezifische Zeichen wie Trinkschwäche, verminderte Belastbarkeit etc.
- Fehlende Pulse an Beinen und in der Leiste, ggf. unterschiedlich intensive Pulse an den Armen
- Eventuell Zyanose der unteren Körperhälfte

Bei dieser Fehlbildung, die etwa 5% der angeborenen Herz- und Gefäßfehler ausmacht, ist das Herz selbst allenfalls indirekt betroffen. Bei der Aortenisthmusstenose weist die Aorta eine Engstelle (Stenose) auf, die den Blutfluss wesentlich behindert. Diese Stenose befindet sich meist kurz nach dem Abgang der linken Arteria subclavia.

Bei der **präduktalen Form** (Stenose vor dem Ductus Botalli) besteht meist ein persistierender Ductus Botalli, über den die untere Körperhälfte aus der Pulmonalarterie versorgt wird. Daher ist dann dieser Körperbereich mit sauerstoffarmem Blut versehen und somit zyanotisch. Gleichzeitig ist der Blutdruck geringer, was zu einer verminderten Nierendurchblutung führt und über deren Regulationsmechanismus zu einem weiter erhöhten linksventrikulären Druck. Diese Verhältnisse können sehr schnell zur Herzinsuffizienz führen. Verschließt sich der Ductus Botalli, werden die Organe der unteren Körperhälfte nicht mehr richtig durchblutet und es tritt eine lebensbedrohliche Situation ein. Bis zur Operation oder Katheterintervention muss der Ductus Botalli medikamentös mit Prostaglandinsynthese-Hemmern offen gehalten werden.

Bei der **postduktalen Form** schließt sich der Ductus Botalli normal und die untere Körperhälfte wird über Umgehungskreisläufe versorgt, z. B. über die Rippenarterien. Der Blutdruck ist daher an den Beinen gering, die Pulse nicht oder kaum tastbar, aber es handelt sich um arterielles Blut. Die postduktale Form macht sich erst später bemerkbar, gelegentlich erst bei Erwachsenen. Eine ISTA wird gehäuft beim Turner-Syndrom (s. S. 238 f) beobachtet.

Klinische Zeichen

Klinisch ist bei **Neugeborenen** die Herzinsuffizienz das erste Zeichen, mit verminderter Belastbarkeit, Gedeihstörung, Trinkunlust etc., gleichzeitig können sich eine Niereninsuffizienz und auch Gerinnungsstörungen entwickeln.

Ansonsten fällt die verminderte Belastbarkeit besonders der Beine auf, bei häufigen und unter Belastung verstärkten Kopfschmerzen. Die Pulse an den Beinen bzw. in der Leiste sind kaum zu tasten. Der **Blutdruck** ist vor der Stenose (rechter oder beide Arme) erhöht, hinter der Stenose sehr niedrig (Beine, evtl. auch linker Arm). Daher sollte man beim entferntesten Verdacht auf eine Aortenisthmusstenose an allen vier Extremitäten den Druck messen. Man hört ein eher leises systolisches Geräusch, auch am Rücken.

Therapie

Die Behandlung besteht in den meisten Fällen in der Resektion der Stenose mit plastischer Korrektur der Aorta. In einigen ausgewählten Fällen kann mittels Herzkatheter eine Ballon-Dilatation erfolgen, wobei dieser Eingriff gelegentlich wiederholt werden muss. Entscheidend für den Erfolg ist der Druckgradient, d. h. der Druckunterschied vor und nach der Stenose.

Prognose

Die **Prognose** ist recht gut. Wenn die ISTA allerdings nicht erkannt und operiert wird, kann es durch den erhöhten Blutdruck vor der Stenose zu Hirnblutungen kommen, vor allem aber bei körperlicher Belastung zum plötzlichen und tödlichen Linksherzversagen. Solche Ereignisse kommen immer wieder bei Jugendlichen mit unerkannter ISTA vor.

16.10 Atrioventrikular-Kanal (AV-Kanal)

Leitsymptome:
- Zyanose
- Schwere Herzinsuffizienz mit geringer Belastbarkeit, Trinkschwäche
- Systolisches Geräusch
- Aber: manchmal auch keine wesentlichen Symptome

Der AV-Kanal ist ein komplexer Herzfehler mit äußerst unterschiedlicher Symptomatik. In der Embryonalentwicklung kommt es zu einem Defekt der Endokardkissen, die sich nicht vollständig vereinigen. Der untere Teil des Vorhofseptums ist nicht angelegt. Es kann deshalb zu einem Defekt kommen, der nicht nur die beiden Vorhöfe miteinander verbindet, sondern auch noch beide Kammern, sodass alle Herzhöhlen miteinander kommunizieren. Ein hochsitzender Ventrikelseptumdefekt kann als Kombination vorliegen. Die AV-Klappen sind meist mit betroffen, wobei entweder beide AV-Klappen zusammengefasst sind oder die Mitralklappe gespalten ist.

Dies alles bedeutet, dass bei der Systole Blut aus den Kammern an den (oft fehlgebildeten) Klappen vorbei in die Vorhöfe zurückströmt, wobei in der Regel ein überwiegender Links-rechts-Shunt vorliegt. Es kann aber auch bei einem starken Rückstrom durch die Trikuspidalklappe auf der Vorhofsebene ein Rechts-links-Shunt entstehen, also eine Zyanose. Dies ist besonders bei Kindern mit Trisomie 21 der Fall.

Der AV-Kanal macht nur 4% der angeborenen Herzfehler aus, ist aber bei der **Trisomie 21** (s. S. 234 f) der häufigste Herzfehler.

Klinische Zeichen

Beim **teilweisen AV-Kanal** ist die klinische Symptomatik gering, der Herzfehler fällt bei diesen Kindern oft nicht auf.

Der **komplette AV-Kanal** führt dagegen sehr frühzeitig zur Herzinsuffizienz, vor allem aber zu gehäuften Lungenentzündungen. Man findet in diesen Fällen meist ein systolisches Geräusch. Dieses ist aber oft in den ersten Lebenstagen noch nicht zu hören. Der komplette AV-Kanal hat ohne Behandlung eine sehr schlechte Prognose. Die Hälfte der Kinder stirbt im ersten Lebensjahr aufgrund der Herzinsuffizienz oder durch Infektionen.

Therapie

Weniger als 5% der betroffenen Kinder erreichen das Erwachsenenalter. Bei der Operation versucht man, physiologische Verhältnisse herzustellen, was bei ausgedehnten Klappenfehlbildungen nicht gelingt. Wenn das Kind für eine große Korrekturoperation zu klein oder instabil ist, wird eine nicht korrigierende Operation vorgeschaltet, bei der die Lungenarterie verengt wird, um die vermehrte Lungendurchblutung zu verhindern.

Bei allen Kindern besteht auch nach der Korrekturoperation ein lebenslang erhöhtes Risiko für eine Endokarditis aufgrund der fehlgebildeten bzw. operierten Klappen.

Herzfehler mit Zyanose

Herzfehler mit Zyanose sind Herzfehler mit einem Rechts-links-Shunt. Im großen Kreislauf tritt also Mischblut auf. Es handelt sich um eine zentrale Zyanose, d. h. der gesamte Körper wird mit demselben Mischblut versorgt. (Zur Unterscheidung von der peripheren Zyanose z. B. bei Auskühlung s. S. 72).

16.11 Fallotsche Tetralogie

Leitsymptome:
- Zyanose (leicht bis extrem, je nach den individuellen Verhältnissen
- Verminderte Belastbarkeit, Trinkschwäche
- Gedeihstörung, zunehmend im Kindesalter

Die Fallotsche Tetralogie stellt etwa 10% aller angeborenen Herzfehler. Die Bezeichnung geht auf eine ausführliche Beschreibung dieses Herzfehlers durch **E. Fallot** aus dem Jahre 1888 zurück, der vier anatomische Abweichungen beschrieb:
- Pulmonalstenose,
- überreitende (d. h. den linken und teilweise den rechten Ventrikel umfassende) Aorta,
- Ventrikelseptumdefekt,
- rechtsventrikuläre Hypertrophie.

Bei diesem Krankheitsbild handelt es sich jedoch nicht um die Kombination vier voneinander unabhängiger Fehlern, sondern die vier getrennt aufgeführten Symptome hängen funktionell miteinander zusammen. Die **Aorta** ist besonders groß und erhält nicht nur das gesamte Blut des linken Ventrikels, sondern zusätzlich einen mehr oder weniger großen Anteil aus dem rechten Ventrikel. Da sie über beiden Ventrikeln entspringt, ist das Septum nicht vollständig ausgebildet, es besteht also ein Ventrikelseptumdefekt.

Im Gegenzug zur Aorta ist die **Pulmonalarterie** im Klappenbereich und subvalvulär (im rechtsventrikulären Ausflusstrakt unterhalb der Klappe) stenotisch verengt. Da das rechte Herz einmal in die verengte Pulmonalarterie auswerfen und andererseits dem Druck des linken Ventrikels standhalten muss, ist die **Hypertrophie des Herzens** erklärlich.

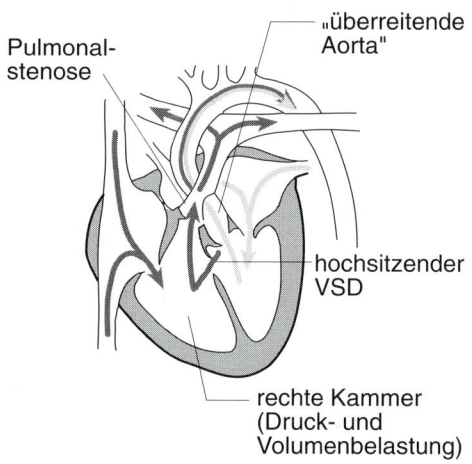

Abb. **16.5** Fallotsche Tetralogie

Je nach dem Ausmaß des Herzfehlers gelangt sauerstoffarmes Blut in den Körperkreislauf und führt zur **Zyanose**. Je schwerer die Pulmonalstenose ist, desto weniger Blut gelangt in die Lunge. Die verminderte Lungendurchblutung bedeutet eine entsprechende verminderte Aufnahmekapazität für Sauerstoff. Das Ausmaß der Zyanose hängt daher vom Grad der Pulmonalstenose und des Shunts über den VSD ab und kann auch phasenweise wechseln. Bei einer leichten (seltenen) Form des Fallot sind die Kinder nicht oder kaum zyanotisch („pink Fallot").

Klinische Zeichen

Meist haben die Kinder nach der Geburt eine mehr oder minder deutliche Zyanose. In den ersten Lebensmonaten ist die Symptomatik aber ansonsten eher gering und erst bei zunehmender körperlicher Aktivität fällt die erheblich verminderte Belastbarkeit auf. Vorher beobachtet man allenfalls ein schlechtes Gedeihen. Es entwickeln sich dann schnell Uhrglasnägel und Trommelschlegelfinger als Zeichen der Hypoxämie.

Ältere Kinder mit unbehandeltem Fallot bevorzugen besonders nach Belastungen eine Hockstellung, die durch die Erhöhung des Gefäßwiderstandes im Körperkreislauf die Druckverhältnisse dahingehend beeinflusst, dass die Lungendurchblutung sich etwas verbessert. Bei vielen Kindern wechselt die Zyanose und es kommt zu regelrechten hypoxischen Anfällen. In diesen Phasen kommt zur Zyanose noch eine auffallende Blässe hinzu.

Bei der **Auskultation** hört man ein systolisches Geräusch. Dieses kann in Lautstärke und Klangcharakter variieren, je nachdem, ob der VSD oder die Pulmonalstenose im Vordergrund steht. Bei der **Röntgenaufnahme** fällt die verminderte Lungendurchblutung auf, als „durchsichtige" Lunge charakterisiert.

Therapie

Die Behandlung erfolgt mit dem Ziel, die Lungendurchblutung zu verbessern. Da in vielen Fällen eine Korrektur nicht möglich ist oder aber eine bestimmte Körpergröße voraussetzt, muss als erster Eingriff ein **Umgehungsgefäß für die Pulmonalstenose** geschaffen werden. Wenn der Ductus Botalli offen bleibt, hat man ein solches Umgehungsgefäß, ansonsten wird eine Anastomose zwischen der Arteria subclavia oder der Aorta und Lungenarterien angebracht. Damit findet sich im großen Kreislauf zwar nach wie vor hypoxisches Mischblut, aber durch die verbesserte Lungendurchblutung kann vermehrt Sauerstoff aufgenommen werden, sodass das Mischungsverhältnis günstiger wird. Ferner wird das Wachstum der oft zu kleinen Lungengefäße verbessert.

Die nicht immer mögliche **Totalkorrektur** ist sehr aufwendig und wird kaum vor dem 2. Lebensjahr begonnen. Auch nach einer Korrekturoperation sind nicht alle Probleme gelöst. Es kann gehäuft zu entzündlichen Veränderungen und Rhythmusstörungen kommen sowie zu funktionellen Störungen an den operierten Klappen.

Die **Prognose** ist daher je nach Korrekturfähigkeit sehr unterschiedlich. Trotz Kardiochirurgie muss vor allem bei hypoplastischen Lungengefäßen mit einer recht hohen Sterblichkeit gerechnet werden.

16.12 Transposition der großen Gefäße (TGA)

Leitsymptome:
- Ausgeprägte Zyanose, die manchmal erst nach einigen Lebensstunden oder -tagen richtig auftritt
- Plötzlich sehr schlechter bedrohlicher Allgemeinzustand mit schwerer Herzinsuffizienz

Die unterschiedlichen Formen der Transposition stellen etwa 6% der angeborenen Herzfehler. Bei der klassischen TGA entspringt die Aorta aus dem rechten Ventrikel, die Pulmonalarterie aus dem linken Ventrikel. Es existieren also zwei nebeneinander verlaufende Kreisläufe, die eigentlich keine Verbindung miteinander haben. Auf diese Weise könnte prinzipiell kein Sauerstoff in den Körperkreislauf des Kindes gelangen. Intrauterin bedeutet dies kein Entwicklungshindernis, da der Lungen- und Körperkreislauf durch das Foramen ovale und den Ductus Botalli parallel geschaltet sind.

Nach der Geburt können die Kinder aber nur überleben, wenn es Querverbindungen zwischen den Kreisläufen gibt. Normalerweise bleibt das Foramen ovale im Vorhofseptum in diesen Fällen länger offen, so dass hier eine Durchmischung entsteht. Falls dies nicht der Fall ist, muss der Ductus Botalli medikamentös offengehalten, oder das Foramen ovale durch einen Kathetereingriff erweitert werden (Raskind-Manöver).

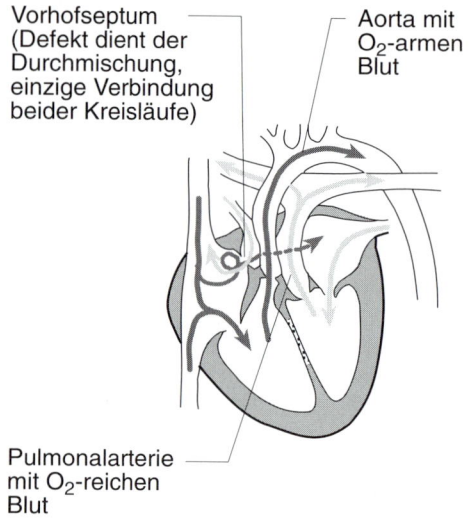

Vorhofseptum (Defekt dient der Durchmischung, einzige Verbindung beider Kreisläufe)

Aorta mit O$_2$-armen Blut

Pulmonalarterie mit O$_2$-reichen Blut

Abb. 15.6 Transposition der großen Arterien (TGA)

Klinische Zeichen

Die Kinder haben eine ausgeprägte Zyanose, die sich schon unter geringer Belastung (Trinken, Schreien) erheblich verschlechtert. Innerhalb weniger Stunden nach der Geburt verschlechtert sich der Zustand meist erheblich, wenn die fetalen Verbindungen, vor allem das Foramen ovale, sich schließen. Bei der Auskultation kann man ein uncharakteristisches systolisches Geräusch hören.

Bis zu einer Korrekturoperation gedeihen die Kinder sehr schlecht und vor allem die motorische Entwicklung bleibt oft weit zurück.

Therapie

Eine Transposition ist immer ein **Notfall**. Durch Sauerstoffgabe ist keine wesentliche Verbesserung zu erzielen, da nicht die Aufnahme, sondern die Verteilung gestört ist.

Für eine **Korrekturoperation** gibt es prinzipiell zwei Wege: Einmal werden die Vorhöfe so umgestaltet, dass eine Überkreuzung der Blutflüsse in den Vorhöfen stattfindet: die doppelte Kreuzung des Kreislauf stellt dann die physiologischen Verhältnisse her. Allerdings haben die Ventrikel dann lebenslang vertauschte Aufgaben. Die Vorhofumkehr wird meist erst ab dem zweiten Lebensjahr vorgenommen.

Bei der „**Switch**"-Operation werden die großen Gefäße abgetrennt und richtig eingepflanzt, sodass anatomisch normale Verhältnisse entstehen. Ein großes Problem ist die Umpflanzung der Herzkranzgefäße. Die Switch-Operation wird am besten bei Neugeborenen zwischen dem 8. und 14. Lebenstag vorgenommen.

Beide Verfahren sind risikoreich und ziehen oft Komplikationen nach sich. Sehr häufig entstehen Rhythmusstörungen sowie funktionelle Störungen an der Aorten- und Pulmonalklappe.

16.13 Weitere Herzfehler

Noch relativ häufig ist der „**single Ventricle**", der sozusagen eine Extremform des Ventrikelseptumdefektes darstellt, das hier völlig fehlt. In diesem einen Ventrikel mischt sich das gesamte Blut, wobei sehr unterschiedliche Zyanosegrade auftreten können. Auch die Prognose ist von individuellen Besonderheiten abhängig. Selbst diese Fehlbildung ist anatomisch nicht einheitlich, sondern kann durch verschiedenen Fehlentwicklungen entstehen.

Neben den erwähnten Klappenfehlern können auch die Klappen zwischen Vorhöfen und Kammern fehlgebildet oder atretisch sein. In Einzelfällen findet man auch eine Kombination mehrerer Fehlbildungen. Die Möglichkeiten für Herz- und Gefäßfehler sind so vielgestaltig, dass diese seltenen Fehlbildungen, die zusammen wenige Prozent der angeborenen Vitien ausmachen, nicht einheitlich und übersichtlich klassifiziert werden können.

16.14 Rhythmusstörungen

Leitsymptome:
- Uncharakteristische Zeichen wie Trinkschwäche, schlechte Belastbarkeit, Apathie
- Sehr schnelle oder unregelmäßige Herzaktionen

Rhythmusstörungen werden in **tachykarde** (zu schnelle Herzfrequenz) und **bradykarde** (zu langsame Herzfrequenz) Störungen eingeteilt. Eine **unregelmäßige Schlagfolge** kann durch Extraschläge entstehen, die ihren Ursprung nicht im Sinusknoten, sondern an anderen Stellen des Herzmuskels (Vorhof oder Kammer) haben können. Auch Pausen oder Störungen der Weiterleitung der Erregung können zu Rhythmusstörungen führen.

Rhythmusstörungen im eigentlichen Sinne kommen durch eine veränderte Erregungsausbreitung im Herz zustande.

➤ **Tachykarde Rhythmusstörungen**:
Überwiegend handelt es sich um Sinustachykardien, d.h. um eine Beschleunigung der Frequenz bei einem normalen elektrischen Erregungsablauf. Die Ursache liegt meist in körperlichem Stress, so dass keine spezifische Behandlung nötig ist. Tachykardien über 200/min. sollten durch ein EKG näher analysiert werden, vor allem wenn sie bei körperlicher Ruhe bestehen bleiben. Eine Beschleunigung der Herzfrequenz ist auch bei Fieber oder Volumenmangel zu beobachten.
Eigentliche supraventrikuläre Tachykardien beruhen auf einer fehlerhaften, zu häufigen Reizbildung oder einer fehlerhaften Reizleitung. Sie sind selten, aber behandlungsbedürftig. Sonst kann innerhalb weniger Stunden eine Herzinsuffizienz eintreten. Ursache ist in der Hälfte der Fälle ein Wolff-Parkinson-White-Syndrom, bei dem elektrische Reize von der Kammer zurück in die Vorhöfe

gelangen und durch diese kreisende Erregung die Tachykardie ausgelöst wird.
Vorhofflattern und -flimmern ist sehr selten, ebenso ventrikuläre Tachykardien und andere Rhythmusstörungen. Sie deuten meist auf Fehlbildungen oder Herzmuskelentzündungen hin, sodass eine gründliche kardiologische Abklärung erfolgen muss.

➤ **Bradykarde Rhythmusstörungen:**
Herzfrequenzabfälle haben in der Regel keine kardiale Ursache, sondern werden u.a. durch einen Vagusreiz ausgelöst, z.B. bei Sauerstoffmangel, Azidose, Erbrechen, Nahrungsaufnahme, geblähtem Bauch, Hirnblutung, Unterkühlung, Stoffwechselstörung. Hier muss eine Behandlung der Ursache erfolgen.
Bradykarde Rhythmusstörungen mit kardialer Ursache sind sehr selten. Ursächlich kann eine Herzmuskelentzündung, eine Durchblutungsstörung bei Asphyxie, ein angeborener Herzfehler oder eine Zerstörung des Reizleitungssystems durch mütterliche Antikörper (beim mütterlichen Lupus erythematodes) vorliegen. Grundsätzlich muss auch immer eine Elektrolytentgleisung ausgeschlossen werden.

Therapie

Falls möglich, wird die Ursache behandelt (z.B. Elektrolytstörung). Besteht eine Herzinsuffizienz, so muss diese auch therapiert werden. Primär werden zur Behandlung von Rhythmusstörungen Antiarrhythmika eingesetzt. In seltenen Fällen kann auch eine Kardioversion (eine Elektroschockbehandlung) oder eine Schrittmachertherapie nötig werden.

16.15 Sonstige Herzerkrankungen des Neugeborenen

Neben den strukturellen Herzfehlern können noch andere angeborene Erkrankungen auftreten, die aber allesamt wesentlich seltener sind:

Kardiomyopathien (Muskelschädigungen) können durch Stoffwechselerkrankungen bedingt sein, aber auch durch Infektionen und Sauerstoffmangel. Folge ist eine je nach Schädigung unterschiedlich ausgeprägte Herzinsuffizienz.

Bei einigen **Speicherkrankheiten** (z. B. Glykogenose Typ Pompe) kommt zur diffusen Muskelschädigung noch die Speicherung von Material (etwa Glykogen) in den Muskelzellen hinzu, sodass sich das Herz immer weiter vergrößert. Die Erkrankung führt innerhalb einiger Wochen oder Monate zum Tode.

17 Erkrankungen und Fehlbildungen des Verdauungstraktes

17.1 Lippen-Kiefer-Gaumen-Spalte

> **Leitsymptome:**
> - Sichtbare Spalte mit Verziehung der Nase
> - Eine reine Gaumenspalte ist nur beim Schreien sichtbar. Trinkschwierigkeiten: Milch kommt aus der Nase.

Spaltbildungen im Mittelgesicht zählen zu den typischen Hemmungsmissbildungen. Eine embryonale Anlage kann sich nicht vollständig entwickeln, sodass ein früherer Zustand erhalten bleibt.

Die **Häufigkeit** beträgt ca. 1,5 : 1000, wobei die durchgehenden Spalten etwa die Hälfte ausmachen. Haben Eltern oder Geschwister eine Spalte, steigt das Risiko auf mindestens 1% an, das heißt, genetische Faktoren spielen eine Rolle.

Klinische Zeichen

Man unterscheidet verschiedene Schweregrade:
- **Lippenspalte:** Das Lippenrot ist meist nur einseitig im Bereich einer der Nasolabialfalten gespalten, d.h. nach oben Richtung Nase gezogen.
- **Lippen-Kiefer-Gaumenspalte** (LKG, einseitig oder doppelseitig): Es findet sich eine durchgehende Spalte, die wie eine Lippenspalte asymmetrisch beginnt. Der Kiefer ist meist relativ weit auseinandergedrängt, sodass auch die Nase auf der betroffenen Seite flacher und breiter ist. Die Spalte geht bis zum harten Gaumen durch, wobei sie dann die Mittellinie erreicht. Der untere Nasengang ist offen, sodass eine breite Verbindung zwischen Mundhöhle und Nasenraum

besteht. Die Spalte setzt sich bis in den weichen Gaumen fort.
- **Gaumenspalte:** Der harte Gaumen ist gespalten, sowie alle dahinterliegenden Anteile, also der weiche Gaumen und das Zäpfchen, wobei es Minimalformen gibt, bei denen nur im hinteren Gaumenbereich eine kleine Spalte besteht. Manchmal ist nur das Zäpfchen zweigeteilt. Wichtig ist, dass alle Neugeborenen genau untersucht werden, um auch eine isolierte Gaumenspalte zu entdecken.

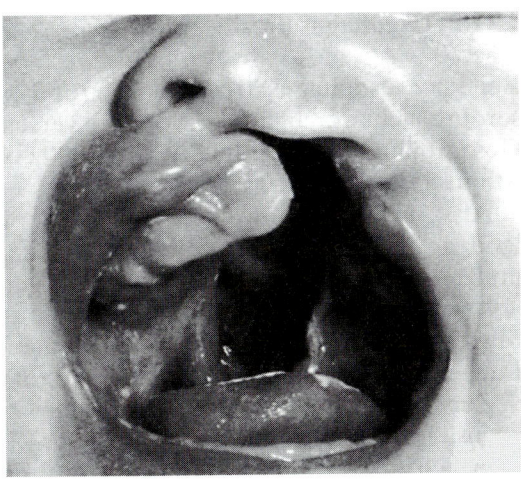

Abb. 17.1 Linksseitige Lippen-Kiefer-Gaumenspalte

LKG-Spalten können auch in Kombination mit anderen Fehlbildungen auftreten, sind dann oft atypisch und besonders schwer. Sie gehören als ein Symptom zu komplexen Syndromen wie z.B. Trisomie 18, Trisomie 13 oder Rötelnembryopathie.

Therapie

- Hier ist das primäre Gespräch **mit den El-tern** sehr wichtig. Das „hässlich" aussehende Kind ist für die Eltern ein Schock, und sehr oft ist Enttäuschung oder Aggression die Folge. Deswegen ist es sehr wichtig, den Eltern sofort die guten Korrekturmöglichkeiten zu erklären.
- Es hilft den Eltern, wenn man ihnen bald Kontakt zur operierenden Kieferklinik vermittelt, wo sie sich informieren können, und auch Operationsergebnisse anderer Patienten sehen. Die Korrekturverfahren sind in den einzelnen Abteilungen zum Teil sehr unterschiedlich, aber mit ähnlich guten Ergebnissen.
- Bei der **Primärversorgung** werden bei einer kompletten LKG-Spalte Kieferplatten aus Kunststoff eingesetzt, die im Prinzip so ähnlich aussehen wie Oberkieferprothesen ohne Zähne. Sie haben einmal den Zweck, Nase und Mund voneinander zu trennen, sodass ein problemloseres Trinken möglich ist, wobei die meisten Kinder auch so saugen können. Die Hauptfunktion der Kieferplatte ist aber, den Kiefer in Form zu halten und zu bringen und ein weiteres Abweichen von der normalen Lage zu verhindern, damit das Kind später eine möglichst normale Sprach- und Kaufunktion hat.
  Die Operation einer durchgehenden kombinierten Spalte geschieht in mehreren Schritten. In den meisten Kliniken wird die Lippen- und Kieferspalte in der zweiten Hälfte des ersten Lebensjahres primär operiert. Der Verschluss des harten Gaumens schließt sich an, und später werden je nach Schweregrad und bisherigem Verlauf Korrektureingriffe angeschlossen.
- Gleichzeitig erfolgt eine **Sprachbehandlung**. Bei normalem Verlauf ist die Rehabilitation bis zum Eintritt in die Schule abgeschlossen.

Stillberatung
- Anlegen bereits im Kreißsaal wie bei allen Neugeborenen
- Halbsitzende aufrechte Position des Kindes
- Positionierung der Brustwarze zwischen Gaumen und Gaumenplatte und Zunge

---

- ggf. Brust zusätzlich von außen komprimieren
- Lippenspalte mit Finger oder Brust abdecken
- In den ersten Tagen zusätzlich abpumpen, um die Milchproduktion bei einer unzureichenden Saugleistung in Gang zu bringen
- Aus der Flasche nachfüttern, evtl. unter Verwendung eines speziellen Spaltsaugers. Dabei wird ein anfangs weicher, später festerer und kürzerer Sauger (z. B. NUK Gaumenspalt- oder Lippenspaltsauger) verwendet. Kleines Loch, nicht oben oder an der Spitze
- Vermeidung einer Überflutung von Mund und/oder Rachen
- Nach dem Trinken Naseneingang von Milchresten reinigen
- Eventuelle Trinkfaulheit hängt nicht mit der Spalte zusammen!

17.2 Ösophagusatresie

Leitsymptome:
- Polyhydramnion (und Frühgeburt)
- Viel Speichel, Husten, Verschlucken, Atemnot
- „Verschlucken" direkt nach dem ersten Anlegen/Füttern

Bei einer Ösophagusatresie ist aufgrund einer embryonalen Fehlentwicklung die Speiseröhre nicht durchgängig, wobei es verschiedene anatomische Formen gibt. Die **Gesamthäufigkeit** beträgt etwa 1 : 3 000 Geburten, die Ösophagusatresie mit unterer ösophagotrachealer Fistel (Typ IIIb) ist mit 85% am häufigsten. Bei einer erneuten Schwangerschaft beträgt das Wiederholungsrisiko etwa 1%. Die Ösophagusatresie kommt häufig auch bei Syndromen bzw. kombiniert mit anderen Fehlbildungen vor, z. B. bei Trisomie 21.

Als pränataler Hinweis besteht meist ein **Polyhydramnion**, sodass bei auffallend großer Fruchtwassermenge an eine solche Fehlbildung gedacht werden muss. Aus demselben Grund kommt es gehäuft zur Frühgeburt.

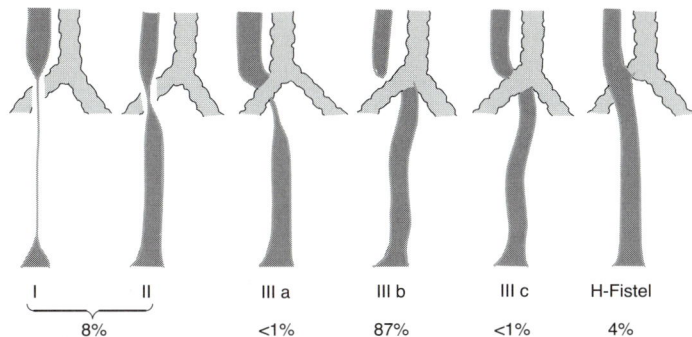

I	II	III a	III b	III c	H-Fistel
8%		<1%	87%	<1%	4%

Abb. 17.2 Ösophagusatresie. Anatomie und relative Häufigkeit verschiedener Typen

Klinische Zeichen

Nach der Geburt fallen die Kinder durch Atem- und Schluckstörungen auf. Sie speicheln sehr viel, beim Anlegen oder Füttern verschlucken sie sich, müssen husten und haben z. T. Atemnot und Zyanoseanfälle. Speichel oder Nahrung bleiben im Mund und Rachen „stehen" und können nicht geschluckt werden. Durch Aspiration von Nahrung kann je nach den anatomischen Verhältnissen sehr schnell Atemnot auftreten.

Zur **Diagnosesicherung** versucht man, mittels eines Katheters den Magen zu sondieren. Dies gelingt nicht, weil der Katheter entweder auf Widerstand stößt oder im oberen Ösophagusstumpf umschlägt und wieder aus dem Mund heraus kommt.

> Wenn der Verdacht auf eine Ösophagusatresie besteht, muss das Kind unverzüglich auf eine kinderchirurgische Intensivstation verlegt werden.

Dort wird man durch eine Röntgen-Kontrastdarstellung die genauen anatomischen Verhältnisse klären.

Therapie

- Die **Notversorgung** besteht im Legen einer Schlürfsonde, sodass verschlucktes Sekret kontinuierlich aus dem oberen Blindsack abgesaugt werden kann.
- Wenn das Kind intubiert werden muss, sollte man sehr vorsichtig vorgehen, wobei der Tubus über eine eventuelle Verbindungsstelle zum Ösophagus hinausgeschoben werden muss, damit bei der Beatmung keine Luft in den Magen gelangen kann, denn eine volle Magenblase würde von unten auf den Thorax drücken und die Atemsituation verschlechtern.
- Bei der **anschließenden Operation** versucht man, die normalen anatomischen Verhältnisse herzustellen. Ist die Atresie langstreckig, wird entweder das obere Ende am Hals herausgeführt (Speichelfistel), damit Speichel und Sekret abfließen können, oder es ist eine Dauerabsaugung über eine Schlürfsonde bis zur Korrekturoperation nötig. Dann wird eine Magenfistel angelegt, über die das Kind ernährt wird. Ein Korrektureingriff, bei dem ein Stück Darm anstelle des fehlenden Ösophagus eingesetzt oder der Magen teilweise in das Mediastinum hochgezogen wird, schließt sich später an.

Prognose

An den Nahtstellen entstehen häufig Stenosen, sodass auch dauerhafte Schluckstörungen auftreten können und Nachoperationen nötig werden. Häufig ist auch eine Tracheomalazie (Luftröhrenerweichung durch Nekrose der Trachealknorpel) im ehemaligen Fistelbereich vorhanden, die z. T. die Anwendung einer Atemhilfe nötig macht. Daher ist die Ösophagusatresie nach wie vor eine schwere Fehlbildung, die zwar in vielen Fällen korrigiert werden kann, aber doch häufig dauerhafte Probleme nach sich zieht.

Stillberatung:
- Vor der operativen Korrektur: keinerlei Nahrungsaufnahme
- Durch regelmäßiges Abpumpen Milcheinschuss in Gang bringen
- Nach der Korrektur ist normales Stillen möglich

17.3 Fehlbildungen von Magen und Dünndarm

Leitsymptome:
- Erbrechen bei Fütterungsversuchen, z. T. gallig
- Geringe Mekonium- und Stuhlmenge

Atresien im Dünndarmbereich

Atresien im Dünndarmbereich sind relativ selten und kommen am ehesten im Zwölffingerdarm vor. Dabei können sowohl membranartige Verschlüsse als auch längerstreckige Defekte oder Verschlüsse durch Druck von außen (z. B. durch eine ringförmige Fehlanlage der Bauchspeicheldrüse, die dann den Zwölffingerdarm ummauert) vorkommen. Oft wird die Verdachtsdiagnose schon intrauterin im Ultraschall gestellt, denn der vergrößerte fruchtwassergefüllte Magen ist ein Hinweiszeichen. Auch ein Hydramnion weist auf die Diagnose hin.

Im Magen findet sich eine große Menge Fruchtwasser. Bei Fütterungsversuchen erbrechen die Kinder große Mengen angedauter Nahrung, und haben gleichzeitig einen geringen Mekonium- und Stuhlabgang. Je nach der Lage der Atresie ist das Erbrochene gallig oder nicht.

Im **Röntgenbild** fällt die große Magenblase auf und eine Luftfüllung des Darms bis zum Verschluss. So zeigt sich bei der Duodenalatresie ein „double bubble-Phänomen": die Magenblase und der obere Zwölffingerdarm stellen sich als massiv erweiterte luftgefüllte Blasen dar, dahinter sieht man praktisch keine Luft.

Therapie: Beim Verdacht auf eine Darmatresie sollten Fütterungsversuche unterbleiben. Es wird eine Magenablaufsonde gelegt, und die Kinder sollten zur weiteren Diagnostik und Therapie in eine Kinderchirurgie oder Kinderklinik verlegt werden.

Es sollte eine unverzügliche Operation erfolgen, um entweder die normalen Verhältnisse herzustellen oder mithilfe einer eingefügten Dünndarmschlinge einen funktionellen Ersatz zu schaffen. Oft ist der Darm unterhalb der Atresie hypoplastisch und kann anfangs nur wenig Nahrung vertragen. In Extremsituationen muss dann zeitweise ein künstlicher Darmausgang angelegt werden. Häufig ist der postoperative Nahrungsaufbau schwierig und die Kinder benötigen über lange Zeit parenterale (Zusatz-) Ernährung, d. h. Infusionstherapie.

Volvulus und Rotationsanomalien

Volvulus und Rotationsanomalien sind relativ seltene Fehlbildungen, bei denen die normale Faltung der Bauchorgane in der Embryonalzeit ausgeblieben oder fehlerhaft abgelaufen ist. Die Symptomatik tritt nicht unbedingt in den ersten Lebenstagen auf, und entspricht am ehesten einem Ileus.

17.4 Fehlbildungen von Dickdarm und Anus

Leitsymptome:
- Je nach der Art und Lage der Fehlbildung/Atresie unterschiedliche Symptomatik
- Fehlender Mekoniumabgang deutet auf eine tiefe Atresie hin
- Aufgeblähtes Abdomen
- Zunehmende Ileussymptomatik

Analatresie

Die wichtigste Fehlbildung am Enddarm ist die Analatresie mit einer Häufigkeit von ca. 1 : 4000 Geburten. Die Analatresie kommt bei manchen Syndromen gehäuft vor (z. B. Trisomie 21)

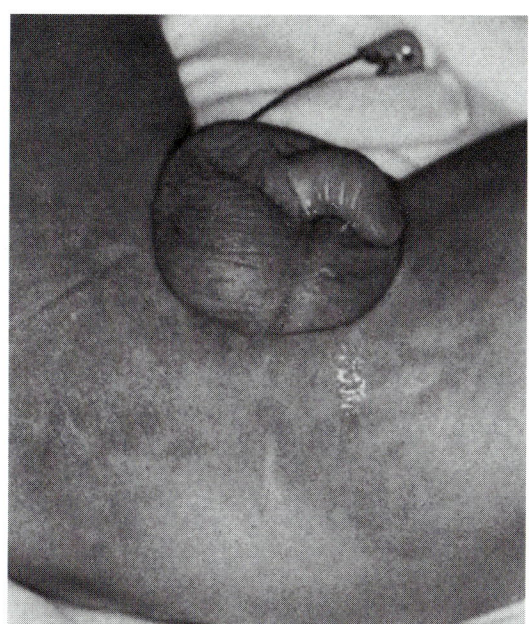

Abb. 17.3 Analatresie

Es werden verschiedene **Formen** unterschieden:

- Eigentliche Analatresie mit einem membranartigen Verschluss des Anus bzw. kurzstreckiger Atresie. Dieser tiefe Typ macht bei Mädchen 80% und bei Jungen 50% aller Analatresien aus.
- Anorektale Atresie: Neben dem Verschluss fehlt ein mehr oder weniger großer Anteil des Rektums (Enddarmes), evtl. auch noch höhere Darmabschnitte.
- Daneben gibt es noch weitere seltenere Formen, etwa mit atypisch liegender Analöffnung, unvollständige Atresien, mehrfache Öffnungen bzw. Fisteln etc.
- Immer wieder finden sich Fisteln, die das Rektum mit der Scheide, der Harnröhre oder dem Damm verbinden. Hier ist auch Mekoniumaustritt möglich, so dass die Analatresie in solchen Fällen oft übersehen wird.

Wichtigstes Zeichen der Analatresie ist neben der äußerlich nicht immer sichtbaren Atresie der fehlende Mekoniumabgang. Wird die Analatresie nicht entdeckt und das Kind versehentlich gefüttert, entwickelt sich innerhalb weniger Tage eine sehr ausgeprägte Ileussymptomatik mit massiv aufgeblähtem Bauch. Daher ist es wichtig, den Mekoniumabgang zu dokumentieren, und bei jedem Kind die Analöffnung anzuschauen.

Therapie: Wenn eine solche Fehlbildung entdeckt wird, bekommt das Neugeborene zur Nährstoff- und Flüssigkeitszufuhr eine Infusion sowie eine Magenablaufsonde Es sollte zügig in ein kinderchirurgisches Zentrum überwiesen werden. In den meisten Fällen wird in einer ersten Operation ein künstlicher Darmausgang angelegt, um den Abgang von Mekonium und Stuhl zu ermöglichen. Der Korrektureingriff ist je nach der Länge und Lage der Atresie unterschiedlich aufwendig und komplikationsträchtig. Bei einer erfolgreichen Korrektur kann nach einigen Monaten der künstliche Ausgang wieder verschlossen werden.

Als **Spätfolge** ist eventuell mit Inkontinenz oder Obstipation durch Stenosen zu rechnen, da durch Fehlanlage der Sphinktermuskulatur sowie durch Narben die Funktion des Enddarmes beeinträchtigt sein kann.

Morbus Hirschsprung

Wenn die Nervenzellen des (End-)Darmes in einem bestimmten Segment ausfallen, gibt es dort keine normalen peristaltischen Bewegungen mehr. Der Darm ist enggestellt, und es entsteht eine funktionelle Stenose, die den Abgang von Stuhl erschweren oder verhindern kann. Diese Erkrankung kommt bei etwa 1 : 5000 Kindern vor, und zeigt sich oft schon beim Neugeborenen.

In den meisten Fällen ist die chirurgische Entfernung des betroffenen Darmabschnittes nötig. Meistens ist nur das Rektum betroffen, im Extremfall kann jedoch auch der ganze Darm betroffen sein (Neuronale Dysplasie = ND). Solche Kinder haben langfristig schlechte Chancen, da sie oft nicht enteral ernährbar sind.

17.5 Fehlbildungen der Leber und der Gallengänge

Leitsymptome:
- Entfärbter, fast weißer Stuhl
- Verlängerter Ikterus
- Zunehmend grünliche „schmutzige" Hautfarbe

Bei der **Gallengangsatresie** ist der Abfluss der Gallenflüssigkeit in den Darm unterbrochen. Man muss die extrahepatische Gallengangsatresie von der intrahepatischen unterscheiden. Eine extrahepatische Atresie kann mit und ohne Fehlbildung der Gallenblase vorkommen.
Es gibt verschiedene Formen der **intrahepatischen** Gallengangsfehlbildungen, bei denen die feinen Gallengänge normal vorhanden sind oder auch großenteils fehlen, dann meist in Kombination mit anderen Fehlbildungen oder Stigmata.

Klinische Zeichen

Bei einer Abflussstörung der Gallenflüssigkeit fallen die Kinder durch entfärbte Stühle und einen verlängerten Ikterus auf, wobei zunehmend eine schmutziggrüne Hautfarbe entsteht. Im Gegensatz zum physiologischen oder verstärkten Neugeborenen-Ikterus wird nämlich konjugiertes, also von der Leber zur Ausscheidung vorbereitetes Bilirubin in die Blutbahn abgegeben, sozusagen als Rückstau. Durch den Gallenstau entsteht eine biliäre Zirrhose, die sich im Gegensatz zu anderen Formen der Leberzirrhose sehr schnell entwickeln kann. Ohne Behandlung versterben die meisten Kinder in den ersten Lebensjahren.

Therapie

Als **Palliativmaßnahme** (auch zur Überbrückung bis zu einer eventuellen Lebertransplantation) gibt es die Kasai-Operation: Eine Dünndarmschlinge wird geöffnet und an die Unterseite der Leber genäht, so dass die austretende Galle aufgefangen wird. Dies ist aber nur sinn-

voll, wenn innerhalb der Leber genug Gallenwege vorhanden sind und die Atresie sich nur auf die großen Gallenwege bezieht.

Bei **extrahepatischen Atresien** kann die Stenose operativ überbrückt werden, indem man z. B. eine Dünndarmschlinge als Gallenweg verwendet. Als Folge entsteht oft eine bakterielle Dauerbesiedelung der Gallenwege.

Wenn eine Leberzirrhose droht bzw. eine ableitende Operation nicht möglich ist, besteht die Indikation zur **Lebertransplantation**. In den letzten Jahren ist die Erfolgsquote deutlich gestiegen, sodass sich diese Behandlung schon fast zur Routinemethode entwickelt. Da nicht genügend Spenderorgane zur Verfügung stehen, wird teilweise auch ein Leberstück von einem Lebendspender (z. B. Familienmitglied) verwendet, wenn dies aus immunologischen Gründen möglich ist.

Bezüglich anderer Lebererkrankungen s. a. Ikterus (Kap. 23.)

Stillberatung
- Prinzipiell werden Neugeborene mit Erkrankungen der Leber und Gallenwege normal ernährt, d. h. gestillt.

17.6 Fehlbildungen von Bauchwand und Nabel

Leitsymptome:
- Sehr unterschiedliche Symptome, je nach der Art und Schwere der Fehlbildung
- Äußerlich sichtbare Spaltbildung mit offenliegenden Bauchorganen
- Auffälligkeit des Nabels
- Urinabsonderung aus dem Nabel

Omphalozele (Nabelschnurbruch)

Eine Omphalozele wird oft schon pränatal im Ultraschall festgestellt und ist dann eine **Indikation zur primären Sectio**. Es handelt sich um einen Bauchwanddefekt, bei dem Bauchinhalt, vor allem Darmschlingen, aber auch Anteile der Leber, in einem Bruchsack im Bereich des Nabels vor der Bauchdecke liegen. Bei einer Spontangeburt reißt diese meist durchscheinend glasige Membran oft ein, sodass die Organe offenliegen. Bei etwa $1/4$ dieser Kinder bestehen weitere Fehlbildungen, meist Chromosomenstörungen, aber auch Herzfehler, Drehungsanomalien der Baucheingeweide, und weiteres.

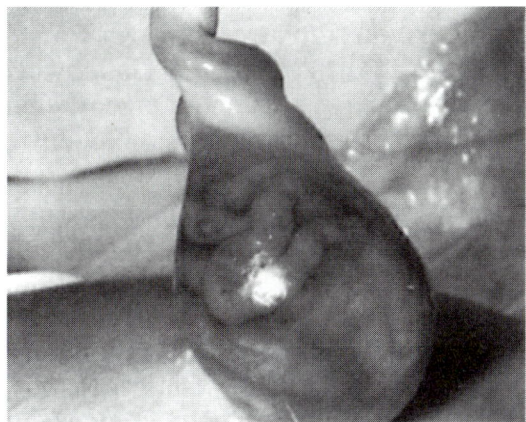

Abb. 17.4 Omphalozele

Erstversorgung

● Das Kind sollte unter **sterilen Bedingungen** erstversorgt werden. Die untere Körperhälfte und die gesamte Omphalozele sollten möglichst rasch in einen sterilen Kunststoffbeutel eingebracht werden, um die Austrocknung und Verletzung der Zele zu verhindern. Ist kein steriler Beutel vorhanden, wird der Bruchsack mit angefeuchteten (sterile 0,9%ige Kochsalzlösung) Gazetupfern abgedeckt, darüber kommt eine trockene Tupferschicht, evtl auch Fettgaze.
● Zugluft und Austrocknung und damit auch Auskühlung müssen mit allen Mitteln verhindert werden.
● Das Kind wird seitlich gelagert, bekommt eine Infusion, wird antibiotisch behandelt, erhält eine offene Magenablaufsonde, und wird zügig nach der Stabilisierung in eine **kinderchirurgische Abteilung** verlegt.

> Versuche, den Bauchinhalt zu reponieren, sind zwecklos und richten nur Schaden an.

Gastroschisis

Eine vergleichbare Fehlbildung ist die Gastroschisis, bei der ein Bauchwanddefekt in der Regel unterhalb des Nabels besteht. Die Organe liegen hier offen und außerhalb der Bauchhöhle. Die Darmschlingen sind dann geschwollen und mit Fibrin belegt. Das Fruchtwasser ist oft grünlich verfärbt, da der Fet gallig erbrochen hat (Abb. 17.5).

Die **Erstversorgung** entspricht der bei einer Omphalozele. Die chirurgische Versorgung ist oft schwierig, da nicht genügend Bauchdecke vorhanden ist, um alle Organe einzuschließen. Daher müssen manchmal künstliche Bauchdecken eingepflanzt werden, die dann überhäutet werden sollen. Es sind oft viele Eingriffe nötig, mit problematischem Endergebnis. Begleitende Fehlbildungen des Darmes sind relativ häufig.

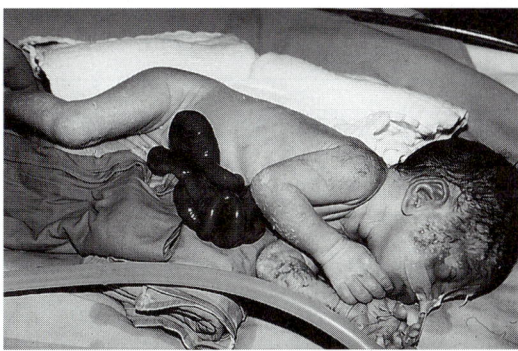

Abb. 17.5 Gastroschisis

17.7 Infektionen des Magen-Darm-Traktes

Leitsymptome:
● Unruhe, Erbrechen, Trinkprobleme
● Wässrige und/oder blutige Durchfälle
● Aufgetriebener Bauch
● Eventuell Fieber, allgemeine Infektionszeichen

Akute Magen-Darm-Infektionen sind bei Neugeborenen überwiegend durch Rota-Viren bedingt (s. S. 257). Während diese bei Erwachsenen nur relativ selten zu schweren Durchfällen führen, können Kinder in den ersten Lebenswochen dadurch schwer krank werden. Wie weit eine Beziehung zwischen Rota-Viren und der nekrotisierenden Enterokolitis besteht, ist nicht ganz klar. Rota-Infektionen können unter dem Bild einer Sepsis verlaufen. Andere Darmerreger sind in den ersten Lebenstagen von geringerer Bedeutung. Allerdings können sowohl Viren als auch Bakterien, die später zu z.B. Atemwegsinfekten führen, bei jungen Säuglingen Darmsymptome wie Durchfälle hervorrufen.

Die **Hauptgefahr bei Durchfällen** im Neugeborenen-Alter ist die Entgleisung des Wasser- und Salzhaushaltes. Daher sind entsprechende Kontrollen nötig. Bei einem stärkeren Gewichtsverlust (mehr als 5% innerhalb 24 Stunden) sollte eine intensivere Überwachung und eine Infusionsbehandlung erfolgen.

Stillberatung
- Im Normalfall sollte unbedingt weitergestillt werden.
- Magen-Darm-Infekte werden bei einer Muttermilch-Ernährung besser und schneller überstanden!

17.8 Nekrotisierende Enterokolitis (NEC)

Leitsymptome:
- Aufgetriebener ausladender Bauch
- Seitliche Rötung und/oder Weichteilödem am Bauch
- Verstärkte Venenzeichnung
- Blutige Stühle
- Zunehmende allgemeine Infektionszeichen

Die **NEC** (_nekrotisierende_ _E_ntero_c_olitis) ist eine hämorrhagische, nekrotisierende und ulzerierende Entzündung des Dünn- und Dickdarmes als Endstrecke einer komplexen schweren Schädigung des unreifen Darmes durch gefäßbedingte, schleimhautschädigende,

toxische und infektiöse (und andere undefinierte) Prozesse. Es kommt zur bakteriellen Durchwanderung der geschädigten Darmschleimhaut, zur Gasbildung in der Darmwand und letztendlich zur Perforation (Darmdurchbruch) und Peritonitis (Bauchfellentzündung).

Die meisten Fälle (ca. 80–90%) betreffen Frühgeborene. Etwa 8–12% der extremen Frühgeborenen entwickeln eine NEC. Die Sterblichkeit beträgt 10–50%.

Ursachen

Die Ursachen sind multifaktoriell: Sauerstoffmangel, Azidose, ein zu niedriger arterieller Blutdruck, eine Schädigung der Schleimhautbarriere aufgrund von Durchblutungsstörungen, Blutgerinnsel oder Infektionen. Die NEC tritt sporadisch und in Epidemien auf.

Durch die Ernährung ändert sich die Darmdurchblutung. Die Nahrung ist oft hyperosmolar und kann einen Nährboden für Bakterien darstellen. Muttermilch ist günstiger als industriell hergestellte Nahrungen. Die Unreife des Darmes bedingt eine verminderte Darmbeweglichkeit, Säuresekretion, Enzymproduktion, veränderte Schleimeigenschaften, eine veränderte Hormonsituation des Magen-Darmtraktes und eine Unreife des Immunsystems der Darmschleimhaut (reduziertes sIgA = „Schleimhautabwehrstoffe").

Risikofaktoren sind Frühgeburtlichkeit, Asphyxie, Herzerkrankungen, Polyglobulie, Nabelarterienkatheter, Blutaustauschtransfusion, EPH-Gestose der Mutter, Kokainmissbrauch der Mutter. Eine NEC tritt in der Regel nur bei Kindern auf, die Nahrung erhalten haben, und zwar meist in der ersten Lebenswoche ca. 3–7 Tage nach Beginn der Ernährung. Der Zeitpunkt des Auftretens ist abhängig vom Gestationsalter und Geburtsgewicht (je kleiner/unreifer desto später).

Klinische Zeichen

Als klinische Symptome sind ein ausladendes Abdomen (abdominelle Distension), blutige Stühle, vermehrte Magenreste, galliges Erbrechen, ein Bauchwandödem, eine verstärkte abdominelle Venenzeichnung, eine Rötung oder livide Verfärbung der Flanken zu beobachten. Systemische Symptome wie Apnoen, Bradykardien, Lethargie treten auch auf.

Die Diagnose wird durch das klinische Bild und durch **Röntgenaufnahmen** des Bauches gestellt. Dabei zeigen sich verdickte Darmwände, Luftbläschen in den Darmwänden und evtl. in den Portalvenen, als Spätzeichen auch freie Luft im Abdomen bei Perforationen des Darmes. Im Verlauf sind häufige Kontrollen nötig.

Therapie

- Die Kinder müssen sofort auf die **Intensivstation** verlegt werden. Immer muss ein Kinderchirurg hinzugezogen werden.
- Die **konservative Therapie** beinhaltet Nahrungskarenz, Magenablaufsonde, Antibiotika, parenterale Ernährung und das Ziehen evtl. vorhandener Nabelkatheter. Der Kreislauf muss mit dem Ziel der Verbesserung der Darmdurchblutung unterstützt werden. Alle systemischen Symptome müssen entsprechend behandelt werden d. h. Flüssigkeits- und Elektrolytausgleich, Sauerstoffgabe, evtl. Beatmung, Transfusion von Erythrozyten, Thrombozyten, Frischplasma etc.
- Eine chirurgische Therapie ist unmittelbar nötig bei Perforationen, sonst bei Peritonitis, Ileus, lokalisierter Abszessbildung. Dabei werden nekrotische Darmabschnitte entfernt und zur Entlastung des Darmes evtl. ein künstlicher Darmausgang angelegt.
- Der Nahrungsaufbau kann erst nach dem Abklingen der Entzündung sehr vorsichtig begonnen werden.

Prognose

Die akute Sterblichkeit ist durch einen septischen Schock oder Gerinnungstörungen bedingt.

Chronische Probleme sind Stenosierungen entzündeter Darmabschnitte und das **Kurzdarmsyndrom:** Wenn viel Darm entfernt werden musste (vor allem Dünndarm), kann der restliche verbliebende Darm seine Verdauungs-

und Aufnahmefunktionen nicht mehr erfüllen, es kommt zu einer massiven Gedeihstörung. Eine künstliche Ernährung (mit vielen Komplikationsmöglichkeiten, z. B. Kathetersepsis, Leberzirrhose) ist dann über lange Zeit nötig.

> **Stillberatung**
> - In der akuten Phase der NEC ist eine Ernährung nicht möglich
> - Vorsichtiger Nahrungsaufbau kann mit abgepumpter Muttermilch erfolgen, wenn diese bakteriologisch unbedenklich ist
> - Überwachung unter intensivmedizinischen Bedingungen nötig
> - Nach Abheilung normales Stillen

17.9 Leistenbruch und Nabelbruch

> **Leitsymptome:**
> - Meist einseitige weiche Schwellung in der Leiste
> - Weicher, dicker, in das Skrotum ziehender Strang
> - Auf sanften Druck plötzliches Verschwinden der „Schwellung"

Leistenbruch

Ein Leistenbruch kommt bei Neugeborenen häufig vor, häufiger bei bei Knaben (ca. 2 : 1), und auf der rechten Seite. Beim Leistenbruch des Neugeborenen ist nicht Gewebeschwäche die Ursache, sondern eine noch nicht ganz geschlossene fetale Verbindung zwischen der Bauchhöhle und den davor liegenden Strukturen (Leistenkanal). Daher sind Leistenbrüche bei Frühgeborenen häufiger, bis zu 5% bei Kindern unter 1500 g!

Durch den Leistenbruch treten normalerweise Darmschlingen aus, bei Mädchen nicht selten das Ovar. Dies wird dann durch häufige Repositionen geschädigt und kann funktionsuntüchtig werden.

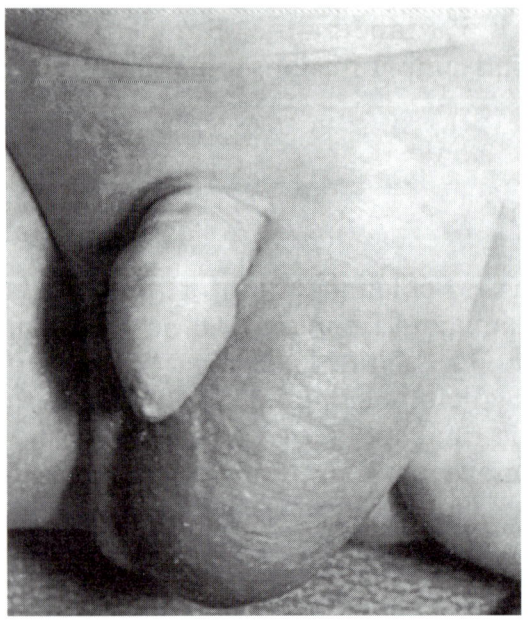

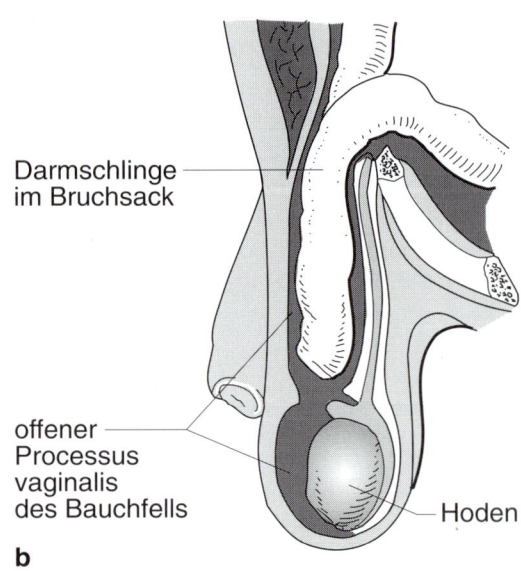

Darmschlinge
im Bruchsack

offener
Processus
vaginalis
des Bauchfells

Hoden

a   b

Abb. 17.5a/b Angeborene Leistenhernie, **a** typischer Befund beim Neugeborenen, **b** anatomische Verhältnisse

Therapie: Leistenbrüche bei Neugeborenen und Säuglingen müssen **immer operiert** werden. Eine „Ausheilung" oder Behandlung mit Bruchbändern etc. ist aufgrund der anatomischen Verhältnisse nicht zu erwarten. Die Operation muss normalerweise nicht dringlich vorgenommen werden, sondern kann auf einen Zeitpunkt verschoben werden, wenn es dem Kind gut geht.

Eine **gefährliche Komplikation** ist die Einklemmung des Bruchs, d. h. wenn Bauchinhalt in den Bruchsack eingetreten ist, aber nicht mehr zurückschlüpfen kann. Die solchermaßen gefangenen Darmschlingen werden dann nicht mehr durchblutet, werden nekrotisch, und perforieren.

> Ein eingeklemmter Leistenbruch ist daher ein operativer Notfall.

Nabelbrüche

Nabelbrüche sind sehr viel häufiger. Der bindegewebige Nabelring ist nicht in allen Fällen ausreichend stabil, sodass bei Belastung (Schreien) Bauchinhalt vordringen kann. Der Nabelbruch ist dem Leistenbruch des Erwachsenen vergleichbar, nur dass hier keine erworbene Gewebsschwäche, sondern eine anlagemäßige Bindegewebslücke vorliegt.

Nabelbrüche neigen aufgrund des großen Bruchquerschnittes kaum jemals zur Einklemmung, und haben eine große spontane Heilungstendenz, sodass sie nicht operiert werden. Nur wenn der Nabelbruch sehr groß ist oder Beschwerden verursacht, ist am Ende des Kleinkindesalters eine Operation indiziert.

17.10 Gastroösophagealer Reflux

Leitsymptome:
- Erbrechen bzw. Herauslaufen der Nahrung aus dem Mund in größeren Mengen
- Unruhezustände, auch aus dem Schlaf heraus
- Gedeihstörung

Beim Neugeborenen funktioniert der Ventilmechanismus am Mageneingang noch nicht so gut wie im späteren Leben. Daher kann es sehr leicht vorkommen, dass Nahrung aus dem vollen Magen zurückfließt und sogar erbrochen wird. Bei fast allen Neugeborenen beobachtet man, dass nach einer Mahlzeit kleinere Milchmengen gespuckt werden. Wenn das Kind dabei keine Zeichen des Unwohlseins zeigt, hat dies keinerlei Bedeutung.

In einigen Fällen ist dieses Zurückfließen (Reflux) der Nahrung so ausgeprägt, dass große Nahrungsmengen wieder erbrochen werden. Dies führt einerseits zur Mangelversorgung des Kindes. Außerdem ist in solchen Fällen über lange Zeit der saure Mageninhalt in der Speiseröhre, die dann gereizt wird und sich entzündet. Das Kind hat Schmerzen, was sich in plötzlichen Schreiattacken zeigt, die auch aus dem Schlaf heraus auftreten, und bei denen das Kind nicht zu beruhigen ist.

Therapie

- In solchen Fällen kann durch **Schräglagerung** auf dem Bauch oder der linken Seite meist erreicht werden, dass weniger Mageninhalt zurückfließt, so dass Medikamente oder gar operative Eingriffe vermieden werden.
- Günstig sind auch häufige kleinere Mahlzeiten, eventuell auch das Andicken der Nahrung.
- Nach der Mahlzeit sollte das Kind gut aufstoßen, damit möglichst wenig verschluckte Luft im Magen verbleibt.
- Nach dem 3. bis 5. Lebensmonat wird der normale Reflux deutlich weniger.

Stillberatung
- Säuglinge mit Reflux werden normal gestillt

17.11 Pylorusstenose

Leitsymptome:
- Erbrechen im Schwall
- Erbrechen großer Mengen, auch noch Stunden seit der letzten Mahlzeit
- Schlechtes Gedeihen
- Sichtbare Magenperistaltik

Bei einer Pylorusstenose („Magenpförtnerkrampf") ist anlagebedingt die Muskulatur am Magenausgang sehr kräftig, sodass die angedaute Nahrung nur sehr schwer an den Zwölffingerdarm weitergegeben wird. Der Magen versucht mit Kraft, dieses Hindernis zu überwinden, sodass die Peristaltik zunimmt.

Klinische Zeichen

Die Kinder fallen durch (nichtgalliges) Erbrechen auf, wobei dieses unter großem Druck erfolgt, sodass das Erbrochene weit aus dem Bett geschleudert wird. Die Symptome können sich schon beim Neugeborenen abzeichnen, treten aber meist erst mit 4 bis 8 Wochen auf. Jungen sind häufiger betroffen.

Therapie

Die Behandlung ist in den meisten Fällen operativ, nachdem zuvor Flüssigkeits- und Mineraldefizite ausgeglichen sind. Der Eingriff ist vergleichsweise harmlos und wird gut vertragen.

Stillberatung
- Prinzipiell normales Stillen
- Eher häufigere kleine Mahlzeiten anstreben

17.12 Mukoviszidose (CF) ⎯

Leitsymptome:
- Mekoniumileus bzw. zähes, schwer entleerbares Mekonium
- Gedeihstörung trotz großem Appetit
- Fettige Stühle
- Schwer verlaufende Atemwegsinfekte bzw. Pneumonie im Neugeborenenalter

Die Mukoviszidose oder zystische Fibrose (CF) ist die **häufigste genetisch bedingte Erkrankung** (ca. 1 : 2000 in Mitteleuropa). Sie wird autosomal rezessiv vererbt, d. h. die Eltern sind klinisch gesund, aber beide Erbträger.

Klinische Zeichen

Bei der Erkrankung besteht ein Defekt des Chloridkanals, d. h. vorwiegend Schleimhautzellen können keine Chloridionen transportieren, was zu einer **veränderten Sekretzusammensetzung** führt:
- In der **Lunge** wird ein zähes Sekret gebildet, das nicht nur schwer abgehustet wird, sondern auch als Infektionsherd dient, sodass sich frühzeitig eine chronische Infektion mit Zerstörung der Lungensubstanz entwickelt.
- In der **Bauchspeicheldrüse** kommt es durch die Verklebung der feinen Sekretgänge zu einer mangelnden Abgabe von Verdauungssekreten, sodass die enzymatische Verdauung im Darm nicht oder nicht vollständig funktioniert, was eine Gedeihstörung, Fettstühle, Blähungen etc. nach sich zieht.
- Der **Schweiß** ist sehr salzhaltig, was vor allem im Sommer oder bei Fieber zu massiven Salzverlusten führen kann.

Darüber hinaus gibt es noch zahlreiche weitere, nicht bei jedem Patienten auftretende Probleme, z. B. Infertilität bei Männern (fast 98%), Leberzirrhose (ca. 5%), Diabetes mellitus (je nach Alter < 1 bis > 30%) und Asthma.

Bei **Neugeborenen** kann es zum Mekoniumileus kommen (5–8% der CF-Patienten), d. h. es geht kein Mekonium ab, mit Ileussymptomatik meist ab dem zweiten Lebenstag. Auch ein erschwerter Mekoniumabgang ist ein nachträglich oft geschildertes Frühzeichen.

Der **Mekoniumileus** ist ein Notfall. Man muss operativ einen künstlichen Darmausgang schaffen, der je nach der Funktionsfähigkeit des Dickdarms für einige Wochen oder Monate nötig ist.

Diagnostik

Eine relativ einfache Methode ist der Nachweis der vermehrten Chloridausscheidung im Schweiß (**Schweißtest**). Er ist aber erst ab dem dritten Lebensmonat anwendbar, weil vorher die Schweißdrüsen noch nicht ausdifferenziert sind, der Test also nicht funktioniert. Außerdem ist er nicht völlig zuverlässig.

Bei Neugeborenen mit entsprechenden Symptomen wird daher meist sofort ein **molekulargenetischer Nachweis** angestrebt. Dies ist mit einer einfachen Blutentnahme möglich, wobei standardgemäß etwa 30 der inzwischen über 1000 bekannten Mutationen untersucht werden. Bei früh manifester CF findet man in mehr als 70% der Fälle die häufigste Mutation delta F508. Will man in Zweifelsfällen weitersuchen, gibt es mehrere Möglichkeiten:
- Gensequenzierung: die Methode ist aufwändiger: es wird das gesamte Gen automatisiert untersucht, wobei alle bisher bekannten Mutationen gefunden werden, sogar auch neue. Etwas 2% der CF-Patienten lassen sich jedoch auch mit dieser Methode nicht klären.
- Nachweis der Chloridkanal-Funktion: Hier wird an der lebenden Schleimhautzelle untersucht. Die Methode ist aufwändig und wird nur in wenigen Zentren angeboten. Der Patient muss dazu vor Ort sein, und die Zellen werden aus der Schleimhaut des Enddarms entnommen.

Darüber hinaus gibt es hinweisende Befunde, die relativ einfach zu erheben sind. Da praktisch alle als Neugeborene diagnostizierten CF-Patienten eine **Unterfunktion der Bauchspeicheldrüse** haben, kann man gezielt danach suchen: Die pankreatische Elastase ist ein Enzym, das im Stuhl bei normaler Funktion ausgeschieden wird und bei CF-Patienten fehlt. Dieser Test ist etwa ab der vierten Lebenswoche möglich.

Andere Screening-Möglichkeiten werden derzeit intensiv diskutiert und von einigen Labors angeboten, in einigen Regionen auch durchgeführt. Am weitesten entwickelt ist das **IRT-Screening**: im Blut ist das immunreaktive Trypsin erhöht, was im Trockenblut nachgewiesen werden kann. Leider ist der Test nicht ganz zuverlässig.

Ein **genetisches Screening** sucht nur nach der häufigsten Mutation und erfasst daher nur $^2/_3$ der Patienten. Dafür werden gesunde heterozygote Merkmalsträger mit erfasst, immerhin gut 3% der Bevölkerung, die dann mit einem genetischen Befund leben müssen, der auch viel Verunsicherung auslöst.

Nach der Diagnosestellung sind noch weitere Untersuchungen nötig, die dann in Kooperation mit einem Mukoviszidose-Zentrum durchgeführt werden.

Therapie

Eine kausale „heilende" Behandlung gibt es (noch) nicht. Die Behandlung ist aufgrund der Komplexität der Erkrankung vielschichtig:
- Gabe von Pankreasenzymen zu den Mahlzeiten, um die Verdauungsfunktion weitgehend zu normalisieren,
- hochkalorische fettreiche Diät,
- häufige Antibiotika-Therapie wegen der Lungeninfektionen,
- Atemgymnastik, um das zähe Sekret aus der Lunge zu bekommen,
- Inhalation mit verschiedenen Medikamenten,
- weitere Medikamente und Maßnahmen je nach sonstigen Problemen.

Prognose

Durch die intensive und trotz der Unheilbarkeit auch erfolgreiche Therapie ist nicht nur die Lebenserwartung deutlich gestiegen (von weniger als 5 Jahren vor 1960 auf über 30 Jahre heute). Somit ist aus einer „Kinderkrankheit" eine „Erwachsenen-Krankheit" geworden, mit ganz neuen Problemen (Selbständigkeit, Beruf, Partnerschaft, Rente etc.).

Einigen Patienten steht die Möglichkeit der Lungentransplantation zur Verfügung, wobei aufgrund des Organmangels 50% der Patienten auf der Warteliste vorher sterben und die Langzeitergebnisse noch nicht ganz befriedigend sind. Die Prognose hängt entscheidend von der Qualität der Betreuung ab. Daher sollte die Betreuung dieser Patienten und ihrer Familien in entsprechend qualifizierten Zentren erfolgen.

> **Stillberatung**
> - Normales Stillen sollte angestrebt werden
> - Muttermilch ist am besten verdaulich, trotz der Unterfunktion des Pankreas
> - Pankreasenzyme können auch bei gestillten Kindern gut zusätzlich gegeben werden

18 Erkrankungen und Fehlbildungen des Nervensystems

Untersuchung der Reflexe s. S. 16 f
Meningitis s. S. 242
Asphyxie s. S. 82 ff

18.1 Neurologische Symptome

Zur gründlichen Untersuchung des Neugeborenen gehört die Beurteilung von
- **Reflexen**, also automatischen Reaktionen,
- **Verhalten**, also spontanen Aktionen,
- **Leistungen**, z. B. Saugen und Trinken.

Diese Punkte werden durch den Wachheits- und Sättigungsgrad eines Neugeborenen beeinflusst. Vor allem die Spontanbewegungen und die Leistungen ändern sich und dürfen nur im Zusammenhang beurteilt werden: z. B. ein Neugeborenes, das direkt nach einer Mahlzeit schlaff ist, kaum zu wecken ist und kaum saugt ist, anders zu beurteilen als eines, das sich nach 4 Stunden Schlaf genauso verhält.

Wenn Erkrankungen oder Fehlbildungen des Nervensystems vorliegen, deutet sich dies durch eine Vielzahl von teilweise uncharakteristischen Symptomen an. Wenn solche Alarmzeichen einzeln oder gar kombiniert beobachtet werden, ist daher das Kind erneut genau zu untersuchen:

Neurologische Alarmzeichen:
- konstante Übererregbarkeit
- Apathie, Lethargie oder Bewegungsarmut
- Fütterungsschwierigkeiten, die über die normale Anpassung hinausgehen
- dauerhafte Haltungsabweichungen von Kopf oder Blickabweichung
- konstante Asymmetrie in Bewegungen oder Muskeltonus

- Opisthotonus (nach hinten gerichtete Kopfhaltung auch in Ruhe)
- Apathie und Bewegungsarmut
- „floppy infant" (sehr schlaffer Muskeltonus auch im wachen Zustand)
- Hyperexzitabilität (= Übererregbarkeit des Nervensystems), Zittrigkeit
- Krampfanfälle
- ungewöhnlicher, abnormer oder fehlender Schrei
- gespannte bzw. vorgewölbte Fontanelle

Sehr bedenkliche Alarmzeichen, die auf eine bedrohliche Symptomatik hinweisen, meist auf Hirndruck bzw. Hydrozephalus, sind:
- die Kombination des Sonnenuntergangsphänomen mit Erbrechen, weiten Schädelnähten und einem schnell zunehmenden Kopfumfang,
- das Auftreten und vor allem Wiederauftreten von Atemproblemen und Apnoen.

18.2 Hydrozephalus

Leitsymptome:
- Großer Kopf, eventuell Geburtshindernis
- Zu schnelles Kopfwachstum
- Sonnenuntergangsphänomen: Pupille „geht unter"
- Neurologische Auffälligkeiten

Ursachen

Ein Hydrozephalus („Wasserkopf") liegt vor, wenn die Liquorräume erweitert sind. Man unterscheidet den **Hydrozephalus mit Liquorzirkulationsstörung**, bei dem durch ein Abflusshindernis im Liquorsystem oder durch eine Störung der Liquorresorption in den äußeren Hirnhäuten ein Aufstau von Liquor entsteht, vom **Hydrocephalus e vacuo**, bei dem zugrundegegangene Hirnareale durch Liquor ersetzt werden. Beim Hydrocephalus mit Liquorzirkukalionsstörung ist der Hirndruck gesteigert, das Kopfwachstum ist schnell, der Kopfumfang ist zu groß. Beim Hydrocephalus e vacuo ist der Hirndruck normal, das Kopfwachstum ist durch die Zerstörung von Hirngewebe eher reduziert, der Kopfumfang ist zu klein.

Beim angeborenen Hydrozephalus handelt es sich überwiegend um einen inneren **Hydrozephalus**, bei dem die Hirnventrikel erweitert sind, also vermehrt Flüssigkeit enthalten. In den meisten Fällen besteht eine Abflussbehinderung im Aquädukt, also unterhalb des dritten Ventrikels. Ursache kann eine Fehlbildung aus unklarer Ursache sein, aber auch Infektionen (Toxoplasmose) können eine solche Stenose bereits intrauterin hervorrufen. Ferner ist ein Hydrozephalus ein begleitendes Symptom bei der Myelomeningozele (MMC) und bei einigen anderen Fehlbildungssyndromen. Auch nach intrauterinen und postnatalen Hirnblutungen kann es durch Blutgerinnsel zu einem Hydrozephalus kommen.

Der **Hydrocephalus e vacuo** tritt nach Hirnblutung, Hirninfarkten, Hirnschädigungen und Sauerstoffmangel und Durchblutungsstörungen und nach Hirnschädigungen durch Infektionen (z. B. Röteln, CMV, Toxoplasmose) auf.

Klinische Zeichen

Der Ausprägungsgrad des Hydrozephalus kann sehr unterschiedlich sein, je nach dem Ausmaß und der Ursache der Stenose.

Die schwerste Form ist der **Hydranenzephalus**. Hierbei kommt es pränatal durch einen Verschluss der beiden inneren Halsschlagadern zu einem Verlust des Großhirns und den Ersatz durch Liquor. Nach der Geburt treten sehr häufig Atemstörungen auf, an denen ein Großteil der Kinder auch verstirbt.

Wichtigstes klinisches Zeichen des Hydrozephalus im engeren Sinne ist der vergrößerte Kopfumfang, vor allem aber das schnelle Wachstum des Kopfes. Als Zeichen des Druckes

können die Schädelnähte weit auseinanderstehen, und die Fontanellen sind sehr groß.

Als Zeichen des Druckes auf die Augenmuskelnerven haben die Kinder oft eine dauerhaften Blick nach unten, d. h. man sieht oberhalb der Pupille ein Stück weiße Bindehaut. Dieses Symptom wird als Sonnenuntergangsphänomen bezeichnet. Ferner sind viele der Kinder bereits bei der Geburt neurologisch auffällig, indem die Neugeborenenreflexe nicht normal ablaufen, die Kinder auffallend schlaff oder steif sind und Trinkprobleme auftreten.

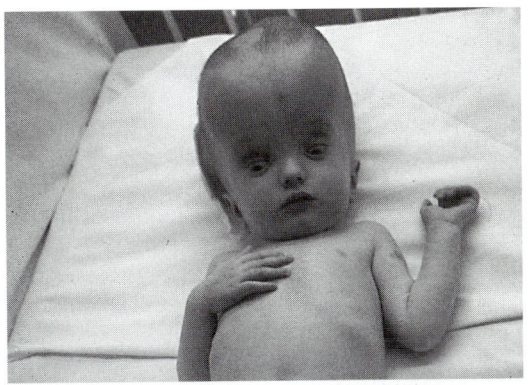

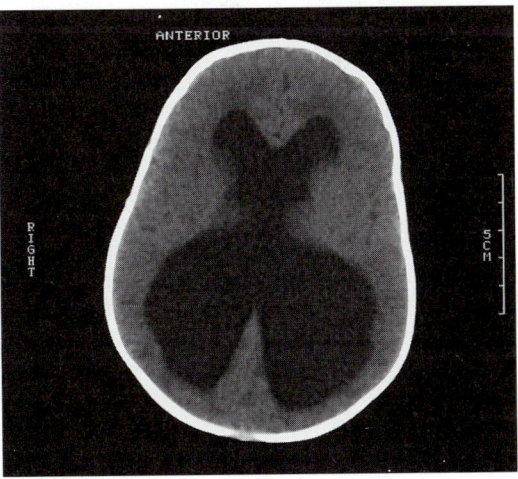

Abb. 18.1 Hydrozephalus

Diagnostik

Die Diagnose wird in vielen Fällen bereits durch eine pränatale Ultraschalluntersuchung gestellt, ansonsten wird bei einem entsprechenden Verdacht, vor allem bei einem vergrößerten Kopfumfang, eine Ultraschalluntersuchung beim Kind vorgenommen. Man kann dabei die Größe des Ventrikelsystems gut ausmessen. Darüber hinaus wird man bei keinem manifesten Hydrozephalus auch eine Kernspintomographie vornehmen, um auch diejenigen Bereiche beurteilen zu können, die sich der Sonographie entziehen.

Therapie

Die Therapie hängt sehr von der Ursache ab.
- Beim **Hydrocephalus e vacuo** kann man lediglich versuchen, den Auslöser zu therapieren.
- Beim **Hydrozephalus mit Liquorzirkulationsstörungen** besteht die Gefahr, dass durch den zunehmenden Hirndruck weitere Substanz geschädigt wird. Hier ist es also wichtig, dass ein Ersatzweg für den Liquorabfluss geschaffen wird. Hierzu benutzt man spezielle Shuntsysteme, meist als „Ventil" bezeichnet.

Der zentrale Teil des Shuntsystems besteht aus einem Einlassröhrchen, das zahlreiche Öffnungen hat, in die der Liquor einströmen kann Es ist so konstruiert ist, dass es sich nicht an die Ventrikelwand anlegen kann. Dieses Einlassröhrchen wird vom Neurochirurgen in das Ventrikelsystem eingebracht, fast immer in einen der Seitenventrikel. Dann kommt das eigentliche Ventil, das den Rückfluss des Liquors verhindern soll, gleichzeitig aber auch ein unkontrolliertes Abströmen. Dieses Ventil liegt subkutan außerhalb des Schädels und kann ertastet werden. Der periphere Schenkel des Systems besteht aus einem längeren Plastikröhrchen, dessen freies Ende im Peritonealraum liegt. Ab einem bestimmten Druck öffnet sich also das Ventil, und der Liquor fließt in die Bauchhöhle, wo er resorbiert wird.

Früher wurden Ableitungssysteme verwendet, bei denen der freie Schenkel in eine herznahe Vene gelegt wurde. Dies zog aber zahlreiche Komplikationen nach sich, vor allem Thrombosen, sodass dieser Weg wieder verlassen wurde. Bei älteren Ventilsystemen konnte man unter der Haut eine halbkugelige Membran tasten, und durch Fingerdruck regelrecht pumpen, z. B. um die Funktion zu überprüfen.

Neuere Ventilsysteme lassen sich von außen einstellen, sodass der Grad der Drainage angepasst werden kann. Eine einfache Funktionsüberprüfung ist nicht mehr möglich, sodass diese Kinder in neurologisch versierten Kliniken betreut werden müssen.

Bei sehr unreifen Kindern oder nach stark entzündlichen Verhältnissen im Liquor wird das Einlassröhrchen nur mit einem Reservoir unter der Haut verbunden, das regelmäßig punktiert wird. Die endgültige Ventilversorgung erfolgt dann später, wenn der Liquor nicht mehr so viel Eiweiß und Zellen enthält.

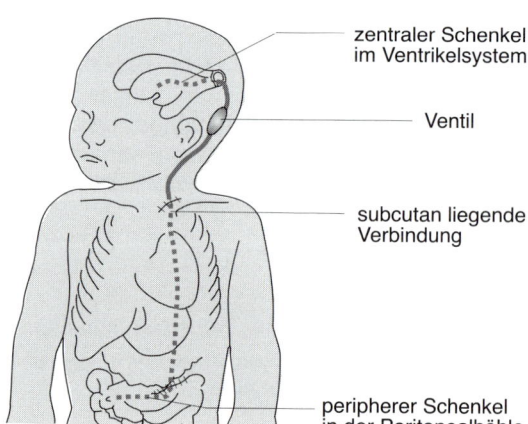

zentraler Schenkel im Ventrikelsystem

Ventil

subcutan liegende Verbindung

peripherer Schenkel in der Peritonealhöhle

Abb. 18.2 Ventrikuloperitonealer Shunt bei Hydrozephalus

Komplikationen

Ventilsysteme funktionieren oft nur einen begrenzten Zeitraum oder führen zu Komplikationen, z. B.:
- Verstopfung durch stark eiweißhaltigen Liquor, vor allem in den ersten Lebensmonaten,

- die Verbindung zwischen den einzelnen Anteilen kann sich lösen, sodass Liquor subkutan austritt („Liquorkissen"),
- aufsteigende oder septisch entstandene Infektion des Systems,
- Bauchsymptome wie Ileus oder Darmperforation durch den ableitenden Schenkel.

Daher müssen Kinder mit einem Shuntsystem regelmäßig vom Spezialisten betreut werden.

> Bei jeglichen unspezifischen Zeichen wie Trinkunlust, schrillem Schreien, Pulsunregelmäßigkeiten, später auch Kopfschmerzen und plötzlichen Verhaltensänderungen, muss die Funktion des Systems überprüft werden.

Erkennt man eine Dysfunktion des Systems nicht, steigt der Hirndruck schnell an, und es kann durch plötzlichen Druck auf den Hirnstamm zum Atemstillstand kommen.

Prognose

Bei einem Hydrozephalus muss man im Allgemeinen eine mehr oder weniger ausgeprägte Schädigung der Hirnsubstanz annehmen. So werden die Kinder in unterschiedlichem Maße geistig und motorisch behindert sein. Von der Menge der übrig gebliebenen Hirnsubstanz kann aber niemals auf den Grad der Behinderung geschlossen werden, sodass voreilige Prognosen vermieden werden sollten. Eine laufende Betreuung und vor allem Förderung des Kindes ist unerlässlich.

> **Stillberatung**
> - Kinder mit Hydrozephalus und zerebralen Fehlbildungen sollten normal gestillt werden. Allerdings kann es aufgrund der neurologischen Auffälligkeiten zu Trinkproblemen kommen

18.3 Neuralrohrdefekte

> **Leitsymptome:**
> - „Offener Rücken" oder andere Fehlbildungen, meist im Lumbalbereich
> - Lähmung der Beine (unterschiedlich ausgeprägt)
> - Oft Hydrozephalus
> - Oft weitere neurologische Symptome

Ursachen

In der frühen Embryonalzeit bildet sich auf der Rückseite des Embryos eine längliche Platte, die die Anlage des Nervensystems darstellt. Sie faltet sich zu einem Wulst, der sich zunächst in der Mitte, dann schrittweise zu den Enden hin zu einem Rohr schließt und danach weiter differenziert. Dieser Vorgang spielt sich zwischen dem 18. und 28. Gestationstag ab und ist offenbar störempfindlich. Daher sind Neuralrohrdefekte die häufigsten Fehlbildungen des Nervensystems.

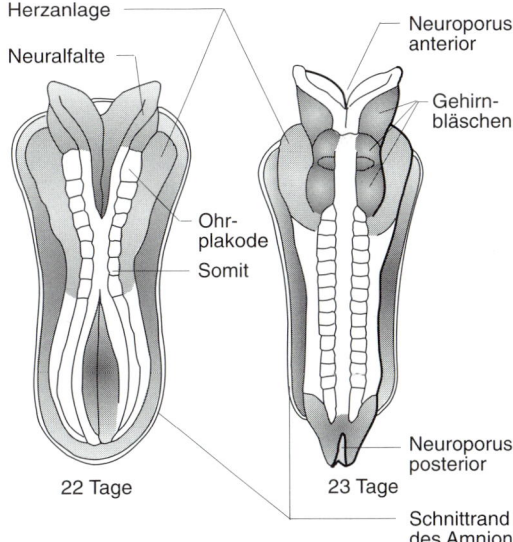

Abb. 18.3 Embryonalentwicklung des Neuralrohrs

Der wichtigste dieser Defekte ist die **Myelomeningocele** (abgekürzt MMC). Es handelt sich normalerweise um zwei kombinierte Defekte:

● An der unteren Schlussstelle des Neuralrohrs, also im Lumbalbereich, sehr viel seltener thorakal, findet sich die eigentliche **Zele** (Aussackung). Die Wirbelsäule ist in diesem Bereich dorsal gespalten, die Wirbelbogen und Dornfortsätze fehlen. Das Rückenmark liegt offen und ist gespalten und daher plattenartig aufgeklappt. Die Fehlbildung ist meist von einem dünnen teils glasig durchscheinenden Sack bedeckt, der in vielen Fällen, vor allem nach einer vaginalen Entbindung, rupturiert ist. Dann tropft der Liquor von der offenen fehlgebildeten Nervenplatte ab. Der Körper ist unterhalb des Versorgungsgebietes, in dem die Zele liegt, ganz oder teilweise gelähmt. Um die Zele herum ist die Haut meist ähnlich wie bei einem Hämangiom gerötet.

● Der Hirnstamm ist fehlgebildet, das verlängerte Mark und der 4. Ventrikel sind in den oberen Zervikalkanal der Wirbelsäule verlagert, der obere Anteil des verlängerten Markes und die Hirnbrücke sind ausgedünnt, die unteren Anteile des Kleinhirns sind in das Hinterhauptsloch verlagert (= „Arnold-Chiari-Fehlbildung"). Dadurch wird es im Bereich des Hinterhauptsloches eng. Als Folgeerscheinung kann der Liquor durch eine Einengung des Aquädukts nicht so gut von den inneren Liquorräumen abfließen. Dadurch tritt ein Hydrocephalus internus auf. Bei 80% der Kinder mit Myelomeningozele liegt ein Hydrozephalus unterschiedlichen Ausmaßes vor.

Die **Häufigkeit von Neuralrohrdefekten** beträgt etwa 1 : 2000. Bei einigen ethnischen Gruppen gibt es Häufungen bis zum zehnfachen, so in Irland, in einigen Gegenden von Wales und England, bei den Sikhs in Indien und bei verschiedenen Volksgruppen in Ägypten. Genetische Faktoren scheinen eine Rolle zu spielen, wobei allerdings bisher weder ein klassischer Erbgang noch ein bestimmter Genmarker zweifelsfrei identifiziert wurde. In 95% der Fälle ist die Familienanamnese unauffällig, und selbst bei eineiigen Zwillingen sind nur in ca. 10% beide Kinder betroffen. Das Wiederholungsrisiko für weitere Kinder beträgt allerdings etwa 5% bzw. sogar 10%, wenn bereits mehrere Geschwister betroffen sind. Die Nachkommen von Betroffenen erkranken mit einer 4% Häufigkeit von etwa 4%.

Neben diesen genetischen Bedingungen gibt es noch einige weitere **Risikofaktoren,** wobei die Angaben teils nicht ganz sicher und die Mechanismen in keinem Falle bekannt sind: Alkoholabusus in der Schwangerschaft, mütterlicher Diabetes, manche Medikamente, Röntgenstrahlen, hohes Fieber in der Frühschwangerschaft, Rauschdrogen, Röteln. Ferner gehören Neuralrohrdefekte zu einigen Fehlbildungssyndromen wie Trisomie 18, Triploidie und anderen.

Da **Folsäuremangel** die Entstehung eines Neuralrohrdefektes begünstigt, wird für alle Frauen mit Kinderwunsch eine ausreichende Folsäureversorgung (0,4mg/Tag) empfohlen. Damit lässt sich das Risiko um ca. $1/3$ reduzieren.

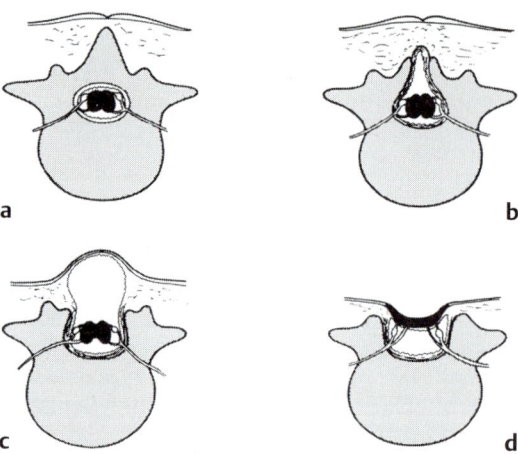

Abb. 18.4 Neuralrohrdefekte
a) normal, **b)** Spina bifida occulta, **c)** Meningozele, **d)** Myelomeningozele

Klinische Zeichen

Meningomyelozelen ziehen weitere Folgen nach sich, was man teilweise schon beim Neugeborenen beobachten kann. Daher erfolgt bei dieser Fehlbildung eine sehr genaue Untersuchung des Kindes, um später die richtigen therapeutischen Maßnahmen ergreifen zu können. Die **Erstuntersuchung** richtet ihr Augenmerk daher vorrangig auf die folgenden Punkte:

● Genaue Dokumentation der **äußerlich sichtbaren Fehlbildung**. Dabei wird festgehalten,

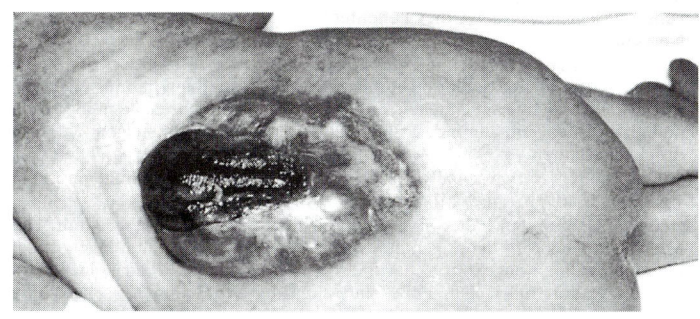

Abb. 18.5 Myelomeningozele

wie groß die Zele ist, ob Liquor verloren geht. Die Größe des Sackes lässt keinen Rückschluss auf die Ausdehnung des Defektes zu. Bei der Untersuchung sollte sehr vorsichtig vorgegangen werden, um den Schaden nicht zu vergrößern. Außer dem Neurochirurgen darf niemand die offene Nervenplatte berühren, denn dies bedeutet den Untergang zahlreicher weiterer Nervenzellen (Abb. 18.5).

- Der **Kopfumfang** ist sofort und dann täglich zu messen. Besonders wichtig ist dies nach der Operation der eigentlichen Myelomeningozele, denn dann hat der Hydrozephalus die Tendenz zur schnellen Zunahme. Auch die Fontanelle muss täglich palpiert werden, um zumindest einen gewissen Hinweis auf steigenden Hirndruck zu erhalten.
- **Augen**: Durch Nervenschädigungen können Lähmungen der Augenmuskeln vorkommen.
- **Beine**: In sehr vielen Fällen sind die Beine zumindest teilweise gelähmt. Die Muskelaktivität wird daher genau festgehalten. Bei hohen Lähmungen findet man häufig eine Beugekontraktur in der Hüfte, die nicht selten zu einer Hüftgelenksluxation führt. Die Füße sind aufgrund der Lähmung sehr häufig klumpfußartig deformiert. Eine normale orthopädisch Versorgung wie sonst bei Klumpfüßen (s. S. 183) ist nicht sinnvoll, da wegen der Lähmung sehr schnell eine erneute Deformierung einsetzen wird.
- **Nervensystem**: Es wird ein ausführlicher neurologischer Status erhoben. Diese Untersuchung muss am besten mehrfach unternommen werden, da gerade in den Grenzbereichen zur Lähmung Änderungen eintreten können. So nehmen die Lähmungen nach der Operation der MMC wegen des Ödems im Operationsgebiet meist zu-

nächst zu, können dann aber wieder rückläufig sein.
- **Blase und Niere**: In sehr vielen Fällen besteht eine Lähmung der Blase. Dies führt manchmal schon sehr früh zu einer unzureichenden Entleerung. Die Folge sind ein Rückstau und frühzeitig beginnende rezidivierende Harnwegsinfekte, die wiederum zu einer Schädigung des Nierengewebes führen können.
- **Darm**: In sehr vielen Fällen besteht eine Lähmung des Mastdarms. Dies ist äußerlich sichtbar in der geringen oder fehlenden Einziehung der Analgrube und dem fehlenden Analreflex. Eine Bedeutung hat dies erst später für das Kind. Aber auch beim Neugeborenen ist oft ein kontinuierlicher Mekoniumabgang zu beobachten.
- Suche nach **weiteren Organfehlbildungen**, denn bei einigen Syndromen tritt eine MMC gehäuft auf (z. B. Trisomie 18). Vor allem sollten Herzfehler, Nierenfehlbildungen, strukturelle Defekte an den Atemwegen, im Darmtrakt und am übrigen Skelett ausgeschlossen werden, ferner an den Sinnesorganen.

Eine pränatale Diagnostik ist bei einem entsprechenden Verdacht möglich: im Serum der Mutter und im Fruchtwasser ist das Alpha-Feto-Protein erhöht. Eine relativ exakte Diagnose gelingt mit Hilfe des pränatalen Ultraschalls. Eine Verwechslung ist allenfalls mit Steißbeinteratomen möglich.

Therapie

Von besonderer Bedeutung ist die richtige **Erstversorgung.**

- Da bei Kindern mit Myelomeningozele sehr häufig eine Latexallergie auftritt, ist von Anfang an auf eine Latex-freie Umgebung bei der Versorgung und Pflege zu achten.
- Wenn die Fehlbildung pränatal bekannt ist, sollte eine primäre Sectio vorgenommen werden. Auch da kann es leicht zur Ruptur des Zelensackes kommen, bei einer vaginalen Entbindung wird dies meist der Fall sein.
- Das Neugeborene wird auf die Seite gelagert. Der Defekt wird mit großen sterilen trockenen, nicht fusselnden Gazetupfern vorsichtig und locker abgedeckt. Das Kind wird dann mit trockenen warmen Tüchern bedeckt und muss unbedingt vor Auskühlung geschützt werden, was bei solchen Defekten besonders leicht geschieht. Die untere Körperhälfte kann auch nach dem Abdecken der Zele in einen sterilen Plastiksack eingebracht werden.
- Anschließend erfolgt die zügige Verlegung in eine Kinderklinik. In der Regel besteht keine akute Lebensgefahr, sodass dieser Transport in aller Ruhe abgewickelt werden kann. Bei längerer Transportzeit sollte das Kind eine Dauertropfinfusion zur Glukosezufuhr bekommen und evtl. antibiotisch behandelt werden.
- In der Kinderklinik steht dann die schwierige Entscheidung an, ob und wie das Kind versorgt werden kann. Im Idealfall wird das Kind unabhängig vom Pädiater, Neurochirurgen und Orthopäden untersucht, dann kann gemeinsam beraten werden, welche Probleme im individuellen Fall anstehen, und wie sie zu lösen sind.
- Hat man sich zu einem Eingriff entschieden, was in den allermeisten Fällen geschieht, wird zunächst in einer **plastischen Operation** (durch einen pädiatrischen Neurochirurgen) der Zelendefekt operiert. Einen evtl. notwendigen ventrikuloperitonealen Shunt bei zunehmendem Hydrozephalus versucht man möglichst spät anzulegen, da die Komplikationsrate in den ersten Lebenswochen besonders hoch ist.
- In einigen Fällen ist eine operative Versorgung nicht erfolgversprechend, bzw. die Fehlbildungen oder sonstigen Bedingungen sind extrem ungünstig. In solchen Fällen wird nach reiflicher Überlegung unter Einbeziehung der Eltern der Rat erteilt, das Kind sterben zu lassen. Bei den folgenden Bedingungen sind solche Überlegungen anzustellen:
  - ausgedehnte Lähmung der unteren Körperhälfte (thorakale oder thorakolumbale Zele)
  - bereits bei der Geburt bestehende Skoliose oder Kyphoskoliose (ausgeprägter Hydrozephalus bereits bei der Geburt)
  - andere schwere Fehlbildungen, z. B. zyanotische Herzfehler oder Chromosomenanomalien.

In allen diesen Fällen ist in der Regel die Lebensqualität des Kindes durch zahlreiche Operationen, schwerste körperliche und/oder geistige Behinderung und weitere Komplikationen stark beeinträchtigt, oder es tritt trotz Operationen und Intensivtherapie der Tod an einer dieser Folgen ein.

> **Stillberatung**
> - Kinder mit neurologischen Fehlbildungen sollten normal gestillt werden. Allerdings bestehen oft Trinkprobleme, außerdem Schwierigkeiten durch operative Eingriffe und eine teils länger dauernde klinische Behandlung.

Komplikationen und Probleme

Bei einigen Kindern treten aufgrund der Stammhirnfehlbildung primäre Atemprobleme auf, und auch später sind plötzliche Todesfälle etwas häufiger. Bei sehr großen Hautdefekten können Nekrosen der verschobenen Hautlappen vorkommen, oder die plastische Deckung ist nicht in einem Schritt möglich, und erfordert zahlreiche Nachoperationen. Bei längerem Überleben gewinnen die urologischen Komplikationen immer größere Bedeutung, also Harnwegsinfekte mit der Folge der Nierenschädigung. In vielen Fällen ist die terminale Niereninsuffizienz ein lebensbegrenzender Faktor.

Mit der anfänglichen Operation ist es also nicht getan, sondern die Kinder benötigen einer **dauerhafte qualifizierte Betreuung durch verschiedene Fachleute**:

- **Pädiater:** Er übernimmt meist die koordinierende Rolle und muss neben den medizinischen auch die sozialen Probleme sehen und angehen, und darf neben der Fehlbildung die sonstige Untersuchung und Vorsorge nicht vergessen.
- **Neurochirurg:** Eventuelle Nachoperationen, Überprüfung und ggf. Ersatz des Ventils.
- **Orthopäde:** Er kümmert sich zunächst um Fußdeformitäten, Hüftluxation und Skoliose. In vielen Fällen sind etwa ab dem 5. Lebensjahr mehrere Eingriffe nötig, um Kontrakturen und Fehlstellungen zu korrigieren, später auch, um die Wirbelsäule so weit zu stabilisieren, dass ein Sitzen ermöglicht wird und die Atmung nicht behindert ist.
- **Urologe:** Er muss die Blasenfunktion kontrollieren. Jüngere Kinder bekommen von den Eltern die Blase ausgedrückt oder durch spezielle Techniken entleert, ältere Kinder lernen, so weit sie manuell und intellektuell dazu fähig sind, sich selbst regelmäßig (mehrmals am Tage) zu katheterisieren.
- **Physiotherapeut:** Sollte von Anfang an in die Betreuung einbezogen werden, um orthopädische Probleme so weit wie möglich durch gezielte Gymnastik zu verhindern. Ferner müssen die begrenzten muskulären Reserven besonders der Beine so gezielt wie möglich eingesetzt werden, um den größtmöglichen Anteil der Patienten auf die eigenen Füße zu bekommen.
- **Psychologe:** Nicht nur der Patient selbst, sondern vor allem auch die Familie kann mit den zahlreichen Dauerproblemen überfordert sein, sodass eine psychologische Begleitung eine Hilfe bei der Bewältigung dieser Probleme angeboten werden muss.
- Nicht zu vergessen sind **Soziale Dienste**, z. B. um eine ebenerdige Wohnung zu vermitteln, und andere staatliche Hilfen aufzuzeigen, geeignete Schulen zu finden etc.!

Prognose

Die Prognose ist abhängig von der Höhe und der Ausdehnung der Lähmung. Bei vielen Patienten ist ein fast normales Leben möglich. Blasen- und Darmlähmung führen zu sozialen und psychischen Problemen. Bei 18% besteht eine normale Blasenfunktion, bei mehr als der Hälfte der Patienten muss die Blase ausgedrückt oder katheterisiert werden, bei den übrigen sind operative Eingriffe erfolgt.

Nur 10% aller Patienten können normal laufen, und jeder achte Patient ist immer rollstuhlabhängig, die anderen können mit apparativer orthopädischer Hilfe wenigstens teilweise laufen.

Die geistige Entwicklung ist hauptsächlich durch den Grad des Hydrozephalus bedingt, wobei sekundäre Schädigungen durch eine inadäquate Behandlung hinzukommen können.

Seltene Formen eines Neuralrohrdefektes

Verwandt mit der Myelomeningozele, nur an anderer Stelle des Nervensystems und sehr viel seltener, ist die **Enzephalozele.** Hier ist eine Aussackung des Gehirns selbst erfolgt, wobei an dieser Stelle die Schädeldecke fehlt. Der Defekt kann okzipital, zervikal und in seltenen Fällen auch frontal liegen. In vielen Fällen sind diese Fehlbildungen sehr schwer und eine gute Rehabilitation ist kaum möglich. Schwere Behinderungen und Krampfleiden entwickeln sich dabei häufiger.

Eine besonders schwere Fehlbildung ist der **Anenzephalus.** Hier fehlt die Schädelkalotte und das Großhirn. Stammhirnanteile liegen frei sichtbar und offen, bzw. der Kopf ist ähnlich wie bei der MMC von einer liquorhaltigen Blase bedeckt. Meist ist auch der obere Hirnstamm mit betroffen und gespalten. Das Gesicht ist durch das Fehlen des Hirnschädels froschartig fehlgebildet. Diese Kinder sind in der Regel nicht lebensfähig. Schwangerschaften mit Anenzephalus neigen zur Übertragung, gelegentlich über die 44. SSW hinaus (Abb. 18.6).

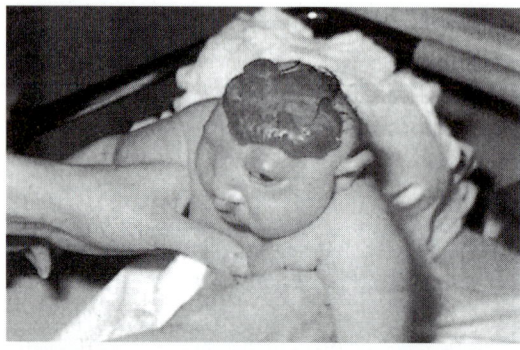

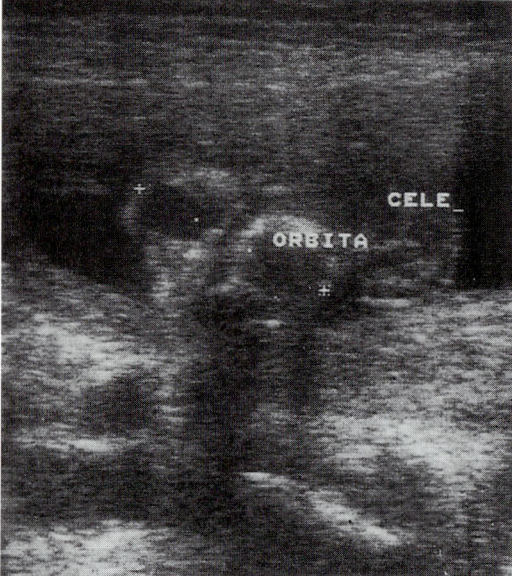

Abb. 18.6 Anenzephalus

Neben diesen primären Neuralrohrdefekten gibt es noch **sekundäre Defekte**:
- **Meningozele**: äußerlich wie eine Myelomeningozele, allerdings sind nur Haut und Dura (harte Hirnhaut) betroffen, ohne wesentliche Beteiligung von Nervengewebe. Daher gibt es keine neurologischen Ausfälle.
- **Lipomeningozele**: Es handelt sich um eine fettgewebsartige Masse in der Lumbal- oder Sakralregion in der Mittellinie, welche von normaler Haut, allerdings mit Pigmentanomalien und Behaarungen, bedeckt ist. Das lipomatöse Gewebe geht üblicherweise bis unter die Hirnhäute und steht in enger Verbindung mit dem unteren Rückenmark. Diese Verbindung ist nur in einer mikrochirurgischen Operation zu lösen.

- Ein **unvollständiger Bogenschluss der unteren Wirbelkörper** kommt bei 5% aller Menschen vor und hat keine Bedeutung!

18.4 Andere Fehlbildungen des Nervensystems

Außer den häufigen Neuralrohrdefekten treten selten noch andere Fehlbildungen des Nervensystems auf:
- Bei der **Holoprosenzephalie** ist das Großhirn nicht oder nur teilweise in zwei Hälften differenziert, auch das Mittelhirn kann teilweise verschmolzen sein. In einem Teil der Fälle liegt auch eine Fehlbildung des Gesichtes vor. Im Extremfall fehlt die Nase und es ist nur ein Auge in der Mitte vorhanden.
- Bei der **septooptischen Dysplasie** sind die Sehnerven und die Hypophyse hypoplastisch. Als Hauptsymptom besteht ein Hypopituitarismus, also ein Ausfall der Hormone der Hypophyse mit den entsprechenden Mangelerscheinungen.
- Bei der **Balkenagenesie** fehlt der Balken, eine wichtige Hirnstruktur, die beide Großhirnhälften miteinander verbindet.
- Bei der **Lissenzephalie** und **Pachygyrie** ist die Fältelung der Hornoberfläche verändert. Die Gyri sind entweder zu glatt oder verplumpt. Dadurch fehlen Nervenzellen und es kommt zu einer schweren Behinderung.
- Beim **Möbiussyndrom** fehlen die Hirnnerven-Kerne des Gesichtsnerven, so dass beim Neugeborenen eine beidseitige Gesichtslähmung zu beobachten ist.

Prinzipiell können alle Hirnregionen von Angeborenen Fehlbildungen betroffen sein.

Stillberatung
- Kinder mit neurologischen Fehlbildungen sollten normal gestillt werden. Allerdings bestehen oft Trinkprobleme, außerdem Schwierigkeiten durch operative Eingriffe und eine teils länger dauernde klinische Behandlung.

18.5 Hypoxisch-ischämische Enzephalopathie

Leitsymptome:
- Asphyxie (meist schwergradig) vorausgehend
- Unterschiedlich ausgeprägte neurologische Schädigung (Koma, Schlaffheit, Apnoen und andere Atemunregelmäßigkeiten, Trinkschwäche, fehlende oder falsch ablaufende Reflexe, ausbleibende Entwicklung)
- Krampfanfälle

Ursachen

Durch schwere Asphyxie oder längerdauernden Sauerstoffmangel entsteht nicht selten eine Hirnschädigung. Die grundlegenden Ursachen sind **Sauerstoffmangel** (Hypoxämie) und **Minderdurchblutung** (Ischämie). Verstärkt werden diese Faktoren durch eine Mangelversorgung mit Nährstoffen (z. B. Hypoglykämie) und durch Stoffwechselabweichungen, besonders Ansäuerung (Azidose).

Typischerweise sind gerade Azidose und Hypoglykämie Folgen eines Sauerstoffmangels, da ohne Sauerstoff der Hauptenergielieferung Traubenzucker nicht vollständig verbrannt wird, sondern nur bis zur Stufe der Milchsäure (Laktat). Dabei kann nur ein geringer Teil der Energie gewonnen werden im Vergleich zu der Energie, die bei einer vollständigen Verbrennung in Anwesenheit von Sauerstoff freigesetzt wird. Durch den wesentlich höheren Zuckerverbrauch kommt es zur **Hypoglykämie**. Die Azidose entsteht durch Ansammlung der Milchsäure, die nur in Anwesenheit von Sauerstoff langsam wieder abgebaut werden kann. Die Laktatkonzentration im Blut wird laborchemisch bestimmt, um das Ausmaß der Asphyxie abzuschätzen.

Eine wichtige Rolle in Bezug auf die Entwicklung einer hypoxisch-ischämischen Hirnschädigung spielt auch, ob intrauterin z. B. durch Nabelschnurkomplikationen und durch eine akute Plazentainsuffizienz schon eine Schädigung des Gehirns stattgefunden hat. Schnelle Infusionen besonders von Volumenersatzmitteln oder hyperosmolaren Lösungen (besonders Bicarbonat), Apnoen, Krampfanfälle sowie Stressfaktoren sind weitere potentiell gefährdende Ereignisse.

Die schädigenden Faktoren haben verschiedene **Folgen:**
- Je länger eine Asphyxie dauert, umso ausgeprägter fällt der **Blutdruck.** Wenn das Kind sich erholt, steigt er wieder an, und kann bei Aktivitäten und besonders bei Stress auch weit über normale Werte steigen. Daher tritt die Schädigung des Gehirns, z. B. eine Hirnblutung, oft erst dann ein, wenn das Kind sich weitgehend erholt hat. Ursache und Wirkung können hier mehrere Tage auseinander liegen!
- **Fehlen der Autoregulation der Hirngefäße:** Normalerweise ist der Durchfluss der zerebralen Arterien so reguliert, dass bei einem höherem Blutdruck eine Art Ventilmechanismus einsetzt und die Gefäße so weit verengt, dass die Gesamtmenge des durchfließenden Blutes nicht mit dem Druck ansteigt, sondern konstant ist. Dadurch wird das Hirn vor einer Überflutung geschützt. Sauerstoffmangel setzt diesen Regulationsmechanismus außer Kraft, sodass bei einem hohen Blutdruck, wie er z. B. im Anschluss an eine Stresssituation entsteht, große Blutmengen ungehindert ins Gehirn fließen und sich außerdem der hohe Druck bis in die kleinsten Gefäße auswirken kann.
- Die **Blut-Hirn-Schranke** wird durch Sauerstoffmangel **geschädigt**, sodass viele Stoffe leichter aus der Blutbahn in das Gehirn gelangen können. Besonders wichtig ist dies bei Bilirubin, das normalerweise an Albumin gebunden ist und nur in geringen Mengen in das Gehirn gelangen kann. Nach einer schweren Asphyxie kann daher auch schon bei relativ niedrigen Bilirubin-Werten eine Bilirubin-induzierte neurologische Störung, schlimmstenfalls ein Kernikterus eintreten, weil Albumin und damit auch Bilirubin aus den Blutgefäßen ins Hirngewebe gelangen, Albumin bei Azidose das Bilirubin schlechter bindet und Asphyxie-geschädigte Nervenzellen empfindlicher auf Bilirubin reagieren. Bilirubin ist also „giftiger".

Folgen für das Gehirn

Die eigentliche Hirnschädigung geschieht durch die Minderversorgung mit Sauerstoff, und führt zum **Untergang von Nervenzellen**, besonders in Bereichen, die von kleineren Arterien versorgt werden. Ein Teil der Nervenzellen stirbt sofort ab. Durch den Energiemangel funktioniert die Nervenzellenmembran nicht mehr, so dass Elektrolyte die Membran durchströmen, vor allem Natrium und Wasser in die Zelle nach sich ziehen, die dann „zerplatzt".

Der Hauptteil der Zellen geht aber erst nach der asphyktischen Schädigung zugrunde: Energiereiche Sauerstoffradikale schädigen in der Phase der Wiederdurchblutung die Nervenzelle weiter. Außerdem werden Neurotransmitter (Botenstoffe zwischen den Nervenzellen) in hohen, giftigen Mengen freigesetzt und führen dann zu verschiedenen Zellreaktionen wie Kalziumeinstom, Abbau von Zellstrukturfetten und DNA, Entkopplung des Energiestoffwechsel etc. Dies führt letztlich zum **programmierten Zelltod** (**Apoptose**).

Zur Zeit wird sehr viel daran geforscht, diesen programmierten Zelltod zu reduzieren oder zu verhindern. Momentan kann man nur versuchen, alle Vitalwerte des Kindes möglichst stabil und normal zu halten, um dieses sekundäre Sterben der Nervenzellen nicht noch zu verstärken: d.h. stabile Blutdruckwerte, kein Sauerstoffmangel, aber auch nicht zuviel Sauerstoff, normale Kohlendioxidwerte und Blutzuckerwerte, keine erhöhte Körpertemperatur (eventuell sogar Vorteile durch Untertemperatur), keine Übersäuerung, keine drastischen Schwankungen des Blutvolumens im Gehirn usw.

Wegen der erhöhten Durchlässigkeit der Gefäße entsteht ein **Hirnödem**, das wiederum die feinen Blutgefäße komprimiert, sodass die Durchblutung sich weiter verschlechtern kann und der Sauerstofftransport im Gewebe zusätzlich behindert wird. Der Hauptanteil des Hirnödems entsteht infolge der Gewebszerstörung (zytotoxisches Hirnödem). Da die Schädelnähte und Fontanellen offen sind, ist die Schädigung durch das Hirnödem vergleichsweise gering. Das Hirnödem ist beim Neugeborenen eher eine Folge als eine Ursache der Hirnschädigung.

In den Bereichen mit untergegangenen Nervenzellen entstehen bindegewebige Narben. Abgestorbenes Hirngewebe wird durch Liquor ersetzt und es entstehen Zysten. Außerdem fehlt der Reiz zum weiteren Wachstum, sodass die geschädigten Hirnbereiche an der weiteren Entwicklung nicht teilnehmen. Da der nicht ausgefüllte Platz ersetzt werden muss, dehnt sich das Ventrikelsystem aus, sodass ein **Hydrozephalus** ohne erhöhten Druck entsteht (Hydrozephalus e vacuo). Ist das Gehirn sehr ausgedehnt betroffen, entwickelt sich ein Mikrozephalus.

Je nach der Reife des Kindes und der Art der Schädigung (Dauer, Zeitpunkt, Häufigkeit, Begleitumstände) werden unterschiedliche Hirnregionen unterschiedlich stark geschädigt. Es kann zur (multi)fokalen kortikalen Nekrose kommen. Die Folge ist z.B. eine zystische Enzephalopathie und eine Verplumpung von Hirnwindungen. Bei Infarkten im Grenzgebiet von Blutgefäßen kommt es beim unreifen Kind zur **periventrikulären Leukomalazie** (PVL) (s. S. 159 f), beim reifen Kind zur **Porenzephalie** (zystische Defekte im Großhirn).

Besonders bei **Frühgeborenen** kommt es zu **Blutaustritten**. Am meisten gefährdet und betroffen sind die Bereiche um den Nucleus caudatus, eine zentrale Hirnregion, die unmittelbar an den Seitenventrikel angrenzt. Nerven- und Gliazellen, also Stützgewebe, entstehen dort und wandern in das umliegende Gehirn aus. Die Blutungen betreffen vorwiegend die subependymale Zellschicht, also den Bereich, der unmittelbar an die Hirnventrikel angrenzt. Die größte Gefahr der Hirnblutung besteht vor der 32. SSW, weil die Blutgefäße in dieser Region dann noch keine Muskelschicht haben, also besonders dünn und verletzlich sind und außerdem das umliegende Bindegewebe noch nicht gebildet ist. Daher entwickeln etwa 40% aller Neugeborenen unter 1500 g eine Hirnblutung in diesem Bereich, allerdings nicht immer mit Dauerfolgen. In einigen Fällen kommt es zu Massenblutungen in die Ventrikel oder Hirnsubstanz.

Klinische Zeichen

Im Akutstadium finden sich die Symptome der Asphyxie (s. S. 82 f). Bei leichteren Schädigungen zeigt das Kind Übererregbarkeit, wechselnden Tonus, Trinkschwäche. Bei einem fortgeschrittenen Befund findet man Lethargie, Koma, Schlaffheit, eine unregelmäßige Atmung, Hyperventilation, Apnoen, einen Verlust der komplexen Reflexe (Such- und Saugreflex, Mororeflex, Schluckreflex) und auch der Muskeleigenreflexe (z. B. Patellarsehnenreflex) sowie Krampfanfälle. Der Schweregrad lässt sich anhand der Symptome erfassen (Sarnat-Score).

Laborchemisch entwickelt sich eine Azidose, ein Basendefizit (Übersäuerung) > 10 mmol/l, eine Laktaterhöhung (> 85 mg/dl) und ein Anstieg der „Leberwerte" und der LDH.

Im **EEG** zeigt sich eine Abflachung der Hintergrundaktivität. Das EEG wird diskontinuierlich, d. h. plötzliche Entladungsphasen (Bursts) wechseln sich mit sehr flachen Phasen ab, und es kann Krampfaktivität vorhanden sein.

Prognose

Nicht in allen Fällen führt eine hypoxisch-ischämische Hirnschädigung zu dauerhaften Folgen. Diese hängen sehr vom Ausmaß der anfänglichen Schädigung und des anfänglichen klinischen Bildes ab. Symptomatik und Ausprägung der Dauerfolgen sind äußerst variabel.

In den meisten Fällen sind **Teilleistungsschwächen** zu beobachten, z. B. motorische Ungeschicklichkeit, Entwicklungsverzögerung in einzelnen Bereichen, intellektuelle Einbußen bei bestimmten Fähigkeiten, also Symptome, die bei vielen Kindern auftreten, und bei denen nicht immer der sichere Bezug auf die perinatale Ursache gelingt.

Schwerere Dauerfolgen beinhalten neben einer psychomotorischen Entwicklungsverzögerung unterschiedlichen Ausmaßes Krampfanfälle, Hydrozephalus, Mikrozephalus, mit den jeweiligen Folgeerscheinungen. In den schwersten Fällen entwickelt sich eine Zerebralparese (CP), bei der es zu Intelligenzdefek-

ten bis zur Idiotie, zu Tonusstörungen bis zur Spastik aller Körperregionen und zu Bewegungsstörungen (z. B. Choreoathetose mit schraubenden, ungezielten, „wurmartigen" und werfenden Bewegungsmustern) kommt. Häufig ist auch eine Epilepsie damit vergesellschaftet. Die Zerebralparese kann aber auch durch verschiedenste andere Störungen ausgelöst werden, und nur ein kleiner Teil ist durch eine hypoxisch-ischämische Enzephalopathie bedingt. Man darf also eine CP nicht automatisch auf eine perinatale Asphyxie zurückführen.

Therapie

Eine Behandlung ist im Prinzip nicht möglich, die einmal eingetretene Schädigung ist nicht zu beheben. Zum Glück kann das noch wachsende Nervensystem einige Ausfälle wieder ausgleichen, und bei erkennbaren Schädigungen wird man alle Hilfen zur Rehabilitation annehmen.

Wichtiger als jede Behandlung ist die **Prophylaxe** einer Hypoxisch-ischämischen Enzephalopathie durch Vermeidung zusätzlicher Risikofaktoren bei allem gefährdeten Kindern.

> **Stillberatung**
> ● Wie bei allen Kindern ist Stillen wünschenswert, aber aufgrund der neurologischen Symptome nicht in allen Fällen möglich. Eine unterschiedlich lange Zeit mit Abpumpen und Sondenfütterung kommt fast immer vor.

18.6 Hirnblutungen, Hirntraumata

> **Leitsymptome:**
> ● Somnolenz bis Bewusstlosigkeit
> ● Hypotonie
> ● Apnoen
> ● Krampfanfälle
> ● Kreislaufschock nur bei sehr schweren Blutungen

Ursachen

Intrakranielle bzw. Hirnblutungen sind eine gefürchtete Komplikation bei Neugeborenen und noch mehr bei Frühgeborenen. Die Blutung kann durch verschiedene Mechanismen und an verschiedenen Stellen erfolgen:

Subarachnoidalblutung: Der Blutaustritt erfolgt außerhalb des Gehirnes in den Liquorraum, sodass die Blutung das Hirn teilweise oder sogar großflächig bedeckt. Ursachen sind Geburtsverletzungen oder Sauerstoffmangel. Es treten häufig Krampfanfälle auf, die aber eine gute Prognose haben.

Subdurale Blutung: Meist durch Geburtsverletzungen werden größere venöse Gefäße im Schädelinneren beschädigt, und es kommt zu großen Blutaustritten. Die Hauptgefahr besteht in einer Druckschädigung des Gehirns durch die ausgetretenen Blutmassen. Die Symptome können sehr leicht sein, aber bis zu Anfällen, Bewusstlosigkeit, Apnoe und sogar zum Tode führen. Nach subduralen Blutungen entwickeln sich gelegentlich in den Blutungshöhlen Hygrome. Dies sind Ansammlungen seröser Flüssigkeit, die aus dem ausgetretenen Blut stammen, aber durch die entzündliche Reizung auch aus der Umgebung nachfließen können. Solche Hygrome können sich nach mehrfacher Punktion zurückbilden, müssen aber in manchen Fällen operiert werden.

Eigentliche **Hirnblutungen:** Am häufigsten, besonders bei Frühgeborenen, sind die peri-/intraventrikulären Blutungen. Entweder aufgrund einer solchen Blutung oder nach einer Verletzung des Gehirns bei einer traumatischen Geburt oder durch Vitamin-K-Mangel können großflächige Blutungen entstehen, meist durch Einbruch in das Ventrikelsystem. Die Hirnblutungen haben typischerweise ihren Ursprung in der periventrikulären subendymalen Keimzone (Germinalmatrix) zwischen Schweifkern und Thalamus.

Häufigkeit und Schweregrad sind umgekehrt proportional zum Gestationsalter. Im Bereich der Keimzonen sind die Blutgefäße sehr anfällig für hypoxisch-ischämische Schädigungen. Die Gefäße reißen beim Frühgeborenen aufgrund ihrer Unreife sehr leicht ein. Blutdruck-

schwankungen und ein Versagen der Autoregulation des Blutdruckes im Hirn spielen ebenso eine Rolle, wie der ungünstige Verlauf der venösen Gefäße, der eine Stauung begünstig. Beim Einreißen des Ependyms kommt es zum Ventrikeleinbruch. Bei einer massiven venösen Stauung durch eine Blutung kann auch der arterielle Blutfluss zum Erliegen kommen, vor allem im periventrikulären Bereich, so dass ein venöser Hirninfarkt entsteht, in den es sekundär einblutet (**hämorrhagische Infarzierung**).

Die Hirnblutungen werden in folgende **Schweregrade** unterteilt:

- Grad I: subependymale Blutung
- Grad II: intraventrikuläre Blutung ohne Ventrikelerweiterung
- Grad III: intraventrikuläre Blutung mit Ventrikelerweiterung durch die Blutmenge, und hämorrhagische Infarzierung

Risikofaktoren sind extreme Frühgeburtlichkeit, Asphyxie, intensive Reanimationsmaßnahmen, Pneumothorax, drastische Blutdruckschwankungen, hyperosmolare Lösungen, Infektionen, Nikotin- und Drogenmissbrauch, Untertemperatur, Azidose, erhöhter Venendruck, persistierender Ductus Botalli und traumatische Entbindungen.

> Beim Frühgeborenen treten die Hälfte aller Hirnblutungen in den ersten 6 bis 12 Lebensstunden auf, 90% bis zum dritten Lebenstag.

Bei der Hälfte der Fälle von frühzeitigen Hirnblutungen ist eine weitere Ausdehnung durch Nachblutungen innerhalb von 3 bis 5 Tagen zu beobachten.

Klinische Zeichen

Intrakranielle Blutungen können sehr unterschiedliche klinische Symptome haben: Meist treten unspezifische Zeichen wie Somnolenz bis zur Bewusstlosigkeit, Hypotonie, Krampfanfälle, Apnoen, aber auch sehr variable fokale neurologische Zeichen auf. Bei allen größeren Blutungen, vor allem bei Ventrikelblutungen, werden Schocksymptome beobachtet, die entweder direkt durch den Blutverlust oder indirekt durch die Hirnschädigung bedingt sind. Gerinnungsstörungen treten nach größeren Blutungen fast regelmäßig auf. Prinzipiell ist das ganze Spektrum von Symptomlosigkeit bis zur katastrophenartigen Zustandsverschlechterung möglich.

Der **Nachweis** erfolgt durch Ultraschall, nur in speziellen Fragestellungen durch MRT (Kernspintomographie). Einige Laborbefunde geben weitere Hinweise, auch auf das Ausmaß der Beeinträchtigung: Thrombozytenzahl ($\Downarrow$), Hämatokrit ($\Downarrow$), Astrup (Azidose), Gerinnungswerte. Eine verstärkte Hyperbilirubinämie durch den Zerfall des ausgetretenen Blutes wird oft auch beobachtet.

Therapie

Das Hauptaugenmerk muss natürlich auf der Verhinderung der Blutung liegen, und dies fängt bereits vor der Geburt an: Je reifer und je stabiler das Kind zur Welt kommt, desto geringer ist das Blutungsrisiko.

Nach der Geburt gibt es verschieden Prinzipien und therapeutische Ansätze:
- Vermeidung der Asphyxie und ihrer Folgeerscheinungen
- „Minimal handling", also sehr schonender Umgang mit dem Kind, um Blutdruckschwankungen zu verhindern
- Indomethazin drosselt bei sehr unreifen Kindern die Blutung und schließt außerdem den Ductus arteriosus Botalli.

Stillberatung
- Nach der akuten Hirnblutung ist eine intensivmedizinische Therapie nötig.
- Wenn das Kind sich erholt, sollte so bald wie möglich mit normalem Stillen begonnen werden.

Prognose

Bei Blutungen der **Grade I und II** ist die Sterblichkeit sehr gering, und in der Folge entsteht meist kein posthämorrhagischer Hydrozephalus. Insgesamt ist die Prognose also recht gut.

Blutungen **Grad III** führen durch Verstopfung der Verbindungen zwischen den Hirnventrikeln oder der Ausflussbahn aus dem 4. Ventrikel durch Blutkoagel zu einem **Hydrocephalus internus**, also zu einer Druckbelastung von innen her, sodass eine Liquordrainage („Ventil") nötig werden kann. Ein solcher Hydrozephalus entwickelt sich meist schnell, und der Kopfumfang steigt stark an. Wenn die Resorptionsmöglichkeit für den Liquor vermindert ist und durch den entzündlichen Reiz der Blutung gleichzeitig die Produktion erhöht ist, entsteht ein kommunizierender Hydrozephalus, der alle Liquorräume umfasst. In diesem Fall besteht die Möglichkeit, dass sich das Verhältnis zwischen Produktion und Resorption wieder einspielt, sodass man in den allermeisten Fällen ohne Liquordrainage auskommt. Allerdings kann es sinnvoll sein, über einige Tage oder Wochen den überschüssigen Liquor durch Lumbalpunktionen abzulassen.

Bleibende Behinderungen kommen häufig nach Grad III-Blutungen vor, bei einer hämorrhagischen Infarzierung immer. Auch beim posthämorrhagischen Hydrozephalus, der einer Shuntversorgung bedarf, ist eine Entwicklungsstörung die Regel.

18.7 Periventrikuläre Leukomalazie (PVL)

Leitsymptome:
- Gesteigerter Muskeltonus, besonders der Beine
- Meist komplexe „kleinere" neurologische Auffälligkeiten
- Als Langzeitfolge spastische Lähmungen, ferner oft Seh- und Hörstörungen
- Verlangsamte psychomotorische Entwicklung bis hin zur Zerebralparese

---

Die Periventrikuläre Leukomalazie ist eine durch Hypoxie, Ischämie und durch Entzündungmediatoren (bei einer Chorioamnionitis oder NEC) vermittelte Schädigung der periventrikulären weißen Substanz im unreifen Gehirn. Dieser Bereich ist bezüglich der Durchblutung eine „letzte Wiese", d. h. es gibt keine Umgehungskreisläufe und bei einem Blutdruckabfall oder anderen Durchblutungsstörungen kommen keine Sauerstoffträger mehr in diese Region. Ein moderner Begriff bezeichnet die Schädigung der weißen Substanz beim Frühgeborenen auch als **white matter disease**.

Die Schädigungszone befindet sich am nach außen gerichteten Oberrand der Seitenventrikel. Hier liegen die sich differenzierenden Vorläuferzellen der Oligodendroglia, aus denen später die Markscheiden um die Nervenfasern entstehen. Die Schwere des Krankheitsbildes reicht von kleinen lokalisierten Nekrosen und Narben bis zur diffusen Schädigung mit massiver Zystenbildung.

Riskofaktoren: Der Hauptrisikofaktor ist die Frühgeburtlichkeit. Gefährdet sind vor allem die Frühgeborenen zwischen 27 und 30 SSW. Bei unreiferen Kindern ist die PVL eher selten. Eine (histologisch nachweisbare) Chorioamnionitis ist ein weiterer schwerwiegender Risikofaktor. Bei einem ausgeprägten Amnioninfektionssyndrom ist die Gefährdung durch die Amnionitis schwerwiegender als die Frühgeburtlichkeit.

Klinische Zeichen

Bei **Frühgeborenen** sind oft nur geringe Symptome zu beobachten, z. B. ein auffällig gesteigerter Muskeltonus, vor allem der Beine. Im EEG kann man oft typische Veränderungen erkennen.

Langzeitfolgen sind spastische Diplegie (Quadriplegie), in schweren Fällen Seh- und Hörstörungen, sowie Störungen der kognitiven Funktion. Die PVL ist der schwerwiegendste und häufigste Grund für Zerebralparesen beim Frühgeborenen.

Diagnose

In der **Sonographie** zeigen sich anfangs lang anhaltende periventrikuläre Echogenitätsanhebungen, aus denen sich nach 2–2 Wochen Zysten entwickeln können. Große Zysten fließen zusammen und schließen sich den Seitenventrikeln an. Es kommt zum Hyodrocephalus e vacuo und zum Mikrozephalus.

Prophylaxe

Eine gute intrauterine Überwachung hinsichtlich Durchblutung (Doppler) und Entzündungen ist die beste Prophylaxe.

Beim **Frühgeborenen** ist nach der Geburt die Stabilisierung aller Parameter (z. B. Blutgase, Blutdruck, Blutzucker, Säure-Basenstatus, Sauerstoffversorgung etc.) anzustreben.

> **Stillberatung**
> ● Wie bei allen Kindern ist Stillen wünschenswert, aber aufgrund der neurologischen Symptome nicht in allen Fällen möglich. Eine unterschiedlich lange Zeit mit Abpumpen und Sondenfütterung kommt fast immer vor.

18.8 Krampfanfälle

Leitsymptome:
● Sehr unterschiedliche Arten von Anfällen möglich!
● Rhythmische Zuckungen (an mehreren Extremitäten synchron)
● Ruckartige Augenbewegungen
● Schmatzende Mundbewegungen mit Vorstrecken der Zunge
● Weitere atypische ungewöhnliche Bewegungsmuster, die sich häufig wiederholen

Ein zerebraler Krampfanfall entsteht durch die anfallsartig plötzlich auftretende exzessive gleichzeitige Entladung bzw. Aktivität vieler Nervenzellen in Teilbereichen oder sogar im ganzen Gehirn. Krampfanfälle beginnen durch innere oder äußere Auslöser. Sie müssen von krampfartigen Zuckungen oder Verkrümmungen aus anderen Ursachen abgegrenzt werden. Der Begriff „Krampf" wird volkstümlich auch für viele andere Zustände benutzt, die nichts mit eigentlichen Anfällen zu tun haben.

Krampfanfälle zählen zu den **relativ häufigen Ereignissen**. Bei etwa 0,2 bis 0,8% aller Neugeborenen werden Anfälle beobachtet. Bis zu 25% der schwerkranken Früh- und Neugeborenen haben zerebrale Anfälle.

Klinische Zeichen

Anfälle bei Neugeborenen unterscheiden sich deutlich von denen größerer Kinder. Dies liegt an der Unreife des Nervensystems. Trotzdem sind auch bei Neugeborenen schon verschiedene Anfallsarten zu unterscheiden:

- **Fokal klonische Anfälle:** Das Kind hat in einem bestimmten Körperbereich, z. B. einen Arm, gleichmäßige rhythmische zuckende bzw. zitternde Bewegungen über längere Zeit, die immer in derselben Weise an derselben Stelle wiederkehren. Bei dieser Anfallsart ist die allgemeine Aktivität nicht beeinträchtigt.
- **Multifokale klonische Anfälle:** Hier treten an mehreren Extremitäten solche rhythmischen Zuckungen auf. Ein wichtiges Zeichen ist dabei die Gleichzeitigkeit, denn zuckende Bewegungen an wechselnden Stellen finden man besonders bei Frühgeborenen sehr häufig, ohne dass dies etwas mit Anfällen zu tun hat.
- **Tonisch fokale oder generalisierte Anfälle:** Hier kommt es weniger zu Zuckungen, sondern vielmehr zu verkrampfenden Bewegungen einzelner Muskelgruppen oder sogar großer Körperpartien. Zu Beginn beobachtet man oft starre Blickabweichungen oder schmatzende Zungenbewegungen, im Verlauf des Anfalls nicht selten Apnoen mit Hypoxie. Solche Anfälle sind meist das Zeichen einer diffusen Hirnschädigung und haben in der Regel eine schlechte Prognose.
- **Myoklonische Anfälle:** Hier sind schnelle einzelne Zuckungen (generalisiert, fokal, multifokal) zu beobachten.
- **Subtile Krämpfe:** Die Hälfte aller Neugeborenen-Anfälle verläuft wenig charakteristisch, ohne klassische Krampf-Zeichen, oft auch ohne typische Veränderungen im EEG. Folgende Erscheinungen können beobachtet werden:
  - Tonische oder ruckartige Bewegungen der Augen
  - zwinkernde oder zitternde Bewegungen der Augenlider
  - schmatzende Mundbewegungen
  - Vorstrecken der Zunge
  - atypische Saugbewegungen
  - klonische Versteifungen einzelner Extremitäten
  - an Radfahren oder Schwimmen erinnernde komplexe Bewegungen
  - Apnoen oder rhythmische Änderungen der Vitalparameter.

Durch Krampfanfälle ausgelöste Apnoen unterscheiden sich von Apnoen aus anderen Ursachen durch den anfangs (in den ersten 20 sec) beschleunigten Puls, der erst dann durch die Hypoxie abfällt, während bei „normalen" Apnoen der Puls gleich zu Beginn der Apnoe abfällt. Apnoen sind selten das einzige Krampfzeichen, sondern es werden meist auch andere Krampfäquivalente zu sehen sein.

Gerade bei den subtilen Krämpfen ist die **Differentialdiagnose** zu anderen, nicht epileptisch bedingten, anfallsartigen Zustandsänderungen oft schwierig. Hierzu zählen Zittrigkeit, gutartige Myokloni (z. B. Muskelzuckungen in der Einschlafphase), Zeichen des gastroösphagealen Refluxes, plötzliche Bronchialobstruktion. Bei allen diesen Situationen findet man aber stets normale Augenbewegungen. Diese Zustandsänderungen sind außerdem meist provozierbar und immer unterbrechbar. Bei Zittrigkeit sind die Zuckungen rhythmisch oszillierend (d. h. sie haben im Gegensatz zu Krämpfen keine schnelle und langsame Komponente) und sind schneller in der Frequenz (5–6/sec, bei Krämpfen 2–3/sec), und es entwickeln sich keine Veränderungen der Vitalparameter.

Ursachen

Krampfanfälle können durch verschiedene Faktoren ausgelöst werden. In den meisten Fällen lässt sich eine solche Ursache finden. Damit kann dann meist auch eine gezielte Behandlung zur Verhinderung weiterer Anfälle beginnen. Trotzdem bleiben auch bei einer gründlichen Untersuchung aber fast ein Viertel der Anfälle bei Neugeborenen ungeklärt. Sie werden dann als **idiopathische** Anfälle bezeichnet.

Nach der Bedeutung und Häufigkeit kennt man folgende Ursachen:

➤ **Perinataler Sauerstoffmangel**
Perinatal durch direkten oder indirekten **Sauerstoffmangel:**

Auslöser sind schwere Asphyxie, schwere Anämie, Hirnblutungen und alle anderen Zustände, die einen Sauerstoffmangel für länger als 10 Minuten hervorrufen. In vielen Fällen ist die Art der Schädigung nicht genau auszumachen. Fetaler Stress und Asphyxie führen sehr oft zu uncharakteristischen Anfällen, aber auch die anderen beschriebenen Anfallsarten werden beobachtet. Bei fast jedem 10. Kind mit schwerer Asphyxie treten Anfälle auf, oft kombiniert mit anderen Zeichen der Hirnschädigung.

➤ **Hirnblutungen**:
Nach kleineren Hirnblutungen treten eher fokale Anfälle auf, die seitendifferent mit gleichzeitigen neurologischen Auffälligkeiten (Reflexasymmetrien) beobachtet werden. Schwere Hirnblutungen treten meist nicht sofort nach dem ursächlichen Sauerstoffmangel auf, sondern bis zu drei Tagen danach, wenn der Kreislauf stabilisiert ist und die Blutung in das vorgeschädigte Gewebe erfolgt. Die Anfälle sind bei solchen Kindern oft generalisiert, mit Apnoen, und haben eine schlechte Prognose.

➤ **Infektionen**
Infektionen können zu jedem Zeitpunkt zu Krampfanfällen führen. Am wichtigsten ist dabei die bakterielle Meningitis. Aber auch Virusinfektionen, besonders durch Herpes, CMV, seltener andere, sind von Bedeutung. Zu den selteneren Infektionsursachen zählen Toxoplasmose, Syphilis, evtl. auch HIV.

➤ **Hirninfarkte**
Arterielle Hirninfarkte können zu Anfällen führen. Ursache sind oft kleine Embolien, die entweder aus der Plazenta stammen oder in Situationen mit gesteigerter Blutgerinnung (Thrombophilie) entstehen.

➤ **Stoffwechselstörungen**
Stoffwechselstörungen verschiedenster Art können zu Anfällen führen. Dabei muss man unterscheiden zwischen vorübergehenden Entgleisungen im Stoffwechsel und angeborenen Defekten, die zu einer dauerhaften Abweichung bestimmter Stoffwechselfunktionen führen. Anfälle wegen **vorübergehenden und behebbaren Ursachen** sind we-

sentlich häufiger und lassen sich leichter behandeln, besonders aber auch verhindern:
● **Hypoglykämie:** Sinkt der Blutzucker unter 30 mg%, können Hirnzellen dauerhaft Schaden nehmen, aber nur relativ selten führt dies direkt zu Anfällen. Anfälle sind sogar eher ein Zeichen für eine schon länger bestehende Hypoglykämie und bedeuten dann auch eine schlechte Prognose.
● **Hypokalziämie:** Bei einem Serum-Calcium unter 7mg/dl, vor allem bei gleichzeitig hohem Albumin (> 3,5 mg/dl) können Anfälle auftreten. Meist sind solche Zustände mit anderen metabolischen oder sonstigen Besonderheiten kombiniert, sodass eine Calciumgabe die Anfälle meist nicht unterbricht.
● Bei **unzureichender Ernährung** kann nach einigen Tagen ein Calciummangel entstehen. Dabei kommt es oft zu Zittrigkeit, Klonus, verstärkten Muskelreflexen, selten aber zu Anfällen.
● **Hypomagnesiämie:** Sinkt das Magnesium unter 1,2 mg/dl, können Anfälle auftreten. Meist besteht gleichzeitig ein Calciummangel.
● **Elektrolytentgleisungen**, vor allem Hyper- und Hyponatriämie, können zu Anfällen in jedem Lebensalter führen. Solche Zustände treten nach Durchfallerkrankungen, Ausscheidungsstörungen und bei Neugeborenen gelegentlich als indirekte Folge der Asphyxie auf.
● Selten kommen Anfälle vor, die durch die Gabe von Vitamin B6 unterbrochen werden können. Sie werden deswegen als **Pyridoxin-abhängige Anfälle** bezeichnet. Ein eigentlicher Vitaminmangel liegt bei den Kindern nicht vor, und der genaue Mechanismus ist nicht bekannt.

Seltener, schwieriger zu erkennen und vielen Fällen schwer oder gar nicht zu behandeln sind Anfälle, die auf **Stoffwechseldefekten** beruhen (s. Kap. 24):
● Erkrankungen des Aminosäurenstoffwechsels,
● Fructose-intoleranz,
● Speicherkrankheiten,
● zahlreiche weitere seltene Defekte.

➤ **Medikamente und Suchtmittel:**
Wenn die Mutter während der Schwangerschaft regelmäßig Rauschgift konsumiert hat, ist auch das Kind daran gewöhnt, und macht nach der Entbindung eine körperlichen Entzug durch, bei dem sehr häufig Anfälle auftreten können. Auch einige Medikamente führen zu demselben Effekt, besonders häufig einige Epilepsiemedikamente. Über die Muttermilch können ebenfalls krampfverursachende Medikamente zum Kind gelangen, und selten sind Krampfanfälle Nebenwirkungen von Arzneien, die dem Kind direkt gegeben werden.
Bei folgen Substanzen können **Anfälle durch Entzug** vorkommen:

● Heroin, Morphin, Methadon, Kokain und andere Suchtmittel: Die anderen Zeichen des körperlichen Entzugs sind wesentlich intensiver, Anfälle treten bei Heroinentzug meist schon in den ersten Lebenstagen auf, bei Methadon oft erst nach der ersten Lebenswoche, sind dabei aber sehr viel häufiger. Kokain kann zusätzlich zu Hirninfarkten führen.
● Antiepileptika führen in einigen Fällen zu Fetopathien (z. B. Hydantoin). In der Folge können dauerhafte Krampfleiden entstehen. Entzugskrämpfe sind relativ selten.

Medikamente, die durch direkte Gabe oder über die Muttermilch Anfälle auslösen können:

● Lokalanästhetika, die unnötigerweise oder falsch angewendet werden z. B. bei Skalpelektroden oder anderen Maßnahmen, können zu Krampfanfällen führen, wenn sie, was sehr leicht geschieht, in den Kreislauf gelangen.
● Theophyllin in hohen Dosen kann ebenfalls Anfälle hervorrufen. Das Medikament kann bei falsch dosierter Therapie beim Kind kumulieren, daher sind Blutspiegelkontrollen unerlässlich. Auch über die Muttermilch können hohe Spiegel erreicht werden.

➤ **Genetische Ursachen**
In einigen Familien kommen dominant erbliche Krampfanfälle bei Neugeborenen vor (vererbt auf Chromosom 20). Allerdings krampft nicht jeder Erbträger. Die Anfälle sind multifokal, also uneinheitlich, und können über mehrere Wochen anhalten. Ein kleiner Teil der Patienten entwickelt später eine Epilepsie. Die familiär auftretenden gutartigen „5-Tages-Krämpfe" sind sehr selten und ursächlich nicht geklärt.

➤ **Hirnfehlbildungen**
Bei Hirnfehlbildungen kommt es sehr häufig zu Anfällen, sodass immer auch nach solchen Fehlbildungen gesucht werden muss, wenn Anfälle sich anders nicht erklären lassen. Bei vielen Hirnfehlbildungen bestehen auch äußere Stigmata oder Besonderheiten, sodass man auf die Diagnose gelenkt wird. (Typische Beispiele: tuberöse Hirnsklerose, Bloch-Sulzberger-Syndrom, Sturge-Weber-Syndrom, Hirnfehlbildungen wie Holoprosenzephalie, Balkenaplasie, Porenzephalie, Lissenzephalie.

➤ **Physikalisch ausgelöste Anfälle**
Physikalisch ausgelöste Anfälle sind selten. Hauptauslöser ist Unterkühlung unter 30°C, was gelegentlich bei ausgesetzten Kindern beobachtet wird.

Diagnostik

Neben der Familien- und Geburtsanamnese und der klinischen Untersuchung sollten immer Blutwerte (Zucker, Elektrolyte, Entzündungszeichen, Blutgase) bestimmt und eine Schädelsonographie durchgeführt werden. Ein EEG ist bei differenzialdiagnostischen Problemen und zur Beurteilung der Hintergrundaktivität hilfreich. Bei Infektionsverdacht muss eine Lumbalpunktion durchgeführt werden. In speziellen Fällen wird eine ausgedehnte Stoffwechseluntersuchung oder ein MRT (Kernspintomographie) nötig werden.

Therapie

Die Behandlung richtet sich **nach der Ursache**, d. h. diese sollte nach Möglichkeit ausgeschaltet werden. So lassen sich Anfälle bei Hypoglykämien mit Traubenzuckerinfusion, bei Hypokalzämie mit intravenösem Kalzium oder bei Opiatentzug mit Morphin sehr schnell und gezielt behandeln. Andererseits muss angestrebt werden, dass jeder Krampfanfall so gut wie möglich unterbrochen wird.

Besonders Frühgeborene sind durch Krampfanfälle gefährdet. Der arterielle Mitteldruck steigt während des Anfalles um 40–100% und damit steigt die Gefahr der Hirnblutung. Sind dann noch zusätzliche ungünstige Faktoren vorhanden wie eine Azidose oder ein Sauerstoffmangel z. B. aufgrund eines schweren Atemnotsyndroms, steigt dieses Risiko stark an, weil die Blutdruck-Autoregulation der Hirngefäße außer Kraft gesetzt wird.

Eine **Infusion** ist notwendig, um einerseits Glukose und andere Nahrungsstoffe zuführen zu können, und ferner für die Gabe von Medikamenten. Verschiedene **Antikonvulsiva** sind für Neugeborene geeignet, vor allem Phenobarbital und verwandte Substanzen, Phenytoin, und Diazepine. Da diese Medikamente die Atmung unterdrücken oder die Herz- und Kreislauffunktion beeinträchtigen können, sollten sie nur von erfahrenem Personal angewendet werden.

Eine **lückenlose Überwachung** des Kindes und die zur Stabilisierung der Vitalfunktionen nötigen Medikamente und Gerätschaften sollten vorhanden sein.

Wenn eine kurz bestehende eindeutig definierte Ursache bestand, z. B. eine Elektrolytentgleisung, kann die Behandlung bald wieder beendet werden. In den meisten Fällen wird die Therapie über längere Zeit fortgesetzt. Wenn keine Anfälle mehr aufgetreten sind und das EEG sich normalisiert hat, kann je nach Ursachen nach Tagen bis Monaten die Behandlung schrittweise wieder beendet werden.

Stillberatung
- Kinder mit Krampfanfällen werden prinzipiell normal ernährt, d. h. gestillt.
- So lange die Krampfanfälle noch nicht medikamentös beherrscht sind, kann eine Sondenfütterung nötig sein, auch um Aspirationen zu vermeiden.

Prognose

Die Prognose bezüglich der geistigen Entwicklung ist je nach dem Anfallstyp und vor allem je nach Ursache sehr unterschiedlich. Mit einer **normalen Entwicklung** kann gerechnet werden bei Krampfanfällen durch:
- spät auftretende Hypocalciämie   100%
- Subarachnoidalblutung   90%
- Hypoglykämie   30–70%
- keine erkennbare Ursache   75%
- früh auftretende Hypocalciämie   50%
- diffuse Hirnschädigung/Hypoxie   30–50%
- Meningitis   11–60%
- intraventrikuläre Hirnblutung   10%
- Hirnfehlbildungen   0%

Bei den letztgenannten Ursachen ist mit hoher Wahrscheinlichkeit ein dauerhaftes Krampfleiden zu erwarten.

18.9 Neonatales Entzugssyndrom

Leitsymptome:
- Bekannter Abusus der Mutter
- Übererregbarkeit, gesteigerte Reflexe
- Schriller Schrei
- Krampfanfälle
- Gastrointestinale Symptome (Reflux, Erbrechen, dünne Stühle etc.)

Immer häufiger kommen Frauen zur Entbindung, die während der Schwangerschaft Drogen konsumieren, teilweise bis unmittelbar vor der Geburt. Davon kann bereits der Fet Schaden nehmen, aber auch das Neugeborene ist davon betroffen.

Drogen, die ein neonatales Drogenentzugssyndrom auslösen können sind:
- Opiate: Kodein, Heroin, Methadon, Morphin, u. a.
- Barbiturate
- Benzodiazepine
- Alkohol
- Amphetamine
- Kokain u. a.

Drogen sind meist wasserlöslich und lipophil, dadurch leicht plazentagängig und reichern sich im Feten an. Im Feten ist die Halbwertszeit verlängert. Die meisten Drogen sind Substanzen, die an ZNS- Rezeptoren binden oder die Freisetzung oder Wiederaufnahme von Neurotransmittern beeinflussen. Dadurch ergibt sich ein langandauernder Effekt auf sich ausbildende dendritische Strukturen: Die Vernetzung von Nervenzellen wird gestört. Zusätzlich gibt es einen direkt toxischen Effekt auf fetale Zellen und durch direkte physiologische Effekte (z. B. Vasokonstriktion durch Kokain)

Anamnese

Die **Drogenanamnesen** der Mütter sind häufig unzureichend hinsichtlich der Menge und der Art der Drogen, weil Angaben verschwiegen oder zurückgehalten werden. Häufig liegt ein Mischabusus mit Medikamenten, Alkohol und/ oder Nikotin vor. Zusätzlich bestehen oft soziale Probleme. Viele dieser Frauen sind erheblich mangel- oder fehlernährt. In der Regel liegen auch Infektionen (Hepatitis B, C, HIV, Lues u. a.) vor.

Geburtshilfliche Komplikationen sind häufig: Abort, Totgeburt, Frühgeburt, vorzeitiger Blasensprung, Chorioamnionitis, vorzeitige Wehen, antenataler Mekoniumabgang, fetale Wachstumsretardierung, (bei Kokain zusätzlich arterielle Hypertension, vorzeitige Plazentalösung, Arrhythmien, Myokardischämien, Hirninfarkte.)

Beim **Neugeborenen** kann ein Drogenscreening im Urin, im Mekonium (sensitiver aber labortechnisch schwieriger) und in Haaren durchgeführt werden.

Klinische Symptome

Symptome des neonatalen Drogenentzugssyndroms sind Übererregbarkeit, gesteigerte Reflexe, muskuläre Hypertonie, Geräuschempfindlichkeit, schriller Schrei, Krämpfe, gesteigerte Wachheit, gesteigertes Suchen, ineffektives Saugen und Schlucken, Reflux, Erbrechen, dünne Stühle, Tachypnoe, Apnoe, Gähnen,

Schluckauf, behinderte Nasenatmung, Temperaturerhöhung, Tränenfluss und fehlende Gewichtszunahme. Generell sieht man allgemeine Zeichen der ZNS-Irritabilität, verändertes Verhalten und eine veränderte vegetative Symptomatik. Die Symptome können mit einem Score (z. B. dem Finnegan-Score oder dem Lipsitz-Score) quantifiziert werden.

Besonderheiten einzelner Drogen

Opiate

Opiate binden an Opiatrezeptoren im Gehirn, ein Teil der Entzugssymptomatik resultiert aus einer alpha-adrenergen Überempfindlichkeit. 60–90% der Neugeborenen von opiatabhängigen Müttern machen einen neonatalen Entzug durch. Die Symptome beginnen Minuten nach der Geburt bis 1–2 Wochen postpartal (meist am 2–3 Lebenstag), bei Methadon auch bis zu 4 Wochen postpartal. Ein protrahierter Verlauf und Rückfälle sind möglich. Für bis zu 6 Monate bestehen eine vermehrte Wachheit, Unruhe, Agitiertheit, Tremor und Ernährungsprobleme.

Prognose: Das SIDS-Risiko ist erhöht, häufige Folgen sind Schielen, Auffälligkeiten im Verhalten, in der Wahrnehmung und im Anpassungsverhalten. Ein positives Umfeld wirkt sich auf die Entwicklung förderlich aus.

Kokain

Kokain verhindert die Wiederaufnahme von Neurotransmittern (Adrenalin, Noradrenalin, Dopamin und Serotonin) an Nervenendigungen. Es kommt zu einer gesteigerten ZNS-Stimulierung und Sympathikusaktivierung. Kokain wirkt sehr stark gefäßverengend: der Uterus- und Plazenta-Blutfluss sind reduziert. Dadurch entstehen fetale Sauerstoffmangelzustände, eine arterielle Hypertonie bei Mutter und Fet und eine Verminderung des zerebralen Blutflusses.

Symptome beim Neugeborenen sind intrauteriner Minderwuchs, Reizbarkeit, Bluthochdruck, schriller Schrei, Hyperreflexie, abnormer Schlaf-Wachrhythmus. Die Symptome sind anfangs oft Zeichen einer Kokain-Intoxikation und werden dann durch Lethargie und

Hypotonie abgelöst. Pathologisch-anatomische Folgen sind eine NEC, Darmperforationen, Hirnblutungen und -infarkte, Krämpfe und Apnoen.

Kokain ist auch **teratogen**: ZNS- Abnormalitäten, kardiovaskuläre Anomalien, Gliedmaßendefekte, Atresien und Fehlbildungen im Verdauungstrakt werden beobachtet.

Prognose: Das SIDS-Risiko ist erhöht; mit einem Jahr zeigt sich ein Aufholwachstum bis auf den Kopfumfang, mit 3–4 Jahren fallen sich Schwierigkeiten im Sprachverständnis, in der Ausdrucksfähigkeit, der Merkfähigkeit und der Informationsverarbeitung auf; später Hyperaktivität, Ablenkbarkeit und Sozialisierungsprobleme.

Alkohol

Alkohol ist die häufigste Droge: er ist angstlösend, schmerzlindernd und führt zu einer Dämpfung der Hirnfunktionen. Alkohol überwindet die Plazenta und schränkt ihre Funktion ein. Der Effekt ist dosisabhängig, es ist jedoch **kein sicherer Grenzwert** bekannt. Das Risiko einer Alkoholembryopathie beträgt ca. 35–40%. Aber auch ohne das typische Bild sind angeborene Anomalien und Intelligenzdefekte möglich. Alkohol ist der häufigste Grund einer angeborenen geistiger Retardierung.

Symptome einer Alkoholembryopathie sind Wachstumsretardierung, ZNS- Beeinträchtigungen, Irritabilität, Hyperaktivität, Entwicklungsverzögerung und eine Gesichtsdysmorphie: Mikrozephalie, kleine Lidspalte, schmales flaches Philtrum (= mediane Rinneder Oberlippe), dünnes Oberlippenrot, hypoplastischer Oberkiefer. Bei Frühgeborenen treten gehäuft Hirnblutungen und -durchblutungsstörungen (PVL) auf.

Cannabis

Wegen der langen Halbwertszeit findet kein körperlicher Entzug statt. Zu beobachten sind intrauterine Wachstumsretardierung und Frühgeburtlichkeit. Es gibt einen milden Effekt auf das Verhalten des Kindes. Oft haben die Kinder ein reduziertes abstraktes und visuelles Vorstellungsvermögen.

Therapie des neonatalen Entzugs

Es sollte nicht prophylaktisch behandelt werden.
- Unterstützend wirkt minimale Stimulation (dunkles. ruhiges Umfeld). Beim Lagern sollte eher die Beugung gefördert und exzessives Schreien sollte vermieden werden (Schnuller, Körperkontakt, Fütterung ad. libitum)
- **Medikamentöse Behandlung** bei zunehmender Irritabilität und Fütterungsproblemen mit **Morphin** oral (bei Krampfstatus auch i.v.). Morphin kontrolliert Krämpfe durch Opiatentzug besser als Phenobarbital. Mit **Phenobarbital** lassen sich die ZNS-Symptome behandeln, nicht jedoch die peripheren (z. B. gastrointestinalen).

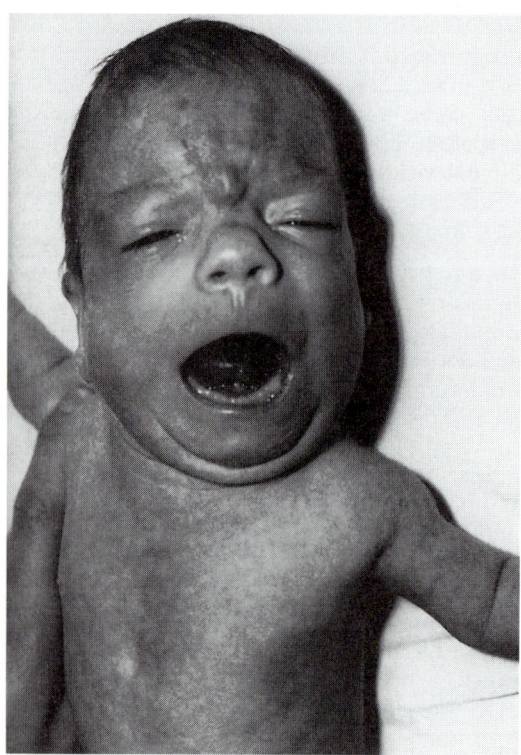

Abb. 18.7 Alkoholembryopathie

Achtung: Kindern drogenabhängiger (Opiate) Mütter darf **kein Naloxon** verabreicht werden, da sonst schwere Entzugssymptome ausgelöst werden können. (Naloxon wird normalerweise bei (opiat-)anästhesiebedingter Atemdepression des Neugeborenen eingesetzt).

- Die **Einbindung der Familie** in ein soziales Konzept ist notwendig. Die Eltern müssen sich an Auflagen halten, die ihre Zuverlässigkeit dem Kind gegenüber fördern sollen. Es besteht eine gesteigerte Gefahr der Vernachlässigung und der Kindsmisshandlung in Familien mit Drogenkonsum!

Stillberatung
- Stillen ist prinzipiell möglich, wenn die Mutter körperlich und psychisch dazu in der Lage ist und keine Schadstoffe bzw. Drogen über die Milch weitergegeben werden.
- Infektionsgefahr beachten (Hepatitis B und/ oder C, HIV).

Erkrankungen der Sinnesorgane

Wenn auch beim Neugeborenen die Sinnesorgane noch nicht dieselben Leistungen und Funktionen besitzen wie im späteren Leben, so können doch Störungen bestehen, die eine normale Entwicklung in Frage stellen. Daher ist es von großer Bedeutung, solche Probleme rechtzeitig zu erfassen, um notwendige therapeutische Schritte rechtzeitig einleiten zu können. Die wichtigsten Fehlbildungen und Erkrankungen der Sinnesorgane betreffen Auge und Ohr.

18.10 Augeninfektionen

Leitsymptome:
- Verklebung des Augenspaltes
- Eitrige Absonderung meist aus beiden Augen

Ursachen

Die bekannteste Infektion ist die **Gonorrhoe**, also die Infektion mit Gonokokken (s. S. 263 f). Bei Neugeborenen kommt es nach ein bis 4 Tagen zu eitrig-grünlichen Absonderungen aus beiden Augen mit Verklebung. Unbehandelt führt diese Infektion zur Blindheit. Kurz nach der Entdeckung des Zusammenhangs zwischen einer Gonorrhoe der Mutter und dieser Infektion beim Kind wurde von Credé die prophylaktische Lokalbehandlung mit Silbernitratlösung eingeführt, die bald als gesetzliche Maßnahme vorgeschrieben wurde und unzählige Kinder vor Blindheit bewahrt hat. Heute hat diese Infektion an Häufigkeit sehr abgenommen, da Gonokokkenerkrankungen meist ausreichend behandelt sind, die Erkrankung insgesamt seltener geworden ist, und außerdem jederzeit eine erfolgreiche Behandlung mit Antibiotika möglich ist, so dass heute in entwickelten Ländern keine Credé-Prophylaxe mehr durchgeführt wird.

Derzeit von größerer Bedeutung sind **Chlamydieninfektionen** (s. S. 261 f), die meist in der zweiten Woche nach der Geburt manifest werden.

Weitere Erreger, die bakteriellen Konjunktividen verursachen können: Staphylokokken, Streptokokken, E. coli. Alles sind auch Sepsiserreger, und aus einer lokalen Infektion des Auges wird gelegentlich eine Allgemeininfektion, besonders bei Frühgeborenen und empfindlicheren Kindern. Selten kann durch Herpesviren eine Keratokonjunktivitis ausgelöst werden.

Ursachen für die häufigen Augeninfektionen sind ein reduzierter Abfluss der Tränen durch den engen Tränenkanal der Neugeborenen, so dass sich Bakterien anreichern können. Außerdem fehlen noch die IgA-Antikörper in der Tränenflüssigkeit, die für die Abwehr der Bakterien wichtig sind.

Diagnose

Bei jeder Konjunktivitis ist eine **bakteriologische Untersuchung** notwendig. Diese Untersuchung dient ferner der Reizkonjunktivitis, die durch chemische Reize ausgelöst werden kann. Dazu zählt paradoxerweise auch das Silbernitrat. Doch diese Reizung klingt ohne Behandlung innerhalb von ein bis zwei Tagen von selbst wieder ab.

18.11 Fehlbildungen des Auges

Fehlbildungen des Auges kommen meist nicht isoliert vor, sondern stehen fast immer im Zusammenhang mit anderen inneren und/oder äußeren Fehlbildungen.

Beim Auge gibt es verschiedene Möglichkeiten der Fehlanlage bzw. -entwicklung:

Leitsymptome:
- **Mikrophthalmus:** Das Auge ist wesentlich zu klein.
- **Kolobom:** Die Iris (und evtl. zusätzlich Netzhaut und Aderhaut) ist nicht rund, sondern an einer Stelle, meist nach unten, offen.
- **Katarakt:** Linsen- oder Hornhauttrübung.
- **Fehlen des Auges** oder schwere kombinierte Fehlbildungen sind selten.

Besonders häufig sind Augenfehlbildungen bei Rötelnembryopathie (Mikrophthalmus, s. a. S. 256) und Trisomie 13 (Mikrophthalmus oder Fehlen von Augen, s. a. S. 237).

Eine sporadisch vorkommende, meist erst nach einigen Wochen entdeckte Fehlbildung ist die **Tränengangsstenose.** Die Tränen fließen normalerweise im inneren Augenwinkel über einen feinen Kanal in Richtung Nase, daher muss man sich beim Weinen auch schnäuzen. Wenn dieser Kanal an der Einflussstelle im Augenwinkel durch eine Membran verschlossen ist, haben diese Kinder ein dauerndes Tränenträufeln auf der betroffenen Seite, und es bildet sich ein eitrig erscheinender Rückstand. Meist kann in einem kleinen Eingriff der Trä-

nenkanal durchstoßen werden, was bei jungen Säuglingen sogar ohne Narkose nur mit lokaler Betäubung und Sedierung möglich ist.

18.12 Retinopathie des Frühgeborenen

(**RPM** = **r**etinopathia **p**rae**m**atuorum oder **ROP** = **r**etinopathy **o**f **p**remarurity):

Leitsymptome:
- Keine Frühsymptome, die von außen erkennbar wären
- Unterschiedliche ausgeprägte Sehschwäche bis zur völligen Blindheit
- Nystagmus, fehlender Blickkontakt

Die Retinopathie des Frühgeborenen ist eine Erkrankung der unreifen, sich entwickelnden Netzhautgefäße. Charakteristisch ist der Verschluss der unreifen Netzhautgefäße und Gefäßneubildungen, die sich in den Glaskörper ausbreiten, sowie zu Netzhautblutungen, Vernarbungen/Fibrose und Netzhautablösung führen können. Das Endstadium bezeichnet man auch als retrolentale Fibroplastie. Hier befindet sich hinter der Linse eine Narbenplatte. Die Folge ist **Blindheit!** Normalerweise entwickeln sich die Netzhautgefäße in der 16. SSW vom Sehnerv ausgehend zum Netzhautrand. Dies ist in der 40. SSW abgeschlossen, damit endet die Retinopathie-Gefährdung.

Häufigkeit: 84% der überlebenden Frühgeborenen < 28 SSW. entwickeln eine RPM. Glücklicherweise bildet sich die Erkrankung in 80% der Fälle zurück, bevor sich eine narbige Fibrose bildet. Bei ca. 16% der Frühgeborenen mit einem Geburtsgewicht unter 750 g erreicht die RPM ein Stadium, das operativ therapiert werden muss. Die Retinopathie ist eine der häufigsten Ursache für Blindheit bei Kindern in den „entwickelten" Ländern.

Ursachen

Im frühen Stadium kommt es zu Gefäßverengungen und -verschlüssen als Reaktion auf **Hyperoxiämien** (zu hoher Sauerstoffgehalt im

Blut). Im zweiten Stadium kommt es zu Gefäßneubildungen (Neovaskularisation), angeregt durch Wachstumsfaktoren (VEGF vascular endothel cell groth factor), die von der gefäßlosen Netzhaut bei Hypoxie gebildet werden. Diese Gefäße sind brüchig und durchlässig, wodurch es zu Wucherungen (Proliferationen) außerhalb der Netzhautebene kommt. In deren Folge entwickeln sich Netzhautverziehungen und dadurch Netzhautablösungen.

Risikofaktoren sind (extreme) Frühgeburtlichkeit, ein geringes Geburtsgewicht, Hyperoxiämie, eine längere Beatmungsdauer, BPD, Schwankungen in den Blutgasen, Dexamethason und Vitamin E-Mangel.

Prophylaxe

Als Prophylaxe sollten bei **Frühgeborenen in den ersten Lebenswochen** Hyperoxämien vermieden werden. Es gibt keine als sicher etablierten Werte, arteriell wird ein pO_2 von 50–80 Torr derzeit empfohlen. Die Übereinstimmung mit den pulsoximetrisch gemessenen Werten ist nicht allzu groß, daher sind diese nur mit Vorsicht als Parameter zu verwenden (ca. 90–95%).

In der zweiten Phase, wenn also eine Retinopathie bereits vorliegt, gilt es wiederum, hypoxische Zustände der Retina zu vermeiden, d. h. eine eher höhere Sauerstoffversorgung der Retina muss angestrebt werden (Sättigung 98%, dabei paO_2 <100 Torr). Ebenso sollten starke Schwankungen der Sättigung, vor allem beim Apnoe-Bradykardie-Syndrom, vermieden werden.

Augenärztliche Screening-Untersuchungen müssen bei allen Frühgeborenen < 32 SSW oder < 1500 g und bei allen Frühgeborenen, die länger als 3 Tage mit Sauerstoff therapiert wurden, durchgeführt werden. Kontrollen sind je nach Reife und Befund anfangs alle 1–2 Wochen nötig. Alle Frühgeborenen sollten mit 6 Monaten einem Augenarzt vorgestellt werden, auch wenn die RPM ausgeheilt ist oder keine RPM bestanden hat, denn Frühgeborene sind häufig kurzsichtig.

Klinische Zeichen

Die RPM wird in **5 Stadien** eingeteilt. Der Schweregrad bestimmt sich aus der Zone (wie nah an der Makula), der Ausdehnung, dem Stadium und ob eine Schlängelung der Gefäße vorhanden ist.

Therapie

Wird ein Schwellenzustand („treshold disease") erreicht, so wird operativ eingegriffen, weil dann ein sehr hohes Risiko des Kindes zu erblinden besteht, das durch die Therapie halbiert werden kann. Es wird eine Koagulationsbehandlung (Kryo- oder Lasertherapie) des gefäßlosen Netzhautanteils durchgeführt, der dabei zerstört wird, um den zentralen Anteil (scharfes Sehen!) zu retten.

18.13 Fehlbildungen und Erkrankungen des Ohres

Leitsymptome:
- Schwerhörigkeit bis hin zur Taubheit kann lange übersehen werden.
- Äußere Fehlbildungen der Ohrmuschel und/ oder des Gehörgangs müssen nicht immer gleichzeitig vorkommen.

Infektionen des äußeren oder des Innenohrs sind bei Kindern sehr häufig, spielen aber bei Neugeborenen nur eine sehr geringe Rolle. Auch Infektionen des äußeren Ohrs zählen zu den Raritäten.

Das **Innenohr** ist bereits beim Feten genauso groß wie im ganzen späteren Leben. Fehlbildungen sind sehr selten, bedeuten dann aber immer eine erhebliche Schwerhörigkeit bis Taubheit, sowie Störungen des Gleichgewichtsorgans. Häufig besteht eine Kombination mit Fehlbildungen des Gehirns. Am häufigsten kommen Fehlanlagen des Innenohrs bei der Rötelnembryopathie vor.

Fehlbildungen des äußeren Ohrs sind nicht sehr selten. Die meisten davon sind allerdings harmlos, können aber auch andere innere

Fehlbildungen hinweisen, denn bei vielen Syndromen sind Auffälligkeiten am äußeren Ohr ein Hinweissymptom.

Im Einzelnen können folgende Besonderheiten beobachtet werden:

- **Ohranhängsel** sind häufig (s. Abb. 21.1, S. 187). Sie liegen entweder im Bereich des Ohrläppchens, meist aber vor dem Ohr bis auf die Wangen. Sie können ein Hinweis sein auf begleitende Fehlbildungen an den Nieren, haben aber meist sonst keine Bedeutung. Wenn diese Anhängsel gestielt sind, können sie durch einfaches Abbinden entfernt werden.
- **Fisteln und Grübchen** vor dem Ohr, vor dem Gehörgang, haben meist keine Bedeutung, und nur in seltenen Fällen infizieren sie sich so oft, dass eine kleine Operation nötig wird. Bei beidseitigem Auftreten können sie auch auf eine Nierenfehlbildung hinweisen.
- Das **Fehlen** oder die teilweise **Fehlanlage des Ohrknorpels** ist dagegen in vielen Fällen ein Hinweis auf Syndrome. Vor allem bei Chromosomenanomalien zählen auffällig geformte, meist auch tief sitzende Ohren zu den wichtigen Symptomen.
- **Stenose** oder **Atresie des Gehörgangs:** In solchen Fällen ist meist auch das äußere Ohr betroffen. Es besteht eine Schallleitungsschwerhörigkeit. Durch eine CT- oder MRT-Untersuchung muss geklärt werden, ob das Innenohr regelrecht angelegt ist, so dass eine Rekonstruktion der Ohrmuschel und des Gehörgangs sinnvoll erfolgen kann.

Diagnostik

Einen einfachen **Hörtest** kann man durchführen, indem man mit einer Glocke, einer Rassel oder einem anderen Gegenstand ein plötzliches Geräusch hervorruft. Das Kind sollte (im Wachzustand) zumindest mit den Augen reagieren, oder einen angedeuteten bzw. vollständigen Moro-Reflex bieten. Aber Vorsicht: Klatschen auf die Unterlage wird vom Kind als Erschütterung bemerkt und gefühlt, ist also kein Beweis für Hören, also nur Geräusche als Hörtest herangezogen werden, die eindeutig nur über das Gehör beim Kind Reaktionen hervorrufen können.

Bei fraglicher Schwerhörigkeit müssen objektive Verfahren angewendet werden. Am zuverlässigsten ist die Methode der **otoakustischen Emissionen** (OAE), die ab der Geburt in jedem Lebensalter möglich und unabhängig von der Mitarbeit des Kindes ist. Man macht sich zunutze, dass das Ohr nach der Beschallung selbst sehr leise spezifische Töne aussendet, die dann gemessen werden. Die Technik ist relativ einfach. Jede Geburtsklinik sollte ein solches Gerät besitzen und diese Messung bei allen Neugeborenen im Sinne eines **Screening** durchführen, damit spätentdeckte und zu spät behandelte Hörstörungen nicht mehr so oft vorkommen.

18.14 Neuromuskuläre Erkrankungen

Leitsymptome:
- Spinale Muskelatrophie: intrauterin wenig Kindsbewegungen, schlaffes Kind in „Froschhaltung", keine tiefen Atemzüge.
- Viele Erkrankungen äußern sich aber erst (viel) später.

Einige Erkrankungen von Muskeln und/oder Nerven können sich schon beim Neugeborenen oder sogar vor der Geburt manifestieren. Neben den hier exemplarisch vorgestellten Erkrankungen gibt es zahlreiche weitere, großenteils sehr seltene Muskelerkrankungen.

Spinale Muskelatrophie

Bei der spinalen Muskelatrophie (etwa 1 : 20 000) gehen die motorischen Vorderhornzellen des Rückenmarks zugrunde. Weil die dazugehörenden Muskelfasern nicht mehr aktiviert werden können, kommt es zu schlaffen Lähmungen.

Es gibt verschiedene **Formen** dieser Erkrankung:
- schwere spinale Muskelatrophie (Werdnig-Hoffmann): frühmanifest, betrifft den ganzen Körper, früher Tod,
- intermediäre Form: mit Beginn im Kleinkindesalter, bessere Prognose,

- spätmanifeste Form: mit Beginn im Jugendalter, keine komplette Lähmung, (fast) normale Lebenserwartung mit zunehmender Bewegungseinschränkung.

Alle Formen sind autosomal rezessiv erblich. Bei der schweren Form der Erkrankung sind bereits die Kindsbewegungen besonders schwach und gegen Ende der Schwangerschaft deutlich nachlassend. Das Neugeborene ist auffallend schlapp und ohne Muskeltonus („**floppy infant**"). Im Extremfall liegt eine Arthrogryposis (s. S. 182) oder ein Pena-Shokeir-Syndrom vor, beides seltene Erkrankungen. Die Spontanbewegungen sind reduziert, in Rückenlage berühren die Knie die Unterlage („Froschhaltung").

Bei genauer Untersuchung des Kindes entdeckt man Faszikulationen (kleine zuckungsartige Bewegungen, vor allem an der Zunge). Die Muskeleigenreflexe fehlen. Durch die flache Atmung und die fehlende Kraft zum Abhusten von Sekret kommt es häufig zu Lungenentzündungen oder Atelektasen (Zusammenfallen einzelner Lungenabschnitte). In der Regel sterben die Kinder auch an Ateminsuffizienz. Der Tod tritt fast immer im ersten Lebensjahr ein, sehr selten nach dem dritten. Eine Behandlung ist nicht möglich.

> **Stillberatung**
> - Bei der spinalen Muskelatrophie sollte versucht werden, normal zu stillen.
> - Es kann passieren, dass das Kind zunehmend keine Kraft mehr hat, ausreichend zu trinken.
> - Bei den anderen Erkrankungen gibt es meist keine schwerwiegenden Stillprobleme.

Progressive Muskeldystrophie

Die progressive Muskeldystrophie ist eine Muskelerkrankung im eigentlichen Sinne, denn hier kommt es durch einen genetischen Defekt zum Funktionsverlust von Muskelfasern. Es gibt unterschiedliche Formen:
- infantile Form (Duchenne): zunächst ist vorwiegend die Becken- und Unterschenkel-

muskulatur betroffen, dann zunehmend die gesamte Muskulatur. Beginn der Symptomatik im Kleinkindesalter,
- spätmanifeste Form (Becker-Kiener), ab dem Jugendalter, vorwiegend Schultergürtel/ Arme betreffend, nur leicht progredient, mit (fast) normaler Lebenserwartung.

Beide Formen sind x-chromosomal erblich, deshalb erkranken nur Jungen (etwa 1 : 5000). Mädchen sind Erbträger, aber selbst immer gesund.

Klinische Zeichen

Bei der klassischen Form (Duchenne) fallen die Kinder zunächst durch eine gewisse „Faulheit" und ein verspätetes Laufenlernen auf. Erst wenn die Bewegungsfähigkeit etwa ab dem dritten Lebensjahr eher abnimmt, und die Jungen dann später beim Aufstehen die Hände zu Hilfe nehmen und sich am Oberschenkel abstützen müssen, um den Körper aufzurichten, erfolgt meist die Diagnosestellung. Im Blut sind die Muskelenzyme (CK) stark erhöht.

Die Bewegungsfähigkeit nimmt dann weiter ab, und je nach dem Verlauf sind die Jungen etwa ab dem 12. bis 14. Lebensjahr rollstuhlpflichtig, weil sie auch kurze Strecken nicht mehr gehen können. Bei aufsteigender Symptomatik ist etwa um das 20. Lebensjahr die Atemmuskulatur so weit betroffen, dass Lungenentzündungen häufiger werden und letztlich die Sterblichkeit steil ansteigt. Wesentlich älter werden die Patienten nicht. Durch intensive Physiotherapie und später Hilfe zum Atmen (nächtliche Maskenbeatmung) kann der Tod um einige Jahre hinausgezögert werden.

Eine **pränatale Diagnostik** ist möglich.

Myasthenia gravis

Eine meist vorübergehende Muskelerkrankung ist die Myasthenia neonatorum. Bei der Myasthenie werden Antikörper gegen die motorische Grundplatte gebildet, sodass die Nervenimpulse nicht mehr an der Muskelfaser wirksam werden und dadurch eine sehr schnelle Erschöpfung der Muskelerregbarkeit eintritt mit entsprechender Symptomatik.

Wenn die **Mutter an Myasthenie erkrankt** ist, kann sie zwar selbst behandelt werden, aber die mütterlichen Antikörper treten ungehindert auf den Feten über, der damit passiv erkrankt. Die entsprechende Muskelschwäche mit Trink-, Schluck- und Atemstörungen ist daher als vorübergehend anzusehen, bis die mütterlichen Antikörper nach einigen Wochen aufgebraucht sind.

Myotone Dystrophie

Eine weitere, meist von der Mutter vererbte Muskelerkrankung ist die myotone Dystrophie. Auch hier sind die Neugeborenen auffallend muskelschwach, z. T. schlaff, und atmen unzureichend, so dass zeitweise eine Beatmung nötig wird. Fällt die myotone Dystrophie schon beim Neugeborenen auf, so bedeutet dies in der Regel einen schweren Verlauf.

Die **Mutter** hat, wenn sie erkrankt ist, ein typisches Symptom: Wenn sie die Hand gibt, kann sie diese schlecht wieder öffnen, und dies bemerkt man sofort.

19 Erkrankungen und Fehlbildungen der Harn- und Geschlechtsorgane

19.1 Fehlbildungen der Niere und Harnwege

> **Leitsymptome:**
> - Keine einheitlichen Symptome, da sehr unterschiedliches Spektrum an Fehlbildungen
> - Harnträufeln
> - Keine Urinentleerung im Strahl möglich

Ein komplettes **Fehlen beider Nieren** (Nierenagenesie mit resultierender Potter-Sequenz) ist bei etwa 1 : 10 000 Kindern zu erwarten. Kombiniert ist damit eine beidseits hypoplastische Lunge, sodass diese Kinder aufgrund der Ateminsuffizienz trotz der Beatmungsversuche innerhalb weniger Stunden sterben, bevor das Fehlen der Nieren sich auswirken kann. Als Hinweiszeichen fällt bereits während der Schwangerschaft die geringe Fruchtwassermenge auf.

Aufgrund der komplizierten Organgenese sind **Fehlbildungen** der Nieren und ableitenden Harnwege sind außerordentlich häufig, sie kommen bei etwa 1% aller Menschen. Die meisten dieser Anomalitäten werden beim Neugeborenen aber nicht entdeckt, sondern machen sich entweder irgendwann im Kindesalter durch Komplikationen, meist Harnwegsinfekte, bemerkbar. Ein großer Anteil von Nierenfehlbildungen wird bei Routineuntersuchungen durch Zufall entdeckt, oft erst im Erwachsenenalter.

Wenn es allerdings durch eine massive Abflussstörung bereits **intrauterin** zu einem starken Harnaufstau kommt, kann die Diagnose einer Ureterstenose bereits intrauterin gestellt und in einigen wenigen Ausnahmefällen sogar durch einen intrauterinen ableitenden Eingriff die Niere gerettet werden. Bei einigen Feten ist der Bauchumfang durch den Aufstau so groß, dass ein Geburtshindernis eintritt oder zumindest nach der Geburt die Diagnose klinisch gestellt werden kann. In allen solchen Fällen ist durch den erheblichen langdauernden Stau mit einer Schädigung des Nierenparenchyms zu rechnen.

Folgende Fehlbildungen kommen vor:
- Verdoppelungen der Nierenanlage, mit eigenen oder gemeinsamen Ureteren,
- einseitiges Fehlen der Niere, mit oder ohne Ureteranlage,
- doppelte Ureteren bei normaler Niere, dabei häufig Fehlmündung eines Ureters
- Lageanomalien der Niere,
- Hufeisenniere, Kuchenniere und andere morphologische Besonderheiten,
- Einmündungsfehlbildungen der Ureteren beim Eintritt in die Harnblase, z. B. Ureterozele.

Bei vielen dieser Fehlbildungen, vor allem bei Ureteranomalien, kann es zum Rückstau von Urin kommen, sodass zusätzlich der Ureter und das Nierenbecken massiv er weitert ist und die Niere durch den erhöhten Druck geschädigt wird. Durch den verlangsamten Urinfluss kommt es sehr leicht zu Harnwegsinfektionen.

Klinische Zeichen

Je nach der Art der Fehlbildung können zunehmende Nierenfunktionsstörungen bis zum Nierenversagen auftreten.

Typische Erscheinungen des zunehmenden Nierenversagens sind:
- Entgleisungen im Wasser- und Elektrolythaushalt
- Anreicherung harnpflichtiger Substanzen
- Übersäuerung (Azidose) des Körpers
- Bluthochdruck
- Anämie

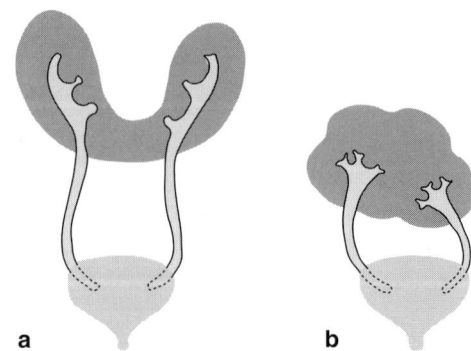

Abb. 19.1a/b Verschmelzungsnieren,
a Hufeisenniere, **b** Kuchenniere

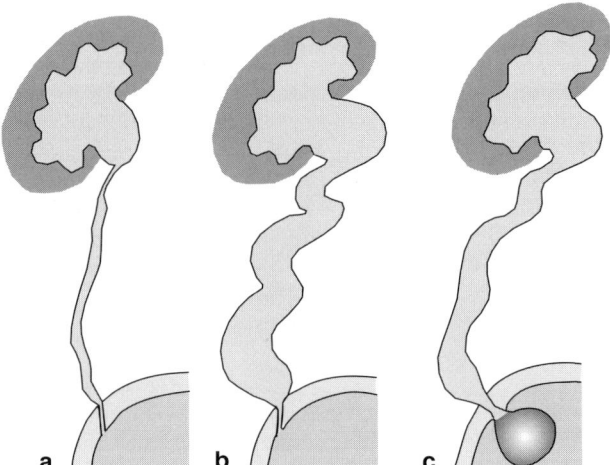

Abb. 19.2a–c Fehlbildungen mit Harnstau,
a Ureterabgangstenose,
b Uretermündungsstenose,
c Ureterozele

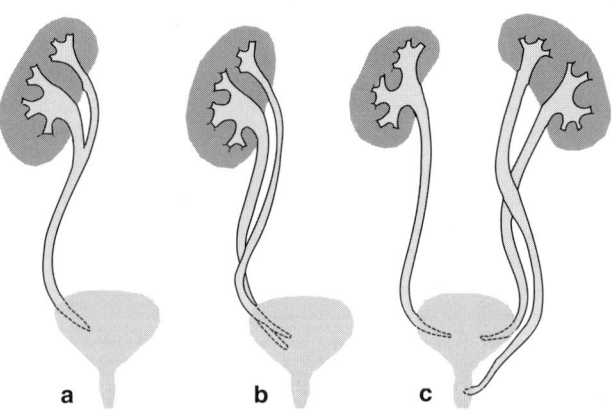

Abb. 19.3a–c Ureterfehl-
bildungen, **a** gespaltener
Ureter, **b** doppelter Ureter,
c doppelter Ureter mit
Fehlmündung in die Harn-
röhre (mit Harnträufeln/
Inkontinenz)

- Osteopenie (verminderter Kalksalzgehalt der Knochen)

Letztendlich können beim terminalen Nierenversagen auch im Neugeborenen- bzw. Säuglingsalter Dialyse und Nierentransplantation nötig werden.

Therapie

Bei einem Teil der Fehlbildungen kann unter einer schützenden Dauerbehandlung mit einem Antibiotikum zugewartet werden. Meist muss eine chirurgische Korrektur erfolgen, um eine dauerhafte Schädigung der Niere zu vermeiden.

19.2 Bauchwanddefekte mit Harnwegsbeteiligung

Leitsymptome:
- Offene Bauchwand mit außenliegenden Darmschlingen
- Ausladendes Abdomen mit fehlender Muskulatur und sichtbaren Bauchorganen

Hat sich die Bauchwand im unteren Bereich nicht vollständig verschlossen, sind oft Blase, Harnröhre und Genitale gleichzeitig betroffen, in einigen Fällen sogar noch der Enddarm. Diese schweren und meist komplexen Fehlbildungen sollten eigentlich schon vor der Geburt im Ultraschall diagnostiziert sein.

Bei der Blasenekstrophie (Abb. 19.4) liegen die Schleimhäute von Blase und Harnröhre offen, der Beckenring ist unvollständig, und auch der Anus kann verzogen oder fehlangelegt sein. Es fließt dauernd Urin ab, weil die Ureteren sozusagen nach außen münden. Die Infektionsgefahr ist extrem groß.

Therapie

- Das Neugeborene wird trocken und warm eingewickelt, wobei die offene Schleimhaut mit sterilen Kompressen locker abgedeckt werden sollte.

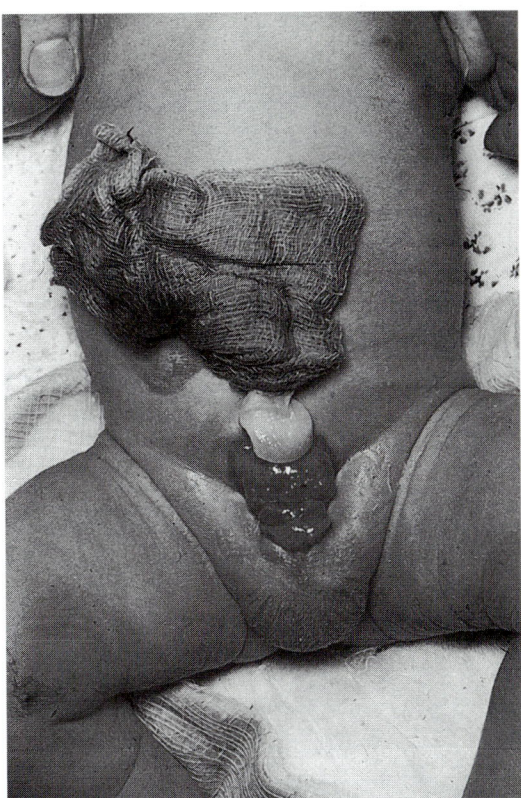

Abb. 19.4 Blasenekstrophie

- Eine prophylaktische Antibiotikatherapie ist wegen der extrem großen Infektionsgefahr nötig.
- Die baldige kinderchirurgische Erstversorgung ist anzustreben.

Prognose

Da die individuellen Verhältnisse sehr unterschiedlich sind, und nach der primären Rekonstruktion öfter Korrektureingriffe nötig sind, kann eine generelle Prognose kaum sofort gestellt werden. Bei Mädchen gestaltet sich der Eingriff etwas unkomplizierter, Ziel ist das Erreichen der Harnkontinenz. In der Pubertät sind Korrektureingriffe an der Vagina meist nötig. Bei Jungen ist die Rekonstruktion von Harnröhre und Penis sehr problematisch und oft unbefriedigend.

> **Stillberatung**
> ● In der intensivmedizinischen Phase sollte die Mutter abpumpen.
> ● Danach kann normal gestillt werden.

19.3 Hereditäre zystische Nierenerkrankungen

Neben den anatomischen Fehlbildungen gibt es auch strukturelle Defekte, die eher den feingeweblichen Bau der Nieren betreffen. Am wichtigsten sind die zystischen Erkrankungen. Einzelne Nierenzysten kommen häufig vor und haben oft keinen Krankheitswert.

Bei der **polyzystischen Nierendegeneration** ist das Nierengewebe bereits vor der Geburt weitgehend durch große Zysten ersetzt, sodass die Niere aussieht wie eine Ansammlung großer Knollen. Die Nieren können dabei so groß werden, dass der Bauchumfang eine normale Geburt unmöglich macht. Diese Erkrankung scheint autosomal rezessiv erblich zu sein. Wenn nur eine Niere betroffen ist, kann das Kind normal Urin produzieren. Begleiterkrankungen, z. B. der Leber, kommen vor.

Therapie: Die erkrankte Niere wird in den meisten Fällen entfernt.

Die autosomal dominante polyzystische Nierendegeneration („Schwammniere") entwickelt sich meist erst im Erwachsenenalter. Dabei kommt es zu einer schrittweisen allmählichen Vergrößerung beider Nieren über Jahrzehnte.

Neben diesen zystischen Nierenerkrankungen ist in den letzten Jahren bei zahlreichen weiteren Defekten und Tumoren der Niere eine genetische Ursache gefunden worden.

19.4 Funktionelle Störungen

Neben den morphologischen Anomalien kann auch die **Funktion** der Nieren durch angeborene Erkrankungen eingeschränkt sein. Es sind zahlreiche genetische Defekte bekannt, bei denen bestimmte Resorptions- oder Ausscheidungsfunktionen defekt sind. So werden etwa einzelne Aminosäuren, Glucose, Elektrolyte o. a. ausgeschieden und nicht rückresorbiert. Als Folgeerscheinung treten teils sehr schwere Abweichungen im Stoffwechsel auf, z. B. eine Azidose. Daher muss bei unklaren metabolischen Störungen immer auch die Nierenfunktion untersucht werden.

Diese Erkrankungen sind sehr selten, sie werden oft zunächst als Stoffwechseldefekte verkannt, mit denen sie letztlich Gemeinsamkeiten haben. Auch der Vererbungsmodus solcher Störungen ist meist rezessiv.

Bei Stoffwechseldefekten kann es wiederum durch eine toxische Schädigung die Resorptions- bzw. Ausscheidungsleistung der Nieren beeinträchtigt sein.

19.5 Nierenfehlbildungen bei Syndromen

Bei vielen Syndromen können begleitende Nierenfehlbildungen oder -erkrankungen vorkommen:
● **Skelett**: Spina bifida/Myelomeningozele (s. S. 149 f), sowie zahlreiche weitere Skelettfehlbildungen, vor allem bei einseitiger Ausprägung.
● **Chromosomenanomalien**: Bei der Trisomie 21 (s. S. 234 f) kommen zystische Fehlbildungen und andere Anomalien in 7% der Fälle vor. Beim Turner-Syndrom gibt es gehäuft eine Hufeisenniere sowie Verdoppelungsfehlbildungen der ableitenden Harnwege. Bei den Trisomien 13 und 18 kommen Nierenzysten und andere Fehlbildungen zu fast zwei Drittel vor.
● **Rötelnembryopathie**: Hier gibt es verschiedene Anomalien, vor allem Engstellen der Nierenarterien, die zu Bluthochdruck führen können.
● Bei zahlreichen seltenen Syndromen und einigen angeborenen Stoffwechseldefekten ist die Niere direkt oder indirekt beteiligt.

19.6 Harnwegsinfekte

> **Leitsymptome:**
> - Unspezifische Infektzeichen wie Trinkschwäche, schlechter Allgemeinzustand, selten Fieber
> - Eventuell stinkender Urin

Harnwegsinfekte (HWI) sind bei Neugeborenen immer sehr ernst zu nehmen. Bei einem Harnwegsinfekt im ersten Lebensjahr wird bei 55% der Jungen und bei 35% der Mädchen eine Fehlbildung oder Anomalie der Harnwege gefunden, evtl. auch funktionelle Störungen wie ein Reflux von Urin in die Ureteren.

Klinische Zeichen

Eine solche Infektion äußert sich beim Neugeborenen im Prinzip genauso wie eine Sepsis (s. S. 242), also mit unspezifischen klinischen Zeichen. Um einen HWI nicht zu übersehen, wird daher bei jeder Sepsis der Urin mituntersucht, meist durch Blasenpunktion.

Nach jedem Harnwegsinfekt beim Neugeborenen müssen Fehlbildungen oder funktionelle Störungen an den Harnwegen ausgeschlossen werden. Dazu dient zunächst die **Ultraschalluntersuchung** der Nieren und ableitenden Harnwege, dann in zeitlichem Abstand das **MCU** (Miktionszysturogramm), bei dem eine Kontrastmitteldarstellung der Harnwege erfolgt, vor allem auch während des Wasserlassens.

Am häufigsten ist der **vesikoureterale** Reflux, bei dem das „Ventil" an der Harnleitermündung in die Blase nicht richtig funktioniert, so dass es zum Rückfluss von Urin aus der Blase in Harnleiter und Nierenbecken kommt. Bei den meisten Patienten geschieht dies nur während der Blasenentleerung, in besonders schweren Fällen aber auch zwischendurch.

Therapie

In schweren Fällen ist meist eine operative Korrektur nötig, während in den meisten Fällen eine Langzeitprophylaxe mit einem Antibiotikum als Behandlung ausreicht.

> **Stillberatung**
> - Stillen ist auch während der Behandlung der Infektion am besten.

19.7 Nierenversagen

Nierenversagen kommt bei Neugeborenen nicht sehr häufig vor und hat meist Ursachen, die nicht in der Niere selbst liegen. Mögliche Ursachen sind:
- Sepsis: durch den begleitenden Kreislaufschock.
- Blutungsschock oder andere Erkrankungen, die zum Kreislaufversagen und zu einem verminderten Blutdruckabfall führen.
- Asphyxie: durch die Kombination von Kreislaufschock und Sauerstoffmangel wird die Niere geschädigt.
- Bei Fehlbildungen, vor allem wenn der Urinabfluss nicht gewährleistet ist.
- Durch Medikamente (z. B. manche Antibiotika).

Therapie

Nierenversagen beim Neugeborenen ist in den allermeisten Fällen kreislaufbedingt, entsteht also z. B. im Rahmen einer Sepsis. In diesen Fällen ist die **Behandlung der Grunderkrankung** wesentlich wichtiger als der Ersatz der Nierenfunktion, z. B. durch Dialyse, was auch technisch sehr schwierig ist.

Prognose

Das **kreislaufbedingte Nierenversagen** hat eine relativ gute Prognose, d. h. die Nieren erholen sich nach einigen Tagen meist wieder, wobei sie die Funktion schrittweise aufnehmen. Die Ausscheidungsfunktion kommt zuerst in Gang, dann erst die Rückresorptionsfähigkeit. Daher haben die Kinder zunächst eine polyurische Phase, in der sehr viel Urin ausgeschieden wird, mit dem unkontrolliert Salze und andere Bestandteile verloren gehen.

19.8 Fehlbildungen und Erkrankungen des männlichen Genitale

Leitsymptome:
- Atypische Öffnung der Harnröhre
- Atypische Form von Penis und/oder Skrotum
- Keine oder auffallend kleine Hoden trotz sonstiger Reife

Das **komplette Fehlen** oder die **Minderanlage des Penis** ist sehr selten. Ein Mikropenis kommt bei genetischen Erkrankungen und bei hormonellen Störungen (z. B. Ausfall der Hypophyse) gelegentlich vor. Die meisten Fehlbildungen betreffen die Harnröhre.

Bei einer **Hypospadie** liegt die Öffnung der Harnröhre an der Unterseite des Penis, wobei auch mehrfache Öffnungen vorkommen können. Bei den meisten Hypospadien liegt die Öffnung am Unterrand der Eichel. Die Vorhaut ist meist gespalten. Bei dieser Form lassen sich durch plastische Eingriffe im Kleinkindesalter meist relativ normale Verhältnisse herstellen.

Bei einer **tiefen Hypospadie**, also einer Öffnung direkt an der Peniswurzel, fehlt oft gleichzeitig das Skrotum, und die Hoden sind nicht deszendiert, sodass es sogar Zweifel am Geschlecht des Kindes geben kann.

Eine **Epispadie** ist wesentlich seltener. Hier ist der Penis auf der Ober- bzw. Rückseite gespalten, meist auch sehr klein oder fehlgebildet. Eine Epispadie kommt z. B. kombiniert mit einer Blasenekstrophie vor.

Beim **Kryptorchismus** sind die Hoden abnorm klein. Oft sind sie gleichzeitig nicht an der richtigen Stelle, also nicht deszendiert. Wenn beide Hoden sehr klein sind, muss immer nach genetischen oder anderen Defekten gesucht werden, da es sich kaum um eine isolierte Fehlbildung handelt.

Davon klar zu unterscheiden ist ein **Maldeszensus,** also ein verzögertes Herabsteigen der Hoden aus dem Leistenkanal in das Skrotum.

Dieser Weg wird normalerweise im letzten Schwangerschaftsdrittel zurückgelegt, und die Lage des Hoden ist eines der klassischen Reifezeichen. Wenn bei einem reifen Jungen die Hoden nicht im Skrotum zu tasten sind, muss nach der Ursache geforscht werden, und ggf. mit einer Hormonbehandlung im frühen Kleinkindesalter das Herabsteigen des Hodens gefördert werden. Dies ist für die spätere Funktion wichtig. Außerdem neigt ein im Leistenkanal liegender Hoden später sehr viel häufiger zur Krebsentwicklung. Bei Auskühlung steigen die Hoden immer nach oben, daher sollte beim Verdacht auf einen Maldeszensus die Lage der Hoden nach einem warmen Bad und bei einem ruhigen entspannten Kind noch einmal kontrolliert werden, bevor weitere Schritte eingeleitet werden.

Bei einer **Hydrozele** ist in den Hodenhüllen Flüssigkeit enthalten, was zu einer zystenartigen Auftreibung führt. Bei Neugeborenen ist meist der embryonale Gang vom Peritoneum (Bauchfell) zu den Hodenhüllen noch offen, sodass solche Flüssigkeitsansammlungen sich noch entleeren können. Bei Kleinkindern muss dies dann operativ korrigiert werden.

Eine **Phimose** (Vorhautverengung) ist recht selten. Allerdings lässt sich die Vorhaut beim Neugeborenen nur in den wenigsten Fällen zurückziehen. Das innere Vorhautblatt ist mit der Eichel noch fest verwachsen. Daher sollte man auch keine diesbezüglichen Versuche unternehmen, da es sonst nur zu Einrissen und Verletzungen kommt. Die meisten in Deutschland operierten Phimosen sind aufgrund solcher Vernarbungen entstanden und gehen also auf unnötige Manipulationen zurück. Erst im Schulalter ist bei den meisten Jungen die Vorhaut ganz zurückziehbar. Eine operationswürdige Phimose liegt dann vor, wenn das Kind nicht im Strahl urinieren kann, d. h. wenn die Verengung einen Aufstau des Urins bewirkt. Neben der Operation kann man auch versuchen, mit einer Östrogensalbe zu behandeln.

In vielen Ländern (muslimische Länder, Juden, aber auch USA u. a.) ist die **Beschneidung**, d. h. die Entfernung der Vorhaut üblich. Wenn es aus religiösen Gründen geschieht, ist dies meist mit einer Zeremonie und Familienfeier verbunden. Die Beschneidung kann im Prinzip bereits beim Neugeborenen vorgenommen werden.

19.9 Fehlbildungen und Erkrankungen des weiblichen Genitale

Leitsymptome:
- Atypische Form der kleinen Schamlippen
- Kein Abgang von Schleim und/oder Blut aus der Scheide

Fehlbildungen des äußeren weiblichen Genitale sind recht selten.

Verdoppelungsanomalien der Vagina und des Uterus werden normalerweise nicht bei Neugeborenen, sondern erst sehr viel später entdeckt.

Eine **Labiensynechie**, also das Zusammenwachsen der kleinen Labien, ist keine Fehlbildung im eigentlichen Sinne. Sie muss nur relativ selten behandelt werden, z. B. wenn gleichzeitig die Urinentleerung behindert wird. Man sollte keine einfache Trennung z. B. mit einer Sonde vornehmen, sondern exakt chirurgisch vorgehen. In den Tagen nach dem Eingriff ist eine Östrogensalbe nötig, damit die getrennten Labien nicht gleich wieder zusammenwachsen.

Die **Hymenalatresie** (kompletter Verschluss der Scheide durch eine Membran) führt zum Hydrokolpos bzw. Hydrometrokolpos, d. h. Schleim und Flüssigkeit bzw. später Menstrualblut können nicht aus Gebärmutter und Scheide ablaufen. Beim Neugeborenen ist eine Vorwölbung des Hymens zu sehen und eventuell ein „Tumor" im Unterbauch zu tasten. Als Therapie genügt meist ein Einschnitt des Hymen. Leider wird die Hymenalatresie oft erst während der Pubertät durch scheinbares Ausbleiben der Menarche und zunehmende monatliche Bauchschmerzen festgestellt.

Infektionen des Genitale kommen bei Neugeborenen praktisch nicht vor. Eine kleine Abbruchblutung und Schleimabgang in den ersten Lebenstagen ist normal.

19.10 Intersexuelles Genitale

Leitsymptome:
- Sehr unterschiedliche Formen atypischer äußerer Genitalien
- Äußerlich weibliches Genitale mit tastbaren Hoden in den großen Labien
- Sehr große Klitoris

Ein besonderes, aber sehr seltenes Problem stellen Kinder dar, bei denen sich das Geschlecht nicht sicher bestimmen lässt. Es gibt verschieden Grade eines intersexuellen Genitale, bei denen also typisch weibliche Merkmale mit meist inkompletten männlichen Merkmalen kombiniert sind. Echte Zwitter, also Menschen mit gleichzeitig männlichen und weiblichen Zellen, sind entgegen der landläufigen Meinung extrem selten, es gibt nur einige wenige Beispiele, in der Phantasie und Literatur spielen sie eine wesentlich größere Rolle als in der Wirklichkeit.

Diagnostik

Zur Diagnostik hilft hier die Chromosomenanalyse und hormonelle bzw. biochemische Untersuchungen.

Bei Kindern mit intersexuellem Genitale muss die Abklärung sehr schnell und gründlich erfolgen, da einem Teil hormonelle Störungen (z. B. beim AGS) zugrunde liegen, die unbehandelt lebensbedrohliche Folgen haben können.

Therapie

Die chirurgische Korrektur ist nicht notfallmäßig anzustreben, sondern sollte in Ruhe geplant werden. Allerdings ist es aus „sozialem Interesse" sehr wichtig, rasch eine Geschlechtszuordnung zu finden. Das Kind muss schließlich einen dem Geschlecht zuordnungsfähigen Namen bekommen, und kaum etwas

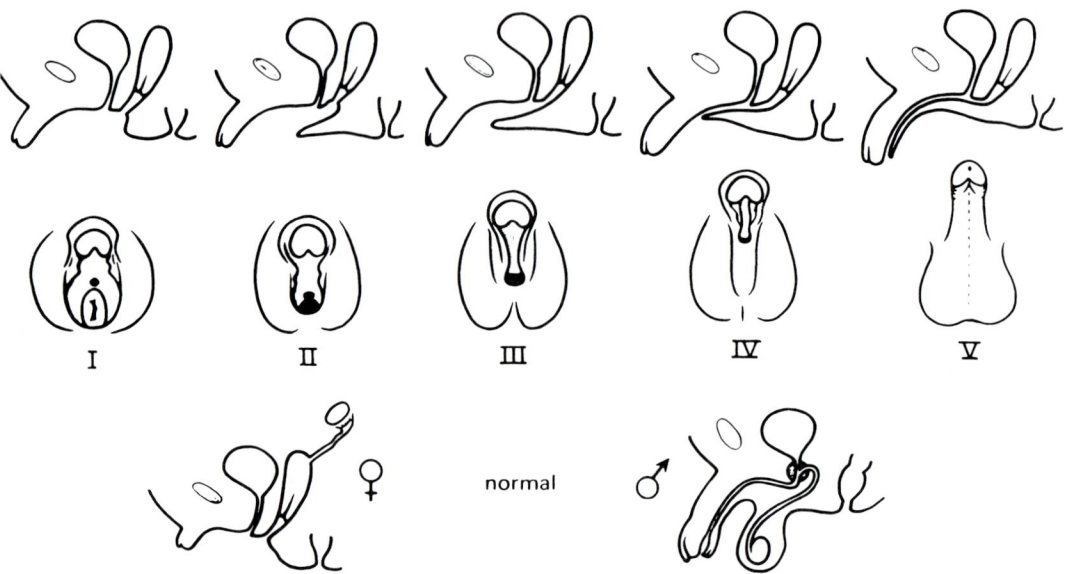

Abb. 19.5 Intersexuelles Genitale

ist quälender für Eltern, als wenn es über die geschlechtliche Identität des Kindes Zweifel gibt. Eine behutsame und kompetente psychische Führung ist immer nötig.

Adrenogenitales Syndrom

Beim adrenogenitalen Syndrom (AGS) führt eine Stoffwechselstörung beim Aufbau der Steroide (vor allem des Kortisons) zur Ansammlung von hormonaktiven Zwischensubstanzen, die zur Vermännlichung weiblicher Feten führt. Im Extremfall kann ein fast vollständig männliches Genitale entstehen, wobei auch ein Uterus vorhanden ist.

Durch das Fehlen des Kortisons und der Mineralokortikoide kann es zur gefährlichen **Addison-Krise** kommen. Die Kinder fallen durch Erbrechen, Lethargie, Muskelschwäche und einem niedrigen Blutdruck auf. Durch hormonelle Fehlsteuerung kann bei manchen dieser Patienten (je nach der genauen Lokalisation des Stoffwechseldefektes) ein Salzverlust eintreten, so dass Gedeihstörungen, Erbrechen und Elektrolytverschiebungen hinzukommen.

Bei Jungen mit einem auffällig großen stark pigmentierten Genitale muss an ein AGS gedacht werden.

Die **Behandlung** erfolgt in erster Linie durch lebenslangen Ersatz der fehlenden Hormone in jeweils dem Alter und Gewicht angepasster Menge.

20 Erkrankungen und Fehlbildungen des Skeletts

Geburtsverletzungen s. Kap. 14
Angeborene Muskelerkrankungen s. S. 170 ff

Angeborene Fehlbildungen des Skelettsystems sind für die weitere Entwicklung des Kindes von besonderer Bedeutung. Bei den meisten Erkrankungen lassen sich weitere Deformierungen oder Funktionsstörungen durch eine rechtzeitige Behandlung verhindern, sodass hier Früherkennung und Frühbehandlung besonders wichtig sind.

Fehlbildungen des Skelettsystems treten in den meisten Fällen isoliert auf, können aber auch Teil eines universellen Fehlbildungssyndroms sein, z.B. Klumpfüße bei Myelomeningozele (s. S. ■■).

20.1 Chondrodystrophie

> **Leitsymptome:**
> ● Kurze, unproportionierte Extremitäten
> ● Vergleichsweise großer Kopf mit hervortretender Stirn

Die **Chondrodystrophie** (= Achondroplasie, „Liliputaner") ist mit ca. 1 : 40 000 die häufigste angeborene Skeletterkrankung. Die Erkrankung wird autosomal dominant vererbt, allerdings mit unvollständiger Penetranz, d.h. Erbträger können selbst gesund sein. In sehr vielen Fällen handelt es sich aber um Neumutationen, wobei das Alter des Vaters offenbar eine Rolle spielt.

Klinische Zeichen

Schon bei der Geburt fallen die im Vergleich zum Körper sehr kurzen Extremitäten auf (Abb. 20.1). Später bleiben diese weiter im Wachstum zurück, während der Rumpf normal groß wird. Dadurch bekommen die Patienten ein dysproportioniertes Aussehen, und einen eigentümlich watschelnden Gang. Auch der Schädel ist normal groß, aber durch Sattelnase und hervortretende Stirn charakteristisch geformt. Die Patienten sind normal intelligent, werden aber aufgrund ihres Äußeren und der „ungeschickten" Bewegungen oft nicht ernst genommen. Im Prinzip ist die Lebenserwartung normal.

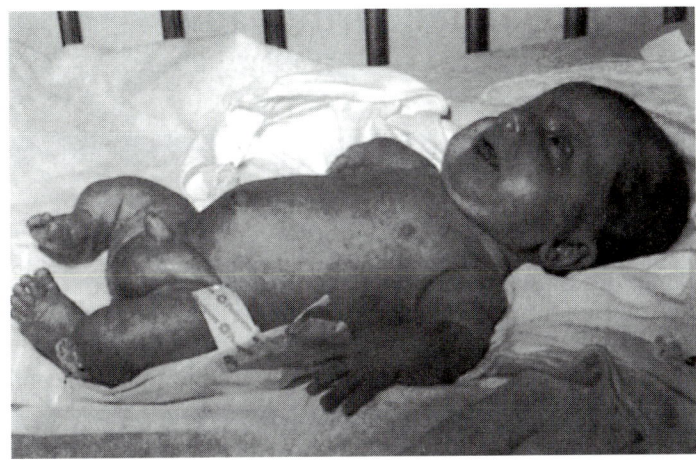

Abb. 20.1 Neugeborenes mit Chondrodystrophie

Therapie

Die Erkrankung kann nicht behandelt werden, wobei bis zu einem gewissen Grad orthopädische Korrekturen, auch Beinverlängerungen, möglich sind. Die Endlänge beträgt ca. 130 cm.

20.2 Osteogenesis imperfecta

Leitsymptome:
- Knochenbrüche bei der Geburt
- Deformierte Extremitäten durch vorangegangene Frakturen
- Blaue durchscheinende Bindehaut

Die Osteogenesis imperfecta („Glasknochenkrankheit" tritt bei weniger als ca. 1 : 20 000 Kindern auf. Die Knochen enthalten aufgrund eines strukturellen Defektes des Bindegewebseiweißes Kollagen zu wenige Kalksalze, sind instabil, biegsam und brechen sehr leicht.

Klinische Zeichen

Die Kinder kommen bereits mit Knochenbrüchen zur Welt oder haben sogar schon intrauterin Frakturen. Durch die ständig neuen Frakturen werden vor allem die langen Röhrenknochen durch Belastung und Muskelzug extrem deformiert. Dadurch entstehen groteske Verformungen des Skeletts, vor allem an Armen und Beinen, aber auch an der Wirbelsäule. Die Patienten werden kaum gehfähig. Zusätzlich zu den Skelettsymptomen findet man bei einigen Formen der Osteogenesis imperfecta auch andere Bindegewebsanomalien, z.B. blaue Skleren, Störungen der Zahnbildung, Hörverlust, Hautsymptome und Funktionsstörungen der Blutplättchen. Die Intelligenz der Patienten ist normal.

Therapie

Die Krankheit lässt sich nicht ursächlich behandeln. Durch geeignete Operationen können die Knochen jedoch mittels einer im Knochenmarkskanal liegenden teleskopartigen Schiene von innen so weit stabilisiert werden, dass die

Patienten Gehen können. Einige Untertypen der Erkrankung verlaufen gutartiger. Bei der schwersten Form sterben die Kinder aber schon bald nach der Geburt.

20.3 Arthrogryposis

Leitsymptome:
- Deformierte „verbogene" Extremitäten
- Fixierte Fehlhaltung durch Gelenkkontrakturen

Kein eigentliches Fehlbildungssyndrom, sondern ein Symptom ist die Arthrogryposis. Hier handelt es sich um Deformierungen der Extremitäten, besonders auch der Gelenke, so dass die Kinder mit versteiften, kontrakten Gelenken und mit „verbogenen" Armen und Beinen geboren werden.

Ursachen

Ursache der Arthrogryposis ist eine unzureichende Bewegung des Feten. Dies kann durch unterschiedliche Gründe bedingt sein, die zu einer **intrauterinen Zwangshaltung** und den daraus resultierenden Fehlbildungen des Skeletts und den Gelenkkontrakturen führen:
- Mütterliche Myasthenia gravis und damit antikörperbedingte Lähmung der Muskulatur des Feten
- Oligohydramnion und andere Schwangerschaftsstörungen
- Fetale Erkrankungen, vor allem Muskelerkrankungen und Erkrankungen des Nervensystems, bei denen die Bewegungsaktivität des Feten fehlt oder wesentlich eingeschränkt ist.

Therapie

Neben der Ursachenabklärung muss bei den Neugeborenen eine konsequente krankengymnastische und orthopädische Behandlung erfolgen. Die Prognose ist stark abhängig von der Ursache und dem Ausmaß der Fehlbildungen. Meist ist eine vollständige Korrektur nicht zu erreichen.

20.4 Klumpfuß

Leitsymptom:
- Kurzer, deformiert erscheinender Fuß, ein- oder beidseitig

Klumpfüße treten bei etwa jedem 1 000. Neugeborenen auf, wobei Jungen doppelt so häufig betroffen sind wie Mädchen. Die Ursache ist weitgehend ungeklärt, wenn man von den wenigen Fällen symptomatischer Klumpfüße, z. B. bei Spina bifida, absieht. Im Allgemeinen handelt es sich um eine spontane Fehlbildung, die auch nicht durch intrauterine Lageanomalien etc. erklärbar ist. Familiäre Häufungen lassen an genetische Ursachen denken.

Klinische Zeichen

Beim Klumpfuß kommt es zur Einwärtsdrehung der Fußwurzel unterhalb des Talus. Das Fersenbein ist einwärts gedreht und steht parallel zum Talus. Es bildet sich am inneren Fußrand eine Art derbe Weichteilplatte, die den Fuß in der deformierten Form festhält.

Therapie

Ziel der Klumpfußbehandlung ist die möglichst vollständige Korrektur. In sehr vielen Fällen ist bei dem noch weichen Gewebe eine manuelle Korrektur leicht möglich, d. h. der Fuß wird durch sanften Druck in die natürliche Stellung gebracht. Das Ergebnis muss dann durch Eingipsen fixiert werden. Eine solche Redressionsbehandlung ist aber nur bei Neugeborenen möglich und erfolgversprechend, sodass eine zügige Behandlung in den ersten Lebenstagen erfolgen muss. Schon eine Verzögerung von wenigen Wochen kann diesen für das Kind schonenden Behandlungsweg verbauen.

Die Gipsverbände werden häufig gewechselt, weil man die angestrebte Stellung erst in mehreren Schritten erreicht, und außerdem durch das schnelle Wachstum des Fußes eine dauernde Anpassung nötig ist. Nur wenn die konservative Behandlung ohne Erfolg bleibt, wird eine operative Korrektur vorgenommen.

Differenzialdiagnose

Manchmal nehmen die Füße von Neugeborenen Klumpfuß- oder Sichelfußstellung ein, ohne dass eine solche Deformierung vorliegt. Diese Fehlbildung lässt sich dann sowohl passiv als auch aktiv vom Kind nach entsprechender Stimulation der Muskulatur ausgleichen. In solchen Fällen genügt eine einfache Fußgymnastik, um diese spontane Stellung etwas abzutrainieren.

Zur Unterscheidung von einer echten Fehlstellung streicht man mit dem Finger hinter dem Aussenknöchel herum am äußeren Fußrand entlang. Bei einer harmlosen Fehlstellung wird sich der Fuß dann zu seiner normalen Haltung aufrichten.

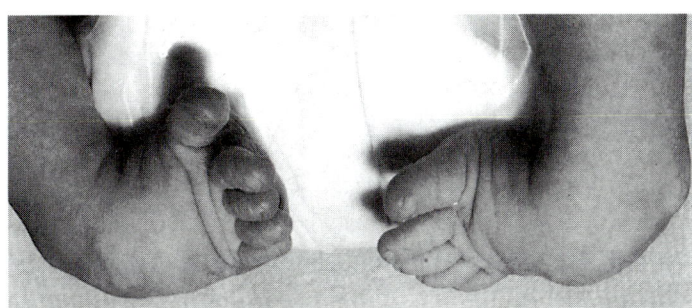

Abb. 20.2 Klumpfuß

20.5 Sichelfuß

Leitsymptome
- Fehlhaltung des Vorderfußes, nach der Innenseite eingeknickt, mit quer verlaufender Falte

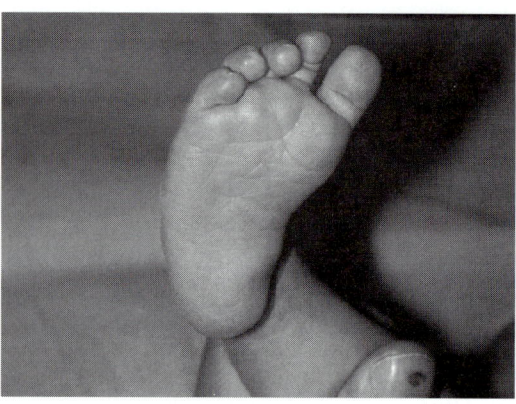

Abb. 20.3 Sichelfuß links

Sichelfüße treten oft doppelseitig und häufiger bei Jungen auf. Hier ist der Vorfuß nach der Innenseite gedreht, sodass durch die Fehlhaltung eine tiefe Querfalte auf der Fußinnenseite entsteht, die von der Sohle bis zum Fußrücken zieht. Sichelfüße können durch eine intrauterine Zwangshaltung entstehen, aber auch noch postnatal durch eine entsprechende Lagerung.

Therapie

Sichelfüße korrigieren sich in den allermeisten Fällen spontan, wobei eine Fußgymnastik bzw. Physiotherapie unterstützend wirkt. In wenigen Fällen ist eine Redressionsbehandlung nötig, sehr selten eine operative Korrektur.

20.6 Hüftdysplasie

Leitsymptome:
- Unterschiedliche Beinlänge
- Asymmetrische Leisten- und Po-Falten
- Verringerte (und endgradig schmerzhafte) Beweglichkeit im betroffenen Hüftgelenk

Die Hüftdysplasie (auch als Hüftluxation bezeichnet) ist nicht, wie häufig angenommen, eine „Verrenkung" des Hüftgelenkes. Es handelt sich vielmehr um eine Fehlbildung der Hüftgelenkspfanne, sodass der Hüftkopf keinen stabilen Halt hat. Die Hüftpfanne ist bei Gesunden annähernd eine Hohlhalbkugel. Bei der Hüftdysplasie ist die Gelenkpfanne abgeflacht, so dass der kugelige Hüftkopf keinen ausreichenden Halt mehr hat. Durch die Bewegungen des Kindes und den Muskelzug rutscht der Hüftkopf nach oben aus dem Gelenk, sodass die Luxation erst dann entsteht. Beim Zurückrutschen des Hüftkopfes ist jetzt der knorpelige Pfannenrand im Weg, der dabei noch zusätzlich deformiert werden kann.

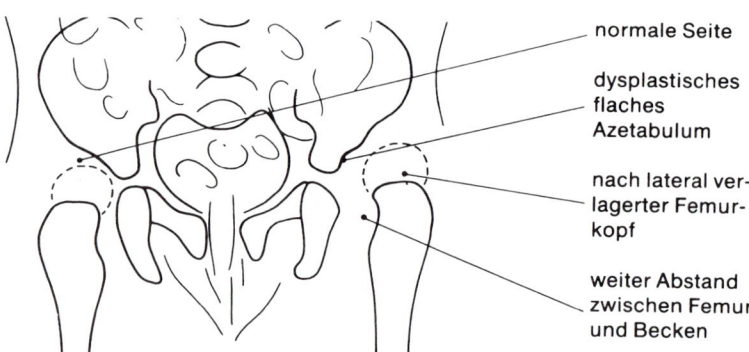

normale Seite

dysplastisches flaches Azetabulum

nach lateral verlagerter Femurkopf

weiter Abstand zwischen Femur und Becken

Abb. 20.4 Hüftdysplasie

Es handelt sich um eine multifaktoriell vererbte Anlage mit deutlicher Häufung bei Mädchen (6 : 1), Häufigkeit beträgt insgesamt ca. 0,4%, bei familiärer Belastung ist sie wesentlich höher.

Klinische Zeichen

Erkennungszeichen sind eine Abspreizhemmung, eine unterschiedliche Beinlänge und eine Faltenasymmetrie, wobei man am besten die Pofalten in Bauchlage betrachtet. Das Ortolani-Zeichen (Zurückschnappen des Hüftkopfes in die Pfanne beim Abspreizen) ist nicht sehr häufig eindeutig zu beobachten und sollte auch nicht unbedingt ausprobiert werden, da hierdurch eine weitere Schädigung des Hüftkopfes vorkommen kann.

Die **Diagnosestellung** erfolgt durch **Ultraschall**, und nur in wenigen Fällen ist zusätzlich eine Röntgenaufnahme nötig.

Therapie

Die Behandlung muss so früh wie möglich erfolgen, da die Erfolgsaussichten von Monat zu Monat geringer werden. Zunächst versucht man, durch entsprechende orthopädische Apparate das Hüftgelenk in einer permanenten abgespreizten Lage zu halten. Dadurch kann der Hüftkopf nicht aus der Pfanne austreten, die im Laufe der Monate sozusagen nachreift. Einfaches „breites Wickeln" reicht dazu nicht aus, zumal der gewünschte Effekt damit nicht sicher erreicht wird.

Nur bei schweren Luxationen und bei erfolgloser konservativer Therapie muss die Hüfte operativ eingerenkt werden, wobei eine verstärkte Hüftpfanne konstruiert wird.

Eine **sekundäre Hüftluxation** kann bei Kindern mit Bewegungsstörungen vorkommen. So haben Kinder mit zerebralen Bewegungsstörungen sehr häufig eine Hüftgelenksluxation, die sich mit den üblichen Behandlungsverfahren nicht sehr gut behandeln lässt. In manchen Fällen sind hier korrigierende Operationen notwendig, z. B. eine Durchtrennung der verkürzten und kontrakten Adduktorenmuskulatur, um wenigstens die Pflege des Kindes zu erleichtern.

20.7 Fehlbildungen und Erkrankungen der Wirbelsäule

Fehlbildungen

Fehlbildungen der Wirbelsäule sind relativ selten. Dabei können überzählige, deformierte, und zusammengewachsene Wirbelkörper vorkommen. Als Folgeerscheinung treten mehr oder weniger deutliche körperliche Deformierungen und Bewegungseinschränkungen auf, die sich verstärken, sobald die Wirbelsäule stärker belastet wird, also ab dem Sitzen- und Laufenlernen. Fehlbildungen an der Wirbelsäule treten meist nicht isoliert, sondern kombiniert im Rahmen so genannter Fehlbildungssyndrome auf.

Skoliosen

Von einer Skoliose spricht man bei einer seitlichen Verkrümmung und Verdrehung der Wirbelsäule.

Die **Säuglingsskoliose**, d. h. die seitliche Verkrümmung der Wirbelsäule ohne zusätzliche Rotation, ist meist eine Folgeerscheinung einer (intrauterinen oder späteren) Zwangs- oder Schiefhaltung, z. B. durch einseitiges Liegen oder Tragen, wodurch der Muskelzug an der Wirbelsäule auf der einen Seite stärker als auf der anderen Seite ist. Innerhalb des ersten Lebensjahres tritt meist eine Normalisierung ein, wobei unterstützend Handling (Anleiten zum Halten und Tragen des Kindes) und Krankengymnastik sinnvoll sind.

Im Unterschied dazu ist die **angeborene Skoliose** wesentlich seltener. Es handelt sich dabei um Wirbelsäulenfehlbildungen oder -deformierungen, z. B. Keilwirbel oder Halswirbel. Hier ist das harmonische Gefüge der Wirbelsäule dauerhaft gestört und kann auch nicht durch entsprechendes Muskeltraining ausgeglichen werden.

Wesentlich bedeutsamer sind **Skoliosen**, die im **Kindesalter** auftreten und sich dann meist in der Präpubertät verstärken. Mädchen sind häufiger und schwerer betroffen als Jungen. Je später die Skoliose erkannt und behandelt wird, desto schlechter ist die Prognose.

Die **Therapie** besteht zunächst aus Krankengymnastik, bei einer Zunahme der Skoliose oder bei schweren Deformierungen erfolgt zusätzlich eine Stabilisierung durch spezielle Korsette und Liegeschalen, im Einzelfall eine operative Therapie.

Eine Skoliose kann ferner **im Rahmen von anderen Erkrankungen** auftreten:
- neurogen bei einem verminderten oder einseitigen Muskeltonus. Besonders häufig ist dies bei schwerbehinderten Kindern der Fall,
- myogen bei angeborenen Muskelerkrankungen,
- bei Systemerkrankungen, die das Skelett oder das Bindegewebe betreffen,
- als Folgeerscheinung anderer orthopädischer Probleme, z. B. Beinlängendifferenz.

20.8 Seltene Fehlbildungen am Skelettsystem

Außer den geschilderten Fehlbildungen gibt es noch eine große Vielzahl teils äußerst seltener Fehlbildungen am Skelett, die teils auch mit anderen Störungen gemeinsam vorkommen und Teil eines Syndroms sind. Einige bekanntere Beispiele sind:

- Angeborene Kniegelenksluxation
- Syndaktylien (Finger und/oder Zehen sind zusammengewachsen)
- Polydaktylien (überzählige Finger und/oder Zehen)
- Radiusaplasie (die Speiche fehlt). Bei einigen Patienten bestehen auch Auffälligkeiten im Gerinnungssystem, z. B. Thrombopenie.
- Sirenomelie (die Beine sind zusammengewachsen) meist schwere zusätzliche Fehlbildung im Anogenitalbereich und bei den Harnwegen (kaudales Regressionssyndrom)
- Amelie (Gliedmaßen fehlen, z. B. beide Arme oder Arme und Beine)
- Phokomelie (Arme fehlen und die Hände sitzen mehr oder weniger direkt an den Schultern), in den 60er Jahren gehäuft, ausgelöst durch das Schlafmittel Thalidomid (Contergan®)

In solchen Fällen ist die Einschätzung in einem spezialisierten Zentrum nötig. Ziel der Behandlung muss ein möglichst gutes funktionelles Ergebnis sein. Dies erfordert in den meisten Fällen eine multidisziplinäre langfristige Zusammenarbeit.

21 Erkrankungen und Anomalien der Haut

21.1 Hautanhängsel

Ohranhängsel sind relativ häufig und können sehr unterschiedliche aussehen und groß sein. Teils sind sie an der Basis dünn gestielt, teils breit aufsitzend. Wenn mehrere solche Anhängsel bestehen, kann dies ein Hinweis auf begleitende innere Fehlbildungen sein, sodass solche Kinder immer besonders genau zu untersuchen sind.

Hautanhängsel an anderen Körperstellen sind wesentlich seltener, z. B. fingerähnliche Anhängsel am kleinen Finger.

Überzählige Brustwarzen können ein- oder beidseitig vorkommen. Sie sind immer entlang der so genannten Milchleiste lokalisiert, die von der Achsel bis in die Leiste zieht. Solche überzähligen Brustwarzen kommen bei beiden Geschlechtern, häufiger bei Mädchen vor. Sie können gelegentlich Hinweise auf innere Fehlbildungen sein.

Angeborene Hautdefekte (Aplasia cutis congenita) sind manchmal zu beobachten, am häufigsten in der Region des behaarten Kopfes. Meist schließt sich der Defekt durch Granulation, also Narbengewebe, falls keine weiteren Fehlbildungen vorliegen. Es ist streng darauf zu achten, dass keine lokale Infektion entsteht, die sich beim Neugeborenen rasch ausbreiten könnte.

21.2 Gefäßerkrankungen und -fehlbildungen

Cutis marmorata

Bei Neugeborenen, aber auch bei älteren Kindern kann eine netzartige Durchblutungs-Zeichnung auftreten, ohne dass dies eine klinische Bedeutung hat oder Rückschlüsse auf Kreislaufsituation oder Erkrankungen zulässt.

Hämangiome

Makulöse-Hämangiome („Storchenbiss") (Abb. 21.2) sind sehr häufig, bei bis zu 50% aller Neugeborenen zu finden, meist an der Nasenwurzel, der Stirn oder im Nacken bzw. am Haaransatz, auch an den Augenlidern. Sie sind flach, rötlich, unregelmäßig geformt und verschwinden mit zunehmendem Alter. Sie sind harmlos, so lange sie an den genannten Stellen auftreten.

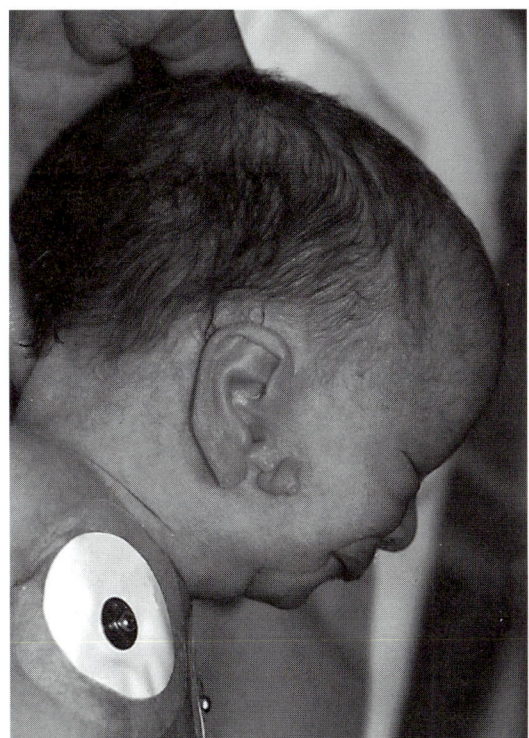

Abb. 21.1 Ohranhängsel

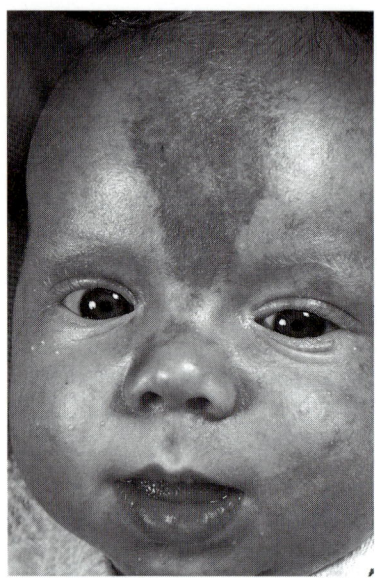

Abb. 21.2 Makulöses Hämangiom („Storchenbiss")

> **Asymmetrische sehr ausgedehnte flache Hämangiome** mit verstärkter Pigmentierung sind dagegen Hinweise auf Fehlbildungssyndrome. Sie sollten eine genaue Untersuchung, vor allem auch des Nervensystems nach sich ziehen.

Kavernöse Hämangiome („Blutschwämmchen") sind beim Neugeborenen meist noch nicht zu sehen. Sie entwickeln sich aus einem kleinen weißen blutleeren Fleck, der innerhalb einiger Wochen zunächst ein rotes Pünktchen, dann das Blutschwämmchen zeigt. Solche Hämangiome sind im Prinzip harmlos, können aber bei Verletzung bluten oder sich infizieren, und außerdem erhebliche kosmetische Probleme bereiten. Im Allgemeinen wachsen solche Hämangiome im ersten Lebensjahr, um sich dann innerhalb einiger Jahre wieder zurückzubilden. Hämangiome können sehr groß werden. An einigen Stellen sind sie wegen der Gefahr einer Verletzung und Infektion auch gefährlich (Genitalbereich, Kopf), vor allem im Gesicht auch entstellend.

Alle diese Gefahren und Folgen lassen sich durch eine **Frühtherapie** vermeiden. Je schneller ein Hämangiom behandelt wird, desto geringer sind die kosmetischen Dauerfolgen wie Narben, Hautveränderungen, Atrophie etc. Es gibt zwei prinzipielle fast gleichwertige Methoden: Entweder werden die zuführenden Gefäße laserchirurgisch verschlossen, sodass das Hämangiom sozusagen austrocknet. Eine Alternative ist die Kryotherapie: Hier wird das Hämangiom durch kurze Kälteanwendung vereist.

Sehr große, sehr zahlreiche oder ungewöhnliche Hämangiome kommen bei verschiedenen Fehlbildungssyndromen vor, in einigen Fällen auch kombiniert mit Hämangiomen an inneren Organen.

Lymphangiome

Lymphangiome kommen durch Aussackungen und Erweiterungen von Lymphgefäßen zustande. Im Gegensatz zu Hämangiomen lassen sie sich nicht einfach ausdrücken, sondern haben eine relativ pralle elastische Konsistenz. Sie neigen zum Wachstum und zur erheblichen Ausbreitung, sodass sie meistens operativ versorgt werden müssen. Die Rezidivrate ist hoch.

21.3 Pigmentationsstörungen und Naevi

Als **Mongolenflecke** bezeichnet man pigmentierte Stellen, die man oft bereits bei der Geburt sieht. Am häufigsten treten sie in der Ileosakralgegend auf, ferner stammbetont über den ganzen Körper verteilt. Es handelt sich um sehr unterschiedlich große Flecken von grauer bis tiefblauer Farbe. Sie sind nicht erhaben oder tastbar. An diesen Stellen sind die normalen und braun pigmentierten Zellen dichter, wobei die blaue Farbe durch die Lage der Pigmentzellen in tieferen Hautschichten zustande kommt. Besonders häufig sind sie bei Indern, Orientalen und schwarzen Kindern (bis zu 90%). Eine Entartung kommt nicht vor. Mit zunehmendem Alter verschwinden sie, was auch daran liegen kann, dass die Haut dicker und damit undurchsichtiger wird.

Pigmentflecken („Muttermäler") sind bei Neugeborenen meist noch nicht sehr ausgedehnt und oft auch noch nicht zu sehen. Einzelne solcher Flecken haben jedoch keine Bedeutung.

> Wenn braune, schwarze, behaarte Flecken sehr groß oder sehr zahlreich sind, z. B. größer als die Handfläche des Kindes, dann sollten sie vom Kinderarzt begutachtet werden, denn es können Hinweise auf Systemerkrankungen oder innere Fehlbildungen sein. Bei sehr großen Pigmentflecken (mehrere Prozent der Körperoberfläche) besteht zudem ein erhöhtes Risiko für eine krebsartige Entartung, sodass sie entfernt werden sollten.

Eine teilweise **fehlende Pigmentierung**, also weiße Flecken oder Streifen, sind selten, aber in vielen Fällen mit inneren Fehlbildungen verknüpft, sodass eine genaue Diagnostik erforderlich ist.

Beim **Albinismus** kann das dunkle Pigment Melanin nicht gebildet werden. Neben heller Haut sind helles weißes Haar, rosafarbene Pupillen, eine hellblaue Iris und Lichtscheu zu beobachten. Es gibt einige genetisch unterscheidbare Formen, die sehr unterschiedlich verlaufen. Bei einigen Kindern ist die Sehfähigkeit sehr stark eingeschränkt. Bei allen Formen muss die Haut vor ultraviolettem Licht geschützt werden. Außerdem ist eine qualifizierte augenärztliche Mitbetreuung ist nötig.

21.4 Schuppende Erkrankungen

Die **normale Schuppung** der Haut des Neugeborenen kann sehr unterschiedliche Ausmaße annehmen. Besonders bei übertragenen Kindern kann es zu einer sehr groblamellären Schuppung mit zentimeter-großen Schuppen kommen, ohne dass dies eine krankhafte Bedeutung hat.

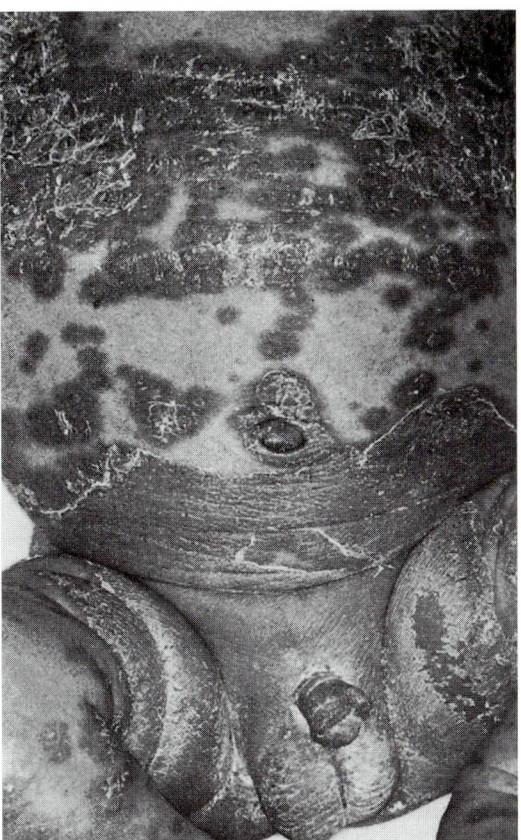

Abb. 21.3 Seborrhoische Dermatitis

Davon sind schuppende **Erkrankungen** zu unterscheiden, die gelegentlich auch bei Neugeborenen zu beobachten sind:

Die **seborrhoische Dermatitis** (Abb. 21.3) ist eine häufige Erkrankung in den ersten Lebensmonaten, die auch schon einmal im Alter von zwei Wochen auftreten kann. Vor allem im Windelbereich und in den Gelenkfalten finden sich gerötete schuppende Bereiche, die auch nässen können. Manchmal liegt begleitend eine Soorinfektion vor-

Ekzeme sind bei Neugeborenen selten, können aber bereits im ersten Lebensmonat beginnen. Hier finden sich besonders am Kopf und im Gesicht schuppende und gerötete Stellen.

Ichthyosis („Fischschuppenkrankheit") :Bei der sehr schweren angeborenen Form hat das Neugeborene einen regelrechten Schuppenpanzer mit einer sehr dicken Haut (Abb. 21.4). In den

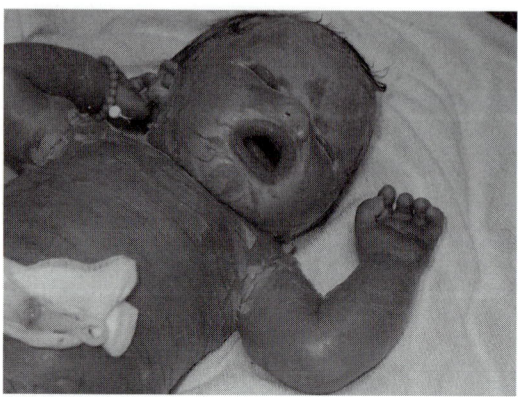

Abb. 21.4 Ichthyosis

schwersten Fällen ist die Haut so dick und starr („Kollodium-Baby" oder „Harlekin-Fetus"), dass die Extremitäten durch Gelenkkontrakturen oder -deformierungen stark beeinträchtigt sind und Augenlider und Lippen nach außen gestülpt und eingerissen sind. Solche Kinder sind stark gefährdet, weil sich die Symptome durch Austrocknung in den ersten Lebenstagen verstärken. Es besteht bei diesen schwersten Formen eine große Infektionsgefahr. Insgesamt ist die Überlebenswahrscheinlichkeit nicht sehr hoch. Bei den leichteren Formen der Ichthyosis entwickeln sich die schuppenden Veränderungen erst später und sind daher bei der Geburt allenfalls diskret vorhanden.

21.5 Blasenbildende Erkrankungen

Infektionen

Bilden sich auf der Haut des Neugeborenen Blasen, muss man zuallererst an eine Infektion denken. Vor allem bei **Staphylokokken** (s. S. 268) kann es zu Blasen kommen, die sehr infektiös sind und sich schnell ausbreiten und dann für das Kind gefährlich werden können. Es handelt sich um relativ große (cm) schlaffe Blasen, die sehr leicht platzen.

Andere Infektionen mit Blasenbildung sind Listeriose (kleine Bläschen) und Syphilis (vor allem an den Füßen größere Blasen). Virusinfektion mit Bläschenbildung wie Windpocken und Herpes spielen bei Neugeborenen eine untergeordnete Rolle.

Epidermolysis bullosa

Es gibt einige seltene angeborene Erkrankungen, bei denen die Stabilität der Haut herabgesetzt ist, und es daher schon bei leichten Berührungen zu Blasen kommen kann. Diese Erkrankungen werden unter der Bezeichnung Epidermolysis bullosa zusammengefasst. Es gibt einige wenige symptomatische (dominant erbliche) Formen und einige sehr schwer verlaufende rezessiv erbliche Formen. Dabei ist entscheidend, in welcher Hautschicht die Blasen durch Trennung der Zellschichten entstehen. Je oberflächlicher dies geschieht, desto geringer ist die Narbenbildung.

Am häufigsten ist der Typ **Hallopeau-Siemens**: Blasen existieren bereits bei der Geburt, und sie entstehen sehr schnell durch Berührung. Besonders betroffen sind Hände, Füße, Gelenkbeugen, Gesäß und alle anderen exponierten Stellen. Mit der Zeit verkleben die Finger und Zehen durch Narben, und auch an anderen Körperstellen entstehen regelrechte Narbenplatten mit immer neuen Blasen. Durch Blasen im Ösophagus kann es zu Schluckstörungen kommen.

Bei der stets tödlichen **Herlitz-Variante** trennen sich die oberflächlichen Hautschichten extrem leicht, und es kommt mehr oder weniger schnell zu Elektrolyt- und Eiweißverlust und Infektionen. Neue Blasen entstehen schneller, als die alten heilen können.

Therapie: Kinder mit Epidermolysis sollten unmittelbar kinderärztlich versorgt werden.

21.6 Atypische Körperöffnungen

Als Überbleibsel aus der Embryonalentwicklung kann ein Teil des ersten Kiemenbogens stehen bleiben und auf diese Weise ein **Präaurikularsinus** entstehen. Es handelt sich um einen feinen spaltförmigen Kanal, der vor dem Ohr endet. Die Einwanderung von Keimen mit nachfolgender Entzündung ist selten, sodass in der Regel keine Behandlung nötig ist.

Seitliche Halszysten sind Reste des zweiten Kiemenbogens. Manchmal liegt kein durchgehender Kanal vor, sondern einzelne Anteile können sich in Zysten umwandeln, die mit der Zeit größer werden und sich infizieren können. Dann kann auch Eiter austreten.

Mediane Halszysten sind Reste des Ductus thyreoglossus, der von der Schilddrüse zum Zungengrund zieht. Sie enden oberhalb des Kehlkopfes in Halsmitte. Bei Neugeborenen sieht man nur eine punktförmige Öffnung, evtl. mit leichter Einziehung. Eitrige Infektionen treten meist erst später auf, sodass dann eine chirurgische Entfernung nötig wird.

Im Steißbeinbereich, wenige cm oberhalb des Anus, kann eine feine porenartige Öffnung vorliegen. In vielen Fällen wird sich hier nur ein Grübchen finden, das ohne Bedeutung ist. Manchmal kann ein Kanal bis zum Rückenmark vorhanden sein, über den dann Bakterien einwandern und zur Hirnhautentzündung führen können. In der Umgebung eines solchen Pilonidalsinus findet man oft Haare oder auffällig pigmentierte Hautbereiche. Eine solche Fehlbildung sollte möglichst schnell erkannt und operiert werden, um Hirnhautentzündungen zu verhindern.

Manchmal kann auch eine Verwachsung mit dem unteren Rückenmarks-Ende zu einer mit dem Körperwachstum zunehmenden Zugbelastung führen. Erste Zeichen sind Blasenentleerungsstörungen und Sensibilitätsstörungen, später Lähmungen. Bei diesem „**tethered cordsyndrome**" kann bei rechtzeitiger Operation eine dauerhafte funktionelle Beeinträchtigung vermieden werden.

22 Erkrankungen des Blutes und Gerinnungssystems

22.1 Wichtige hämatologische Begriffe und Untersuchungen

Blutbild: Untersuchung der festen Bestandteile des Blutes, vor allem der Anzahl und Größe der roten Blutkörperchen, damit auch der Menge des Blutfarbstoffes (Hb-Wert), der Anzahl der weißen Blutkörperchen und Blutplättchen (Thrombozyten).

Differenzialblutbild („großes Blutbild"): Die getrennte Zählung der verschiedenen Untergruppen der weißen Blutkörperchen: es gibt neutrophile, eosinophilen und basophile Granulozyten, sowie Lymphozyten und Monozyten. Bei den Neutrophilen werden Segmentkernige und Stabkernige unterschieden.

Linksverschiebung: Erhöhter Anteil von stabkernigen Zellen (= unreifen Granulozyten). Die Bezeichnung rührt daher, dass in den alten Labors die stabkernigen Zellen auf der linken Seite des Zettels notiert wurden. Das Verhältnis der stabkernigen zu den gesamten Neutrophilen wird als I/T-Relation (immature/total) bezeichnet.

Hämatokrit: Prozentsatz der festen Bestandteile (= Zellen) des Blutes, daher Angabe in%. Da diese festen Bestandteile überwiegend aus Erythrozyten bestehen, ist der Hämatokrit auch ein recht genauer Anhaltspunkt für die relative Menge des Hämoglobins (roter Blutfarbstoff).

Retikulozyten: Unreife Erythrozyten, bei denen man mit einer speziellen Färbung noch Reste des Zellkerns sieht.

22.2 Anämien

Leitsymptome:
- Blässe
- Apathie, Trinkschwäche
- Beschleunigter Puls, schnelle Atmung, Blutdruckabfall

Als Anämie (= Blutarmut) bezeichnet man einen Mangel an roten Blutkörperchen, wobei dieser aus unterschiedlichen Gründen eintreten kann:
- vermehrter Abbau (= Hämolyse),
- Verlust (z. B. Blutung),
- verminderter Aufbau (z. B. Eisenmangel).

Bei einer größeren akuten Blutung gehen gleichzeitig alle anderen Blutbestandteile verloren, so dass es sehr schnell zum Kreislaufversagen kommt. Bei einer Hämolyse oder Anämie anderer Ursache hat das Kind eine Chance, sich an den verminderten Gehalt an Erythrozyten zu gewöhnen, sodass die Zeichen des Kreislaufschocks kaum oder erst sehr spät beobachtet werden.

Tabelle 22.1 Das Blutbild in den ersten Lebenstagen

	Erythrozyten mill./µl	Hämatokrit %	Leukozyten 1000/µl
1.Tag	5,6 (4,7–7,0)	56	18 (9–30)
1. Woche	5,3 (4,5–6,4)	53	12 (5–21)
2. Woche	5,1 (4,3–6,0)	50	11 (5–20)
4. Woche	4,7 (3,9–5,9)	47	10 (5–19)
Schulkinder	4,7 (3,8–5,4)	37	8 (4–13)

Das Blutbild unterliegt in den ersten Lebenstagen erheblichen Schwankungen. Daher sind die Grenzwerte für das Vorliegen einer Anämie vom Alter des Kindes abhängig (Tab. 22.1)

Klinische Zeichen

Allgemeine Zeichen der Anämie sind Blässe und Apathie. Je nach dem Grad der Anämie können weitere Zeichen hinzukommen, z.B. Tachykardie, eine beschleunigte Atmung und Blutdruckabfall. Die Kinder sind leistungsschwach, d.h. bei Belastung werden sie tachypnoisch, sind trinkschwach und gedeihen schlecht. Bei Frühgeborenen kommen noch vermehrte Apnoen hinzu.

Neben der allgemeinen Blässe ist es auch wichtig, die Farbe und Durchblutung der Schleimhäute zu beurteilen.

Differenzialdiagnosen

Nicht jedes blasse Kind ist anämisch, sodass auch andere Störungen in Betracht zu ziehen und zu unterscheiden sind. Blässe bedeutet, dass die Hautdurchblutung mit sauerstoffhaltigem Blut reduziert ist. Mögliche Ursachen sind:
- Mangel an Erythrozyten (Anämie im eigentlichen Sinne)
- Reduktion der Hautdurchblutung aus verschiedensten Ursachen
- Gefäßverengung durch Kälte
- Stress/ Azidose
- Reduzierte Auswurfleistung des Herzens (Asphyxie, Herzinsuffizienz, Sepsis etc.)

Stillberatung
- Normales Stillen
- Bei einer transfusionsbedingten Anämie kann es zu einer Trinkschwäche kommen.

22.2.1 Immunhämolytische Anämien (Blutgruppenunverträglichkeit)

Im Normalfall spielen immunologische Abweichungen zwischen Mutter und Feten keine wesentlich Rolle, denn der mütterliche Organismus hat eine vorübergehende Immuntoleranz gegenüber diesem „fremden" Gewebe. Wenn jedoch fetale Zellen in den mütterlichen Organismus gelangen, dann finden dort normale Abwehrreaktionen statt, mit dem Ziel, die fremden Zellen zu vernichten. Bereits geringe fetale Blutübertritte können eine solche Reaktion auslösen, wenn das Kind eine Blutgruppeneigenschaft besitzt, die bei der Mutter nicht vorkommt.

So entwickelt eine **rhesusnegative (rh –) Mutter** Antikörper (AK) gegen eine der Rhesus-Untergruppen, in der Regel D, wenn das Kind aufgrund der ererbten Eigenschaften des Vaters Rh-positiv ist. Die Häufigkeit solcher Konstellationen ist regional unterschiedlich. In Mitteleuropa muss bei ca. 10% aller Schwangerschaften mit einer solchen Konstellation gerechnet werden, aber nur bei etwa 1% der Mütter findet man nach der Schwangerschaft Rhesus-Antikörper, sodass der Übergang von Erythrozyten und eine anschließende Sensibilisierung nicht in jedem Fall stattfinden.

Die meisten Blutübertritte geschehen zum Zeitpunkt der Geburt, sodass hier das größte Sensibilisierungs-Risiko vorliegt. Zunächst entstehen IgM-Antikörper, die nicht plazentagängig sind und daher dem Kind auch nicht schaden können. Bei größeren Übertritten werden dann hohe Mengen von IgG-Antikörpern gebildet, die nur bei einer sehr frühen Sensibilisierung noch in derselben Schwangerschaft wirksam werden.

Meist werden die Folgen erst in der **nachfolgenden Schwangerschaft** beobachtet. Dann genügen nur wenige Rh-positive Erythrozyten des Feten, um bei der Mutter die Antikörper-Synthese massiv zu stimulieren. Die dann in großen Mengen gebildeten Antikörper treten über die Plazenta auf das Kind über und lösen beim Feten eine Hämolyse aus. Eine Sensibili-

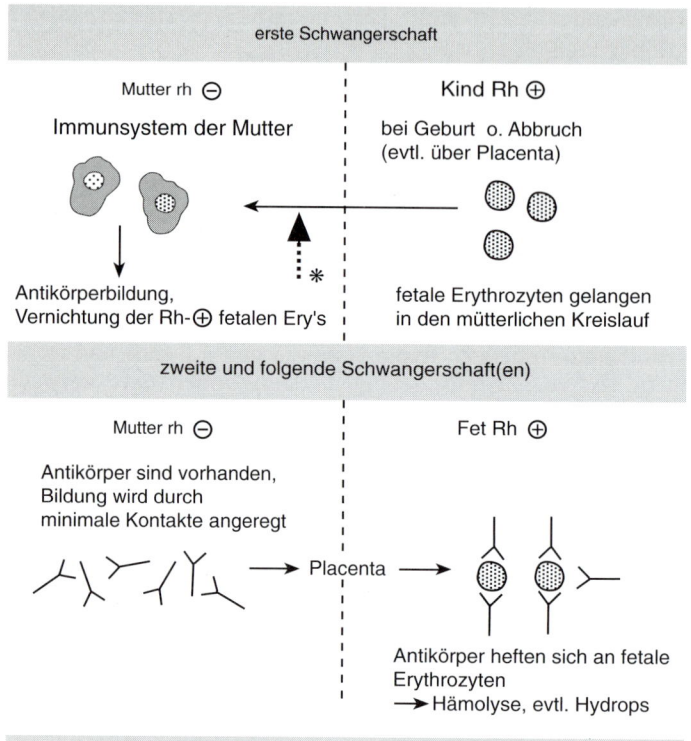

erste Schwangerschaft

Mutter rh ⊖ | Kind Rh ⊕

Immunsystem der Mutter | bei Geburt o. Abbruch
(evtl. über Placenta)

Antikörperbildung,
Vernichtung der Rh-⊕ fetalen Ery's | fetale Erythrozyten gelangen
in den mütterlichen Kreislauf

zweite und folgende Schwangerschaft(en)

Mutter rh ⊖ | Fet Rh ⊕

Antikörper sind vorhanden,
Bildung wird durch
minimale Kontakte angeregt

Placenta

Antikörper heften sich an fetale
Erythrozyten
→ Hämolyse, evtl. Hydrops

✳ Anti-B-Immunglobulin (z.B. Rhesogam^R)) zerstört kindliche Ery's,
bevor sie vom mütterlichen Immunsystem identifiziert werden

Abb. 22.1 Prinzip der Rhesusunverträglichkeit

sierung kann auch durch Fehltransfusionen, Fehlgeburten oder diagnostische Eingriffe, z. B. Amniozentese, erfolgen.

Bei anderen Blutgruppenkonstellationen treten hämolytische Anämien wesentlich seltener auf, etwa bei einer **AB0-Konstellation** (Mutter 0, Kind A oder B).

Liegen keine Antikörper vor, so spricht man bei unterschiedlichen Blutgruppen von Mutter und Kind von **Blutgruppenkonstellation**. Erst beim tatsächlichen Vorhandensein von Antikörpern handelt es sich um eine **Blutgruppen-Unverträglichkeit** (Inkompatibilität).

Diagnose

- Der Nachweis einer mütterlichen Abwehrreaktion erfolgt durch den **direkten** Coombs-Test, bei dem mütterliche Antikörper auf kindlichen Erythrozyten nachgewiesen werden.

- In der Schwangerschaft führt man den Antikörpersuchtest durch: Bei diesem **indirekten** Coombs-Test werden Antikörper erfasst, die sich gegen Erythrozytenmerkmale richten.

Klinische Zeichen

Je nach der Menge der Antikörper und deren Wirkung unterscheidet man mehrere Schweregrade der Rhesus- Unverträglichkeit:
- Milde Form, keine Behandlung nötig, bei ca. 50% der Fälle.
- Bei der Geburt lebendes und vitales Kind, kein wesentlicher Hydrops; das Kind entwickelt aber eine schwere Hyperbilirubinämie oder Anämie, ist also intensiv behandlungsbedürftig (25 bis 30%).
- Totgeburt oder schwerer Hydrops, davon bei der Hälfte bereits intrauteriner Fruchttod vor der 34. SSW (insgesamt 20 bis 25%).

Eine Rhesus-Unverträglichkeit kann bei wiederholten Schwangerschaften bereits intrauterin zur Hämolyse führen. Es handelt sich dann meist um sehr schwere Verlaufsformen mit **Hydrops fetalis** (s. S. 196).

Therapie

- Bei der Behandlung steht meist die **Hyperbilirubinämie** im Vordergrund. Bei einer stärkeren Hämolyse sind Transfusionen nötig, eventuell auch eine Austauschtransfusion. Die Anämie kann auch verzögert auftreten, so dass die Transfusion auch später noch erforderlich werden kann.
- Besonders wichtig, auch im Hinblick auf die Verhinderung dieser Erkrankungen, ist die **Behandlung der Mutter**: Bei einer Rh-Konstellation sollte nach der Geburt (oder einer Fehlgeburt oder nach diagnostischen Eingriffen) eine **konsequente Anti-D-Prophylaxe** vorgenommen werden. Dabei handelt es sich um künstlich zugeführte Antikörper, die fetale Rh-positive Erythrozyten zerstören, sobald diese in den mütterlichen Kreislauf gelangen. Dadurch kann das Immunsystem der Mutter selbst keine Abwehrreaktion entwickeln. Die Prophylaxe ist nur sinnvoll, wenn sie möglichst schnell nach der Geburt vorgenommen wird.

22.2.2 Andere hämolytische Anämien

Neben der Blutgruppenunverträglichkeit gibt es noch zahlreiche andere Ursachen für eine hämolytische Anämie beim Neugeborenen. Jedoch sind diese Krankheiten insgesamt recht selten:

Hereditäre Erythrozytendefekte: Die roten Blutkörperchen sind durch einen angeborenen Mangel nicht normal haltbar. Es gibt Membrandefekte (z. B. Sphärozytose, Elliptozytose), Stoffwechseldefekte und andere seltenere Störungen.

Angeborene Veränderungen des Hämoglobins spielen beim Neugeborenen keine Rolle, wenn die β-Kette des Hämoglobins betroffen ist (Sichelzellanämie, β-Thalassämie). Bei Störungen der α-Kettensynthese (α-Thalassämie) hängt

die Symptomatik von der Anzahl der betroffenen Gene ab. Die Extreme reichen von völlig symptomfreien Kindern bis zum Hydrops und intrauterinen Fruchttod beim Fehlen aller Gene für die α-Kette.

Eine **Hämolyse** kann im Rahmen anderer Erkrankungen vorkommen, z. B. bei schweren Infektionen, bei sehr großen Hämangiomen der inneren Organe und weiteren Erkrankungen.

22.2.3 Blutungs-Anämien

Kleinere Blutungen bis ca. 20 ml spielen beim reifen Neugeborenen keine wesentliche Rolle. Erreicht der Blutverlust 50 bis 100 ml, so ist mit akuten Kreislaufreaktionen zu rechnen.

Ein Blutverlust kann durch verschiedene Ursachen eintreten:
- Geburtshilfliche Gründe, z. B. Placenta praevia, Verletzung der Plazenta bei Sectio, Ruptur größerer Gefäße, z. B. bei Insertio velamentosa, Nabelschnurhämatom etc.
- Okkulter (= unbemerkter) Blutverlust, z. B. fetomaternale oder fetofetale Transfusion. Hier entwickelt sich die Anämie meist allmählich.
- Blutung in der Neonatalzeit, z. B. Hirnblutung, größere Blutungen bei Geburtsverletzungen (Galeablutung, s. S. 100), Ruptur von Bauchorganen, Blutungen in den Darm, aus dem Nabel.
- Verluste durch ärztliche Maßnahmen, vor allem bei Frühgeborenen. So können wiederholte Blutentnahmen, ungeschicktes Vorgehen bei Legen von Infusionen oder Kathetern etc. nennenswerte Blutverluste herbeiführen.
- Mangel an Gerinnungsfaktoren.

22.2.4 Baustoffmangel-Anämien

Das Neugeborene ist normalerweise ausreichend mit Baustoffen, also auch Eisen, versorgt, sodass es aus diesem Grund nur äußerst selten zu einer Anämie kommt, selbst wenn die Mutter unterversorgt ist. Hingegen kann es nach einigen Monaten, vor allem bei reiner

Muttermilchernährung, zu einem Eisenmangel kommen. Das wenige Eisen in der Muttermilch wird allerdings sehr gut aufgenommen und verarbeitet, sodass bei künstlicher Ernährung wesentlich höhere Eisenzugaben erforderlich sind. Bei den meisten Säuglingsnahrungen wird Eisen in entsprechender Menge hinzugefügt.

Bei allen Säuglingen kommt es mit ca. drei bis fünf Monaten zu einer vorübergehenden leichten und letztlich normalen Anämie, mit Hb-Werten um oder sogar etwas unter 10 mg%. Man bezeichnet dies als **Trimenonanämie** oder -reduktion. Grund ist weniger ein Eisenmangel als vielmehr ein relativ niedriger Erythropoietin-Spiegel. Diese hormonähnliche Substanz regelt die Bildung von Erythrozyten. Warum dieses Tal durchschritten werden muss, ist noch nicht vollständig erforscht. Erythropoietin wird gentechnologisch hergestellt und kann zum Anregen der Blutbildung injiziert werden, was in speziellen Situationen bei Frühgeborenen eingesetzt wird.

Bei **Früh- und Mangelgeborenen** ist mit einem Eisenmangel zu rechnen, daher ist bei diesen Kindern unabhängig von der Art der Fütterung (Muttermilch, künstliche Nahrung) im ersten Lebensjahr meist eine Eisensubstitution nötig. Da die Speicher sehr gering gewesen sind, reicht das Eisen der Muttermilch genauso wenig aus wie die Zusätze zu künstlichen Nahrungen.

22.3 Hydrops fetalis

Leitsymptome:
- Ödeme am ganzen Körper, dadurch aufgedunsenes Aussehen
- Meist parallel dazu Zeichen der Anämie
- Schlechter Allgemeinzustand, Atemprobleme

Klinische Zeichen

Verschiedene Ursachen können zu einer massiven Wassereinlagerung beim Feten führen. Das fetale Gewicht nimmt dadurch massiv zu, und es entwickeln sich monströse Ödeme, ferner Pleuraergüsse und Aszites, und der Wassergehalt aller Organe ist erhöht. Es handelt sich um ein sehr schweres Krankheitsbild. Der Fet ist massiv gefährdet.

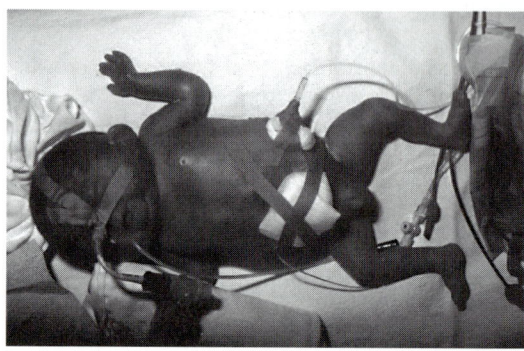

Abb. 22.2 Hydrops bei einem Frühgeborenen mit Morbus haemolyticus neonatorum

Ursachen

Der **immunologische Hydrops** aufgrund einer immunhämolytischen Anämie (bei Rhesus-Unverträglichkeit) ist durch die Anti-D-Prophylaxe sehr viel seltener geworden. Früher war dies die häufigste und typische Ursache eines Hydrops.

Ein **nichtimmunologischer Hydrops** kann verschiedene Ursachen haben:
- **Fetale Anämie**: durch Unterversorgung des Herzmuskels mit Sauerstoff entsteht eine Herzinsuffizienz, die dann den massiven Wassereinlagerungen führt. Verstärkt wird dieser Vorgang durch eine Minderproduktion von (Blut-) Eiweiß aufgrund der Minderversorgung der Leber. Die eigentliche Ursache der Anämie spielt bei der Entstehung des Hydrops eine untergeordnete Rolle. Sie kann verursacht sein durch hämolytische Erkrankungen, Blutbildungsstörungen, Blutungen, Membran- oder Hämoglobinstörungen und Infektionen (z.B. Ringelröteln, s.S. 254).
- **Herz-/Kreislauferkrankungen**: Beispiele sind die Herzinsuffizienz durch tachykarde oder bradykarde Rhythmusstörungen des fetalen Herzens, selten auch Fehlbildungen des Herzens oder der Blut- und Lymphgefäße.
- **Pränatale Infektionen**: Toxoplasmose, Röteln, Parvoviren, Zytomegalie, Herpes, Syphi-

lis und Adenoviren sind als Hydrops-Auslöser beschrieben.
- **Chromosomenstörungen**
- **Stoffwechsel- und Speicherkrankheiten** sind weitere seltene Ursachen.

Therapie

Ein Hydrops fetalis stellt höchste Anforderungen an die neonatologische **Erstversorgung**:
- Da die Geburt meist nicht unerwartet erfolgt, sollte eine Sectio in einem Perinatalzentrum stattfinden.
- Das dabei anwesende neonatologische Team muss aus mindestens zwei Ärzten bestehen. Die Neugeborenen sind äußerst schwierig zu beatmen. Häufig muss sehr schnell eine (teilweise) Austauschtransfusion über einen Nabelgefäßkatheter durchgeführt werden.
- Bei massiven Pleuraergüssen wird noch im Kreißsaal eine Pleurapunktion vorgenommen.

Stillberatung
- Während der intensivmedizinischen Behandlung sollte die Mutter abpumpen.
- Nach der Stabilisierung und ursächlichen Behandlung kann gestillt werden.

22.4 Polyglobulie

Leitsymptome:
- Tiefrote Hautfarbe mit vorgetäuschter Zyanose
- Unspezifische Zeichen der Kreislaufbelastung: Trinkschwäche, Apathie, Unruhe, muskuläre Hypotonie

Die Polyglobulie ist das Gegenteil einer Anämie. Das Blut enthält zu viele Erythrozyten, hat dadurch einen sehr hohen Hämatokrit (kapillär > 75%, zentralvenös > 65%). So ist zwar eine sehr hohe Transportkapazität für Sauerstoff vorhanden, aber das Blut wird zähflüssiger. Gleichzeitig ist die Transportkapazität für lösliche Bestandteile erniedrigt, vor allem für Glukose.

Eine Polyglobulie kommt bei etwa 2% aller Neugeborenen vor, allerdings bei weniger als 0,5% der reifen Kinder!

Ursachen

Auslöser bzw. Ursachen sind vor allem:
- Plazentainsuffizienz, daher bei allen dystrophen Kindern darauf achten!
- Chromosomenstörungen, besonders Trisomie 21.
- Fetofetale, fetomaternale Transfusion.
- Spätes Abnabeln: Wenn nach 2 Minuten statt nach 1 Minute abgenabelt wird, hat das Kind ca. 10% mehr Blutkörperchen!
- Ausstreichen der Nabelschnur, Halten des Kindes unter dem Niveau der Mutter vor dem Abnabeln.
- Zyanotische Herzfehler
- Chronische Hypoxie des Feten
- Nikotinabusus in der Schwangerschaft

Klinische Zeichen

Ansonsten beobachtet man meist nur unspezifische Symptome wie Trinkprobleme, Lethargie, vorgetäuschte Zyanose, Unruhe, Hypotonie, evtl. auch Tachypnoe. Selten kommt es zu Thrombosen oder Verschlüssen von Blutgefäßen aufgrund der schlechten Fließeigenschaften des zähflüssigen Blutes. Bei der eventuell auftretenden Nierenvenenthrombose beobachtet man blutigen Urin, Nierenversagen und ein massives schmerzhaftes Anschwellen der Nieren. Folge ist eine mehr oder weniger ausgeprägte dauerhafte Schädigung der Niere.

Als wesentliche **Komplikation** tritt bei etwa einem Viertel der Kinder eine Hypoglykämie auf, bei einem Drittel durch den erhöhten Anfall zerfallender Erythrozyten eine Hyperbilirubinämie. Auch ein Kalzium- und Magnesium-Mangel ist gehäuft.

Neurologische Spätfolgen können vorkommen, vor allem bei einem sehr hohen Hämatokrit und einer unzureichenden Behandlung, denn dann ist eine Minderversorgung einzelner Hirnbereiche und das Auftreten von Hirninfarkten wegen des langsamen und zähen Blutflusses möglich.

Therapie

- Bei **grenzwertigen Befunden** ist keine Behandlung nötig, sondern nur eine sorgfältige Überwachung bezüglich eventueller Komplikationen sowie eine ausreichende Flüssigkeitszufuhr.
- Bei **klinischen Symptomen** oder schwerer Polyglobulie wird ein so genannter Teilaustausch durchgeführt, wobei Blut entnommen und gleichzeitig durch Flüssigkeit ersetzt wird. Dadurch werden die Fließeigenschaften des Blutes verbessert. Grundsätzlich muss bei polyglobulen Kindern ein zusätzlicher Flüssigkeitsverlust und eine Austrocknung (Exsikkose) vermieden und auf eine ausreichende Flüssigkeitszufuhr geachtet werden.

22.5 Erkrankungen der weißen Blutzellen

Angeborene Defekte oder das Fehlen einzelner Unterformen der weißen Blutkörperchen sind extrem selten.

In den allermeisten Fällen sind Veränderungen der Gesamtzahl oder einzelner Untergruppen als Zeichen einer akuten Erkrankung zu werten. Bei Infektionserkrankungen ist die Anzahl meist erhöht, aber gerade bei Neugeborenen können auch bei schweren septischen Infektionen normale oder sogar erniedrigte Leukozytenwerte gefunden werden. Eine Linksverschiebung ist als Anzeichen für eine Infektion nicht 100%ig zuverlässig, da dies auch allgemein bei körperlichem Stress zu beobachten ist. Die Leukozytenzahl kann in weiten Bereichen schwanken.

Leukämien bei Neugeborenen sind äußerst selten.

22.6 Erkrankungen der Thrombozyten

Leitsymptome:
- Flohsticharartige Hautblutungen, auch an nicht gestauten Körperstellen
- Verstärkte Blutungen an belasteten Stellen (Kopfhaut etc.)

Die Thrombozyten (Blutplättchen) sind für die Gerinnung von Bedeutung, vor allem auch nach Verletzungen von Blutgefäßen. Wenn sie fehlen oder in ihrer Funktion beeinträchtigt sind, kommt es sehr leicht zu Blutungen, die sich meist als kleine punktförmige Blutaustritte in der Haut zeigen.

In den meisten Fällen ist eine **Thrombopenie** (Mangel an Thrombozyten) durch akute Erkrankungen hervorgerufen. Hier zählt der „Thrombozytensturz", also das schnelle Absinken der Thrombozytenzahl, zu den wesentlichen laborchemischen Kriterien vor allem für eine Sepsis.

Bei schweren Infektionen kann die Thrombozytenzahl auf verschiedenen Wegen beeinflusst werden:
- Schädigung des Knochenmarks, speziell der Zellen, die Thrombozyten produzieren (Megakaryozyten).
- Schädigung der Thrombozyten durch Bakteriengifte bzw. Entzündungsstoffe.
- Dadurch aktivierte ungeregelte Gerinnungsprozesse (DIC = disseminierte intravasale Gerinnung)
- Erhöhter Abbau von Thrombozyten durch die infektionsbedingt vergrößerte Milz.

Auch bei Virusinfektionen, besonders Röteln und Cytomegalie sind Knochenmarksschädigungen und nachfolgend eine Thrombozytopenie mit anschließenden Blutungen möglich.

Ähnlich wie bei der Blutgruppenunverträglichkeit kann es beim Neugeborenen auch durch **mütterliche Antikörper** gegen kindliche Thrombozyten zu deren Zerstörung kommen. Auch wenn die Mutter Antikörper gegen die eigenen Thrombozyten bildet (ITP = idiopathische thrombozytopenische Purpura), kann dies bereits beim Feten, stärker noch beim Neugeborenen zu Blutungen führen.

Genetisch bedingte Erkrankungen oder Defekte der Thrombozyten sind äußerst selten. Ist aufgrund der Vorgeschichte der Mutter oder der Familie eine Thrombopenie beim Feten zu erwarten, sollte dies beim perinatalen Management bedacht werden. So kann etwa eine traumatisierende Vakuumextraktion zu tödlichen Blutungen führen.

22.7 Gerinnungsstörungen

Leitsymptome:
- Je nach Ursache etwas unterschiedliche Symptome
- Blut im Stuhl, andere Schleimhautblutungen
- Verstärkte Blutergüsse an belasteten Stellen
- Schlechte Blutstillung (z. B. nach kapillärer Blutentnahme)

Infektionsbedingte Störungen

In den meisten Fällen wird die Gerinnung durch vorübergehende Störfaktoren beeinträchtigt. Die wichtigsten Ursachen sind Infektionen, besonders bakterielle Allgemeininfektionen (Sepsis) und Asphyxie. Im schlimmsten Fall entwickelt sich eine **Verbrauchskoagulopathie** (disseminierte intravasale Gerinnung). Durch Mikrozirkulationsstörungen entstehen in den kleinen Blutgefäßen Thromben. Als Folge werden mehr Gerinnungsfaktoren und Thrombozyten verbraucht als der Körper produzieren kann. Dadurch treten gleichzeitig Durchblutungsstörungen aufgrund der Thrombosierung von Gefäßen und Blutungen aufgrund des Mangels an Gerinnungsfaktoren und Plättchen auf.

Vitamin-K-Mangel

Eine relativ große Bedeutung für Neugeborene hat der Vitamin-K-Mangel. Diese Substanz wird von der Leber benötigt, um einige der Gerinnungsfaktoren zu bilden (Faktoren II, VII, IX, X). Vitamin K wird einerseits über die Nahrung zugeführt, die wichtigste Quelle sind jedoch Darmbakterien, die dieses Vitamin bilden. Dabei ist allerdings zu bedenken, dass die Bifidus-Flora des gestillten Neugeborenen nur in sehr geringen Mengen Vitamin K produziert. Hinzu kommt, dass in der Muttermilch nur geringe Vitamin-K-Mengen vorhanden sind. Neugeborene haben physiologischerweise eine gewisse Mangelsituation. Die Aktivität der genannten Gerinnungsfaktoren ist im Nabelschnurblut etwa halb so groß wie später. Etwa jedes 200. Neugeborene hat nach 48 bis 72 Stunden eine so geringe Aktivität der Gerinnungsfaktoren, dass eine akute Blutungsgefahr besteht.

Durch einen Vitamin-K-Mangel kann es zu zweierlei **Blutungskomplikationen** kommen:
- Die **Frühform** der Blutung entsteht in den ersten Lebenstagen. Diese Blutungen sind meist relativ harmlos und lassen sich beherrschen. Allerdings besteht auch hier bei besonders gestressten Kindern (z. B. nach Asphyxie) die Gefahr größerer Organblutungen.
- Von größerer Bedeutung ist die **Spätform** der Vitamin-K-Mangelblutung. Diese kann in den ersten 2 bis 3 Lebensmonaten auftreten. Es handelt sich meist um Hirnblutungen, die in der Regel zu einer dauerhaften Behinderung, Epilepsie und nicht selten auch akut zum Tode führen. Solche Blutungen kommen bei etwa jedem 10 000. Neugeborenen vor, wobei praktisch nur gestillte Kinder betroffen sind, da künstlichen Säuglingsnahrungen Vitamin K zugesetzt ist. Um solche Blutungen zu verhindern, wurde die **Vitamin-K-Prophylaxe** eingeführt (s. S. 55).

Angeborene Defekte des Gerinnungssystems

Sie sind insgesamt selten. Der wichtigste und häufigste dieser Defekte ist die **Hämophilie A**. Hierbei ist einer von 13 Gerinnungsfaktoren, der Faktor VIII, in der Aktivität wesentlich herabgesetzt oder fehlt ganz. Die Hämophilie manifestiert sich selten bereits beim Neugeborenen, meist äußert sie sich in der Regel erst, wenn das Kind körperlich aktiv wird, d. h. wenn durch Verletzungen das Gerinnungssystem gefordert wird. Dann treten auffallende Hämatome, Nachblutungen, Gelenkblutungen etc. auf.

Die Erkrankung wird X-chromosomal rezessiv vererbt. Frauen sind also in der Regel gesunde Erbträger, erkrankt sind daher fast nur Männer.

Stillberatung
- Stillen ist möglich und erwünscht.
- Bei Darmblutung oder Bluterbrechen des Säuglings muss man differenzialdiagnostisch auch an die Möglichkeit denken, dass mütterliches Blut verschluckt wurde (z. B. aus Rhagaden an den Brustwarzen).

23 Neugeborenenikterus (Ikterus neonatorum, unkonjugierte Hyperbilirubinämie)

23.1 Bilirubinstoffwechsel

Bilirubin ist ein wesentlicher Bestandteil der Gallenflüssigkeit und bedingt auch deren Färbung. Auch die Stuhlfärbung beruht auf Abbauprodukten des Bilirubins. Dieses entsteht in mehreren Schritten beim Abbau des Moleküles **Häm**, das im Körper für die Bindung von Eisen innerhalb komplexer Eiweißstrukturen nötig ist. Hauptsächlich kommt Häm im roten Blutfarbstoff („Hämoglobin") vor, in den Sauerstoffspeichern des Muskels (Myoglobin) und in eisenhaltigen Enzymen in der Leber.

Das beim Abbau von Häm entstehende Bilirubin ist wasserunlöslich. Es wird im Blut an Albumin gebunden transportiert. Damit es in der Gallenflüssigkeit ausgeschieden werden kann, muss es wasserlöslich gemacht werden. Dies wird durch eine Kopplung (=Konjugation) mit der wasserlöslichen Glucuronsäure in der Leberzelle erreicht.

Diese Kopplungsreaktion findet beim Neugeborenen und insbesondere beim Frühgeborenen aufgrund der unreifen Leber nur eingeschränkt statt: Die Leber des Neugeborenen muss diese Reaktion noch „trainieren", da intrauterin die Entsorgung des Bilirubins über die Plazenta und die Mutter bewerkstelligt wurde. Aus diesem Grund kommt es postnatal in der Regel bei allen Neugeborenen zu einer mehr oder weniger ausgeprägten Hyperbilirubinämie. Häufig ist nach der Geburt der Abbau von Hämoglobin noch gesteigert (z. B. durch Hämatome, die resorbiert werden müssen).

Klinisch äußert sich die Hyperbilirubinämie in einer Gelbverfärbung der Haut, Schleimhaut und Bindehäute. In pathologischen Situationen, z. B. Hämolyse, Polyglobulie (s. S. 197), Infektionen, Geburtstraumen, etc. wird dies zusätzlich noch verstärkt. Genetische Faktoren spielen beim Grad der Hyperbilirubinämie eine modifizierende Rolle.

23.2 Bestimmung des Bilirubinwertes

Eine grobe Abschätzung des Bilirubinwertes ist für den Geübten bis zu einem gewissen Grad möglich:
- gelbe Skleren in den Augen: Bilirubin über 2–2 mg/dl
- Stirn erscheint gelb: Bilirubin über 10 mg/dl
- Stamm erscheint gelb: Bilirubin über 12 mg/dl
- Beine erscheinen gelb: Bilirubin über 14 mg/dl

Diese Schätzung ist allerdings ungenau, denn der subjektive Eindruck bei der Beurteilung der Hautfarbe wird auch von der Durchblutung, dem Gehalt an roten Blutkörperchen, der Pigmentierung, von Ödemen, von der Behaarung, der Beleuchtung und von anderen Störfaktoren beeinflusst.

Bei klinischem Ikterus ist daher immer eine **Bilirubinbestimmung im Serum** nötig. Bei dunkelhäutigen und Neger-Kindern muss die Abschätzung besonders sorgfältig erfolgen. Im Labor wird Bilirubin durch ein photometrisches Verfahren bestimmt. Dabei ist entscheidend, dass die Probe zügig ins Labor kommt. Vor allem darf das Blut nicht lange im Licht stehen, da sonst der Wert falsch zu niedrig gemessen wird, was für das Kind fatale Folgen haben kann.

Definitionen der Laborbegriffe:

gesamtes Bilirubin = direktes und indirektes Bilirubin,
direkt bedeutet: „direkt in der Labormessung bestimmbar"
indirekt bedeutet: an Protein gebunden, deswegen nur indirekt bestimmbar.

direktes Bilirubin = wasserlösliches Bilirubin = konjugiertes Bilirubin ist nicht an Protein gebunden

indirektes Bilirubin = wasserunlösliches Bilirubin = unkonjugiertes Bilirubin wird (zum Transport im Blut) an Protein (Albumin) gebunden.

freies Bilirubin: Fällt zuviel wasserunlösliches Bilirubin an, so dass das Albumin als Bindungsprotein nicht mehr ausreicht oder wird das Bilirubin durch Übersäuerung oder Medikamente vom Albumin verdrängt, tritt freies nicht proteingebundenes wasser**un**lösliches Bilirubin auf, das die Bluthirnschranke leicht überwinden kann und ins Gehirn eindringen und es schädigen kann (siehe unten).

Neben dieser „blutigen" Methode gibt es noch eine **unblutige photometrische Methode.** Ein spezielles Gerät wird auf die Haut aufgesetzt, am besten an der Stirn oder auf dem Brustbein. Ein Lichtstrahl bestimmter Dauer und Wellenlänge („Blitz") aus dem Gerät wird von der Haut reflektiert. Die farbliche Veränderung dieses Lichtstrahls hängt unter anderem von der Bilirubinmenge in der Haut ab, also wird der reflektierte Lichtstrahl analysiert. Mit diesem Gerät ist eine relativ genaue Abschätzung möglich. Es gibt jedoch zahlreiche Fehlermöglichkeiten, besonders bei Kindern mit nicht heller Hautfarbe und und abweichender Hautdicke, bei verminderter Durchblutung, z.B. bei Sepsis oder nach Asphyxie. So hat diese Methode ihre Grenzen. Daher muss parallel zu Beginn des Ikterus eine laborchemische Kontrolle erfolgen, ebenso beim Überschreiten bestimmter Grenzwerte, die von der klinischen Situation abhängen. Zur Trendmessung ist das Gerät aber gut geeignet und kann dem Kind einige Blutentnahmen ersparen.

Erscheint das Kind klinisch deutlich ikterisch, sollte auch bei niedrigen transkutanen „Blitz"-Werten immer eine Bilirubinbestimmung im Blut erfolgen. Während oder nach Phototherapie darf diese Methode nicht angewendet werden, da dann durch die UV-Bestrahlung die Werte in der Haut niedriger sind als im Gewebe.

Neben der einfachen Bestimmung des Bilirubins sind einige wenige **Untersuchungen** nötig:
- Bei **allen bei ikterischen Kindern**: gesamtes Bilirubin und mindestens einmalig direktes Bilirubin, Differenzialblutbild, Retikulozyten
- Wünschenswert: Nabelschnurbilirubin, direkter Coombs Test bei rh-negativen Müttern und Blutgruppe 0 sowie wenn der Antikörpersuchtest bei der Schwangeren positiv war, Albumin

Es wäre ferner sinnvoll, bei jedem Neugeborenen eine Serumbilirubinbestimmung vor der Entlassung durchzuführen und mithilfe stundenspezifischer Perzentilen das Risiko abzuschätzen und eventuell eine Behandlung zu beginnen. Als Zeitpunkt bietet sich eine gemeinsame Abnahme mit dem Stoffwechseltest ab einem Alter von vollendeten 48 Lebensstunden an.

23.3 Differenzialdiagnose

Wichtig ist die Unterscheidung zwischen einem pathologischen und einem physiologischen Ikterus

Merkmale/Risikofaktoren eines pathologischen Ikterus sind:

1. Faktoren, die für eine **Hämolyse** sprechen:
   - Nabelschnurbilirubin > 2,7mg/dl
   - hämolytische Erkrankungen in der Familienanamnese
   - Ikterusbeginn am ersten Lebenstag
   - Bilirubinanstieg um mehr als 0,5 mg/dl/Stunde, Bilirubinanstieg trotz Phototherapie
   - Blässe, Hepatosplenomegalie

- Hb-Abfall oder Hk < 45%; vermehrt Sphärozyten im Blutausstrich
- Retikulozytose > 45‰
- rascher Anstieg nach 24–48 Stunden (G6PD-Mangel)
- Ethnie (Griechen, Süditaliener, Juden, Filipinos, Chinesen, Afrikaner, Thais ⇒ G6PD-Mangel)

2. Faktoren, die für einen nicht hämolysebedingten **vermehrten Erythrozytenabbau** sprechen
   - Polyglobulie: Hk > 65%
   - Kephalhämatome, kleinflächige Hautblutungen oder große Hämatome

3. Faktoren, die mit einer **erhöhten Hyperbilirubinämie-Inzidenz** assoziiert sind:
   - Kind diabetischer Mutter
   - Frühgeburtlichkeit < 37 SSW

4. Faktoren, die auf eine **Grunderkrankung** hinwiesen, bei der der Ikterus **ein** Symptom ist:
   Erbrechen, Lethargie, Trinkschwäche, Hepatosplenomegalie, massiver Gewichtsverlust, Apnoen, Temperaturinstabilität, Tachypnoe, hochfrequenter/schriller Schrei, Ikterusbeginn nach dem 3. Lebenstag

5. Hinweise auf einen **cholestatischen** Ikterus (S. u.):
   - dunkler Urin oder Bilirubinnachweis im Urin
   - helle/entfärbte Stühle
   - Gelbsucht länger als 3 Wochen

6. Faktoren, die das Risiko einer **Bilirubinenzephalopathie** (s. u.) erhöhen:
   - Azidose
   - Hyperkapnie
   - hypoxisch-ischämische Enzephalopathie
   - Krampfanfälle
   - Vaskulitis
   - Meningitis
   - hyperosmolare Belastung,
   - abrupte Änderungen des arteriellen oder Venendruckes
   Kinder mit diesen Risikofaktoren sind in der Einschätzung als **krank** zu bewerten.

Grundsätzlich müssen bei einem pathologischen Ikterus immer differenzialdiagnostische Überlegungen zur Ursache angestellt werden.

23.4 Physiologischer Ikterus

Leitsymptome:
- Zunehmende kopfbetonte Gelbfärbung
- Apathie, Lethargie, Trinkschwäche
- Zusätzliche Symptome deuten auf einen pathologischen Ikterus/weitere Gesundheitsprobleme hin

Bei allen Neugeborenen tritt als normale Übergangsphase eine leichte „Gelbsucht" auf, d. h. eine Erhöhung des Bilirubins im Blut, was zu dieser gelben Farbe führt. Diese Neugeborenen-Gelbsucht darf nicht mit der infektiösen Gelbsucht (=Hepatitis) verwechselt werden. Es handelt sich um eine Folge der Stoffwechsel-Anpassung vom intrauterinen zum extrauterinen Leben.

Beim Neugeborenen ist die Glukuronisierung vor allem in den ersten Lebenstagen noch unreif. Dies beruht auf einer langsamen Umstellung von der Fetalzeit, in der ja möglichst keine Glukuronisierung stattfinden soll. Sonst würden das Bilirubin und auch andere Abfallstoffe im Fruchtwasser auftauchen, was nicht nur sinnlos, sondern auch gefährlich wäre. Die entsprechenden Enzyme werden daher erst nach der Geburt produziert bzw. aktiviert. Hinzu kommt in den ersten Lebenstagen eine erhöhte Rückresorption des in der Galle in Richtung Darm ausgeschiedenen Bilirubins, da Nahrung als Träger zur Ausscheidung noch fehlt und bei der noch mangelnden Keimbesiedelung des Darmes die Umwandlung in andere Endprodukte noch nicht ausreichend stattfindet.

Von einem **physiologischen Ikterus** spricht man, wenn das Bilirubin langsam ansteigt, wenn es zwischen dem 3. und 6. Lebenstag ein Maximum von 12 mg/dl nicht übersteigt und es sich vorwiegend um indirektes Bilirubin handelt (direktes Bilirubin unter 1 mg/dl).

Gefährlich wird das Bilirubin besonders bei Frühgeborenen und kranken Neugeborenen, bei denen ein Albuminmangel vorliegen kann, sodass die Trägerkapazität für Bilirubin vermindert ist. Bilirubin kann daher viel leichter aus den Gefäßen z. B. ins Gehirn gelangen.

Im Einzelnen bestimmen die folgenden Faktoren das **Auftreten und das Ausmaß** des physiologischen Ikterus bei Neugeborenen:

- Höherer Hämatokrit und damit höherer Zellumsatz.
- Kürzere Überlebenszeit fetaler Erythrozyten (60 bis 70 statt 120 Tage).
- Erhöhter Anfall stoffwechselbedingten Bilirubins (das also nicht aus Erythrozyten stammt).
- Verminderte Ausscheidung.
- Erhöhter enterohepatischer Kreislauf in den ersten Lebenstagen bis zu einer ausreichenden Fütterung.
- Unreifes Glukuronisierungssystem.

> **Stillberatung:**
> - Bei einem physiologischen Ikterus soll weiter gestillt werden.
> - Weiteres s. S. 207

23.5 Pathologischer Ikterus

> **Leitsymptom:**
> - Steigt das Bilirubin schneller, höher oder bleibt es länger erhöht, handelt es sich um einen **pathologischen Ikterus**.

Auch ein sonst „physiologischer" Bilirubinwert kann bei Erkrankungen oder pathologischen Zuständen beim Neugeborenen oder Frühgeborenen schädigend wirken, also in diesem Fall pathologisch sein. Dabei deuten die verschiedenen Verlaufsformen auf bestimmte Ursachen hin.

Verlaufsformen

- **Verfrühter Ikterus („praecox"):** klinisch sichtbare Gelbsucht in den ersten 24–46 Stunden. Hervorgerufen besonders durch Hämolyse, die bereits intrauterin begonnen haben kann.
- **Verstärkter Ikterus („gravis"):** Anstieg über 15 bis 17 mg/dl oder ein schneller Anstieg von mehr als 0,5 mg/dl/Stunde. Ein verfrühter Ikterus führt fast immer auch zu einem verstärkten, außerdem kommt ein verstärkter Ikterus bei sehr vielen der unten genannten Erkrankungen des Neugeborenen vor.
- **Verlängerter Ikterus („prolongatus"):** klinisch sichtbarer Ikterus länger als 8 Tage. Der verlängerte Ikterus kann mit einem zunehmenden Anstieg des direkten Bilirubins einhergehen, was auf eine Gallen-Abflussstörung hinweist. Ferner ist mit einem verlängerten Ikterus ohne Anstieg des direkten Bilirubins bei Unreife und verzögerter Stoffwechselreaktion, z. B. Hypothyreose, zu rechnen.

Die Grenze zwischen einem normalen und einem pathologischen Ikterus kann man nicht durch einen bestimmten Wert festlegen. Für Risikogruppen (Frühgeborene, Asphyxie etc.) gibt es niedrigere Grenzwerte. Außerdem will man einen gefährlichen Anstieg so schnell wie möglich erkennen, sodass auch die Anstiegsgeschwindigkeit in den ersten Lebenstagen von Bedeutung ist. Für die Beurteilung gibt es daher Grenzwertkurven.

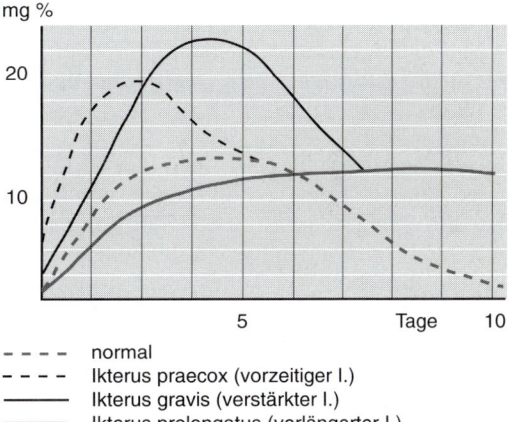

- - - - normal
- - - - Ikterus praecox (vorzeitiger I.)
——— Ikterus gravis (verstärkter I.)
——— Ikterus prolongatus (verlängerter I.)

Abb. 23.1 Verlaufsformen des Ikterus bei Neugeborenen

Ursachen

Die Ursachen pathologischer Ikterusverläufe können vielfältig sein:

Überangebot von Bilirubin
- Polyzythämie (maternofetale, fetofetale Transfusion, Dystrophie, spätes Abnabeln).

- Hämolyse (Rhesus-, andere Blutgruppenunverträglichkeit, selten aus anderen Ursachen (s. S. 193 f).
- Blutungen (Hämatome, Parenchymblutungen in Hirn, Leber oder anderen Organen).
- Erhöhter enterohepatischer Kreislauf (Atresien oder Stenosen im Magen-Darm-Trakt, Mekonium-Ileus, nicht ausreichende Ernährung, verschlucktes Blut).

Verminderte Ausscheidung
- Metabolische Ursachen: Unreife der Leber, Medikamente, Galaktosämie, mütterlicher Diabetes, seltene Enzymdefekte der Leber.
- Endokrine Ursachen: Muttermilchinduzierter Ikterus (?), Hypothyreose.
- Obstruktive Ursachen: Gallengangsatresie, eingedickte Galle, Mekoniumileus z. B. bei Mukoviszidose s. S. 144 f.
- Parenterale Ernährung.

Komplexer bzw. unklarer Mechanismus
- Sepsis, intrauterine Infektionen.
- Atemnotsyndrom.
- Asphyxie.
- Muttermilchinduzierter Ikterus.
- Ethnische Unterschiede (asiatische Abstammung).

Bei **verlängertem Ikterus** über den 8. Tag hinaus liegen häufig Fehlbildungen vor. Wenn das Bilirubin z. B. durch Atresie der Gallenwege (s. S. 136 f) oder andere Erkrankungen mit Gallenstau innerhalb der Leber nicht normal abfließen kann, dann ändert sich die Farbe des Ikterus von gelb nach grünlich ("Verdinikterus"). Gleichzeitig ist der **Stuhl eher grau bis weiß, während der Urin dunkelgelb bis braun erscheint**, weil die zurückgestauten Gallensäuren teils über die Nieren ausgeschieden werden. Wenn diese Symptome beobachtet werden, ist eine baldige Abklärung nötig, um eine frühzeitige Behandlung einzuleiten und eine weitere Schädigung der Leber und anderer Organe zu vermeiden.

Muttermilch-induzierter Ikterus

Im Gegensatz dazu tritt beim Muttermilch-induzierten Ikterus keine solche Verfärbung auf, d. h. es handelt sich um unkonjugiertes Bilirubin. Bei gestillten Kindern sind die Bilirubin-Werte insgesamt eher etwas höher. Die frühe Phase des Muttermilchikterus in den ersten Lebenstagen wird durch Kalorienmangel und zu einem kleinen Teil auch durch Flüssigkeitsmangel ausgelöst. Durch eine Steigerung der Fütterungshäufigkeit und -mengen lässt sich die Wahrscheinlichkeit eines Ikterus senken. Frühes und häufiges Anlegen ist also auch aus diesem Grund erwünscht.

Ein echter MM-induzierter Ikterus tritt bei etwa 1% der gestillten Kinder auf. Statt zu fallen, steigt das Bilirubin nach dem 3. Tag weiter und erreicht Werte um und über 20 mg/dl. Normale Werte werden erst nach 2 bis 12 Wochen erreicht. Bei einer zweitägigen Stillpause fällt der Spiegel rapide und erreicht auch bei erneutem Stillen nicht mehr dasselbe hohe Niveau. Er steigt dann allerdings noch einmal etwas an, um etwa 2 bis 4 mg/dl.

Es gibt verschiedene **Vermutungen und Risikofaktoren** für den echten Muttermilch-induzierten Ikterus:
- **Hormonell:** 3-alpha,20-beta-Pregnandiol, das bei diesen Müttern in der Milch erhöht ist und die Konjugation von Bilirubin verhindert.
- **Metabolisch:** Erhöhte Lipoproteinase, Fette werden vorzeitig in Fettsäuren gespalten. Diese verhindern die Aufnahme und Weiterverarbeitung von Bilirubin in den Leberzellen.
- **Verminderte Stuhlmenge** im Vergleich zu künstlich ernährten Kindern, dadurch geringere Ausscheidungsmöglichkeit.
- Erhöhte Rückresorption aus dem Stuhl.

Stillberatung
- Ein Kernikterus (s. u.) scheint bei einem Muttermilch-induzierten Ikterus wesentlich seltener aufzutreten als bei erhöhten Bilirubin-Werten aus anderen Ursachen, sodass die Therapie, vor allem die Empfehlung zur Stillpause, relativ großzügig gehandhabt werden kann, wenn das Kind ansonsten gesund ist und keine Risikofaktoren aufweist.
- Allerdings sollte bei Bilirubin-Werten, die trotz intensiver Phototherapie nicht unter 20 mg/dl abfallen, eine Stillpause über 48 Stunden eingelegt werden.

Das Wiederholungsrisiko bei nachfolgenden Schwangerschaften ist hoch (ca. 70%).

23.6 Bilirubinenzephalopathie/Bilirubin induziertes neurologisches Defizit (BIND)

Leitsymptome:
- Ausgeprägter (vorausgegangener Ikterus)
- Lethargie, Trinkschwäche
- Schriller hochfrequenter Schrei
- Unterschiedlich ausgeprägte neurologische Spätschäden

Freies (nicht konjugiertes und nicht an Albumin gebundenes) fettlösliches Bilirubin dringt in Zellen ein und kann die Blut-Hirn-Schranke leicht überwinden. Es kann zum **Kernikterus** oder zu einer **Bilirubinenzephalopathie** führen, und in der Folge zu einer vorübergehenden oder dauerhaften Schädigung und Funktionsstörung des Gehirns.

Es werden **drei Stadien** der Bilirubinenzephalopathie unterschieden:
- **Anfangsphase**: leichter Stupor (Lethargie, Schläfrigkeit), leichte muskuläre Hypotonie, Bewegungsarmut, Saugschwäche, leicht hochfrequenter Schrei
- **Übergangsphase**: mäßiger Stupor, Erregbarkeit, variabler Muskeltonus, gewöhnlich gesteigert, z.T. Überstreckung, Opisthotonus (extreme Körperbeugung nach hinten), mi-

nimale Nahrungsaufnahme, hochfrequenter Schrei
- **Fortgeschrittene Phase**: tiefer Stupor bis zum Koma, muskuläre Hypertonie, deutlicher Opisthotonus, Nahrungsverweigerung, schriller Schrei

Elektrophysiologisch zeigen sich im **EEG** vermehrt langsame Frequenzen und in der **BERA** (brainstem evoked response audiometry/AEP akustisch evozierte Potentiale) verlängerte Latenzen und eine verminderte Amplitude. Speziell die BERA ist eine sensible Methode, um eine bilirubininduzierte neurologische Dysfunktion und eine vielleicht drohende dauerhafte neuronale Schädigung zu diagnostizieren. Diese Effekte sind schon ab Serumbilirubinwerten im Bereich von 15–20mg/dl zu beobachten! Es gibt Hinweise darauf, dass bei reifen, sonst gesunden Kindern Bilirubinwerte im Bereich von 20 bis 25 mg/dl zu leichten neurologischen Schädigungen führen können.

Der **Kernikterus** ist das pathologisch-anatomische Korrelat eines schweren BIND: es kommt zu einer dauerhaften Einlagerung von Bilirubin in bestimmte Kerngebiete des Gehirns (vor allem Basalganglien). Die Akutsterblichkeit ist hoch. Falls dieser Zustand überlebt wird, resultiert eine lebenslange schwere Beeinträchtigung mit Schwerhörigkeit, Blicklähmung und geistiger Behinderung.

Der Serumbilirubinwert allein ist nicht ausreichend für eine **Therapieentscheidung**, da sich daraus nicht voraussagen lässt, welche Kinder ein BIND haben werden. Entscheidend sind:

Tabelle 23.1 Bilirubin induziertes neurologisches Defizit (BIND)

Stadium	1	2	3
Bewusstseinslage	schläfrig und trinkschwach	Lethargie und Übererregbarkeit	Somnolenz und Krämpfe
Muskeltonus	leicht vermindert	Hypertonie oder Hypotonie, abhängig vom Wachheitszustand, milde Überstreckung des Halses/Rumpfes	deutlich gesteigert oder reduziert, Opisthotonus, Radfahrbewegungen
Schrei	hochfrequent	schrill	nicht zu beruhigen

- Die Konzentration des freien, nicht konjugierten Bilirubins (genauer die neutrale Bilirubinsäure)
- der Bilirubintransport durch eine intakte oder gestörte Bluthirnschranke
- die Empfindlichkeit der Nervenzellen, die durch eine asphyktische Schädigung, durch Hypoglykämie, Stoffwechselveränderungen/ toxische Substanzen, intrakranielle Blutungen, Infektionen etc. gesteigert sein kann

23.7 Prophylaxe

Ziel unserer Bemühungen sollte sein, dass kein Kind ein bleibendes neurologisches Defizit erleidet, und dass der Bilirubinverlauf so überwacht wird, dass eine Austauschtransfusion (die potentiell lebensgefährliche Komplikationen haben kann!) vermieden werden kann.

- Alle Neugeborenen sollten **mehrmals täglich** hinsichtlich eines Ikterus beurteilt werden. Eine besondere Wachsamkeit ist bei frühen Entlassungen/ ambulanten Entbindungen und Hausgeburten nötig.
- Bei allen Kindern sollten **anamnestische oder klinische Risikofaktoren** (siehe oben) für die Entstehung einer Hyperbilirubinämie erfasst werden. Liegen solche vor, muss eine besonders gründliche Überwachung bezüglich des Entstehens einer Hyperbilirubinämie erfolgen.
- Bei allen Eltern sollte eine **Anamnese** bezüglich erblicher Hämolyseerkrankungen (z. B. Glucose-6-Phosphatdehydrogenasemangel) und Ikterusformen sowie hinsichtlich Gelbsucht bei älteren Kindern erfolgen.
- Die **Eltern** sollten bei Hausgeburten, ambulanten Entbindungen und frühzeitiger Entlassung auf die Problematik der Hyperbilirubinämie und der Bilirubin-Enzephalopathie hingewiesen werden.
- Alle Neugeborenen, die innerhalb der ersten 48 Stunden entlassen werden, sollten spätestens 48 Stunden nach der Entlassung nochmals einem Kinderarzt vorgestellt werden.
- Grundsätzlich sollte eine **Nachuntersuchung** nach der Entlassung durch eine in der

Neugeborenenbeurteilung erfahrene Person erfolgen (Kinderarzt, Hebamme, Kinderkrankenschwester). Sollten Risikofaktoren für die Entwicklung einer therapiebedürftigen Hyperbilirubinämie bestehen, müssen kurzfristige Kontrolltermine beim Kinderarzt vereinbart werden. Kinderarzt bzw. betreuende Hebamme werden am besten telephonisch über die Risikosituation informiert. Dieser Punkt ist umso wichtiger, je früher das Kind entlassen wird.

Information der Eltern

Beim Entlassungsgespräch sollten die Eltern bezüglich der Gelbsuchtproblematik (inklusive neurologische Schädigung als Folge einer extremen Hyperbilirubinämie) informiert werden:
- Hinweis auf die meist zunehmende Gelbsucht (vor allem wichtig bei sehr früher Entlassung)
- Erkennen des Ikterus: Leerdrücken des Kapillarbettes und Beurteilung der Hautfarbe
- „Sollte das Gesicht oder die Augen Ihres Kindes in den ersten 24 Lebensstunden gelb erscheinen, suchen Sie sofort einen Arzt auf."
- „Wenn die Beine genauso gelb wie das Gesicht erscheinen, suchen Sie sofort einen Arzt auf."
- „Sollte Ihr Kind trinkschwach, lethargisch, schlapp, bewegungsarm sein, nur schlafen oder schrill schreien, suchen Sie sofort einen Arzt auf."

Pauschale Ratschläge wie: „Wird Ihr Kind gelb, stellen Sie es ins Licht", oder „Alle Neugeborenen sind schläfrig und trinken noch nicht viel", etc. sind gefährlich und sollten unterbleiben.

Ferner sollten die Eltern im Entlassungsgespräch die wichtigsten **Prophylaxemaßnahmen** erfahren:
- Das Neugeborene sollte mindestens 8–10 mal in 24 Stunden gestillt werden.
- Falls zugefüttert werden muss, sollte nur **Nahrung** (und nicht Zuckerwasser) verwendet werden, da dadurch die Darmpassage beschleunigt und die Kalorienversorgung verbessert wird, was beides zur besseren Ausscheidung von Bilirubin beiträgt. Beim

Zufüttern ist eine Hydrolysatnahrung bei Gelbsucht am günstigsten, da dies im Vergleich einen stärkeren Bilirubinabfall bewirkt.

23.8 Therapie

Stillberatung
- Grundsätzlich bewirkt eine rasch einsetzende Darmpassage und eine gute kalorische Versorgung, dass die Neugeborenengelbsucht weniger stark ist. Deswegen sollte alles unternommen werden, um **frühzeitiges und häufiges** (u. U. bis zu 8–10–12 mal/Tag) **Stillen** zu ermöglichen, um eine maximale Nahrungsversorgung zu gewährleisten.
- Bei ikterischen Kindern ist eine Zufuhr von reiner Flüssigkeit (Tee, Glucose, Infusion) nicht sinnvoll. Es soll soviel Muttermilch (oder Nahrung) wie möglich gegeben werden. Der erhöhte Flüssigkeitsbedarf bei einer Fototherapie soll in Form von Milch zugeführt werden. (Ausnahme bei gastrointestinaler Erkrankung/ Störung).
- Falls nicht oder nicht ausreichend gestillt werden kann, ist eine Hydrolysatnahrung sinnvoll, weil die Bilirubinausscheidung im Vergleich zu adaptierter Nahrung und Muttermilch verbessert wird. Eine Muttermilchpause wird nur in Extremsituationen (drohender Austausch) empfohlen.

Fototherapie

Beim Überschreiten bestimmter Grenzwerte muss eine Fototherapie begonnen werden (s. Tab. 23.2). Bei Früh- und Mangelgeborenen, bekannten Risikofaktoren, kranken Neugeborenen und hämolytischen Erkrankungen ist besondere Vorsicht angebracht und es muss eine individuelle Entscheidung getroffen werden. Kranke Neugeborene (hierzu zählen explizit die Kinder mit Hämolyse) müssen aggressiver behandelt werden (s. Tab. 23.3)

Bei der Fototherapie bewirkt blaues (nicht ultraviolettes) Licht durch Photoisomerisation (und Fotooxidation) die Umwandlung von wasserunlöslichem indirektem Bilirubin in wasserlösliches Photobilirubin (Isomerisierung) und Lumirubin (strukturelle Umwandlung), die über die Galle und Niere ausgeschieden werden. Isomerisation bedeutet Umwandlung in ein chemisch praktisch gleiches, aber räumlich anders gefaltetes Molekül. Der Effekt ist abhängig von der Lichtstärke, dem Alter der Lampe, dem Abstand der Lampe zum Kind, der bestrahlten Oberfläche (keine Kleidung!), der Bilirubinkonzentration und vom Plexiglas (Verschmutzung, Staub und Kratzer reduzieren die Lichtwirkung drastisch).

Nebenwirkungen:
- Der Wasserverlust über die Haut ist ca. 2–3-mal größer als ohne Fototherapie. Der Flüssigkeitsbedarf steigt um 10–20%. Des-

Tabelle 23.2 Bilirubinwerte in mg/dl, ab denen therapeutische Interventionen bei sonst **gesunden**, reifen Neugeborenen ohne anamnestische Risikofaktoren immer erfolgen müssen (AAP)

Alter in Lebensstunden	< 24 Stunden	ab 24	ab 48	ab 72
Fototherapie erwägen	Verlegung in Kinderklinik	**12**	**15**	**17**
Fototherapie	bei Gelbsucht	15	18	20
Fototherapie, falls erfolglos Austausch		20	25	25
Austausch und intensive Fototherapie		25	30	30

Achtung: Diese Werte dürfen **keinesfalls** bei Frühgeborenen, kranken Neugeborenen oder Kindern mit Hämolyse angewendet werden!

Tabelle 23.3 Bilirubinwerte in mg/dl für **Frühgeborene und kranke Reifgeborene,** bei denen therapeutische Interventionen ergriffen werden sollten (nach Halamek LP; Stevenson DK 2002)

Gestationsalter/ Gewichtsklasse	„gesund"		krank	
	Fototherapie	Austausch	Fototherapie	Austausch
Frühgeborene < 1000 g	5–7	individuell	4–6	individuell
1001–1500g	7–10	individuell	6–9	individuell
1501–1000g	10–12	individuell	8–10	individuell
2001–1500 g	12–15	individuell	10–12	individuell
Reif geborene > 2500 g	15–18	20–25	12–15	18–20

wegen sind regelmäßige Gewichtskontrollen nötig.

- Nicht selten sind dünne Stühle zu beobachten (durch verminderte Lactaseaktivität und gesteigerte Peristaltik).
- Überwärmung durch die Lampe oder Auskühlung durch die Entkleidung drohen.
- Hautausschläge werden bei etwa 10% der Kinder beobachtet, sind aber harmlos.
- Unruhe ist eine häufige Begleiterscheinung.
- Langfristige Nebenwirkungen sind bei korrektem **Augenschutz** nicht bekannt.
- Um die Störung der Eltern-Kind-Beziehung möglichst gering zu halten, sollte außer bei einer extremen Hyperbilirubinämie das Kind beim Stillen bzw. Füttern und Versorgen nicht fototherapiert werden und dabei der Augenschutz auch immer abgenommen werden.

Kontraindikation: Bei erhöhtem direktem Bilirubin (> 3mg/dl oder > 10% des gesamten Bilirubins) besteht die Gefahr eines „Bronze-Baby-Syndroms".

Praktische Tips zur Durchführung der Fototherapie:
- Die Augenbinde hat die Tendenz zu verrutschen. Als „Kragen" hat sie keinen Sinn, deshalb für eine gute Fixierung sorgen.
- Das Kind sollte ca. alle zwei Stunden umgedreht werden, da die Wirkung von der bestrahlten Fläche abhängt und so fast alle Hautbereiche drankommen

- Eine unnötige Abdeckung durch Windeln, Kleidungsstücke, große Elektroden etc. ist zu vermeiden. Das Kind sollte am besten völlig unbekleidet sein.
- Regelmäßig, am besten zweimal täglich wiegen
- Zum normalen Flüssigkeitsbedarf 10–20% dazurechnen
- Temperaturkontrolle alle 2 bis 4 Stunden
- Unterbrechung der Therapie zum Füttern, bei Elternbesuchen
- 12 Stunden nach der Beendigung der Therapie erneute Bilirubin-Kontrolle, um einen Wiederanstieg rechtzeitig zu erkennen.

Neben der klassischen Fototherapie mit Lampen über dem Inkubator gibt es auch **Lichtmatten,** teils mit Kaltlicht, für die Heimtherapie. Einer breiten Anwendung stehen die ungenaue Dosierung und vor allem die schlechte Überwachung der wichtigen Parameter entgegen.

Tageslicht enthält denselben blauen Anteil, der bei der Fototherapie benutzt wird. Helle Räume sind also für den Rückgang der Gelbsucht günstig. Wichtig ist, dass die Kinder nicht direkt ins Sonnenlicht/ans Fenster mit direkter Sonneneinstrahlung gestellt werden, da sonst Überhitzung (durch Umwandlung von UV zu Wärmestrahlung durch Glas) oder Sonnenbrand (durch direkte UV-Wirkung bei direktem Sonnenlicht) drohen, was bei den temperaturinstabilen Neugeboren unter Umständen le-

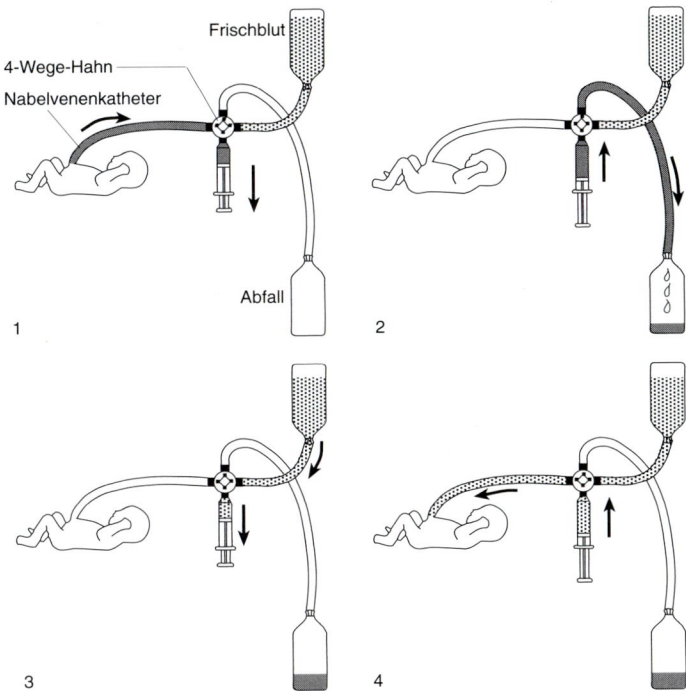

Abb. 23.2 Austauschtransfusion

bensgefährlich sein kann. Auch sollte eine solche unkontrollierte „Lichttherapie" nie dazu führen, dass bei einem ikterischen Kind keine Bilirubinbestimmung erfolgt.

Blutaustauschtransfusion

Bleibt trotz dieser Maßnahmen das Bilirubin in einem Bereich, in dem eine Nervenzellschädigung wahrscheinlich ist, oder droht es in diesen Bereich anzusteigen, muss eine Blutaustauschtransfusion durchgeführt werden. Dabei werden Bilirubin und teilhämolysierte und antikörperbeladene Erythrozyten entfernt und gegen Spendererythrozyten (und Plasma) ausgetauscht, denen das sensibilisierende Antigen fehlt.

Die „**Kreuzprobe**" (Messung der Verträglichkeit der Spenderkonserve) muss mit kindlichem **und** mütterlichem Blut durchgeführt werden. Das Austauschvolumen entspricht dem zwei- bis dreifachen Blutvolumen des Kindes (~ 80 ml/ kg KG). Über mindestens eine Stunde wird am besten über einen Nabelvenenkatheter in kleinen Portionen ausgetauscht.

Dabei ist die Kontrolle der Vitalparameter, Temperatur, Elektrolyte und Blutzucker sehr wichtig. Die Austauschtransfusion ist ein vergleichsweise gefährlicher Eingriff. Es kann z. B. zu Thrombosen, Infektion, Hypoglykämie, Elektrolytstörungen mit u. U. resultierenden Herzrhythmusstörungen und Gerinnungsstörungen kommen.

Beseitigung von Risikofaktoren

Wichtig ist immer auch die Beseitigung von Risikofaktoren für eine durch Bilirubin ausgelöste Hirnschädigung:

- Hypoxie, Azidose, Hypoalbuminämie, Hypoglykämie, Hypothermie, Sepsis, Meningitis, Asphyxie müssen behandelt werden.
- Medikamente, die Bilirubin aus der Eiweißbindung verdrängen (z. B. Sulfonamide, Acetylsalicylsäure) und hypertone Lösungen sollten möglichst nicht verabreicht werden.

23.9 Konjugierte Hyperbilirubinämie/Cholestatischer Ikterus

Leitsymptome:
- Ausgeprägter Ikterus, der nicht rückläufig ist
- Zunehmende grüngelbe, „schmutzige" Hautfarbe bei den meisten Formen
- Milde bis ausgeprägte neurologische Symptome

Eine **konjugierte Hyperbilirubinämie,** also ein zunehmender bzw. dauerhaft erhöhter Wert des direkten Bilirubins, ist relativ selten.

Ursachen

Leberzellschädigung
- bei parenteral ernährten Kindern
- bei Hepatitis im Rahmen von (Virus-)Infektionen
- bei Galaktosämie und anderen Stoffwechselerkrankungen.

Abflussstörung
- Gallengangsatresie (intra-/extrahepatisch)
- andere Fehlbildungen an Leber, Pankreas und Darm, die den Gallenfluss behindern.

Exzessive Gallenmenge
- ausgeprägte Hämolyse,
- nach intrauteriner Transfusion.

Bei einer konjugierten Hyperbilirubinämie bekommt das Kind durch Ansammlung weiterer Abbauprodukte nicht so sehr eine gelbe, sondern zunehmend eine grünlich-bräunliche Verfärbung.

Therapie

Die Behandlung dieser Störungen kann weder mit Fototherapie noch mit Austauschtransfusionen befriedigend erfolgen, sondern nur durch die Beseitigung der Ursache.

Ist dies nicht möglich, wird das Kind dauerhaft eine Hyperbilirubinämie haben. Die Werte steigen allerdings nur selten über 20 mg%. Ist eine ausgedehnte Leberzellschädigung eingetreten, wird in vielen Fällen eine bindegewebige Umwandlung (Zirrhose) die Folge sein. Dann ist die Dauerprognose ungünstig und das Kind wird eine Lebertransplantation benötigen.

Stillberatung
- Ob und wann Muttermilch verfüttert werden kann, richtet sich nach der Ursache und dem aktuellen Krankheitszustand.
- In den meisten Fällen ist normales Stillen möglich.

24 Stoffwechselkrankheiten und -defekte

Stoffwechselvorgänge können im Rahmen der Umstellungsvorgänge nach der Geburt gestört sein oder aufgrund der mangelnden Leistungsfähigkeit der Organe zu dieser Zeit Probleme bereiten. Daneben gibt es viele angeborene Stoffwechseldefekte, die vor allem bei Neugeborenen auffallen, in vielen Fällen ein Weiterleben nicht ermöglichen und in anderen Fällen ein schnelles Handeln verlangen.

> **Leitsymptome:**
> Bei folgenden klinischen Zeichen sollte neben dem Ausschluss anderer Ursachen (z. B. Infektionen) an einen Stoffwechseldefekt gedacht werden:
> - Nahrungsverweigerung,
> - Erbrechen,
> - Gedeihstörung,
> - auffälliger Körpergeruch (z. B. nach Ahornsirup, Mäuseurin, Fruchtgeruch)
> - Vergrößerung von Leber und Milz,
> - Sepsis-ähnliches Krankheitsbild ohne Erregernachweis,
> - Versagen mehrerer Organe (z. B. Leber und Niere),
> - muskuläre Hypotonie oder Hypertonie
> - Atemstörungen und Apnoen,
> - Krampfanfälle,
> - komatöser Zustand,
> - neurologische Auffälligkeiten
> - unklare pathologische Laborbefunde, z. B. Hypoglykämie, Azidose, Laktaterhöhung, Ammoniak-Erhöhung, Transaminasenerhöhung, Ketonkörper.

Wenn mehrere solcher Symptome auftreten und keine eindeutige anderweitige Ursache zu finden ist, ist eine weiterführende Diagnostik bezüglich Stoffwechseldefekten indiziert, welche in der Regel in der Kinderklinik erfolgt.

Bei Verwandten-Ehen sind Stoffwechseldefekte aufgrund der überwiegend autosomal rezessiven Erblichkeit sehr viel häufiger, weshalb sehr viele türkische und arabische Familien mit solchen Defekten bekannt sind. Deswegen sollten diese Eltern ausdrücklich hinsichtlich einer möglichen Blutsverwandtschaft befragt werden.

Vorübergehende Stoffwechselprobleme

Nach der Geburt ändert sich die Stoffwechselsituation des Neugeborenen entscheidend. Die kontinuierliche Zufuhr bestimmter Stoffwechselsubstrate über die Placenta entfällt ebenso wie die Entsorgung von Stoffwechselendprodukten durch die Mutter. Die dabei stattfindenden physiologischen Umstellungsprozesse können in einigen Fällen zu Problemen führen. Bis zu einem gewissen Grad ist auch die Hyperbilirubinämie eine vorübergehende Stoffwechsel-Besonderheit des Neugeborenen (s. Kap. 23).

24.1 Hypoglykämien

> **Leitsymptome:**
> - Zittrigkeit, Unruhe
> - Gesteigerter Such-/Saugreflex
> - Bewusstlosigkeit, Krampfanfälle

Die häufigsten Abweichungen gibt es im Glukose-Stoffwechsel. Das Hauptproblem sind Hypoglykämien (Unterzucker). Bei Erwachsenen spricht man bei einem Blutzucker unter 70 mg% von einer Hypoglykämie.

Beim **Neugeborenen** liegt die Hypoglykämie-schwelle in den ersten Stunden unter 40 mg/dl. Ab dem zweiten Lebenstag sollte der Blutzucker über 50 mg/dl liegen, wobei meist Werte über 60 mg/dl gemessen werden. Werte unter 30 mg/dl bedürfen der sofortigen Intervention.

Ursachen

Ursache der Hypoglykämie ist in der Regel der Wegfall der kontinuierlichen Zufuhr durch die Mutter. Der Stoffwechsel des Kindes muss von Glukosespeicherung auf Glukosefreisetzung (Glykogenolyse) und Glukoseproduktion (Glukoneogenese) umstellen. Da die Zufuhr über die Nahrung anfangs nur sehr gering ist, wird dieses System stark gefordert. Zusätzlich steigt der Glukoseverbrauch nach der Geburt drastisch an, z.B. für die Wärmeproduktion. Die Ursache einer Hypoglykämie ist also entweder eine verminderte Bereitstellung oder ein erhöhter Verbrauch.

Ursachen für ein vermindertes Glukoseangebot:
- Mangelgeburt (verminderte Reserven und Polyglobulie, s.S. 197).
- Frühgeburt (verminderte Reserven, Unreife).
- Sehr lange oder stressreiche Geburt (vorzeitiges Aufbrauchen der Reserven).
- Asphyxie (bereits unter der Geburt verbrauchte Reserven).
- Mangelnde Substitution (erhöhter Bedarf wird nicht beachtet).

Ursachen für einen erhöhten Glukoseverbrauch:
- Asphyxie/Sauerstoffmangel: durch unvollständige Verbrennung erfolgt ein weitgehender Abbau der Reserven bei gleichzeitig nur geringem Energiegewinn
- Unterkühlung.
- Stress, Infektionen.
- Erhöhte Insulinausschüttung, z.B. bei Kindern diabetischer Mütter.

Zu besonders gefährlichen Hypoglykämien kommt es, wenn sich mehrere Faktoren ungünstig kombinieren, z.B. bei Asphyxie oder Frühgeburt.

Klinische Zeichen

Eine Hypoglykämie äußert sich zunächst durch Zittrigkeit, Unruhe und einen gesteigerten Such- und Saugreflex. Sinkt der Glukosespiegel weiter, können Krampfanfälle auftreten. Wenn fast keine Glukose mehr vorhanden ist, wird das Neugeborene bewusstlos und kann in diesem Zustand auch versterben. Ein Neu- oder Frühgeborenes mit Hypoglykämie kann aber auch völlig ohne hinweisende Symptome sein.

Um solche gefährlichen Verläufe zu verhindern, müssen **alle Kinder mit Risikofaktoren** für Hypoglykämien besonders intensiv überwacht werden. Dazu gehört nicht nur die klinische Beobachtung, sondern der Blutzucker muss kontrolliert werden, entweder nach einem festen Zeitplan oder aber generell vor den Mahlzeiten. Wenn man, etwa bei einem dystrophen Neugeborenen, nach einigen Tagen erkennt, dass keine Blutzuckerschwankungen mehr auftreten und das Kind klinisch auch keine diesbezüglichen Besonderheiten mehr zeigt, können die Kontrollen wieder beendet werden, wenn auch sonst eine stabile Stoffwechselsituation erreicht ist, d.h. wenn das Kind wieder zunimmt.

Die meisten behandlungsbedürftigen Hypoglykämien kommen in den ersten zwei Lebenstagen vor. Nach dem Einschießen der Muttermilch und ausreichenden Trinkmengen sind Blutzuckerschwankungen sehr selten. Dann muss auch nach neu entstandenen Ursachen, z.B. einer Infektion, gesucht werden.

Therapie

> **Stillberatung**
> - Bei Hypoglykämien muss natürlich neben den Kontrollen sehr großzügig Nahrung angeboten werden, d.h. häufiger Anlegen (ggf. Zufüttern bzw. Sondieren).
> - Muttermilch ist sinnvoller als reine Zuckerlösung, da auch Fette und Eiweiß zur Energiegewinnung zur Verfügung gestellt werden.
> - Der Abstand zwischen den Mahlzeiten wird auf 3 oder weniger Stunden verkürzt (8, evtl. 10 oder 12 Mahlzeiten/Tag).

Reicht dies nicht aus oder verträgt das Kind die Nahrung nicht, muss eine Glukoseinfusion zusätzlich erfolgen, deren Glukose-Konzentration der Situation angepasst werden kann. Bei hochprozentiger Glukoselösung (12.5% oder mehr) muss ein zentraler Venenzugang gelegt werden. Im Extremfall kann auch Kortison zur Steigerung des Blutzuckers eingesetzt werden.

Hyperglykämien (zu hoher Blutzucker) gibt es nur selten, z.B. im Rahmen von schweren Stresssituationen (Asphyxie, Operationen) bei unkontrollierter intravenöser Glukosezufuhr und bei den extrem seltenen neonatalen Glukosetoleranz-Störungen.

24.2 Besonderheiten bei Kindern diabetischer Mütter

Leitsymptome:
- Großes Geburtsgewicht bei relativer Unreife
- Atemnotsyndrom trotz Reife
- Ausgeprägte Hypoglykämien in den ersten Lebenstagen

Besteht ein mütterlicher Diabetes mellitus, hat dies verschiedene Auswirkungen auf das Kind. Es gibt offenbar schon in der Embryonalphase Einflüsse, denn die allgemeine Fehlbildungsrate ist bei Kindern von Diabetikerinnen erhöht. So kommen Herzfehler bis zu 4-mal häufiger vor, ebenso andere Organfehlbildungen. Denkbar wäre, dass Blutzuckerschwankungen (Hyperglykämien/evtl. Zusammenhang mit erhöhtem HbA1c) zu Fehlern bei der Organdifferenzierung führen. Ein typisches Fehlbildungssyndrom ist aber nicht bekannt.

Klinische Zeichen

Im Allgemeinen ist auch bei gut eingestellten Diabetikerinnen der Blutzucker im Durchschnitt etwas erhöht und während der Schwangerschaft kommt noch die diabetogene Eigenschaft der hormonellen Umstellung hinzu. Der erhöhte Blutzucker bedeutet ein permanentes Überangebot für den Feten. Als Folge hypertrophieren die β-Zellen des fetalen Pankreas. Sie schütten viel Insulin aus, damit die großen Glukosemengen auch verarbeitet werden. Dies führt zu einem übergroßen körperlichem Wachstum (**Makrosomie**). Das Geburtsgewicht dieser Kinder überschreitet oft 4000 g! Aufgrund des hohen Gewichtes kommt es etwas häufiger zu Frühgeburten, wobei dann das „normale" Gewicht nicht über die Unreife hinwegtäuschen darf. Solche Kinder sind im Gegenteil viel anfälliger für ein Atemnotsyndrom und andere Anpassungsstörungen. Die Häufigkeit des Atemnotsyndroms ist dann selbst bei reifen Kindern sehr hoch. Wegen des hohen Geburtsgewichts treten Geburtsverletzungen gehäuft auf.

Die dauerhaft erhöhte Insulinproduktion stellt das Hauptproblem der Kinder während der Fetalzeit dar. Nach der Durchtrennung der Nabelschnur fällt die hohe Glukosezufuhr plötzlich weg, bei zunächst noch hoher Insulinproduktion. So kommt es in den ersten Tagen auch bei reifen Kindern zu schweren **Hypoglykämien**, oft schon in den ersten Lebensstunden. Darum müssen Kinder diabetischer Mütter sehr engmaschig bezüglich ihres Blutzuckers überwacht werden. In den allermeisten Fällen ist es sinnvoll, eine Infusion mit einer Glukose-Elektrolyt-Lösung zuzuführen und frühzeitig so viel wie möglich Nahrung anzubieten. Problematisch ist speziell bei diesen Kindern, dass sie durch die hohe Insulinausschüttung kaum in der Lage sind, auf ihre Reserven zurückzugreifen. Denn Insulin unterdrückt die Freisetzung von Glukose aus Glykogen und die Umwandlung von Fettgewebe. Es stehen also auch keine alternativen Brennstoffe zur Verfügung.

Hypokalziämien, Polyglobulien, verstärkter Ikterus, Ernährungsschwierigkeiten und andere Auffälligkeiten treten bei Kindern diabetischer Mütter gehäuft auf, ebenso Soorinfektionen.

Wenn der Diabetes der Mutter schon sehr lange besteht und über längere Zeiträume schlecht eingestellt war, kann es sein, dass die uterinen Gefäße schon verändert sind. In solchen Fällen kann es paradoxerweise zu **Mangelgeborenen** kommen. Diese Kinder sind dann besonders gefährdet, schwere Hypoglykämien zu entwickeln. Sie sollten unmittelbar nach der Geburt eine zuverlässig laufende In-

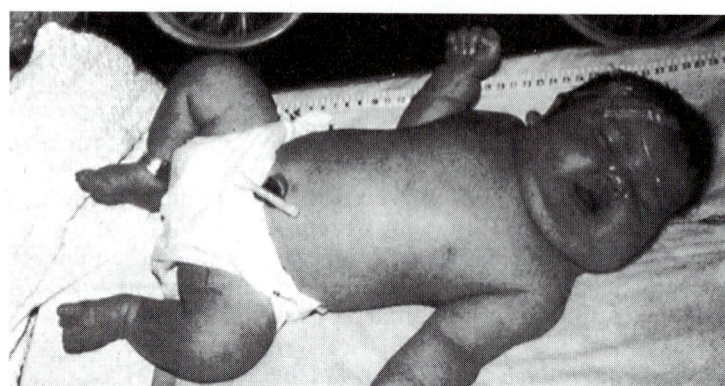

Abb. 24.1 Neugeborenes einer diabetischen Mutter

fusion mit engmaschiger Blutzuckerkontrolle erhalten.

Verlauf

Wenn sonst keine Komplikationen auftreten, hat sich im Normalfall nach wenigen Tagen der Stoffwechsel des Neugeborenen normalisiert. Das Kind selbst hat keinen Diabetes mellitus und die Chance, diese Erkrankung zu bekommen, ist geringer als 5% (wenn beide Eltern Diabetiker sind, etwas höher).

Bestehen nach einigen Tagen trotz guter Ernährung weiterhin Blutzuckerprobleme und liegt keine diabetische Fetopathie vor, so muss nach hormonellen Erkrankungen (z. B. Wachstumshormonmangel, Nebennierenrinden-Insuffizienz) oder angeborenen Stoffwechseldefekten gesucht werden. Anhaltende Hypoglykämien können zu einer dauerhaften Beeinträchtigung des Gehirns und der Entwicklung führen.

> **Stillberatung**
> - Wenn die Mutter dazu in der Lage ist, kann und sollte das Kind gestillt werden.
> - In den ersten Lebenstagen muss wegen der Hypoglykämiegefahr zugefüttert werden.

24.3 Hypokalziämie

> **Leitsymptome:**
> - „Tetanie" (krampfähnlicher Zustand)
> - Schreckhaftigkeit und Übererregbarkeit
> - Im Gegensatz zu Krampfanfällen keine Bewusstlosigkeit

Ein weiteres häufiges Problem bei Neugeborenen sind Störungen im Kalziumstoffwechsel, besonders die Hypokalziämie. Der Bedarf an Kalzium ist gegen Ende der Fetalzeit und in den ersten Lebensmonaten besonders hoch. Zwei Drittel des Kalziums werden in den letzten 10 Schwangerschaftswochen aufgenommen.

Normalerweise wird ein erniedrigter Kalziumspiegel durch Mobilisierung aus den Knochen ausgeglichen. Das ist aber beim Neugeborenen schlechter möglich, sodass relativ schnell erniedrigte Spiegel auftreten können. Kalzium ist nicht nur für den Aufbau der Knochensubstanz von Bedeutung, sondern auch für die Funktion zahlreicher Zellsysteme, vor allem auch das Nervensystem.

Muttermilch enthält ausreichend Kalzium, aber bei Kindern, die in den ersten Lebenstagen lediglich Tee, Glukoselösung, einfache Infusionslösung etc. erhalten, kann es zu Mangelsituationen kommen. Frühgeborene sind besonders empfindlich. Asphyktische Kinder haben ebenfalls fast immer eine vorübergehende Hypokalziämie. Auch eine erhöhte Phosphatzufuhr bei noch ungenügender Ausscheidungsleistung der Niere kann den Kalziumspiegel senken.

Klinische Zeichen

Klinisch äußert sich eine Hypokalziämie in der Neugeborenen-Tetanie, einem krampfähnlichen Zustand, der aber von einem echten zerebralen Anfall zu unterscheiden ist. Die Kinder sind sehr schreckhaft und übererregbar. Echte Krampfanfälle können bei länger erniedrigten Kalzium ebenfalls vorkommen. Bei einer Hypokalziämie muss auch der Magnesiumspiegel kontrolliert werden, am besten auch das Serumphosphat.

> **Stillberatung**
> - Normales Stillen ist möglich und erwünscht.
> - Kalziumgabe ist zusätzlich nötig (intravenös oder oral).

24.4 Vitamin-D-Mangel

> **Leitsymptome:**
> - Außer bei den sehr seltenen genetischen Formen keine Frühsymptome
> - Rachitis mit weichen Schädelknochen, Auftreibungen an den Rippen, sowie weiteren typischen Körperstellen
> - „Biegsame" Knochen mit verminderter Festigkeit

Vitamin-Mangelerscheinungen spielen bei Neugeborenen noch keine Rolle, können aber beim Säugling durchaus zu Erkrankungen führen. Dabei ist das Vitamin D von besonderer Bedeutung. Die Muttermilch enthält relativ wenig Vitamin D, und wenn die stillende Mutter selbst nicht sehr gut mit diesen Vitaminen versorgt ist, also besonders in den Wintermonaten, kann sie auch wenig an das Kind weitergeben. Die meisten industriellen Säuglingsnahrungen sind mit Vitamin D angereichert, aber nicht immer ausreichend.

Vitamin D wird benötigt, um die Knochensubstanz aufzubauen, besonders die Kalzium-Sal-

ze, die für die Festigkeit der Knochen notwendig sind. Auch der Kalzium-Haushalt wird dadurch beeinflusst, sodass Allgemeinerscheinungen wie bei Kalzium-Mangel (s. S. 214) auftreten können.

Klinische Zeichen der Rachitis

Ein Mangel an Vitamin D führt zu verminderten Festigkeit der Knochen, wobei bestimmte Bezirke stärker betroffen sind:
- An der **Schädeldecke** finden sich weiche Stellen, meist im Hinterhauptsbereich, die Schädelknochen sind sehr dünn und elastisch eindrückbar („Kraniotabes").
- An den Rippen bilden sich an den Übergangsstellen zum Knorpel Verdickungen, die als „Rosenkranz" bezeichnet werden, weil sie wie eine Perlenschnur am Brustkorb erscheinen.
- Ferner sind die äußeren Hand- und Fußknöchel aufgetrieben.
- Die weichen Knochen können sich dauerhaft verbiegen, was besonders an den Beinen (O-Beine), am Becken und an der Wirbelsäule dauerhafte Schäden hinterlässt.
- Das Krankheitsbild tritt meist zwischen dem 3. und 9. Lebensmonat auf. Schwere Verläufe sind selten geworden, ebenso Dauerfolgen wie ein verengtes Becken. Dieses war in früheren Jahrhunderten ein häufiges Geburtshindernis. Bereits 1596 wurde das rachitische Becken von **Mercurio** als Kaiserschnitt-Indikation genannt, und seit 1756 (**Macaulay**) wurde die künstliche Frühgeburt empfohlen!

Prophylaxe

Verhindert wird die Rachitis durch ausreichende Vitamin D-Gaben. Da die Zufuhr durch die Nahrung nicht sicher gewährleistet ist und die eigene Bildung zumindest bei städtischer Lebensweise meist nicht ausreicht, wurde die **Vitamin D-Prophylaxe** eingeführt (s. S. 55).

Risikogruppen

Die **Rachitis** ist trotz Prophylaxe nicht ausgestorben. Sie kommt vor allem bei zwei Risikogruppen vor: Einmal bei Kindern aus sozial schlechtem Milieu, vor allem Ausländern, die durch die Prophylaxe und Vorsorge nicht erreicht werden oder deren Bedeutung nicht verstehen. Dunkelhäutige Kinder sind besonders gefährdet, weil bei ihnen die Lichtwirkung und damit die körpereigene Vitamin-D-Produktion durch die Pigmente eingeschränkt ist.

Die andere Risikogruppe sind Familien, bei denen aus ideologischen Gründen kein Vitamin D gegeben wird. Im letzteren Falle kann man den Kindern helfen, indem man genaue Anweisungen für eine „alternative" Rachitisprophylaxe mitgibt: Die Gabe von Kalkpräparaten oder anderen „Aufbaustoffen" hilft dabei wenig, wenn nicht durch ausreichend Sonnenlicht Vitamin D gebildet werden kann. Es ist also zu gewährleisten, dass das Kind mindestens 2 Stunden im Freien ist (nicht unbedingt direkte Sonneneinstrahlung!). Dabei zählen nur die Stunden in der Tagesmitte, im Winter praktisch nur die Mittagszeit. Es ist nicht sinnvoll, erst dann mit der Vitamin-D-Verabreichung oder der „alternativen Rachitisprophylaxe" zu beginnen, wenn schon rachitische Symptome vorhanden sind. Dann sind nicht nur höhere Dosen nötig, sondern auch schon Schäden möglich. Im Extremfall kann bei einer Rachitis der Körper so stark an Kalzium verarmen, dass es auch zu einer Hypokalziämie mit Krampfanfällen kommt.

Stillberatung
- Eine Vitamin-D-Mangelrachitis kommt auch bei gestillten Kindern vor.
- Stillen allein reicht also zur Rachitisprophylaxe nicht aus.
- Eine Vitamin-D-Gabe wird deshalb für alle Säuglinge empfohlen.

Angeborene Stoffwechselkrankheiten

Bei den meisten Stoffwechseldefekten handelt es sich um Enzymdefekte. Die mannigfaltigen Stoffwechselleistungen des Körpers laufen nicht spontan ab, sondern sind nur mithilfe biologischer Katalysatoren möglich. Das sind in der Regel Enzyme, meist größere Eiweißmoleküle, die spezialisierte Aufgaben übernehmen,

d. h. in der Regel eine bestimmte chemische Reaktion, oft sogar in einer bestimmten Richtung, erleichtern bzw. induzieren. Erst das Zusammenspiel vieler solcher enzymatisch gesteuerter Reaktionen erlaubt komplexe Stoffwechselleistungen.

Die Bauanleitungen für die Enzyme sind in der Erbsubstanz festgelegt. Da nicht alle Enzyme von allen Zellen und jederzeit benötigt werden, ist außerdem ein Steuerungsmechanismus nötig, der bestimmte Enzyme herstellen bzw. „anschalten" oder auch wieder „abschalten" hilft. Wenn in der Erbsubstanz Defekte bestehen, entweder in der Bauanleitung des Enzyms oder in dessen Steuerungsmechanismus, können bestimmte Stoffwechselleistungen nicht oder nur unvollständig erbracht werden. Theoretisch ist der Ausfall praktisch jedes Enzyms denkbar.

In der Praxis sind einige Defekte offenbar mit dem Leben nicht vereinbar, andere sind bisher nicht aufgetreten. Trotzdem sind über 1 000 angeborene Stoffwechseldefekte bekannt. Die meisten davon sind äußerst selten, oft auch nicht therapierbar. Dennoch sollte eine Diagnose gestellt werden, damit die Prognose für das Kind eindeutig gestellt werden kann und eventuelle Therapiemöglichkeiten nicht versäumt werden. Außerdem ist eine exakte Diagnose für die genetische Beratung der Familie von Bedeutung.

Durch den doppelten Chromosomensatz sind im Prinzip alle Informationen der Zelle doppelt vorhanden. In den meisten Fällen genügt es, wenn eine dieser Anlagen intakt ist, sodass Stoffwechselstörungen erst dann manifest werden, wenn dieselbe Erbsubstanz in beiden Chromosomensätzen geschädigt ist. Daher sind die meisten Stoffwechselkrankheiten rezessiv erblich. Je nach Regulationsart sind aber auch andere Erbmodi möglich.

Viele Stoffwechselerkrankungen sind äußerst selten oder kommen nur in bestimmten regionalen oder ethnischen Bevölkerungsgruppen vor. Daher fällt selbst Spezialisten die Übersicht über alle bekannten Defekte schwer.

Einige wenige Krankheiten sind relativ häufig und gleichzeitig behandelbar, sodass ihre Früherkennung von Bedeutung ist. Es handelt sich vor allem um die Phenylketonurie und die Galaktosämie. Daher werden diese beiden Erkrankungen sind bei den gesetzlichen Screening-Programmen erfasst (**Guthrie-Test**). Durch die Einführung der Tandem-Massenspektroskopie werden heute wesentlich mehr Stoffwechselstörungen im Screening entdeckt. Dadurch wird die Diagnose nicht erst in einer lebensbedrohlichen und in der Regel (hirn-)schädigenden Stoffwechselkrise erkannt. Stoffwechselkrisen treten meist in Stresssituationen auf, z. B. bei Infektionen oder Operationen.

24.5 Phenylketonurie

Leitsymptome:
- Urin riecht nach Mäusekot (einziges Frühzeichen!)
- Später fällt eine verlangsamte psychomotorische Entwicklung auf.
- Schwere geistige Behinderung

Aminosäuren sind die Einzelbausteine der Eiweißmoleküle. Es gibt etwa 21 Aminosäuren, die für den menschlichen Stoffwechsel Bedeutung haben. Acht davon sind **essentiell**, d. h. sie können vom eigenen Stoffwechsel nicht synthetisiert werden, sondern müssen in fertiger Form in der Nahrung vorkommen. Die anderen können entweder komplett oder durch Umbau hergestellt werden, sodass der Körper nicht auf ihre permanente Zufuhr angewiesen ist. Vor allem die essentiellen Aminosäuren stehen bei einer Gemischtkost mit tierischem Eiweiß ausreichend zur Verfügung. Bei rein vegetarischer Ernährung können Engpässe bei einigen Aminosäuren auftreten, wenn die Eiweißarten nicht in geeigneter Weise kombiniert werden.

Die **häufigste Störung des Aminosäurenstoffwechsels**, die Phenylketonurie (PKU) betrifft den Abbau des Phenylalanins. Die körpereigenen Eiweißsubstanzen enthalten etwa 5% Phenylalanin, das einen wichtigen Baustein darstellt. Es wird in der Nahrung allerdings, wie alle Aminosäuren, im Überschuss zugeführt, sodass der nicht für den Einbau in die Körpersubstanz benötigte „Rest" abgebaut werden muss.

Phenylalanin wird über mehrere Zwischenschritte in die ebenfalls essentielle Aminosäure Tyrosin umgewandelt, wobei das erste Zwischenprodukt die Phenylbrenztraubensäure ist. Wenn dieser Abbauweg durch einen Enzymdefekt unterbrochen ist, steigen die Spiegel von Phenylalanin und Phenylbrenztraubensäure im Blut extrem an. Der Überschuss wird erst bei sehr hohen Spiegeln über die Niere ausgeschieden, da Aminosäuren als wertvolle Produkte weitestgehend aus dem Primärharn zurückresorbiert werden.

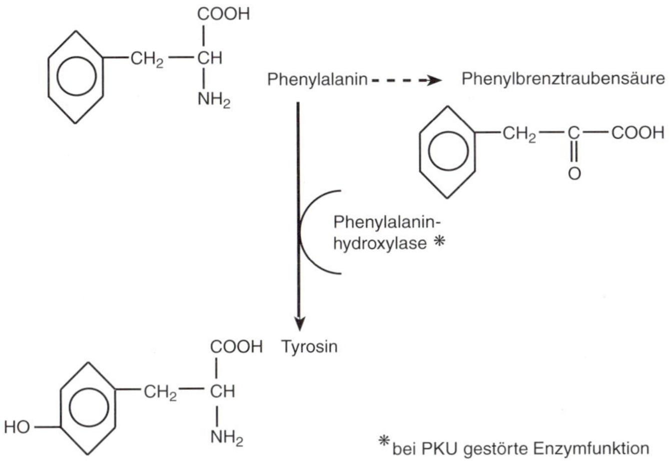

Abb. 24.2 Phenylalaninstoffwechsel, häufigste Form

Die Erkrankung ist wie die meisten angeborenen Stoffwechseldefekte autosomal rezessiv erblich, d.h. das Wiederholungsrisiko nach einem erkrankten Kind beträgt 25%, die Kinder eines Erkrankten sind immer Erbträger. Die **Häufigkeit** wird regional unterschiedlich angegeben. Sie liegt in Deutschland bei ca. 1 : 10 000. Die Erkrankung ist in Skandinavien häufiger, im Süden wohl etwas seltener.

Klinische Zeichen

Phenylalanin und Phenylbrenztraubensäure sind bei höheren Spiegeln toxisch. Vor allem das sich entwickelnde Nervensystem ist betroffen. Der Mechanismus der Schädigung ist nicht ganz klar. Aus Phenylalanin entsteht normalerweise Tyrosin, das u. a. zu Melanin dem Hautfarbstoff, weiterverarbeitet wird. Dieser Stoffwechsel wird bei unbehandelter PKU offenbar indirekt gestört, denn trotz ausreichender Tyrosin-Versorgung bilden die Patienten weniger Pigment, fallen also durch blonde Haare und eine blasse Hautfarbe auf.

Eine unbehandelte PKU führt in den ersten Lebensmonaten kaum zu diesen Folgen. Bei sehr aufmerksamer Beobachtung bemerkt man einen durch die ausgeschiedene Phenylbrenztraubensäure bedingten **Geruch des Urins**: Die Windeln riechen ähnlich wie Mäusekot.

Die Entwicklungverzögerung wird meist erst am Ende des ersten Lebensjahres oder sogar noch später festgestellt. Mit zunehmendem Alter ist sie nicht mehr zu übersehen: Die Patienten bleiben etwa auf der Stufe eines Kleinkindes stehen, müssen also lebenslang betreut werden und sind nur zu einfachen Verrichtungen fähig. Sie sind oft recht eigensinnig und nicht leicht zu führen. Die Lebenserwartung ist im Prinzip normal.

Wenn die Verdachtsdiagnose gestellt ist, muss durch eine exakte **Analyse der Aminosäuren im Blut** dieser Verdacht bestätigt oder ausgeräumt werden. Diese aufwendige Untersuchung schließt sich also bei Kindern an, bei denen der Screening-Test positiv ausgefallen ist und kein Hinweis auf einen Fehler beim Test vorliegt. Ist der Phenylalanin-Spiegel eindeutig erhöht und bestehen keine Hinweise auf andere Stoffwechselentgleisungen, ist die Diagnose gesichert.

Therapie

Die Behandlung hat zum Ziel, die toxischen Wirkungen des Phenylalanins und seiner Stoffwechselprodukte zu vermeiden. Wenn es nicht zugeführt wird, kann es auch nicht giftig sein, aber dann würde der Baustoffwechsel nicht mehr genügend Substrat bekommen und ein regelrechter Aufbau der Körpersubstanz nicht mehr gewährleistet sein. Daher muss Phenylalanin weitestgehend aus der Nahrung eliminiert werden, aber gleichzeitig in der essentiell nötigen Menge zugeführt werden. Dies wird dadurch erreicht, dass alle Nahrungsmittel aus tierischem Eiweiß (Fleisch und -produkte, Milch, Eier, und auch Muttermilch) aus der Nahrung gestrichen werden. An ihre Stelle tritt ein Eiweißhydrolysat, das alle anderen Aminosäuren enthält und zu einer Säuglingsnahrung zubereitet werden kann. Solche **fertigen Mischungen** sind erhältlich (z. B. Milupa PKU 1, PKU 2, Albumaid XP). Das benötigte Phenylalanin wird in Form kleinster Mengen Milcheiweiß hinzugefügt (1 g Milchpulver enthält 17 mg Phe).

Der **Bedarf an Phenylalanin** beträgt in den ersten Lebenswochen meist um 40–60 mgl/kg/Tag und sinkt dann kontinuierlich bis auf weniger als 20 mg/kg/Tag. Diese Mengen müssen also genau ausgerechnet werden. Durch regelmäßige Blutspiegelkontrollen ist die diätetische Einstellung zu kontrollieren. Wenn auf feste Nahrung übergegangen wird, müssen alle Nahrungsmittel bezüglich ihres Phenylalanin-Gehaltes bekannt sein. Die Tagesbedarfsmenge liegt fest, und es wird über den Tag zusammengezählt. Die Bedarfsmenge darf nicht regelmäßig überschritten werden. Wenn noch etwas fehlt, wird grammweise Milchpulver zugefügt.

Auf diese Weise ist ein einigermaßen normales Leben mit weitgehend vegetarischer Ernährung möglich, wobei die übrigen Nährstoffe immer auch kontrolliert werden müssen, damit nicht eine Mangelernährung bezüglich anderer Stoffe entsteht. Die Diät wird in der strengen Form bis zur Gehirnreife durchgeführt, meist bis etwa zum 10. Lebensjahr, danach ist sie nicht mehr notwendig. Bei konsequenter Behandlung wird eine normale körperliche und geistige Entwicklung erreicht.

> **Stillberatung**
> - Stillen ist teilweise möglich bei sehr genauer Bilanzierung des Phenylalanin-Spiegels und relativ genau kontrollierter Menge.
> - Bei problematischer Mitarbeit ohne Bereitschaft zu großer Mengendisziplin sollte vom Stillen eher abgeraten werden.
> - Bei einigen Sonderformen der PKU ist normales Stillen möglich.

Schwangerschaft von Frauen mit Phenylketonurie

Ein Sonderproblem ist die Frage der Schwangerschaft von Frauen, die selber eine PKU haben, aber dank der Therapie eine normale Entwicklung genommen haben. Ihre Kinder werden normalerweise gesund sein, sind allerdings heterozygote Erbträger.

> Eine Frau mit PKU muss schon vor der Schwangerschaft erneut mit einer konsequenten Diät beginnen und diese streng bis zur Geburt durchhalten, wenn der bei ihr erhöhte Spiegel nicht dem Feten schaden soll, auch wenn dieser genetisch gesund ist.

Die Fehlbildungsrate und Schädigungsrate ist bei solchen Kindern trotz allem erhöht. Hält die Mutter während der Schwangerschaft keine Diät ein, so kann ein schwer behindertes Kind geboren werden, weil das sich entwickelnde Gehirn durch erhöhte Phenylanalin-Spiegel stark geschädigt wird.

24.6 Galaktosämie

> **Leitsymptome:**
> - Sepsisähnliches Krankheitsbild mit Leberschwellung, schlechtem Allgemeinzustand, Ikterus, Gerinnungsstörung und Krampfanfällen.

> - Spätfolgen bei mangelnder Diätdisziplin sind psychomotorische Behinderung, Blindheit durch Linsentrübung und Leberzirrhose.

Kohlenhydrate oder Zuckerstoffe sind besonders wichtige Bestandteile des Stoffwechsels. Das wichtigste Kohlenhydrat ist Glukose, der hauptsächliche Energielieferant des Körpers und für das Nervensystem sogar der einzige. Daher wird Glukose aus vielen anderen Stoffen aufgebaut. Gleichzeitig wird Glukose gespeichert, um kurzfristige Schwankungen in der Nahrungszufuhr ausgleichen zu können. Für alle diese Auf- und Umbauprozesse sind Enzyme nötig. Kohlenhydrate spielen auch eine Rolle im Baustoffwechsel und sind in zahlreichen komplexen Körpersubstanzen mit eingebaut, wobei es sich dann meist nicht um Glukose, sondern andere Kohlenhydrate handelt.

Die **Galaktosämie** ist die wichtigste Störung des Zuckerstoffwechsels. Milchzucker (Lactose) ist ein Disaccharid und besteht aus je einem Molekül Glukose und Galaktose. Die Glukose kann direkt vom Stoffwechsel verwendet werden, die Galaktose muss erst in Glukose umgewandelt werden. Der Sinn dieser Besonderheit liegt sicher darin, mit einer Milchmahlzeit beim Säugling eine längere Sättigung und eine gleichmäßigere Versorgung mit Glukose zwischen den Mahlzeiten zu erreichen. Galaktose wird über einen enzymatischen Schritt an Phosphat gebunden, es entsteht Galaktose-1-Phosphat. Dieses wird dann über einen weitere Zwischenschritt in Glukose umgewandelt.

Normalerweise treten auch bei Milchernährung nur sehr geringe Mengen von Galaktose im Blut auf. Bei der Galaktosämie ist die Weiterverarbeitung von Galaktose-1-Phosphat durch einen Enzymdefekt nicht möglich. Wegen des fehlenden Abbaus erhöht sich der Galaktose-Spiegel, und dieses entfaltet eine toxische Wirkung auf Gehirn, Leber, Nieren, Augenlinse und Immunsystem.

Die Erkrankung wird autosomal rezessiv vererbt. Die **Häufigkeit** ist etwa 1 : 40 000. Neben der klassischen Galaktosämie kommen einige weitere seltenere Formen vor, mit teilweisen

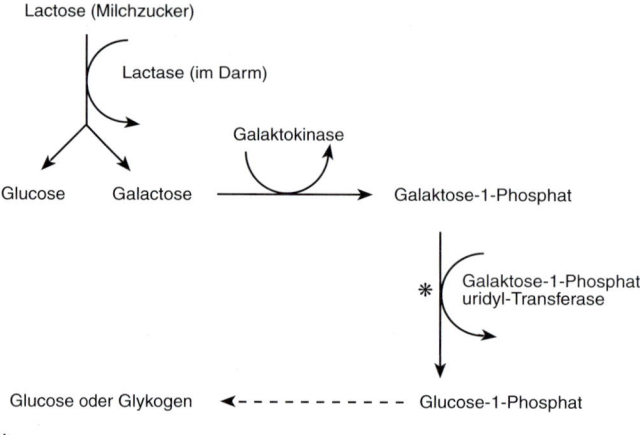

Lactose (Milchzucker)

Lactase (im Darm)

Galaktokinase

Glucose   Galactose   →   Galaktose-1-Phosphat

* Galaktose-1-Phosphat-uridyl-Transferase

Glucose oder Glykogen   ◄ - - - - - - - - - -   Glucose-1-Phosphat

*Defekt bei klassischer Galaktosämie

Abb. 24.3 Galaktosestoffwechsel

oder anderen Enzymdefekten. Einige dieser Unterformen verlaufen wesentlich milder.

Klinische Zeichen

Bei einer unbehandelten Galaktosämie kommt es meist innerhalb der ersten Lebenstage zu einer schweren Symptomatik mit Trinkschwäche, grau-blassem Aussehen, zunehmendem Leberversagen mit Ikterus und Blutgerinnungsstörungen, Krampfanfällen und schlechtem Allgemeinzustand.

Klinisch ist der Zustand kaum von einer bakteriellen Sepsis zu unterscheiden und sehr oft wird die Erkrankung zunächst so gedeutet. Die Situation wird noch dadurch kompliziert, dass bei einem Teil der Kinder zusätzlich eine Sepsis mit Escherichia coli auftritt. Dank der Nahrungskarenz tritt bald eine Besserung ein, die als Erfolg der antibiotischen Behandlung fehlgedeutet wird. Erst wenn dann unter der Behandlung der Nahrungsaufbau wieder begonnen wird und die Symptomatik erneut beginnt, wird oft die Verdachtsdiagnose geäußert.

Bei unzureichender Behandlung, auch bei den selteneren, anfangs harmloseren Unterformen, stehen die **Spätfolgen** im Vordergrund: Die Leber schwillt dauerhaft an und die entzündlichen Veränderungen führen zu einer frühzeitigen Leberzirrhose, die sich bereits im ersten Lebensjahr ausbilden kann. Es treten in vielen

Fällen Krampfanfälle auf und die Kinder haben einen zunehmenden Entwicklungsrückstand, oft auch strukturelle Veränderungen im Gehirn (Mikrozephalus, Hydrozephalus). In die Linse eingelagerte Galaktose führt zur Blindheit. Der Tod tritt meist durch die Folgen der Leberzirrhose ein.

Die Verdachtsdiagnose wird in vielen Fällen klinisch gestellt, vor allem bei der schwer verlaufenden Form. Ansonsten ist das **Screening** eine wichtige Methode, um die Kinder mit erhöhtem Galaktose-Spiegel aufzufinden (Guthrie-Screening). Früher war dazu die Ernährung mit Laktose nötig, da im Screening direkt die erhöhte Galaktose gemessen wurde. Heute kann die verminderte oder fehlende Enzymaktivität direkt gemessen werden. Eine Milchfütterung vor der Abnahme des Screenings ist nicht mehr nötig.

Therapie

Die Behandlung erscheint einfach: Weglassen des Milchzuckers. Das Kind darf also keine Milch und -produkte bekommen, auch nicht gestillt werden. Als Ersatznahrung kommen verschiedene Spezialnahrungen in Frage, die bis auf den Austausch des Milchzuckers einer volladaptierten Nahrungs entsprechen.

Bei der Einführung von **Beikost** gestaltet sich dies schon wesentlich schwieriger, denn

Milchzucker ist in zahlreichen Nahrungsmitteln enthalten, in denen man ihn nicht vermutet. Besonderes Augenmerk muss auch auf Arzneimittel gerichtet werden. Bereits die Vitamin-D-Tabletten enthalten oft Milchzucker, viele Saftzubereitungen, und auch viele Naturheilmittel bzw. homöopathische Medikamente. Solche kleinen Mengen können die Entwicklung der Leberzirrhose fördern, müssen also vermieden werden. Die Diät muss lebenslang eingehalten werden. Insofern stellt die Behandlung doch eine erhebliche Beeinträchtigung dar.

Prognose

> **Stillberatung**
> - Sofortiges Abstillen nach der Diagnosestellung!
> - Auch kleine Mengen Muttermilch verstärken die Schädigung.

Leider ist die vollständige Elimination der Galaktose aus dem Körper nicht möglich, da es keine Möglichkeit gibt, die Eigenproduktion des Körpers auszuschalten, denn Galaktose wird für bei der Synthese von Eiweißmolekülen (und für die Muttermilch) produziert. Deswegen ist die Prognose der schweren Form trotzdem eingeschränkt: Wachstumsstörungen, Intelligenzdefekte und Unfruchtbarkeit bei Mädchen treten auf.

24.7 Fructoseintoleranz

> **Leitsymptome im Säuglingsalter:** keine

Wesentlich seltener ist die **Fructoseintoleranz,** bei der Fruchtzucker nicht in Glukose umgewandelt werden kann. Sie äußert sich aber nicht im Neugeborenenalter, sondern erst dann, wenn Fruchtzucker zugeführt wird. Diese Kinder mögen meist kein Obst essen und halten sich oft spontan an eine entsprechende Diät. Leider gibt es immer noch Infusionslösungen mit Fructose, und einige Betroffene mussten deshalb bei einer an sich harmlosen Operation durch die Fructoseinfusion ihr Leben lassen müssen.

24.8 Glykogenosen

> **Leitsymptome:**
> - Hypoglykämien
> - Lebervergrößerung
> - Je nach Typ der Erkrankung uneinheitliche weitere Symptome

Beim Auf- und Abbau des Glykogens sind zahlreiche Enzyme beteiligt, die den komplizierten Aufbau dieser Speicherform der Glukose regeln. Wenn eines der Enzyme fehlt, vor allem eines der abbauenden, entstehen atypische Glykogenmoleküle, die nie wieder abgebaut werden können und in den Zellen immer größer werden. Diese **Speicherkrankheiten** nennt man **Glykogenosen.** Man kennt verschieden Formen, die einen unterschiedlichen Verlauf nehmen.

Klinische Zeichen

Da zwischen den Mahlzeiten Glukose schlecht oder gar nicht aus Glykogen freigesetzt wird, kommt es zu Hypoglykämien. Andererseits führt die Speicherung zu Organschäden. Meist ist besonders die Leber betroffen, die immer größer wird und sich zirrhotisch umwandeln kann. Bei anderen Glykogenosen sind weitere Organe, z. B. das Herz, betroffen. Diese Formen haben eine besonders schlechte Prognose und führen zum frühzeitigen Tod.

Behandelbar sind diese Erkrankungen alle nicht, aber durch diätetische Maßnahmen (dauernde kleine Mahlzeiten mit ausreichend Glukose) kann der Verlauf verlangsamt werden.

> **Stillberatung**
> - Im Prinzip kann gestillt werden.
> - Meist sind sehr häufige Mahlzeiten (auch nachts!) auf Dauer nötig, so dass in vielen Fällen zugefüttert werden muss.

24.9 Störungen im Fettstoffwechsel

Zellmembranen und Nervenscheiden enthalten fettähnliche Substanzen, die eine sichere Abgrenzung der Strukturen und die elektrischen Funktionen der Zelle ermöglichen. Die Strukturlipide für diese Membranen werden innerhalb der Zelle produziert und dann gezielt, z. B. in der Wand oder in Zellausläufern, eingebaut. Es gibt zahlreiche Defekte, bei denen der Einbau nicht gewährleistet ist und die Stoffe daher im Übermaß produziert werden, ohne eine Funktion zu erfüllen.

In anderen Fällen ist der Abbau nach Gebrauch nicht mehr gewährleistet, sodass sich Membranreste nicht mehr verwerten lassen und so immer größere „Müllhalden" entstehen. Wenn solche Ansammlungen von Stoffwechselprodukten entstehen, spricht man von einer **Speicherkrankheit**. Gerade bei Lipiden und verwandten Stoffen gibt es zahlreiche Speicherkrankheiten.

Klinische Zeichen

Da der Umsatz dieser Substanzen im Gehirn bzw. im Nervensystem besonders hoch ist, beobachtet man auch dort die meisten Symptome. Meist sind die Kinder zunächst unauffällig, zeigen dann aber zunehmende neurologische Auffälligkeiten, oft auch den Verlust bereits erworbener Fähigkeiten. Bei weiterer Speicherung gehen weitere Funktionen verloren, sodass am Ende in vielen Fällen eine erhebliche geistige Behinderung bei gleichzeitiger neurologischer Abweichung besteht.

Jede der Erkrankungen hat ihren typischen Verlauf. Es gibt einige mit einem sehr schnellen Eintritt (M. Krabbe, eine Zerebrosid-Speicherkrankheit), andere können nach vielen Jahren oder sogar erst im Erwachsenenalter manifest werden.

Therapie

Bei diesen Speicherkrankheiten ist meist keine Behandlung möglich, da der körpereigene Baustoffwechsel kaum von außen, z. B. durch eine Ernährung, zu beeinflussen ist.

24.10 Atmungskettendefekte/Mitochondriopathien

Bei dieser Gruppe von Defekten funktioniert die Energiegewinnung in der Zelle nicht richtig. Zucker und Fette können nicht regelrecht verbrannt werden. Da Mitochondrien nur über die Eizelle weitervererbt werden, können die „normalen" Vererbungsregeln nicht gelten.

Klinische Zeichen

Als Folgeerscheinung tritt eine Azidose auf. Weitere Symptome bzw. messbare Veränderungen sind Hypoglykämie, schwere Störungen des Nervensystems, der Leberfunktion sowie Funktionseinschränkungen der Skelettmuskulatur und des Herzmuskels.

Je nach der Art der Erkrankung fallen die Kinder schon direkt nach der Geburt auf. Die Symptome sind leicht mit einer Asphyxie zu verwechseln. Bei einigen Formen solcher Defekte treten die Symptome nur in besonderen Situationen auf, z. B. körperlicher Stress, Infektionen, längere Hungerzustände etc.

24.11 Weitere seltene Stoffwechseldefekte

Im **Stoffwechsel der Spurenelemente** gibt es einige selten auftretende Störungen, z. B. die Einlagerung und Speicherung von Kupfer (**M. Wilson**). Solche Erkrankungen betreffen aber meist ältere Kinder, d. h. die Symptome werden bei Neugeborenen noch nicht bemerkt.

Auch einige **Vitamine** werden innerhalb des Stoffwechsels ein- und umgebaut. Hier können Defekte vorkommen, sind aber auch sehr selten. Beim Calcium- und Vitamin-D-Stoffwechsel kennt man einige angeborene Defekte, die bis zu einem gewissen Grad an eine Rachitis erinnern, nur mit dem Unterschied, dass kein Mangel an Vitamin D besteht, sondern eine Wirkungsstörung, so dass durch eine Zufuhr das Problem auch nicht zu beheben ist.

Ein Sonderproblem stellen **Transportdefekte** dar. Hier werden wichtige Substanzen nicht aufgenommen oder ausgeschieden, weil das dazu nötige Transportsystem fehlt. Besonders in der Niere sind solche Defekte bekannt, bei denen dann bestimmte Stoffe wie Aminosäuren, Salze oder Spurenelemente über den Harn verloren gehen, also nicht rückresorbiert werden, obwohl der Körper sie noch benötigt.

Stillberatung
- Bei sehr vielen Stoffwechseldefekten kann gestillt werden, aber eine pauschale Empfehlung ist nicht sinnvoll.
- Im Einzelfall muss die Ernährungsberatung und damit auch die Stillempfehlung mit dem Team der spezialisierten Stoffwechselambulanz abgestimmt werden.

24.12 Screening-Untersuchungen auf angeborene Stoffwechseldefekte

Bei einigen gut behandelbaren Stoffwechselerkrankungen besteht das Ziel, durch frühzeitige Erfassung Schäden weitestgehend zu vermeiden. Dies betrifft in Deutschland vor allem die Phenylketonurie und die Galaktosämie. Gleichzeitig wird nach einer Hypothyreose gesucht, welche aber eine hormonelle Erkankung darstellt (s. S. 227 f). Heute werden in der Regel noch viele weitere Stoffwechselstörungen erfasst, z. B. im Bereich der Aminosäuren und organischen Säuren, im Fettstoffwechsel, Biotinidasemangel, Glukose-6-phosphat-Dehydrogenasemangel und das adrenogenitale Syn-

drom. Über die generelle Einführung eines Mukoviszidose-Screenings (immunreaktives Trypsin) wird derzeit diskutiert.

Forderungen an eine Screening-Untersuchung

Der Sinn des Screenings (engl.: durchsieben) besteht darin, die gesamte Population, hier also alle Neugeborenen, möglichst lückenlos zu erfassen. Folgende Forderungen sind daher an eine Screening-Untersuchung zu stellen:
- **Zuverlässige Erfassung der Krankheitsfälle:** Eine Screening-Methode (Reihenuntersuchung) hat kaum Sinn, wenn eine erhebliche Unsicherheit besteht, ob alle Krankheitsfälle zuverlässig erfasst werden. Ein Beispiel für eine solche ungeeignete Screening-Untersuchung ist der (inzwischen überwiegend verlassene) Boehringer-Mukoviszidose-Test („BM-Test"), bei dem nur etwa die Hälfte der Mukoviszidose-Erkrankungen wirklich erfasst wurde.
- **Geringe Rate falsch positiver Befunde:** Ein positiver Screening-Befund bedeutet, auch wenn der Verdacht sich nicht bestätigt, eine erhebliche Irritation der Familie und auch eine Belastung des Kindes durch zusätzliche Untersuchungen. So wurden beim BM-Test auf jeden wirklichen Krankheitsfall mehrere Verdachtsfälle gefunden, die zu einer monatelangen Unsicherheit und Angst bei den Eltern geführt haben, bis die Erkrankung wirklich sicher ausgeschlossen werden konnte.
- **Einfache technische Durchführung:** Der Test muss ohne größere Eingriffe vonstatten gehen können. So ist für den Guthrie-Test nur eine kapilläre Blutentnahme nötig, bei der keine wesentliche Beeinträchtigung und Gefahr für das Kind besteht. Auch die Anweisungen müssen klar und einfach sein.
- **Wenig Fehlermöglichkeiten:** Der Test sollte so wenig wie möglich durch Umgebungsbedingungen oder individuelle Besonderheiten zu stören sein.
- **Behandelbare Krankheit:** Ein Screening ist nur dann wirklich sinnvoll, wenn auch eine Konsequenz daraus gezogen werden kann. In den USA wurden im Rahmen einer gewissen Screening-Euphorie auch Erkrankungen ge-

sucht, die innerhalb kurzer Zeit ohne Behandlungsmöglichkeit tödlich enden.

- **Zentrale Auswertung:** Die Auswertung darf nicht individuellen Schwankungen unterworfen sein, sondern sollte möglichst in einer zentralen Stelle erfolgen, letztlich auch, damit Fehler rechtzeitig erkannt werden.
- **Möglichst geringer Aufwand:** Ein Screening muss auch „lohnen". Dies bedeutet, dass der personelle Aufwand, die Organisation und die Testmaterialien optimiert werden müssen. Die Kosten beispielsweise für den Guthrie-Test liegen bei 5 bis 10 Euro pro Kind. Dies ist eine Summe, die den Krankenkassen, also letztlich der Gemeinschaft, für eine zusätzliche Untersuchung ohne weiteres zugemutet werden kann. Wenn die PKU mit einer Häufigkeit von 1 : 10000 vorkommt, „kostet" die rechtzeitige Entdeckung eines kranken Kindes also ca. 50000 Euro, ist also wesentlich billiger als die lebenslange Unterbringung in einem Behindertenheim, die mindestens die zehnfache Summe erfordert. Auch wenn man sich gegen solche volkswirtschaftlichen Berechnungen wehrt, sind sie notwendig, denn nicht alles Machbare ist auch bezahlbar, vom Sinn und Zweck einmal abgesehen. Dass neben den Kosten auch der menschliche Aspekt nicht vergessen werden darf, ist natürlich selbstverständlich. Insofern „lohnt" sich das Screening doppelt und sollte daher entsprechend ernst genommen werden.

Praktische Durchführung

Technisch läuft der Test so ab, dass dem Kind kapillär (venös, was weniger schmerzhaft ist, wenn es vom Geübten durchgeführt wird) Blut entnommen wird, das man auf einer speziell markierten Filterpapierkarte auftropft.

- Das Blut wird nach vorheriger Desinfektion mit einem Alkoholtupfer seitlich an der Ferse entnommen. Zwecks besserer Durchblutung kann der Fuß mit einem 40–42°C warmen Tuch umwickelt werden.
- Die Lanzette für die kapilläre Blutentnahme sollte eine maximale **Eindringtiefe** von 2,4 mm haben, um keine tieferen Strukturen

zu verletzen. Vor allem sollte der Knochen nicht erreicht werden (Abstand von der Haut beim Neugeborenen 3,5 mm, bei Frühgeborenen 1,9 bis 2,2 mm !). Deshalb sind die üblichen Lanzetten für die kapilläre Blutentnahme, wie sie bei größeren Kindern oder Erwachsenen verwendet werden, nicht geeignet! Für die technisch richtige Blutentnahme gibt es Automatiklanzetten („Stechhilfen"), die eine definierte Eindringtiefe haben und vergleichsweise wenig Schmerzen verursachen.

- Wichtig ist dass die Karte im markierten Bereich gut durchtränkt wird. Das Blut soll dann antrocknen und die Karte wird nach vollständigem Ausfüllen von Personalien

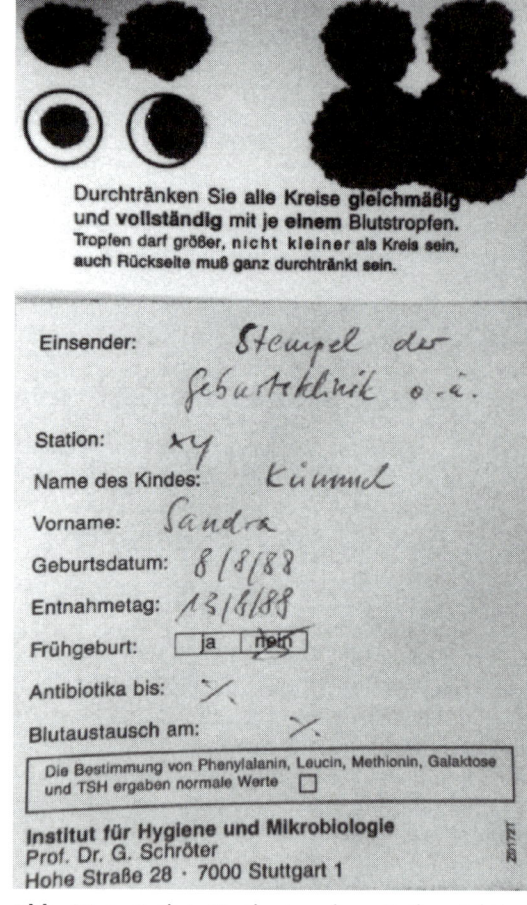

Abb. 24.4 Guthrie-Testkarte, obere Reihe: richtige Durchtränkung mit Blut; untere Reihe: links nur wenig, rechts zu viel Blut

und Einsender an das Screening-Labor geschickt. Ein längeres Sammeln von Karten, um Porto zu sparen, darf natürlich nicht vorkommen, also sind die Karten täglich zu verschicken.

Im **Labor** wird dann eine kleine Probe aus einem eingetrockneten Blutfleck ausgestanzt und aufgelöst. Diese Probe kommt in ein kleines Plastikgefäß, wobei viele solche Minigefäße zu einer großen Mikrotiterplatte zusammengefasst sind. Es werden chemische Reagentien hinzugegeben und dann das Ergebnis bestimmt. Auf diese Weise lassen sich viele Proben gleichzeitig und schnell untersuchen. Der ganze Ablauf ist automatisiert, und die Ergebnisse liegen innerhalb des Tages vor. Durch eine verbesserte Methodik ist in den letzten Jahren eine wesentliche Beschleunigung und Verbesserung erreicht worden bei gleichzeitig eher sinkenden Kosten.

Der frühere eigentliche Guthrie-Test war ein bakteriologischer Hemmtest und ist verlassen worden, weil er aufwändiger und ungenauer ist.

Fällt ein Test pathologisch aus, wird zunächst aus den noch vorhandenen Testkarten die Bestimmung wiederholt. Wenn der Test dann nicht eindeutig normal ist, sondern wieder grenzwertig oder pathologisch ausfällt, wird der Einsender benachrichtigt und um eine zweite Probe gebeten. Je nach der Erkrankung muss auch schon die Behandlung beginnen. In den meisten Fällen ist es dann auch sinnvoll, durch weitergehende Untersuchungen den Verdacht auf eine Stoffwechselerkrankung auszuschließen oder zu bestätigen.

Bei diesem Screening-Test bestehen einige **Fehlermöglichkeiten**, wobei sich die meisten Fehler durch entsprechende Sorgfalt vermeiden lassen. Daher sind die folgenden Punkte zu beachten:
- **Richtiger Zeitpunkt:** Da intrauterin toxische Stoffwechselprodukte über die Plazenta entsorgt werden, braucht das Neugeborene eine gewisse Zeit, bis ein Stoffwechseldefekt sich auswirken kann. Früher wurde der Test standardmäßig am 5. Lebenstag vorgenommen, wobei die besseren neueren Analytik-

methoden auch schon früher eine zuverlässige Bestimmung gestatten. Bevor man den Testzeitpunkt eigenmächtig vorverlegt, sollte mit dem Screeninglabor Rücksprache gehalten werden. Da die Neugeborenen immer früher aus der Geburtsklinik entlassen werden, versucht man, die Screenigtests so einzustellen, dass auch die Entnahme am 2. oder 3. Lebenstag zu einem zuverlässigen Ergebnis führt. Zu spät sollte der Test natürlich auch nicht erfolgen, um nicht wertvolle Zeit zu verlieren.
- **Richtige Technik:** Ist zu wenig Blut auf der Testkarte, fällt der Test falsch negativ aus. Durch die verbesserten Methoden wird dies im Screeninglabor allerdings meist bemerkt. Aber durch die Zweiteinsendung wird Zeit verloren und die Eltern werden verunsichert.
- Unsachgemäße **Aufbewahrung** bzw. ungeeigneter **Transport** der Testkarten können das Ergebnis verfälschen. So kann ein Briefkasten im Sommer sehr warm werden und zu einem falschen Ergebnis führen. Kälte ist dagegen unkritisch.
- Eine antibiotische Behandlung hat nicht mehr so großen Einfluss wie früher, als noch bakteriologische Tests vorgenommen wurden. Trotzdem ist denkbar, dass auch **Medikamente** den Test beeinflussen.
- **Medizinische Maßnahmen** wie Austauschtransfusionen können je nach der Methodik das Screening für Tage bis Monate sinnlos machen.

> Die **Verantwortung** für die richtige Durchführung des Screenings liegt beim Einsender, also bei Klinik, Hebamme oder Kinderarzt. Daher ist unbedingt für eine sachgerechte Durchführung und Einsendung zu sorgen.

Die **Meldung eines pathologischen Befundes** erfolgt grundsätzlich an den Einsender! Daher ist ebenfalls sicherzustellen, dass ein pathologischer Befund entsprechende Konsequenzen nach sich zieht. Wird z. B. durch Urlaub oder andere Umstände ein Befund zu spät an den Patienten weitergegeben, und erfolgt dadurch eine verspätete definitive Diagnosestellung und Therapie, können entsprechende **haftungsrechtliche Ansprüche** geltend gemacht werden. Solche Fälle kommen regelmäßig vor. Daher ist das Screening immer mit der nötigen Sorgfalt durchzuführen und die lückenlose Informationsübermittlung sicherzustellen.

Eine **Befundrücklauf-Kontrolle** ist nötig, damit versehentlich vergessene Abnahmen oder verloren gegangene Proben oder Befunde nacherhoben werden können. Von der betreuenden Hebamme und dem Kinderarzt, der die Vorsorgeuntersuchungen durchführt, muss darauf geachtet werden, dass bei jedem Kind die Screening-Testung abgenommen wurde.

25 Endokrine Erkrankungen

Die innensekretorischen Drüsen sind beim Neugeborenen zwar vorhanden und aktiv, erkranken aber äußerst selten. Von den angeborenen Erkrankungen spielt die Hypothyreose die wichtigste Rolle.

25.1 Angeborene Hypothyreose

Leitsymptome:
- „Ruhiges" schläfriges Kind
- Apathie und Trinkschwäche
- verlängerter Ikterus
- Die Spätzeichen mit einer verzögerten psychomotorischen Entwicklung und äußeren Stigmata lassen sich durch die Therapie vermeiden.

Das Schilddrüsenhormon hat allgemein eine stoffwechsel-aktivierende Funktion. Wenn es fehlt, laufen die meisten Stoffwechselvorgänge deutlich langsamer ab. Überschuss aktiviert wiederum den Stoffwechsel, sodass sehr viel Energie für die Grundfunktionen des Körpers verbraucht werden. Zur Synthese des Schilddrüsenhormons ist Jod nötig, daher kann Jodmangel zu einer erworbenen Hypothyreose führen. Um einen solchen Mangel zu vermeiden, kann die Schilddrüse einen Jodvorrat anzulegen, so dass eine vorübergehende Unterversorgung ausgeglichen werden kann.

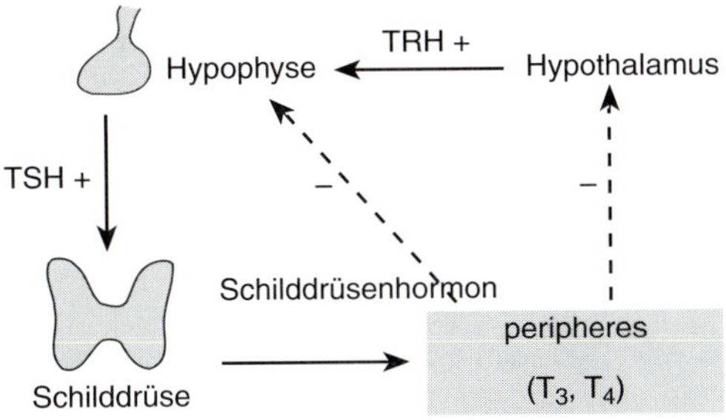

Normalerweise reguliert der Organismus die Produktion und Abgabe des Schilddrüsenhormons sehr genau. Dazu dient eine Art Messstation im Stammhirnbereich, die über zwei hormonelle Verstärkerstufen (TRH und TSH) die Schilddrüse zur Produktion von Schilddrüsenhormon anregt.

Die angeborene Unterfunktion der Schilddrüse kommt etwa bei jedem 3 000. Neugeborenen vor. Die Ursachen können sehr vielfältig sein: In den meisten Fällen fehlt die Schilddrüse oder sie ist so klein, dass keine ausreichende Funktion gewährleistet ist. Andere Möglichkeiten sind Stoffwechselstörungen bei der Herstellung des Schilddrüsenhormons oder Steuerungsdefekte, sodass trotz vorhandener Schilddrüse kein Hormon gebildet oder abgegeben wird.

Der Fet muss sein eigenes Thyroxin bilden. Wenn er dies nicht kann, liefert das mütterliche T_4 etwa ein Viertel des Spiegels normaler Neugeborener. TSH ist nicht plazentagängig. TRH kann die Plazenta passieren. T_4, also das wirksame Schilddrüsenhormon, ist plazentagängig, wird aber im 3. Trimenon von der Plazenta rasch zum inaktiven T_3 dejodiert.

Hat die **Mutter** eine **immunologisch bedingte Fehlfunktion der Schilddrüse** (z. B. Autoimmun-Thyreoiditis) können die im Rahmen einer solchen Erkrankung gebildeten Antikörper die Plazenta passieren und den Schilddrüsenstoffwechsel des Feten beeinflussen. Dies kann je nach Erkrankung der Mutter zu einer

TSH = Thyreoidea stimulierendes Hormon
TRH = Thyreoidea releasing Hormon
+ = verstärkende Wirkung
− = bremsende Wirkung (negative Rückkopplung)

Abb. 25.1 Regelkreis Schilddrüsenhormon

Über- oder Unterfunktion führen. Auch Medikamente zur Steuerung der Schilddrüsenfunktion können diaplazenar wirksam werden. In allen solchen Situationen muss die Funktion der Schilddrüse beim Neugeborenen sehr exakt und konsequent überwacht werden.

Klinische Zeichen

Beim **Neugeborenen** können körperliche Merkmale auf eine Hypothyreose hindeuten: Übergewicht, Übertragung, große hintere Fontanelle, verzögertes Knochenalter, Nabelhernie und sichtbarer Kropf. Nach der Geburt steigt der Bedarf an Schilddrüsenhormon steil an.

Wenn keine Behandlung der Hypothyreose erfolgt, treten innerhalb weniger Tage bis Wochen **Frühzeichen** auf: Das Kind ist sehr schläfrig und geduldig, meldet sich kaum wegen Hunger. Oft gibt es Fütterungsschwierigkeiten,

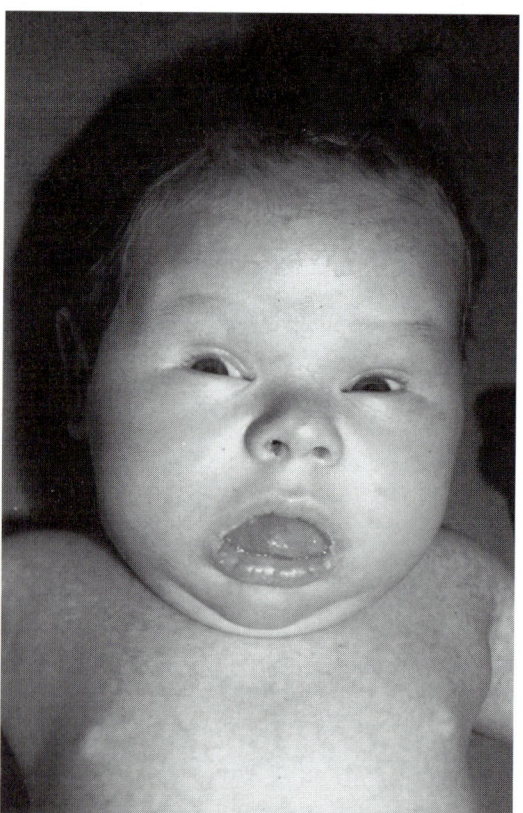

Abb. 25.2 Kind mit angeborener Hypothyreose

wobei trotz der geringen Nahrungsmenge eine erstaunliche Gewichtszunahme erreicht wird. Die Kinder haben einen auffällig großen Bauch und sind obstipiert. Die Körpertemperatur ist niedrig, die Herzfrequenz eher niedrig. Ödeme können auftreten. Als Zeichen des verlangsamten Stoffwechsels beobachtet man einen verlängerten Ikterus.

Besonders problematisch ist die Schilddrüsen-Unterfunktion bei **sehr kleinen und kranken Frühgeborenen**. Wegen des Hormonmangels sind viele Körperfunktionen beeinträchtigt. Andererseits steigt nach der Verabreichung von Schilddrüsenhormon der Sauerstoffbedarf und damit die Gefährdung gegenüber Sauerstoffabfällen stark an.

Die **Spätzeichen** der Hypothyreose sind heutzutage nur noch sehr selten zu sehen: Die Kinder haben einen auffälligen Gesichtsausdruck mit großer Zunge und dadurch offen stehendem Mund, eine geringe Mimik, sehr struppige Haare. Die körperliche Entwicklung ist verzögert, und es resultiert ein ausgeprägter Minderwuchs mit infantilen Proportionen, oft mit gleichzeitigem Übergewicht. Die Patienten sind in ihren Bewegungen und Reaktionen verlangsamt. Hinzu kommt eine sehr deutliche geistige Retardierung bzw. Intelligenzminderung bis zur Idiotie.

Therapie

Die Behandlung besteht in einer lebenslangen Substitution mit Thyroxin. Dieses Schilddrüsenhormon wird in Tablettenform verabreicht und muss nach Körpergewicht und Stoffwechsellage dosiert werden, wobei die Kontrolle durch Blutspiegelkontrollen erfolgt.

> **Stillberatung**
> - Kinder mit Schilddrüsenerkrankungen werden normal gestillt.
> - Vor Therapiebeginn muss manchmal abgepumpt und sondiert werden.

Die **Prognose** bezüglich der intellektuellen Entwicklung ist schlecht, wenn nicht in den ersten Lebenswochen mit einer konsequenten

Behandlung begonnen wurde. Längere Unterbrechungen der Therapie dürfen ebenfalls nicht vorkommen. Bei Einhaltung der Vorsorgemaßnahmen und regelmäßiger Kontrolle und Therapieanpassung entwickeln sich die Kinder jedoch körperlich und geistig normal.

Differenzialdiagnose: Vorübergehende Hypothyreose

In einigen Fällen kann eine vorübergehende Hypothyreose vorliegen. Hier ist die Schilddrüse vorhanden, stellt aber nicht ausreichend Hormon zur Verfügung. **Ursache** kann z. B. ein Jodmangel sein, aber auch ein Jodüberschuss. Daher sind jodhaltige Bäder bzw. die großflächige und wiederholte Anwendung von jodhaltigen Desinfektionsmitteln bei Neugeborenen abzulehnen. Wenn solche Mittel trotzdem angewendet werden, muss die Gefahr einer Hypothyreose bekannt sein und es muss darauf geachtet werden.

Um vorübergehende von dauerhaften Formen unterscheiden zu können, ist nach einigen Monaten der Behandlung ein **Auslassversuch** der Schilddrüsenhormonbehandlung sinnvoll. Wenn dies unter kontrollierten Bedingungen geschieht, wird das Kind durch den eventuellen kurzzeitigen Mangel an Thyroxin keinen Schaden erleiden.

TSH-Screening

Da ein verspäteter Beginn der Behandlung einer Hypothyreose ausgeprägte Folgen hat, wurde ein Früherkennungsprogramm geschaffen, um die Kinder so rechtzeitig zu identifizieren, dass noch keine Schäden entstanden sind, also deutlich vor dem Auftreten der klinischen Zeichen.

Beim Hypothyreose-Screening macht man sich die Tatsache zunutze, dass beim Mangel an Schilddrüsenhormon der Steuerungsmechanismus der Hypophyse einsetzt: Sie produziert TSH, das normalerweise die Schilddrüse zur Produktion von Hormon anreizt. Geschieht dies aufgrund einer Fehlbildung oder Fehlfunk-

tion nicht, steigt das TSH auf ein mehrfaches (ca. 40facher Normwert) an.

Durch den Stress während und den Kältereiz nach der Geburt ist die TSH-Ausschüttung am ersten Lebenstag um ein Vielfaches gesteigert. Der beste **Abnahmezeitpunkt** für das Screening ist ab dem 3. Lebenstag (ab der vollendeten 48. Lebensstunde), da keine unnötige Zeit verloren gehen soll. Dieser Zeitpunkt ist insofern günstig, da das Screening für die Stoffwechselkrankheiten (s. S. 223 f) gleichzeitig erfolgt.

Wird ein erhöhter TSH-Wert gefunden, kontrolliert man dies mit einer genaueren Methode nach und bestimmt gleichzeitig die Menge an Schilddrüsenhormon. Bis zur Bestätigung der Diagnose muss auf jeden Fall mit Schilddrüsenhormon behandelt werden.

Ein **fälschlich erhöhtes TSH** kommt vor allem bei der Verwendung jodhaltiger Desinfektionsmittel vor. Falsch negative Resultate durch Steuerungsdefekte mit niedrigem TSH trotz Schilddrüsenhormonmangel sind extrem selten. Insofern ist das Screening sehr sinnvoll und erfolgreich.

25.2 Angeborener Kropf

> **Leitsymptome:**
> - Sehr dicker Hals mit Überstreckung des Kopfes
> - Atemstörungen

Eine bereits intrauterin bestehende Vergrößerung der Schilddrüse kann sehr ausgeprägt sein und sogar ein Geburtshindernis darstellen. Solche Ereignisse sind allerdings selten. Eine angeborene Struma (Kropf) kann vor allem dann vorkommen, wenn die Mutter während der Schwangerschaft zur Behandlung einer Überfunktion schilddrüsenhemmende Medikamente eingenommen hat.

25.3 Diabetes insipidus ____

Leitsymptome:
- Große Mengen eines sehr hellen Urins
- Schnelle Austrocknung
- Starke Gewichtsschwankungen

Störungen der Hypophysenfunktion (Hirnanhangsdrüse) können sehr vielgestaltig sein, je nachdem welches Hormonsystem betroffen ist. Von den zahlreichen unterschiedlichen Syndromen spielt beim Neugeborenen der Diabetes insipidus eine etwas größere Rolle.

Die Hypophyse produziert ein Hormon (**ADH = antidiuretisches Hormon**), das die Niere zur Rückresorption von Wasser anregt. Dadurch wird der Wasserhaushalt zentral geregelt, und es wird genau so viel Urin ausgeschieden, wie Wasserüberschuss im Körper herrscht. Fällt das ADH aus, produziert die Niere einen sehr verdünnten Harn in sehr großen Mengen. Diese Erkrankung wird als Diabetes insipidus bezeichnet. Sie ist nur in seltenen Fällen primär, z. B. erblich, bedingt. Meistens handelt es sich um eine sekundäre Störung, z. B. nach Asphyxie oder Hirnblutung oder bei intrauterinen Infektionen, z. B. Toxoplasmose.

Therapie

Die Behandlung erfolgt in Form einer Substitution des fehlenden Hormons. Dabei wird das ADH (= Vasopressin) als Nasenspray bzw. -Tropfen angewendet, wobei die genaue Dosierung nicht ganz einfach ist. Das sehr kurz wirksame Hormon wird von der Schleimhaut gut aufgenommen. Auf diese Weise sind Injektionen wie z. B. beim Insulinmangel nicht nötig.

25.4 Seltene Funktionsstörungen der Hypophyse ____

Stillberatung
- Normales Stillen ist möglich.
- Ein Flüssigkeitsdefizit muss ggf. zusätzlich ausgeglichen werden.

Eine zu **hohe Ausschüttung von ADH** kann als vorübergehendes Problem auftreten: Nach Hirnblutungen oder asphyktischer Hirnschädigung kann die Hypophyse (Hirnanhangsdrüse) sehr viel ADH freisetzen (SIADH = Syndrom der inadäquaten ADH-Ausschüttung). Folge ist eine Überwässerung mit massiven Ödemen, weil das Wasser zurückresorbiert wird und nicht wie eigentlich nötig in genügender Menge ausgeschieden werden kann.

Ein **angeborener Wachstumshormonmangel** ist sehr selten. Beim Neugeborenen führt er in erster Linie zur Hypoglykämie. Je nach Ursache ist eine zeitweilige oder lebenslange Hormonsubstitution nötig.

26 Genetische und chromosomale Erkrankungen

26.1 Aufbau der menschlichen Erbsubstanz

Die Informationen über den Aufbau des menschlichen Körpers und seine Funktionen sind im Zellkern vorhanden. Dabei ist nicht nur die Bauanleitung für die Körpersubstanz festgehalten, sondern auch die regulativen Vorgänge zur Herstellung der Enzyme und anderen strukturellen Bestandteile des Körpers. Der eigentliche Träger der Erbinformationen ist die **DNA** (= DNS = Desoxyribonukleinsäure).

Die Erbsubstanz ist nicht willkürlich verteilt, sondern in einer festen Anordnung. Die einzelnen **Gene**, also Einzelinformationen, sind zu **Chromosomen** zusammengefasst. Diese stellen im Prinzip sehr lange (mehrere Meter!) Fäden dar, die aus einer fast unendlich langen Informationszeile bestehen. Der Aufbau ist allerdings etwas komplexer, denn diese „Fäden" enthalten neben den für uns erkennbaren Genen sehr lange „sinnlose" Abschnitte, deren Funktion völlig unklar ist, ferner Wiederholungen, Varianten und zahllose weitere Besonderheiten. Ebenso sind die Mechanismen, wie das gezielte Lesen der einzelnen Informationen, das An- und Abschalten einzelner Gene in unterschiedlichen Zellen und Lebensalter wirklich funktioniert, nur zu einem geringen Teil bekannt.

Das menschliche Genom unterscheidet sich nur in einem relativ geringen Teil von dem „verwandter" Tiere: so sind etwa 99% der menschlichen Gene mit denen des Schimpansen identisch.

Wir Menschen haben zwei Sätze mit je 23 Chromosomen, also insgesamt 46, wobei sich immer zwei im Prinzip gleiche Chromosomen gegenüberstehen, jeweils ein von der Mutter und ein vom Vater stammendes Chromosom.

Damit ist die Vererbung sowohl väterlicher als auch mütterlicher Eigenschaften möglich, wobei auch hier noch weitgehend unklar ist, auf welche Weise ausgewählt wird, welches dieser zwei Gene angeschaltet wird, wenn sie sich unterscheiden. Es scheint aber relativ zuverlässige Mechanismen zu geben, dass bei einem Gendefekt das jeweils defekte Gen ausgeschaltet und das funktionierende angeschaltet wird.

Ausnahmen von der Parallelität der Chromosomen sind die **Geschlechtschromosomen**: Frauen haben zwei X-Chromosomen, Männer ein X-Chromosom und ein (kleineres) Y-Chromosom.

Letzteres dient wohl in erster Linie dazu, die männlichen Merkmale anzuschalten, wobei die meisten dieser Gene auf anderen Chromosomen verteilt zu sein scheinen.

Zusätzlich zu dieser Hauptmenge von genetischem Material enthalten auch die **Mitochondrien** DNA. Die Mitochondrien sind die „Kraftwerke" der Zellen, damit für den Energiehaushalt unverzichtbar und in fast allen Zellen enthalten – außer in Spermien. Deshalb werden sie nur von der Mutter vererbt, also praktisch unverändert von Generation zu Generation weitergegeben. Aus diesem Grund ist die Erbsubstanz der Mitochondrien für Genetiker besonders interessant, weil hier auch noch nach vielen Generationen Völkerwanderungen und Verwandtschaften erforscht werden können.

Wichtige Begriffe der Genetik

- **Dominant** bezeichnet eine Erbanlage, die sich in jedem Falle als Merkmal durchsetzt, auch wenn die zweite Erbanlage dieses

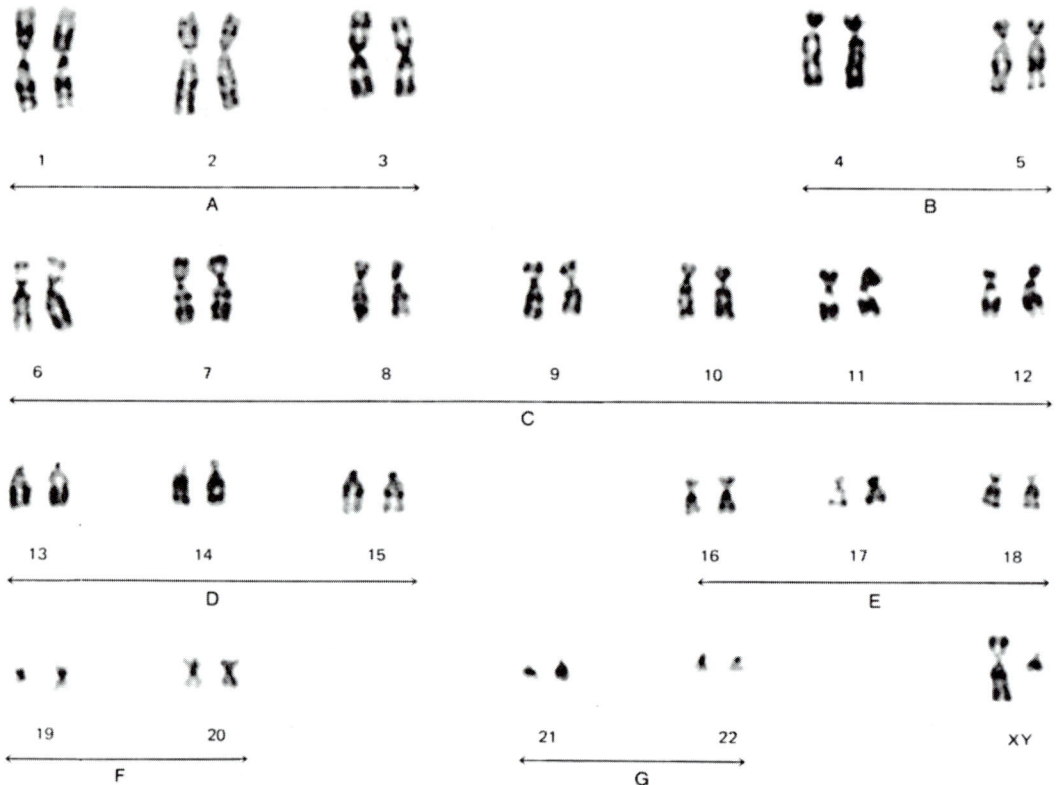

Abb. 26.1 Normaler männlicher Chromosomensatz

Merkmal nicht trägt. Beispiel: Blutgruppe A oder B.

- **Rezessiv** bezeichnet eine Erbanlage, die sich nicht durchsetzt, sich also erst zeigt, wenn auf beiden Chromosomen dieselbe Anlage vorhanden ist. Beispiel: Blutgruppe 0 und die meisten Stoffwechselkrankheiten.
- **X-chromosomal rezessiv**: eine rezessive Erbanlage auf dem X-Chromosom kommt bei einer Frau nicht zum Tragen, wenn nur ein X betroffen ist. Bei ihren Söhnen kann aber das gesunde oder kranke Gen weitergegeben werden, so dass diese zu 50% krank sind. Die Töchter sind zu 50% Überträgerinnen in die nächste Generation. (Beispiele: Hämophilie A, Muskeldystrophie Duchenne, Rot-Grün-Blindheit u. a.)
- **Homozygot** (= reinerbig) bezeichnet den Zustand, dass auf beiden Chromosomen dieselbe Anlage vorhanden ist. Beispiele sind die meisten Stoffwechseldefekte.

- **Heterozygot** (= spalterbig) bezeichnet den Fall, dass auf den beiden zueinander gehörenden Chromosomen zwei verschiedene Anlagen vorhanden sind. Beispiel: Blutgruppe AB, auf einem Chromosom A und auf dem anderen B.
- **Chromosomen** sind die Träger der Erbsubstanz. Beim Menschen gibt es normalerweise 46 Chromosomen, davon 22 Autosomen-Paare (also 44), und 2 Geschlechts-Chromosomen.
- **Gonosomen** sind die Geschlechts-Chromosomen (X und Y).
- **Autosomen** heißen alle anderen Chromosomen.
- **Karyotyp** bezeichnet den individuellen Chromosomensatz eines bestimmten Menschen.
- **Trisomie und Monosomie** bedeuten, dass ein bestimmtes Chromosom dreifach bzw. nur einfach vorhanden ist.

- **Partielle Monosomie** bedeutet, dass einem Chromosom ein mehr oder weniger großes Bruchstück fehlt.
- **Mosaik** bezeichnet ein Individuum, dessen Zellen aus zwei genetisch verschiedenen Linien bestehen.
- **Numerische Aberration**: Die Gesamtzahl der Chromosomen weicht vom Normalfall ab z. B. 47 statt 46 Chromosomen).
- **Translokation**: ein Bruchstück eines Chromosoms ist an einer falschen Stelle (evtl. anstelle eines anderen Chromosoms) eingebaut und wird dadurch auch bei der Zellteilung anders weitergegeben.
- **Deletion**: ein Bruchstück eines Chromosoms fehlt.

26.2 Genetische Diagnostik

Ein wichtiges Werkzeug des Genetikers ist die **Familienanamnese**, um Hinweise auf vererbbare Krankheiten zu bekommen und besser zwischen einer zufälligen Genänderung („Neumutation") oder einer vererbten Krankheit unterscheiden zu können.

An Labormethoden steht die **Chromosomenanalyse** an erster Stelle. Dabei werden aus einer Blutprobe (oder einer anderen Zellkultur) die Zellen des Patienten zur Teilung angeregt und in der Teilungsphase gestoppt, denn nur dann lassen sich die Chromosomen mikroskopisch differenzieren. Bei dieser Untersu-

z.B. Stammbaum einer Familie mit Mucoviszidose (autosomal rezessiv)

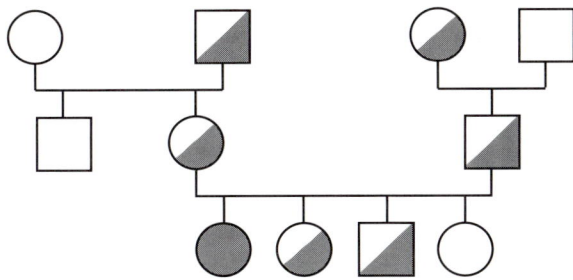

z.B. Stammbaum einer Familie mit Hämophilie oder Muskeldystrophie Duchenne (x-chromosomal rezessiv)

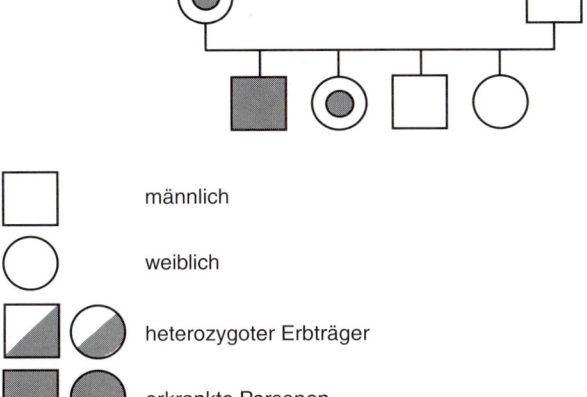

☐	männlich
◯	weiblich
◨ ◖	heterozygoter Erbträger
■ ●	erkrankte Personen
◉	Konduktorin bei x-chromosomal rezessiven Krankheiten

Abb. 26.2 Genetische Symbole und Stammbäume

chung fallen nicht nur fehlende oder überzählige Chromosomen auf, sondern auch Beschädigungen, Verschiebungen und andere strukturelle Anomalien können gefunden werden. Bei einem begründeten Verdacht auf eine Chromosomenstörung (z. B. bei einem erhöhten Risiko für eine Trisomie, S. u.) kann diese numerische und strukturelle Analyse auch aus **Fruchtwasserzellen** oder einer **Chorionzottenbiopsie** in der Frühschwangerschaft vorgenommen werden.

Bei den meisten genetischen Fragestellungen wird nicht nach der Zahl der Chromosomen oder nach größeren strukturellen Abweichungen gesucht, sondern gezielt **nach einzelnen erblichen Erkrankungen** (z. B. Mukoviszidose, Muskeldystrophie etc.). Hier wird nach Defekten in einzelnen Genen gesucht. Dazu dienen **molekuiargenetische Methoden**:
- PCR (polymerase chain reaction): Zunächst wird die DNA massenhaft kopiert, um dann den Defekt z. B. mit einer immunologischen Methode leicht nachweisen zu können.
- FISH (Fluoreszenz in situ Hybridisierung): Nachweis bestimmter Gensequenzen durch Fluoreszenzmikroskopie

In den letzten Jahren ist die genetische Diagnostik wesentlich verbessert worden, sodass zahlreiche Erkrankungen relativ schnell und zweifelsfrei diagnostiziert werden können, wenn eine entsprechende Fragestellung vorliegt. Prinzipiell muss immer eine **genetische Beratung** erfolgen, möglichst vor einer Diagnostik, damit sich die Eltern vorher über die eventuellen Konsequenzen informieren können. Häufig wird von Eltern nicht verstanden, dass man nicht generell nach erblichen Erkrankungen suchen kann, sondern nur nach einigen wenigen bestimmten. Ein solcher „genetischer Check-up" ist weder technisch noch finanziell durchführbar. Ein solcher Ansatz ist ethisch extrem fragwürdig, da bei jedem Menschen eine Vielzahl heterogener Störungen vorliegen. Daher wird es trotz aller Diagnostik Kinder mit genetischen Erkrankungen geben, und erst **nach** dem ersten Kind bzw. Erkrankungsfall in der engeren Verwandtschaft ist eine Frühdiagnose sinnvoll.

26.3 Trisomie 21

Leitsymptome:
- Typisches Gesicht
- Gehäuft Anpassungsstörungen
- Einige Organfehlbildungen (Herzfehler, Atresien im Darm) führen in der Neonatalzeit zu Problemen.

Die freie Trisomie 21 ist die häufigste Chromosomenanomalie. Die Häufigkeit beträgt etwa 1:650, wobei das Risiko von 0,1% bei 20-jährigen Müttern auf etwa 3% bei 44-jährigen Müttern ansteigt. Die Erkrankung ist bekannt unter den Bezeichnungen Mongolismus, mongoloide Idiotie und Down-Syndrom.

Es handelt sich meist um eine zufällig auftretende Verteilungsstörung der elterlichen Chromosomen. In seltenen Fällen ist es keine freie Trisomie, sondern die zwei Chromosomen eines Elternteils sind miteinander verschmolzen. Dadurch entsteht zwangsläufig bei allen Kindern ein dreifacher Chromosomensatz, sodass bei einer solchen Translokation das Wiederholungsrisiko 100% beträgt, sonst etwa 1% bei jungen Frauen.

Klinisches Bild

Die Kinder fallen meist gleich nach der Geburt durch typische äußere Merkmale auf:
- **Gesicht:** Mongoloide Lidachsenstellung mit Epikanthus (Oberlidfalte, die den inneren Augenwinkel verdeckt), große Zunge, tief liegende Nasenwurzel, einfach geformtes und tief angesetztes Ohr. An den Augen: helle Iris mit kleinen weißen Flecken.
- Am **Körper** fällt allgemein ein Minderwuchs auf mit kurzen Gliedern, plumpen Händen, in vielen Fällen findet man eine Vierfingerfurche (ohne begleitende zweite Handlinie), eine auffallend große Lücke zwischen Großzehe und den anderen Zehen (Sandalenlücke). Die Neugeborenen zeigen bei guter Aktivität eine auffällige muskuläre Hypotonie.
- Außerdem haben die Kinder oft **innere Fehlbildungen:** Fast die Hälfte der Patienten hat einen Herzfehler. Meist handelt es sich um Ventrikelseptumdefekte oder einen AV-Ka-

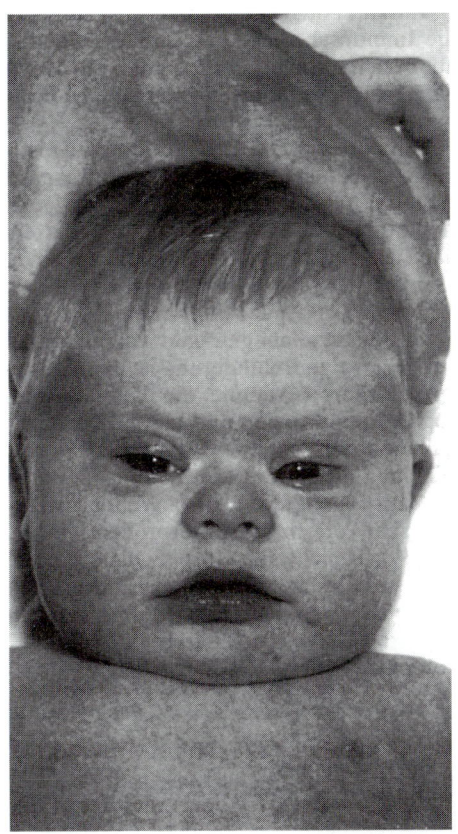

Abb. 26.3 Trisomie 21 (Down-Syndrom)

nal. Letzterer ist ansonsten sehr selten und kommt überwiegend bei der Trisomie 21 vor. Gehäuft sind ferner Atresien im Verdauungstrakt, besonders Anal- und Ösophagusatresien.

Im weiteren Verlauf sind noch andere Charakteristika von Bedeutung, die beim Neugeborenen meist noch nicht auffallen bzw. erst später beobachtet werden: Viele Kinder haben eine **Immunschwäche,** die eine erhöhte Infektanfälligkeit gegenüber Bakterien und manchen vitalen Erkrankungen bedeutet. Die Abweichungen im Immunsystem zeigen sich auch in einer erhöhten Rate von Leukämien, seltener auch anderen Tumoren.

Ein besonders wichtiges Merkmal ist die neurologische **Entwicklungsverzögerung.** Nach der muskulären Hypotonie ist besonders die

verspätete motorische Entwicklung von Bedeutung, d. h. die Kinder lernen später Sitzen und Laufen, sind außerdem „ungeschickter", weniger differenziert in ihrer Grobmotorik und Koordination und erreichen bei der Feinmotorik ein wesentlich geringeres Niveau als der Durchschnitt. Dies geht mit einer erheblich verzögerten geistigen Entwicklung einher, die in einer Debilität mit einem durchschnittlichen IQ von etwa 50 endet. Dabei sind die Kinder aber ausgesprochen heiter, lieb und sehr selten aggressiv. Sie sind in aller Regel in die Familie gut zu integrieren und sollten auch dort aufwachsen.

Die **Diagnose** wird durch Chromosomenanalyse gestellt. Den Eltern teilt man aufgrund der meist klinisch eindeutigen Zeichen die Verdachtsdiagnose schon vorher mit.

Therapie

Die **Grunderkrankung** ist wie bei allen Chromosomenstörungen nicht zu behandeln.

Fehlbildungen werden wie bei anderen Kindern versorgt. Bei sehr schweren Fehlbildungen oder Kombinationen (z. B. Herzfehler und Analatresie) kann eine Versorgung extrem schwierig bis unmöglich werden, sodass sich die ethische Frage stellt, ob ein solches aus mehreren Gründen schwer krankes Neugeborenes versorgt werden soll. Solche Entscheidungen sind immer sehr schwierig. Sie sollten niemals in Eile gefällt werden und niemals von einer Person allein getragen werden.

Die **geistige Behinderung** ist ebenfalls unausweichlich. Allerdings gibt es sehr gute Förderprogramme, die die eingeschränkten Fähigkeiten dieser Kinder voll zur Geltung bringen und besondere Begabungen auch gezielt ansprechen. Deshalb sollte immer eine **Frühförderung** mit dem Ziel einer möglichst guten Entwicklung angestrebt werden. Zu viel darf nicht erwartet werden. Gelegentliche Sensationsmeldungen über Wundertherapien und eine geistig normale Entwicklung sind sehr vorsichtig zu interpretieren. Meist handelt es sich um Kinder mit Mosaiken, d. h. nicht alle Körperzellen haben die Trisomie, und das

Nervensystem besteht z. B. überwiegend aus „normalen" Zellen.

Prognose

Aufgrund der häufigen Herzfehler, der anderen Fehlbildungen, durch die Immunschwäche und durch Leukämien ist die Sterblichkeit erhöht, wobei aber doch die meisten Patienten das Erwachsenenalter erreichen. Die Alterung des Gehirnes und anderer Organe ist beschleunigt, sodass die Lebenserwartung insgesamt geringer ist.

> **Stillberatung**
> ● Kinder mit Trisomie 21 werden ganz normal ernährt, also gestillt

26.4 Trisomie 18 (Edwards-Syndrom)

> **Leitsymptome:**
> ● Typische äußere Fehlbildungen (Gesicht, Hände)
> ● Häufig innere Fehlbildungen
> ● Geringe Überlebenswahrscheinlichkeit, oft frühzeitiger Tod

Die Trisomie 18 ist bekannter unter dem Namen Edwards-Syndrom. Diese Anomalie kommt bei etwa 1 : 5000 Neugeborenen vor. Das Risiko steigt mit dem Alter der Mutter an.

Klinische Zeichen

Auch hier lässt sich die Diagnose schon klinisch aufgrund einiger charakteristischer klinischer Merkmale stellen:
● Die Kinder sind meist untergewichtig bzw. dystroph.
● Das Gesicht zeigt eine vorgewölbte schmale Stirn, sehr kleine Augen mit gehäuften Fehlbildungen wie Katarakt, einen ebenfalls sehr kleinen Mund und ein kurzes Kinn. Die Ohren sitzen tief und sind einfach geformt oder fehlgebildet. Sehr häufig beobachtet man eine Lippen-Kiefer-Gaumen-Spalte.

● Die Hände zeigen eine charakteristische Haltung mit Überkreuzen der äußeren Finger (Abb. 26.4). Auch zusammengewachsene Zehen mit verkleinerten oder fehlenden Nägeln sind häufig.
● In der Schwangerschaft gibt es gehäuft Probleme, wie vorzeitige Wehen, Blutungen, Hydramnion.

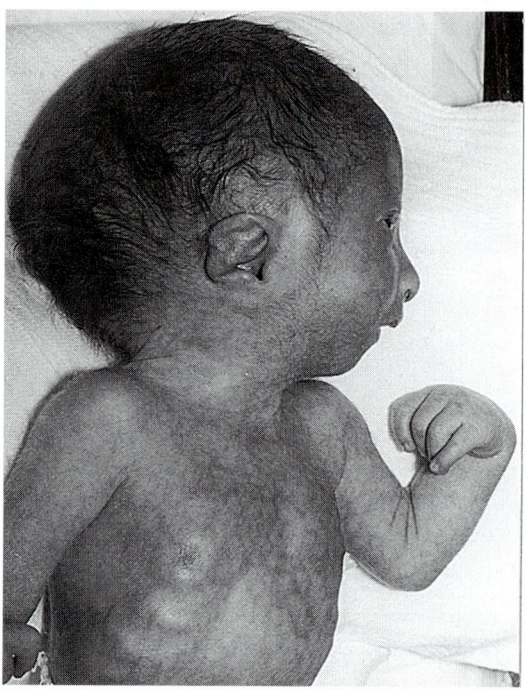

Abb. 26.4 Trisomie 18

Neben diesen äußeren Merkmalen treten praktisch immer schwere **innere Fehlbildungen** auf: Herzfehler sind sehr häufig, die Nieren sind in verschiedener Weise betroffen (Hydronephrose, Nierenzysten), Atresien und Rotationsanomalien des Darmes werden auch fast immer beobachtet.

Die **geistige Entwicklung** ist extrem verzögert. Bereits beim Neugeborenen findet man eine Muskelhypotonie. Fehlbildungen des Nervensystems sind ebenfalls gehäuft, vor allem Myelomeningozele, Hydrozephalus und weitere lokale Fehlbildungen des Gehirns. Als Folge werden häufig Krampfanfälle beobachtet.

Verlauf und Prognose

Die Kinder sterben fast immer in den ersten Lebenswochen. Da auch später nicht mit einer Entwicklung zu rechnen ist und die begleitenden Fehlbildungen meist aufgrund der kombinierten Probleme nicht versorgt werden können, ist die Prognose infaust. Daher wird man keine Behandlung vornehmen, allenfalls Flüssigkeit geben. Die sichere Diagnose erfolgt mit der Chromosomenanalyse.

Stillberatung
- Wenn die Mutter sich dazu in der Lage fühlt, kann und darf sie stillen. Die Kinder trinken allerdings erfahrungsgemäß schlecht.

26.5 Trisomie 13 (Pätau-Syndrom)

Leitsymptome:
- Typische äußere Fehlbildungen (Gesicht, Haut, Hände)
- Nabelschnurbruch
- Innere Fehlbildungen
- Geringe Überlebenswahrscheinlichkeit

Benannt ist dieses Syndrom nach dem Pädiater **Pätau** (der sich nach seiner Zwangsemigration in die USA dort Patau nannte). Die Erkrankungen kommt bei 1:5000 Geburten vor.

Klinische Zeichen

Wie bei den anderen Trisomien wird die Diagnose meist aufgrund charakteristischer Merkmale klinisch bereits gestellt, bevor sie durch Chromosomenanalyse bestätigt wird:
- Geburtsuntergewicht bzw. Dystrophie.
- Im Gesicht fallen vor allem die kleinen, manchmal sogar ganz fehlenden Augen auf. Sie können weitere Abnormitäten wie Kolobome (unvollständige Iris) und Katarakt zeigen. Sehr häufig liegt eine beidseitige Lippen-Kiefer-Gaumen-Spalte vor. Die Ohren sind tief sitzend und fehlgeformt.
- Oft finden sich Hautdefekte, meist am Kopf.
- An den Händen und/oder Füßen liegt fast immer eine Hexadaktylie vor, also ein überzähliger Finger/Zehe. Die Nägel sind eigenartig krallenartig geformt.

Neben diesen äußeren Merkmalen treten fast immer **schwere innere Fehlbildungen** auf: Herzfehler, Nierenfehlbildungen, Omphalozele (Nabelschnurbruch mit offener Bauchdecke), Rotationsanomalien des Darmes, Fehlbildungen des inneren und äußeren Genitale. Das Gehirn ist meist in Form massiver Großhirnfehlbildungen beteiligt, gelegentlich liegen auch andere Anomalien vor. Krampfanfälle sind häufig.

Verlauf und Prognose

Bei den betroffenen Kindern ist keine psychomotorische Entwicklung zu erwarten. Sie ver-

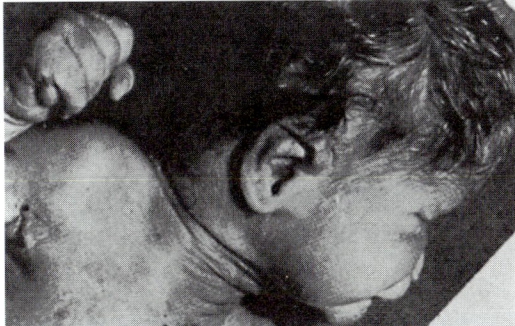
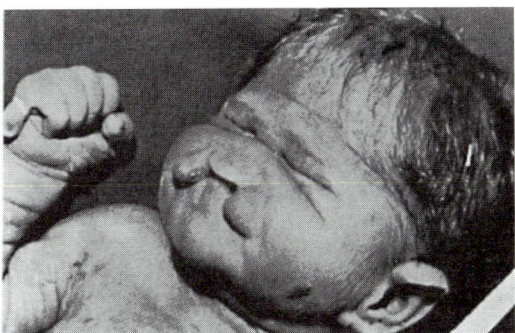

Abb. 26.5 Trisomie 13

sterben aufgrund der Fehlbildungen und der gestörten Hirnfunktion innerhalb der ersten Lebenswochen oder -monate. Die wenigen länger Überlebenden sind blind, taub, weisen keine geistige Entwicklung auf und haben eine Epilepsie.

> **Stillberatung**
> - Wenn die Mutter sich dazu in der Lage fühlt, kann und darf sie stillen. Die Kinder trinken allerdings erfahrungsgemäß schlecht.

26.6 Turner-Syndrom

> **Leitsymptome**:
> - Hand- und Fußrückenödeme in den ersten Lebenstagen
> - Großer Mamillenabstand
> - Pterygium („Flügelfell")

Das Turner-Syndrom ist die einzige lebensfähige Erkrankung mit einer Monosomie, also dem kompletten Fehlen eines Chromosoms. Es handelt sich um Mädchen, bei denen nur ein X-Chromosom vorhanden ist, was durch die Bezeichnung 45, X0 ausgedrückt wird. Die **Häufigkeit** beträgt etwa 1 : 2500 bei weiblichen Neugeborenen. Mosaiken, also Zell-Linien mit unterschiedlichem, hier teilweise normalem Chromosomensatz, sind beim Turner-Syndrom häufig.

Klinische Zeichen

Die Mädchen entwickeln einige typische **äußere Merkmale**:
- Das Gesicht zeigt schräge Lidachsen (umgekehrt wie bei der Trisomie 21), aber gleichzeitig oft einen Epikanthus. Das Kinn ist sehr klein, die Ohren abstehend.
- Die Mädchen sind minderwüchsig. Der Hals ist kurz, wobei sich dieser Eindruck durch das Pterygium (Flügelfell) verstärken kann. Dieses ist aber nicht immer in typischer Weise vorhanden. Der Haaransatz im Nacken verläuft invers, von außen unten nach innen oben.
- Am Thorax fällt der große Abstand der Mamillen auf, die fast seitlich liegen. Dadurch

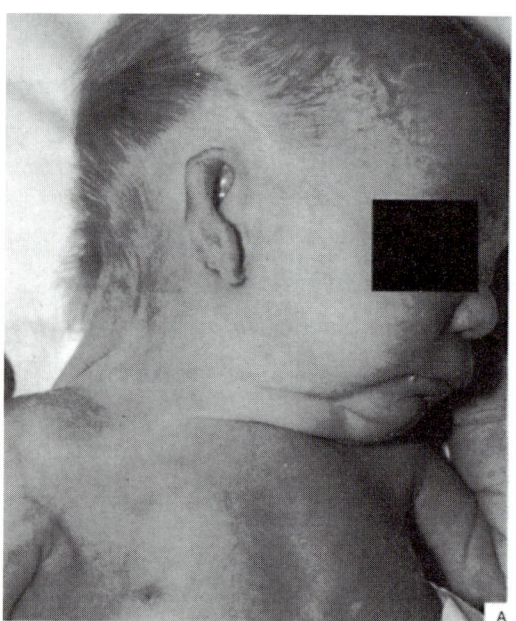

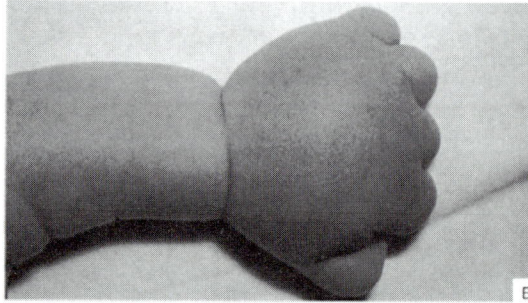

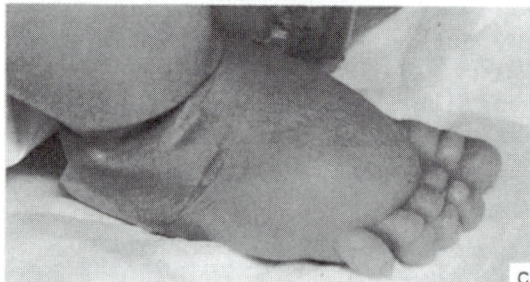

Abb. 26.6a–c Turner-Syndrom (X0), **a** Pterygium, weiter Mamillenabstand, **b, c** Hand- und Fußrückenödem

wird die große freie Brustfläche mit einem Schild verglichen, daher die Bezeichnung Schildthorax. Die Unterarme sind im gestreckten Zustand x-förmig nach außen gerichtet.

Daneben bestehen weitere, **nicht äußerlich sichtbare Anomalien**:

- Die Ovarien sind unterentwickelt, sodass keine normale Pubertät stattfindet und eine primäre Amenorrhoe entsteht. Entsprechend gering ausgeprägt sind die sekundären Geschlechtsmerkmale, also die Brustdrüsenentwicklung und die Schambehaarung.
- Herzfehler kommen gehäuft vor, vor allem aber Fehlbildungen an den großen Gefäßen, wie Aortenisthmusstenosen oder atypische Arterienabgänge.
- Die geistige Entwicklung ist normal, allerdings besteht oft eine Innenohrschwerhörigkeit, was eine Minderentwicklung vortäuschen kann.

Bei sehr genauer Untersuchung kann das Turner-Syndrom schon beim Neugeborenen erkannt werden, wobei die wichtigsten klinischen Merkmale der breite Mamillenabstand, eventuell das Pterygium, sowie auffällige Hand- und Fußrückenödeme sind. In vielen Fällen wird die Diagnose erst kurz vor oder während der Pubertät gestellt.

Therapie

Die eigentliche Störung lässt sich natürlich nicht behandeln. Begleitende Fehlbildungen werden operativ versorgt.

Der **Minderwuchs** kann durch eine Therapie mit Wachstumshormon teilweise ausgeglichen werden, wenn die Erkrankung frühzeitig entdeckt wird. In der Pubertät ist eine Wachstumshormon-Behandlung kaum noch sinnvoll, weil das Knochenwachstum fast abgeschlossen ist.

Die **sekundären Geschlechtsmerkmale** werden durch Substitution von Östrogen altersgerecht entwickelt. Auch eine Regelblutung lässt sich auf diese Weise erzeugen, wegen der Unterentwicklung der Eierstöcke besteht jedoch eine Infertilität.

Über die rein medizinische Betreuung hinaus ist meist eine psychologische Betreuung sinnvoll, denn die Frauen müssen ja mit diesem Problem lebenslang zurechtkommen.

26.7 Klinefelter-Syndrom

> **Leitsymptome:**
> - Meist keine Besonderheiten im Säuglingsalter
> - Später Hochwuchs, kleine Hoden, verringerte Intelligenz

Bei dieser Anomalie wird bei Jungen ein zusätzliches X-Chromosom vererbt, sodass der Chromosomensatz 47, XXY entsteht. Seltener sind Fälle, bei denen weitere zusätzliche X-Chromosomen vorliegen, also XXXY oder sogar XXXXY. Die Symptomatik ist aber bei allen diesen Formen ähnlich. Das Klinefelter-Syndrom kommt bei etwa jedem tausendsten Jungen vor.

Klinische Zeichen

In den ersten Lebensjahren sind die Patienten im Wesentlichen unauffällig. Die psychomotorische Entwicklung ist etwas verlangsamt und die Intelligenz leicht vermindert, aber noch innerhalb der normalen Verteilung.

Die Patienten sind oft auffällig groß und zeigen als Erwachsene eine Stammfettsucht, also eine für Männer atypische Verteilung des Körperfettes. In der Pubertät fällt das mangelnde Wachsen der Hoden und des Penis auf, bei geringer Scham- und Bartbehaarung, gleichzeitig besteht eine Gynäkomastie. Die Männer mit Klinefelter-Syndrom sind aufgrund der fehlenden Ausreifung der Hoden steril.

Die Diagnose wird in der Regel nicht nach der Geburt gestellt, sondern in vielen Fällen erst in der Pubertät oder sogar erst, wenn der Mann sich wegen Unfruchtbarkeit und Kinderwunsch beim Arzt vorstellt.

Therapie

Eine eigentliche Behandlung gibt es nicht. Durch die Gabe männlicher Hormone ab der Vorpubertät können einige der Auffälligkeiten etwas reduziert werden.

26.8 XYY-Syndrom

Selten wird ein zusätzliches Y-Chromosom vererbt. Diese Jungen fallen in der Kindheit kaum auf und auch später ist die geistige und körperliche Entwicklung im Wesentlichen normal. Gewisse äußere Zeichen sind eine starke Körperbehaarung und eher ein Kleinwuchs. Die Männer neigen eher zu Gewalttätigkeit, besonders zu Sexualdelikten. Die Hemmschwelle ist offenbar geringer als in der Durchschnittsbevölkerung. Außer einer psychologischen Hilfe ist keine Behandlung möglich.

26.9 Das fragile-X-Syndrom

Beim **fragilen-X-Syndrom** ist eine Stelle des X-Chromosoms besonders brüchig. Bei Frauen kann dies ohne Bedeutung sein, da noch ein zweites X-Chromosom vorhanden ist. Bei Männern treten dagegen klinische Erscheinungen auf: Das Gesicht zeigt eine hohe Stirn, einen vorstehenden Unterkiefer, vor allem aber sehr große, abstehende Ohren. Die geistige Entwicklung ist verzögert und der IQ deutlich vermindert, dabei besteht aber gleichzeitig eine Hyperaktivität und Extrovertiertheit, die oft falsch als Witzigkeit und Schlagfertigkeit gedeutet wird. Innere Fehlbildungen sind häufig. Der Vererbungsmodus ist sehr kompliziert und noch nicht völlig geklärt, da nicht alle Erbträger klinische Zeichen zeigen.

26.10 Strukturelle und funktionelle Aberrationen

Leitsymptome:
- Sehr viele verschiedene Syndrome sind bekannt
- Keine einheitliche Symptomatik
- Meist Kombination äußerer Stigmata (z. B. Gesichts-Auffälligkeiten) mit neurologischen Besonderheiten, meist kommt es zu einer unterschiedlich verzögerten Entwicklung.

Es gibt zahlreiche Beschreibungen über teilweise Chromosomenverluste, „kleinere" Defekte, Verschiebungen von Chromosomenbruchstücken, abnorme Brüchigkeit einzelner oder aller Chromosomen etc. Die meisten dieser Defekte sind sehr selten, und die klinische Symptomatik ist obendrein innerhalb desselben Defektes oft sehr unterschiedlich. Daher ist es, außer für den Spezialisten, kaum möglich, hier einen Überblick zu gewinnen.

Die häufigste und bekannteste dieser Deletionen ist das **Katzenschreisyndrom**. Die Erkrankung kommt bei 1 : 50 000 Neugeborenen vor und wird durch einen Teilverlust am kurzen Arm des Chromosoms 5, symbolisiert durch die Bezeichnung 46,5p-, hervorgerufen.

Die Kinder sind dystroph, haben ein eigenartiges Gesicht mit kleinem Kinn, schrägen Lidachsen, Epikanthus, flacher Nasenwurzel. Finger und Zehen können sowohl überzählig als auch zusammengewachsen sein. Der Kehlkopf ist verkleinert und fehlgebildet, wodurch ein sehr eigenartiger Schrei entsteht, der an das Miauen oder Schreien einer Katze erinnert, woher das Syndrom seinen Namen hat. Die Kinder entwickeln eine hochgradige Debilität (IQ < 30), haben keine Sprachentwicklung, bleiben inkontinent, sind also schwerstbehindert. Aufgrund innerer Fehlbildungen und durch Komplikationen der ausbleibenden körperlichen Entwicklung ist die Lebenserwartung niedrig.

26.11 Weitere genetisch bedingte Erkrankungen

In diesem Buch werden zahlreiche weitere vererbte Erkrankungen besprochen. Meist ist eine spezielle Erbanlage defekt oder fehlend. Diese Erkrankungen sind in den Kapiteln erwähnt, zu denen sie aufgrund der Symptomatik am ehesten passen. Tabelle 26.1 gibt einen Überblick.

Erkrankung	Vererbungsmodus	Häufigkeit	Kapitel
Mukoviszidose	autosomal rezessiv	1 : 1 500	17.12, S. 144 f
Phenylketonurie (PKU)	autosomal rezessiv	1 : 10 000	24.5, S. 217 f
Galaktosämie	autosomal rezessiv	1 : 40 000	24.6, S. 219 f
Muskeldystrophie Duchenne	x-chromosomal rezessiv	1 : 12 000	18.14, S. 171
Hämophilie	x-chromosomal rezessiv	1 : 15 000	22.7, S. 199
spinale Muskelatrophie	autosomal rezessiv	1 : 20 000	18.14, S. 170 f

27 Infektionskrankheiten

Infektionen spielen bei Schwangeren und Neugeborenen trotz aller Vorsicht und Hygiene eine bedeutsame Rolle als Auslöser von Erkrankungen. Hier sollen nur Infektionserkrankungen bzw. Erreger besprochen werden, bei denen eine der folgenden Fragen von Bedeutung ist:

- Können Auswirkungen auf den Embryo bestehen? – Können Auswirkungen auf den Feten bestehen?
- Kann die Erkrankung das Neugeborene betreffen bzw. gibt es spezielle Risiken oder Verlaufsformen in den ersten Lebenstagen und -wochen?
- Besteht eine Gefährdung für das Neugeborene, wenn die Erkrankung in der Umgebung (Familie, Geschwister etc.) auftritt?

27.1 Infektionsbedingte Krankheitsbilder

Eine Infektion kann sich durch die Erkrankung eines bestimmten Organsystems äußern, z. B. der Haut, der Lunge etc. Auch bei Neugeborenen gibt es solche lokalisierten Infektionen. Von größerer Bedeutung sind jedoch Infektionen mit Allgemeinsymptomen, die also mehrere Organsysteme gleichzeitig betreffen bzw. den ganzen Körper in Mitleidenschaft ziehen.

An eine **Allgemeininfektion (Sepsis)** muss bei den folgenden **klinischen Zeichen** gedacht werden, besonders wenn diese kombiniert auftreten:
- Trinkschwäche, Apathie.
- Starker Gewichtsverlust.
- Grau-blasses-Aussehen.
- Beschleunigte oder unregelmäßige Atmung.
- Schwellung von Leber und Milz.

- Ikterus
- Ausladend geblähtes Abdomen („Infektband")
- Fieber ist ein sehr unsicheres Infektionszeichen bei Neugeborenen. Eine Temperaturerhöhung kann bei völlig gesunden Kindern auftreten, besonders wenn sie einen leichten Flüssigkeitsmangel haben („Durstfieber"). Andererseits tritt bei den meisten septischen Infektionen im Gegensatz zu älteren Kindern meist keine starke Temperaturerhöhung auf; im Gegenteil: oft ist Untertemperatur ein Warnzeichen, bei dem immer an eine Infektion gedacht werden muss.
- Gestörte Mikrozirkulation (= Kapillarfüllungszeit: beim Betasten des Bauches bleiben weiße „Fingerabdrücke" über mehrere Sekunden zurück).

Seltenere Zeichen, die hinzukommen können:
- Apnoen
- Krampfanfälle.

Neben uncharakteristischen Allgemeinzeichen gibt es einige **organbetonte Zeichen**, die auf eine **lokalisierte Infektion** hindeuten, bei Kombination mit den oben genannten Symptomen auf eine lokale Infektion mit Generalisierung:

- **Meningitis** (Hirnhautentzündung): Sie ist zwar meistens mit einer Sepsis verbunden, kann aber auch isoliert auftreten, wobei dann eine Streuung der Bakterien erfolgt. Bei Neugeborenen kommen überwiegend bakterielle Meningitiden vor. Die wichtigsten Auslöser sind E. coli (s. S. 263), B-Streptokokken (s. S. 269 f), Listerien (s. S. 263) und andere gramnegative Erreger. Eine Meningitis wird genauso behandelt wie eine Sepsis. Virusbedingte Meningitiden sind bei Neugeborenen sehr viel seltener.

- **Durchfälle,** bei Neugeborenen meist durch Rota-Viren (s. S. 257).
- **Blasen auf der Haut,** besonders nässende (meist Staphylokokken; s. S. 268).
- **Beschleunigung der Atmung und knisternde Atemgeräusche** deuten auf eine Pneumonie (s. S. 116), meist durch B-Streptokokken, aber auch bei vielen anderen Erregern. Diese Symptomatik kommt aber auch bei vielen anderen Problemen vor, besonders Atemnotsyndrom (s. S. 106 f) und bei der Fruchtwasseraspiration.
- **Stinkender Urin** als Zeichen der Harnwegsinfektion (s. S. 179).
- **Eitrige Augen** können unspezifisch, aber auch infektiös ausgelöst sein. Besonders wichtig sind die Infektionen durch Gonokokken (s. S. 263).
- Ein geröteter, schmieriger, z. T. auch stinkender Nabel.

27.2 Untersuchungen bei Infektionsverdacht

> Das Wichtigste ist die Verdachtsdiagnose, d. h. dass man bei Auffälligkeiten des Kindes an eine Infektion denkt.

Der erste Schritt ist dann immer eine **gründliche körperliche Untersuchung**, um diesem Verdacht zu erhärten oder auszuschließen. Bei den anschließenden Laboruntersuchungen ist die Hauptfrage zuerst, ob es sich um eine bakterielle oder virale Infektion handelt. Da sich dies nur durch indirekte Zeichen schnell entscheiden lässt, müssen mehrere Untersuchungen herangezogen werden.

Beim **Verdacht auf eine Allgemeininfektion** wird man daher folgende Untersuchungen veranlassen:

- **Blutbild** einschließlich Differenzialblutbild und Thrombozyten: Im Blutbild kann sowohl eine stark erhöhte als auch eine erniedrigte Zahl von Leukozyten auf eine Infektion hindeuten. Beim Differenzialblutbild achtet man darauf, wie viele unreife Leukozyten zu finden sind. „Linksverschiebung bedeutet, dass zu viele unreife (stabkernige) Neutrophile zu

finden sind. Vergleichbar ist der I/T-Quotient (immature/total), bei dem das Verhältnis der unreifen zu den gesamten Neutrophilen angegeben wird.
Eine Erniedrigung der Thrombozyten weist auf eine fortgeschrittene Allgemeininfektion hin, meist durch Bakterien, kommt aber auch bei manchen Virusinfektionen und auch anderen Krankheiten vor. Ursache der Thrombopenie bei bakteriellen Infektionen ist meist eine Gerinnungsstörung, die dann weiter abgeklärt und behandelt werden sollte. Bei Virusinfektionen kann eine Thrombopenie aufgrund einer Bildungsstörung vorübergehend auftreten.

- **CRP** ist ein Enzym, das von der Leber bei Entzündungsreaktionen gebildet wird. Der CRP-Wert steigt erst im Verlauf von 12 bis 24 Stunden an. Wenn das Kind ganz akut krank ist, schließt ein (noch) niedriger CRP-Wert also eine schwere Infektion nicht aus. Im Zweifelsfall muss daher eine Antibiotika-Therapie auch bei einem negativen CRP begonnen werden.
- **Entzündungsmediatoren** wie Interleukin 6 und 8 (IL6 und IL8) und Procalcitonin sind bei einer Infektion schon sehr früh erhöht und deswegen zur Infektionsdiagnostik geeignet.
- **Blutgasanalyse** (= Astrup, BGA): Ein erniedrigter pH-Wert ist ein Hinweis auf den schlechten Zustand. Ein erniedrigter Sauerstoffwert deutet auf eine pulmonale oder kardiale Ursache hin (Atemnotsyndrom, Herzfehler), gehört also nicht zu einer Infektion und spricht eher gegen sie. Hingegen deutet eine metabolische Azidose auf eine Mikrozirkulationsstörung hin.
- **Röntgenaufnahme des Thorax:** Sie gibt Hinweise auf eine Pneumonie, ein Atemnotsyndrom, evtl. auch auf einen Herzfehler.

Erhärtet sich der Infektionsverdacht, werden weitere Untersuchungen angeschlossen, um den Erreger zu identifizieren und die Ausbreitung im Körper zu erkennen:

Beim Verdacht auf eine virale Infektion:
- Serologische Nachweise oder Viruskulturen, um den Erreger anzuzüchten. Gleichzeitig ist eine virologische Untersuchung der Mutter notwendig.

Beim Verdacht auf eine bakterielle Infektion:

- Blutkulturen.
- Lumbalpunktion zum Ausschluss einer meningealen Infektion und zur Gewinnung von Liquorkulturen.
- Urinkulturen, die oft durch Blasenpunktion gewonnen werden müssen.
- Kulturen aus Magensaft und anderen Körperflüssigkeiten.
- Unspezifische Infektionsparameter wie Interleukin 8 oder CRP.
- Gerinnungswerte wie Quick, PTT, Fibrinogen, da bei einer Allgemeininfektion die Gerinnung zusammenbrechen kann.
- Bilirubin: Im Rahmen von Infektionen ist häufig die Bilirubin-Ausscheidung beeinträchtigt, was zum Anstieg der Blutkonzentration führt.

Weitere Untersuchungen werden gezielt vorgenommen, z. B. Leber- und Nierenfunktionswerte, Sonographie von Schädel und Abdomen etc.

Nicht vergessen werden darf, dass auch **über die Muttermilch** Infektionen weitergegeben werden können. Dies betrifft nicht nur Virusinfektionen wie HIV oder Hepatitis, sondern vor allem bei abgepumpter Milch auch bakterielle Keime, denn die keimtötende Kapazität der Muttermilch ist bald aufgebraucht. Manchmal sind auch die Milchgänge der Mutter mit Problemkeimen besiedelt (z. B. Staphylococcus aureus, B-Streptokokken), so dass das Neugeborene einer großen Keimzahl ausgesetzt ist.

27.3 Therapiegrundsätze

Besteht der **Verdacht auf eine Sepsis**, ist schnelles Handeln nötig, denn mit jeder Stunde steigt die Gefahr für Schädigungen und Organversagen. Bei einer unbehandelten septischen Erkrankung kommt es sehr bald zum septischen Schock. Die Folge ist ein Blutdruckabfall, so dass wichtige Organe nur ungenügend mit Sauerstoff und Nährstoffen versorgt werden und Schaden nehmen. Es kommt zur Mikrozirkulationsstörung in den Geweben, wodurch die Blutgerinnung aktiviert wird und sich überall kleine Thromben bilden. Als Folge verstärken sich die lokalen Durchblutungsstö-

rungen bis hin zu Organinfarkten. Die verbrauchten Gerinnungsfaktoren fehlen dem Körper, so dass an anderen Stellen lebensbedrohliche Blutungen auftreten. Letztendlich tritt der Tod durch Multiorganversagen ein.

Durch kulturelle Untersuchungen versucht man, den Erreger zu identifizieren (s. u.). Da der kulturelle Nachweis aber ein bis drei Tage benötigt, kann man nicht auf das Ergebnis warten, sondern beginnt sogleich mit der Behandlung. Am wichtigsten ist die **Antibiotika-Gabe**. Solange man den Erreger nicht kennt, nimmt man meist eine Kombination aus zwei oder drei Medikamenten, mit denen die meisten bakteriellen Erreger erreicht werden.

Zusätzlich müssen Atmung, Kreislauf, Gerinnung und Ausscheidungsfunktionen beachtet und ggf. korrigiert werden. Je früher die Behandlung beginnt, desto weniger Komplikationen treten auf.

27.4 Besonderheiten des Immunsystems in der Schwangerschaft und beim Neugeborenen

Das Immunsystem hat die Aufgabe, schädigende Einflüsse, vor allem Krankheitserreger, zu erkennen und zu neutralisieren. Dabei müssen körpereigene Substanzen zuverlässig erkannt werden und dürfen nicht zu Abwehrreaktionen führen. Das Immunsystem besteht aus einer Vielzahl verschiedener Zelltypen, die zahlreiche Regulations- und Mitteilungsfunktionen haben. Trotz intensiver Forschung sind längst nicht alle Regulationsvorgänge erforscht.

Eine Schwangerschaft bedeutet für das Immunsystem eine besonders große Herausforderung, denn schon der Embryo stellt etwas „Fremdes" dar und während der ganzen embryonalen und fetalen Entwicklung soll dieser Fremdling vom mütterlichen Immunsystem geduldet werden. Gleichzeitig sollen aber alle anderen Abwehrfunktionen so gut wie möglich erhalten bleiben. Dabei können Fehlleistungen des Immunsystems nicht ausbleiben. Beispielsweise bei der Rhesus-Unverträglichkeit bildet das mütterliche Immunsystem Antikörper ge-

Tabelle 27.1 Pränatale Infektionen

Erreger	Übertritt SSW	Schädigung	Verweis
Röteln	bis ca. 16.	Embryopathie	s. S. 256
Zytomegalie	ganze SS	Aborte, fetale Infektion	s. S. 260
Varizellen	ganze SS?	Abort, fetale Infektion, selten Embryopathie	s. S. 258
Lues	ganze SS	Schädigung erst ab ca. 4./5. SS-Monat	s. S. 266
Toxoplasmose	ganze SS, aber zunehmendes Risiko	Abort, mannigfaltige Organmanifestation bei konnataler Toxoplasmose	s. S. 274
Listeriose	ganze SS	fetaler Abort, Granulomatosis infantiseptica u.a.	s. S. 265
Hepatitis B	Geburt	evtl. Infektion des Neugeborenen	s. S. 246
HIV/AIDS	Geburt	evtl. Infektion des Neugeborenen	s. S. 250
Parvoviren	ganze SS	Abort, fetale Anämie	s. S. 254

gen kindliche Zellen. Bei einigen weiteren Erkrankungen passiert Ähnliches. Nicht alle Infektionserreger können in der Schwangerschaft so gut abgefangen werden wie sonst und bei einigen kann das Immunsystem der Mutter den Übertritt auf Embryo oder Fet nicht verhindern.

Im Einzelnen gibt es folgende Besonderheiten des Immunsystems bei Schwangeren und Neugeborenen:

Die **Plazenta** ist keine absolute Barriere für Keime oder Immunreaktionen. Manche Erreger können nur zu bestimmten Zeiten die Plazenta passieren (Tab. 27.1).

Immunglobuline („Abwehrstoffe") passieren die Plazenta hauptsächlich in der Spätschwangerschaft. Dabei handelt es sich um die IgG-Klasse der Immunglobuline. Diese haben eine relativ lange Halbwertszeit und stellen den so genannten Nestschutz dar: Das Kind kann in den ersten Wochen oder Monaten nicht an denjenigen Erregern erkranken, gegen die Immunglobuline vorhanden sind.

Beim Feten und beim Neugeborenen in den ersten Lebensmonaten sind die **zellulären Abwehrfunktionen** nicht bzw. nur wenig aktiv. Die entsprechenden Zellen sind noch unreif,

sodass z. B. Bakterien nicht so wirksam verfolgt und beseitigt werden können. Intrauterin hat diese späte Reifung den Sinn, dass die Plazenta nicht vom kindlichen Immunsystem angegriffen wird oder gar Immunreaktionen bei der Mutter ausgelöst werden. Nach der Geburt ist diese Unreife ein Nachteil und bedeutet eine große Gefährdung gegenüber bakteriellen Infektionen, gegen die das Kind praktisch schutzlos ist. Die Reifung der zellulären Immunfunktionen braucht einige Monate Zeit. Daher vermindert sich das Risiko, dass aus einer harmlosen Hautinfektion eine Sepsis wird, ganz erheblich nach dem ersten Lebenshalbjahr.

Aufgrund dieser Besonderheiten besteht eine **erhöhte Empfänglichkeit für Erkrankungen**, wobei einige Organsysteme wesentlich häufiger betroffen sind als im späteren Leben (z. B. Leber, Gehirn), was an deren relativ großer Stoffwechselaktivität in der Fetal- und Neonatalzeit liegt. Die Empfänglichkeit für Infektionen gilt nicht in gleichem Maße für alle Keime. Je nach deren Eigenschaften lösen besondere Erreger bevorzugt Erkrankungen bei Neugeborenen aus, wenn sie aufgrund der spezifischen immunologischen Abweichungen besonders gute Wachstums- und Vermehrungsbedingungen vorfinden. Hinzu kommt auch die später nie wieder auftretende Situation, dass ein Organismus erstmalig von Bakterien und Pilzen besiedelt wird. In dieser Phase ist es offenbar für manche pathogenen Keime sehr leicht, den Körper anzugreifen (z. B. B-Streptokokken, Candida).

27.5 Erregertypen, die bei Infektionen eine Rolle spielen können

Die Krankheitserreger lassen sich in verschiedene Gruppen unterscheiden, die jeweils spezifische Eigenschaften und Fähigkeiten haben:

Viren sind sehr einfach aufgebaut: Sie besitzen im Grunde nur die Erbinformation über ihren Aufbau, umgeben von einer schützenden Hülle. Eigene Stoffwechselleistungen sind nicht oder nur sehr eingeschränkt möglich. Viren sind daher darauf angewiesen, zu ihrer Vermehrung in Zellen einzudringen und deren Stoffwechsel so zu manipulieren, dass weitere Viren gebildet werden. Für das Immunsystem sind Viren in der Regel an ihrer Hülle erkennbar.

Bakterien haben einen eigenen vollständigen Stoffwechsel. Sie sind oft beweglich, manche können sich einkapseln und somit ungünstige Zeiten überstehen. Sie vermehren sich unter günstigen Umgebungsbedingungen meist sehr schnell und zwar durch Teilung. Viele Bakterien brauchen bestimmte Umgebungsbedingungen (Temperatur, Nährstoffe, Sauerstoff etc.), um optimal gedeihen zu können. Bakterien haben im Gegensatz zu Viren meist zahlreiche und sehr unterschiedliche Oberflächeneigenschaften bzw. -charakteristika, sodass sie für das Immunsystem sehr viel schwerer fassbar sind. Sie werden zur Vernichtung meist von Zellen (weißen Blutkörperchen etc.) aufgefressen. Andererseits gibt es viele nützliche oder notwendige Bakterien, die z. B. Vitamine für uns produzieren. Solche Arten werden in der Regel vom Immunsystem geduldet und überschreiten Haut bzw. Schleimhaut unter normalen Bedingungen nicht.

Pilze sind sehr verbreitet und kommen auf fast jeder Schleimhaut vor, besonders Candida („Hefepilz"). Bei Neugeborenen können dieser und andere Pilzerreger über die Haut oder Schleimhäute eindringen und schwere generalisierte Infektionen hervorrufen. Besonders gefährdet sind Frühgeborene oder kranke Neugeborene mit antibiotischer Behandlung, vor allem wenn zusätzlich zentrale Katheter, Dauerbeatmung oder andere Risikofaktoren vorliegen. Septische Pilzinfektionen verlaufen nicht selten tödlich, auch deswegen, weil diese Erreger nur schwer und mit ziemlich toxischen Medikamenten behandelt werden können.

Protozoen sind höhere Lebewesen, die in ihrem Aufbau einzelnen Zellen entsprechen. Sie haben einen abgetrennten Zellkern, der die Erbinformationen enthält und sind in vielen Fällen zu wesentlichen komplexeren Leistungen fähig als Bakterien. Neben Malaria und Amöben, die nur in den Tropen eine Rolle spielen, wird die Toxoplasmose (s. S. 274 f) durch Protozoen verursacht. Sie sind für das Immunsystem meist relativ schwer erkennbar und auch nicht leicht abzuwehren und haben oft ihrerseits Fähigkeiten, dem Immunsystem zu entkommen oder es unwirksam zu machen.

Parasiten sind höhere, mehrzellige Lebewesen. Sie gehören sehr vielen zoologischen Gruppen an, wie Milben (Krätze), Flöhe, Wanzen etc. Diese Parasiten spielen für Neugeborene keine Rolle.

Würmer gehören ebenfalls verschiedenen Gruppen an, wobei hierzulande hauptsächlich die Rundwürmer Bedeutung haben, also Madenwürmer, die man bei Kleinkindern häufiger findet, oder Spulwürmer.

Viruserkrankungen

27.6 Hepatitis B

Leitsymptome im Säuglingsalter:
- Meist verläuft die Infektion ohne wesentliche Symptome.
- Vorübergehende Trinkschwäche, unspezifische Infektionszeichen
- Unterschiedlich ausgeprägter Ikterus (bis hin zum akuten Leberversagen

Erreger: Hepatitis-B-Virus, Inkubationszeit 60–180 Tage, bei Neugeborenen auch länger. Die Infektion erfolgt vor allem durch Blutkontakt, aber auch durch intensive Schleimhautkontakte und Geschlechtsverkehr.

Zur Infektion des Neugeborenen kommt es meist unter der Geburt, aber auch in der Spätschwangerschaft und postnatal. Es genügen sehr kleine Blutmengen, daher besteht eine große Ansteckungsgefahr Gefahr für Krankenhauspersonal, das natürlich generell gegen Hepatitis B geimpft sein sollte.

Etwa 0,1–1% der Schwangeren sind infektiös für Hepatitis B, mit deutlich steigender Tendenz. Bei einigen Bevölkerungsgruppen (z. B. Türken) bzw. Risikokollektiven (Drogenabhängige) kann die Rate auch noch darüber liegen.

Die Hepatitis B stellt eine wichtige Berufskrankheit dar, auch für Hebammen. Die Durchseuchung steigt mit den Jahren der Berufstätigkeit.

Klinische Zeichen

In vielen Fällen verläuft die Hepatitis unbemerkt. Auch nach einem solchen harmlosen Verlauf kann man ansteckend bleiben. Normalerweise beginnt die Erkrankung mit uncharakteristischen Zeichen, wie Gelenkschmerzen, Hauterscheinungen, dann Entwicklung der eigentlichen Gelbsucht. Die Stühle sind entfärbt. Appetitstörungen und uncharakteristische Bauchsymptomen können vorkommen. Die Leber ist dann meist vergrößert.

Bedeutung in der Schwangerschaft

Embryopathien oder Fetopathien sind nicht bekannt. Wenn eine Mutter dauerhaft infektiös ist, besteht die größte Ansteckungsgefahr für das Kind durch Blutkontakt unter der Geburt, geringer auch schon während der Schwangerschaft bei maternofetalen Blutübertritten.

Bedeutung für das Neugeborene

Eine Infektion während der Geburt kann eintreten, wenn die Mutter Antigenträgerin, also dauernd infektiös ist (je nach der Art des Infektionsstatus der Mutter bei liegt das Risiko für das Kind bei 6–80%). Infektionen nach der Geburt, z. B. durch Stillen, sind prinzipiell möglich, aber seltener.

Die Infektion äußert sich nicht sofort, sondern bei Säuglingen oft erst nach einer besonders langen Inkubationszeit von 6 und mehr Monaten. Bei einem anikterischen Verlauf treten häufig Ausschläge an Wangen, Unterarmen und Beinen auf. In einigen Fällen kommt es zu einer sehr schnell tödlich verlaufenden schwersten Lebererkrankung (akute Leberatrophie), bei anderen Kindern entwickelt sich eine schnell fortschreitende Leberzirrhose. Das primäre Leberzellkarzinom ist eine nach Jahrzehnten auftretende Spätfolge dieser Infektion.

Insgesamt verläuft die Hepatitis bei Säuglingen eher schwerer als bei Erwachsenen. Wenn ein Neugeborenes mit Hepatitis B infiziert wird, bleibt es mit 90%iger Wahrscheinlichkeit sein ganzes Leben infektiös, auch wenn keine klinisch bedeutsame Hepatitis durchgemacht wurde. Die Infektion ist also chronisch und es besteht deswegen ein hohes Risiko für eine Zirrhose. Bei einem späteren Ansteckungszeitpunkt sinkt die Rate der dauerinfektiösen Patienten deutlich ab bis auf ca. 1–3% im Erwachsenen-Alter.

Diagnostik

Die Krankheit zeigt sich durch eine Erhöhung der „Leberwerte" (GOT, GPT) und des Bilirubins (direkt und indirekt). Der exakte Nachweis wird durch eine serologische Untersuchung geführt. Dabei wird auch kontrolliert, ob der Patient eine normale Abwehrreaktion entwickelt oder aber dauernd infektiös bleibt.

Therapie

Ein Therapieversuch mit Interferon ist möglich, und ein Teil der Patienten kann mit dieser aufwändigen Therapie von der chronischen Infektion geheilt werden. Bei Säuglingen scheinen die Chancen aber schlechter zu sein.

Stillberatung
- Eine Ansteckung über minimale Blutkontakte beim Stillen ist möglich.
- Die aktiv/passive Impfung unmittelbar nach der Geburt reduziert das Ansteckungsrisiko deutlich.
- Bei entzündeten Brustwarzen/Rhagaden/Blutungen etc. sollte auf das Stillen verzichtet werden.

Prophylaxe

Grundsätzlich sollte bei allen Schwangeren der HBsAg-Status bekannt sein, dann kann das Kind durch eine gleichzeitige aktiv-passive Impfung mit einer Sicherheit von über 80% geschützt werden. Zur Impfung wird ein spezieller Neugeborenen-Impfstoff verwendet und simultan Hyperimmunglobulin gegeben. Wenn diese Maßnahme nicht in den ersten 12 Lebensstunden vorgenommen wird, sinkt die Erfolgsquote beträchtlich. Ist das HBsAg zum Zeitpunkt der Geburt nicht bekannt, d. h. liegen keine Daten vor, muss das Neugeborene geimpft werden (offizielle Empfehlung). Wegen der zunehmenden Bedeutung der Hepatitis B zählt diese Impfung ohnehin zu den Routineimpfungen (s. S. 61), wird aber ansonsten erst später im Rahmen der Grundimmunisierung vorgenommen.

27.7 Hepatitis C

Leitsymptome im Säuglingsalter:
- Keine typischen Anfangssymptome
- Selten klinisch erkennbarer Ikterus
- Die chronische Infektion stellt das Hauptproblem dar.

Erreger ist das seit 1988 bekannte Hepatitis-C-Virus. Es wird ähnlich wie das Hepatitis-B-Virus übertragen, also durch Blutkontakte, sexuelle Kontakte sowie vor allem auch bei Drogenkonsumenten. Eine Übertragung auf das Neugeborene ist ebenfalls möglich.

Klinische Zeichen

Die Erkrankung verläuft sehr oft ohne Ikterus. Es gibt aber sehr häufig chronische Verläufe, vergleichbar mit der Hepatitis B.

Diagnostik

Der Nachweis spezifischer Antikörper beweist die stattgehabte Infektion.

Bedeutung in der Schwangerschaft

Meist besteht die Infektion bereits vor dem Eintritt der Schwangerschaft, sodass die akute Infektion meist nicht das Problem darstellt. Embryopathien oder Fetopathien sind nicht bekannt. Wenn die Mutter aber, was meist der Fall ist, infektiös bleibt, kann sie das Neugeborene bei der Geburt oder durch Stillen infizieren.

Bedeutung für das Neugeborene

Eine Infektion bei der Geburt kann nach einigen Wochen zur akuten Erkrankung führen, häufiger kommt es jedoch zu einer chronischen Infektion mit entsprechenden Spätfolgen. Die Infektion über Blutkonserven ist selten, da alle Spender routinemäßig bezüglich Hepatitis C untersucht werden.

Therapie

Neben einem Therapieversuch mit Interferon ist keine spezifische Therapie bekannt.

Stillberatung
- Ansteckung über das Stillen ist möglich.
- Ein Schutz vor der Infektion ist nicht verfügbar.
- Deshalb sollte eher vom Stillen abgeraten werden.

Prophylaxe

Eine Impfung ist in absehbarer Zeit nicht möglich. Bisher gibt es keine einheitliche Empfehlung, ob eine Mutter mit einer abgelaufenen

Hepatitis C stillen darf. Wenn die Infektion länger zurückliegt, dürfte das Risiko relativ gering sein. Besteht bei der Mutter jedoch eine chronische Hepatitis C mit messbarer Viruslast, sollte wegen des Infektionsrisikos nicht gestillt werden. Auf jeden Fall ist die Hepatitis-B-Impfung gleich nach der Geburt empfohlen, um die nicht seltene Doppelinfektion zu vermeiden.

27.8 Herpes simplex

Leitsymptome:
- Bläschen auf der Schleimhaut bis hin zur massiven Infektion, meist im Mund
- Bei Neugeborenen Allgemeininfektion mit Enzephalitis: Bewusstseinsstörung, Krampfanfälle

Erreger: Herpes simplex-Virus (HSV) bzw. Humanes Herpes-Virus (HHV), 2 Typen: Lippenherpes bzw. Herpes simplex (meist Typ 1) und Herpes genitalis (überwiegend Typ 2). Die Inkubationszeit beträgt meist 6 Tage (2–21). Die Durchseuchung mit Typ 1 ist hoch, am Ende des 2. Lebensjahres beträgt sie bereits > 80%, und 70–90% der Erwachsenen bleiben Virusträger! Die Übertragung erfolgt durch Schleimhautkontakte (Kuss) oder indirekt (Löffel, Nahrung etc.), bei Typ 2 meist durch Geschlechtsverkehr oder während der Geburt.

Klinische Zeichen

Primärinfektion: Meist ohne wesentliche Krankheitszeichen oder nur mit einigen Bläschen auf Haut oder Schleimhaut. In wenigen Fällen entwickelt sich eine Stomatitis aphthosa: hochfieberhaft mit Nahrungsverweigerung, geschwürartigen Bläschen auf Zunge und Mundschleimhaut. Nach dem Säuglingsalter sind andere Organe nur selten betroffen.

Reinfektion: Ausgelöst durch Infekte, Sonneneinstrahlung, Stress oder hormonell etc. entsteht meist ein Herpes labialis, seltener ein Herpes auf der Mund- oder Genitalschleimhaut. Die Reizschwelle zur (endogenen) Reinfektion ist individuell sehr unterschiedlich.

Bedeutung in der Schwangerschaft

Eine frische Herpes (genitalis)- Infektion scheint die Abortrate zu erhöhen. Eine Embryopathie ist nicht bekannt. Selten gibt es eine fetale Infektion. Neben Dystrophie fallen bei den betroffenen Kindern Störungen des Gehirns und der Sinnesorgane auf, ferner atypische Exantheme.

Bedeutung für das Neugeborene

Bei einer frischen Herpes-Infektion im Genitalbereich, weniger bei HHV-1-Infektion und noch weniger bei rezidivierendem Lippenherpes, kann das Neugeborene infiziert werden. Es gibt drei Verlaufsformen der perinatal erworbenen Infektion:
- Kutane Form, bei der sich gruppiert stehende Herpesbläschen bilden.
- Enzephalitis, bei der die Neugeborenen Krampfanfälle und andere neurologische Zeichen zeigen
- Sepsis-ähnliche Verlaufsform, mit oder ohne Enzephalitis.

Die **Prognose** der kutanen Form ist bei rechtzeitiger Behandlung gut. Nach einer Enzephalitis ist die Sterblichkeit groß, und in den restlichen Fällen folgt oft eine Gehirnschädigung mit Epilepsie und erheblicher psychomotorischer Behinderung.

Therapie

Eine Infektion wird mit Aciclovir (Zovirax®) i.v. behandelt. Leider ist die Behandlung nicht immer erfolgreich, weil die Diagnose zu spät gestellt wurde.

Stillberatung
- Eine Mutter mit Herpes simplex muss Mundschutz tragen.
- Eine Infektion über das Stillen ist eigentlich nicht möglich, jedoch über Schleimhautkontakte.
- Behandlung des Neugeborenen mit Aciclovir

Prophylaxe

Aktive Impfung oder passiver Schutz sind bisher nicht möglich. Bei einer frischen Herpesgenitalis-Infektion kann die Geburt durch Sectio eine Infektion verhindern helfen, allerdings nur, wenn die Sectio vor dem Blasensprung oder spätestens 4–6 Stunden nach dem Blasensprung erfolgt.

Neugeborene, die nicht rechtzeitig per Kaiserschnitt geboren werden oder die nach der Geburt einen engen Hautkontakt zu Herpesbläschen hatten, müssen gründlich beobachtet werden. Eine Prophylaxe mit Aciclovir wird empfohlen.

27.9 HIV-Infektion/AIDS

> **Leitsymptome**
> - Beim Neugeborenen sind meist keinerlei Symptome zu beobachten.
> - Atypische Infektionen (besonders der Atemwege) nach einigen Lebensmonaten
> - Oft auch jahrelang symptomarmer Verlauf

Erreger: Human immunodeficiency Virus (HIV), in Mitteleuropa überwiegend Typ I, sehr selten Typ II. Es handelt sich um ein Retrovirus, das sich zunächst in Zellen des Immunsystems einnistet, dann aber auch andere Organsysteme infiziert. Die Übertragung erfolgt über Blutkontakte. Die häufigsten Übertragungswege sind homosexueller und heterosexueller Geschlechtsverkehr, gemeinsame Benutzung von Fixerutensilien, (inzwischen) sehr selten Blut und Blutprodukte sowie von einer infizierten Mutter auf das Neugeborene.

In der Anfangszeit der Epidemie erfolgten viele Infektionen über Blutprodukte, vor allem durch Faktor VIII-Präparate bei Blutern. In Mitteleuropa ist die Gefahr durch Blutkonserven geringer als 1 : 1 000 000, während in einigen afrikanischen Ländern bis zu $1/3$ aller Konserven HIV-positiv sind! Die Gefahr einer Infektion durch einmaligen Geschlechtsverkehr mit einem HIV-positiven Partner beträgt für Frauen etwa 0,5 %, für Männer etwa 0,2 %, wobei solche Angaben mit einer gewissen Vorsicht interpre-

tiert werden müssen, da Viruslast und Erkrankungsstadium des infektiösen Partners dabei eine Rolle spielen.

Eine Übertragung durch Muttermilch ist möglich, wie mehrere dokumentierte Fälle zeigen, bei denen Kinder durch Spenderinnenmilch infiziert wurden. HIV-infizierte Kleinkinder haben in seltenen Fällen durch Bisse die Infektion auf andere Kinder übertragen.

Das Risiko für das Krankenhauspersonal ist relativ gering, da zur HIV-Übertragung eine relativ große Blutmenge nötig ist. Außerhalb des Körpers ist der Erreger recht instabil, sodass z. B. herumliegende Fixerspritzen nach einem Tag kaum noch infektiös sind (allerdings gilt das nicht für Hepatitis B!).

Keine Ansteckungsgefahr besteht durch normale Sozialkontakte wie Hautkontakte, gemeinsamen Haushalt, Nahrungsmittel, Insektenstiche.

Klinische Zeichen

Wegen der langen Inkubationszeit von Monaten bis eher Jahren sind die Anfangssymptome oft uncharakteristisch. Bei Säuglingen ist die Inkubationszeit eher geringer, sodass die ersten Krankheitserscheinungen oft schon nach einigen Monaten auftreten. Da das Abwehrsystem primär erkrankt, können atypische oder unüblich verlaufende Infektionen am Anfang stehen.

Da Neugeborene HIV-infizierter Mütter passiv übertragene Antikörper haben, lässt sich der Infektionsstatus oft nicht sehr sicher bestimmen. Beim Direktnachweis der Viren ist allerdings eine kindliche Infektion sicher. In den allermeisten Fällen kommt es dann auch zu typischen Krankheitserscheinungen mit leider recht schlechter Prognose.

Die Infektion wird in mehrere Stadien unterteilt, wobei diese Einteilung für Kinder und Erwachsene unterschiedlich ist (CDC-Klassifizierung). Neben atypischen Infektionen, z. B. mit Pneumocystis, Mykobakterien, Candida etc., kann es zu Organerkrankungen an Lunge,

Lymphknoten und Zentralnervensystem kommen. Ferner kommen bestimmte Tumoren und Leukämiearten als Folge vor. Der Tod tritt entweder durch Infektionen oder durch solche malignen Erkrankungen ein.

Bedeutung in der Schwangerschaft

Eine Embryopathie oder Fetopathie durch HIV gibt es nicht. Wenn die Mutter manifest an AIDS erkrankt ist, kann es dadurch zu einer Dystrophie, zu Infektionskomplikationen und zu einer höheren Infektionsrate bei der Geburt kommen. Viel häufiger ist, dass eine asymptomatische oder gering manifeste Infektion der Mutter besteht, die vielleicht sogar zufällig während der Schwangerschaft entdeckt wird. Allerdings ist es möglich, dass durch die Schwangerschaft der Ausbruch der AIDS-Erkrankung beschleunigt wird. Trotzdem stellt eine asymptomatische HIV-Infektion keine generelle Indikation für einen Schwangerschaftsabbruch dar.

Auf „blutige" Eingriffe wie eine Amniozentese sollte während der ganzen Schwangerschaft möglichst verzichtet werden.

Bedeutung für das Neugeborene

Bezieht man die asymptomatisch infizierten sonst gesunden Frauen mit ein, so liegt die Infektionsrate unter der Geburt eher unter 10%. Noch vor wenigen Jahren wurden wesentlich höhere Zahlen angegeben. Dies liegt daran, dass damals hauptsächlich erkrankte Frauen mit höherer Viruslast erfasst wurden, was tatsächlich zu einer höheren Infektionsrate führt.

Diagnostik

Der Nachweis spezifischer Antikörper beweist die stattfindende Infektion, wobei bei Neugeborenen mütterliche Antikörper bis zu einem Jahr lang nachweisbar sein können. Die Viren können direkt nachgewiesen werden, wobei das Vorhandensein von Viren eine aktive Infektion beweist, z.B. beim Säugling. Die Anzahl der Viren („Virenlast") zeigt die Aktivität der Erkrankung an.

Therapie

Die Erkrankung kann nicht kausal behandelt werden. Durch Kombination verschiedener Virustatika kann die weitere Vermehrung der Viren gestoppt werden. Dies ist jedoch nur so lange möglich, wie auch die Therapie (mit allen ihren Nebenwirkungen) erfolgt.

Darüber hinaus kann die körpereigene Abwehr durch die Gabe von Immunglobulinen passiv unterstützt werden. Außerdem sind häufig antibiotische Behandlungen sowie die Therapie der atypischen Infektionen nötig.

> **Stillberatung**
> ● Eine Übertragung mit Muttermilch ist möglich. Deswegen sollte in Ländern, in denen eine Ernährung mit industrieller Nahrung problemlos möglich ist, immer abgestillt werden. In Entwicklungsländern ist die Versorgung mit Ersatznahrung jedoch häufig nicht gewährleistet, so dass das Risiko der Übertragung in Kauf genommen werden muss.

Prophylaxe

Eine Impfung oder einen anderen zuverlässigen Schutz gibt es nicht. Kondome schützen relativ sicher vor einer sexuellen Übertragung des HIV. Entsprechende Aufklärungskampagnen haben in den letzten Jahren zu einem veränderten Sexualverhalten besonders bei Jugendlichen geführt. Der Verbrauch an Kondomen ist zumindest ganz deutlich gestiegen.

Die **vertikale Übertragung** (**von der Mutter auf das Neugeborene**) ist nicht sicher zu verhindern, aber das Risiko einer Übertragung lässt sich durch geeignete Maßnahmen deutlich (um den Faktor 10 oder mehr) senken:
● Die Mutter sollte 4–6 Wochen vor der Geburt virustatisch behandelt werden, um die Viruslast zu senken.
● Die Geburt sollte durch Kaiserschnitt erfolgen und zwar möglichst vor Beginn der Wehen.
● Während der Geburt bekommt die Mutter das Virustatikum Retrovir®

- Direkt nach der Geburt wird das Neugeborene vor allem im Schleimhautbereich gereinigt, um blutkontaminiertes Fruchtwasser zu beseitigen.
- In den ersten Lebenswochen erhält das Neugeborene eine antiretrovirale Prophylaxe.

Verhalten bei Blutkontakt bzw. Stichverletzung:
- Wunde ausbluten lassen bzw. Blutung induzieren, unter fließendem Wasser abspülen.
- Stichkanal desinfizieren mit 70%igem Isopropanol.
- Blutabnahme, um Ausgangsbefunde zu erhalten (Serologie), eine Serumprobe tiefgefrieren und aufbewahren.
- Sicherstellung des Materials (Kanüle, Spritze, Blutreste), denn darin kann ggf. das HIV-Virus nachgewiesen werden.
- Information des Betriebsarztes/Risikoabschätzung.
- Bei hohem Risiko antiretrovirale Therapie nach den gängigen Richtlinien, in der Regel als Dreifachtherapie (z. B. mit AZT, 3TC, IDV) nach entsprechender Aufklärung.
- Therapieüberwachung durch spezialisierte Ambulanz.
- Serologische Kontrollen nach 6 Wochen, 3 Monaten sowie 6–9 Monaten.

27.10 Masern

Leitsymptome
- In den ersten Lebensmonaten meist „stille" Infektion ohne wesentliche Krankheitszeichen mit einem atypischen milden Hautausschlag.
- Bei fehlendem Nestschutz ist eine sehr schwere, systemisch verlaufende Infektion möglich.

Erreger ist das Masernvirus. Die Inkubationszeit beträgt 11 Tage, bis zum Ausbruch des Exanthems vergehen 14 Tage.

Klinische Zeichen

Die Erkrankung beginnt mit einem Prodromalstadium (Vorläuferstadium) mit allgemeinen Krankheitszeichen: Fieber, Rhinitis, Konjunktivitis, Koplik-Flecken (weiße festhaftende Stippchen, besonders auf der Wangenschleimhaut), Husten.

Danach folgt eine kurze scheinbare Erholungsphase mit Fieberabfall. Im anschließenden Exanthemstadium tritt erneut hohes Fieber auf. Das Exanthem beginnt hinter den Ohren und breitet sich über Hals und Gesicht zentrifugal aus. Es ist eher großfleckig, mit leicht erhabenen, unregelmäßigen Flecken, die am Oberkörper sehr dichtstehen.

Bedeutung in der Schwangerschaft

Masernerkrankungen verlaufen bei Erwachsenen meistens schwerer, daher kann es bei Infektionen in der Schwangerschaft zu Aborten und Frühgeburten kommen. Embryopathien scheinen nicht vorzukommen oder sind zumindest sehr selten.

Bedeutung für das Neugeborene

Treten die Masern unmittelbar vor der Geburt oder im Wochenbett auf, kann das Neugeborene sehr schwer erkranken. Da aber mehr als 98% der Schwangeren einen Masernschutz haben, geben sie ihn an das Neugeborene weiter, sodass es in den ersten Lebensmonaten vor einer Infektion geschützt ist.

Therapie

Symptomatisch mit Bettruhe, evtl. fiebersenkenden Medikamenten, evtl. Schutz vor bakteriellen Superinfektionen.

Komplikationen

- **Masern-Krupp:** Bellender Husten durch Infektion von Luftröhre und Kehlkopf, bei etwa 1%, meist ungefährlich.
- **Mittelohrentzündung,** bei ca. 1%.
- **Lungenentzündung,** bei ca. 1%, bei mangelernährten oder immungeschwächten Kindern sehr viel häufiger (eine der wichtigsten Todesursachen in Entwicklungsländern!).

- **Enzephalitis,** bei ca. 0,1%, mit Krampfanfällen, Koma und zahlreichen wechselnden neurologischen Symptomen, häufig mit Dauerfolgen, wie Krampfleiden, geistiger Entwicklungsverzögerung und Teilleistungsstörungen.
- **SSPE** (Subakut sklerosierende Pan-Enzephalitis), Latenz zur Masernerkrankung meist 5 bis 7 Jahre, ca. 1:10000 bis 1 : 50000. Uncharakteristischer Beginn mit Persönlichkeitsveränderungen, Verhaltens- und Intellektstörungen. Diese nehmen innerhalb einiger Monate deutlich zu. Anschließend Bewegungsstörungen, Krampfanfälle, muskuläre Hypertonie. Allmählicher Übergang in einen komatösen Dämmerzustand, immer tödlicher Ausgang.

Prophylaxe

Lebendimpfung mit abgeschwächten Viren. Sie wird üblicherweise mit ca. 15 Monaten vorgenommen, kann aber auch noch später nachgeholt werden. Die Impfung wird meist mit Mumps und Röteln kombiniert.

27.11 Mumps

> **Leitsymptome**
> - Bei Säuglingen besteht praktisch immer Netzschutz
> - Wenn es überhaupt zur Infektion kommt, dann ist diese atypisch.

Erreger: Mumpsvirus; die Erkrankung wird auch Parotitis epidemica oder Ziegenpeter genannt, es gibt zahlreiche regional unterschiedliche volkstümliche Bezeichnungen. Inkubationszeit 14–24 (Mittel 17) Tage. Die Krankheit wird durch Tröpfcheninfektion übertragen.

Klinische Zeichen

Meist gibt es keine wesentlichen Vorzeichen, gelegentlich Kopf- und Halsschmerzen. Die Erkrankung beginnt mit einer meist erst einseitigen teigigen schmerzhaften Schwellung einer Speicheldrüse, besonders der Parotis (Ohrspeicheldrüse). Die Patienten haben meist nur leichtes Fieber. Die anderen Speicheldrüsen erkranken in der Regel nach einigen Tagen.

Bedeutung in der Schwangerschaft

Verschiedentlich wurden Fehlbildungen durch Mumpsinfektionen in der Schwangerschaft vermutet, sind aber noch nicht sicher bewiesen, sodass keine Indikation für einen Schwangerschaftsabbruch besteht.

Bedeutung für das Neugeborene

In den allermeisten Fällen hat das Neugeborene einen passiven Schutz durch mütterliche Antikörper (> 96%). Daher sind Infektionen in den ersten Lebenswochen extrem selten. Sie verlaufen allerdings wesentlich schwerer als später.

Therapie

Keine, nur symptomatisch (fiebersenkende Maßnahmen, Umschläge auf die Schwellungen).

Komplikationen

Eine Hirnhautreizung kommt bei Mumps sehr häufig vor (bis 50%), eine Hirnhautentzündung in ca. 1–2% der Fälle, wobei meist keine Dauerschäden nachfolgen. Bei Jungen nach der Pubertät und bei Männern kommt es in etwa 30% zu keiner schmerzhaften Infektion des Hodens. Etwa $1/3$ der befallenen Hoden atrophieren, Mumps ist die häufigste Ursache einer erworbenen Sterilität bei Männern.

Prophylaxe

Durch Impfung, die meist mit etwa 15 Monaten als Kombination mit Masern (und Röteln) vorgenommen wird.

27.12 Parvoviren

Leitsymptome
- Anämie, eventuell schwerwiegend
- Infektion im Säuglingsalter meist mit atypischem Exanthem, daher schwer zu diagnostizieren

Erreger: Parvovirus B 19; Inkubationszeit 6 bis 17 Tage.

Klinische Zeichen

Die Erkrankung (Ringelröteln) verläuft sehr häufig unbemerkt bzw. uncharakteristisch. Das Exanthem beginnt meist im Gesicht mit einer rötlich-lividen Verfärbung der Wangen, dann treten besonders an den Streckseiten der Extremitäten girlandenförmige Effloreszenzen auf, die aus zentral abblassenden Flecken entstehen. Als Begleitsymptom können Gelenkbeschwerden vorkommen.

Bedeutung in der Schwangerschaft

Das Virus hat eine besondere Neigung, das Knochenmark zu befallen, vor allem die Vorläuferzellen der Erythrozyten. Dadurch kann es zur Anämie kommen. In der Frühschwangerschaft treten daher gehäuft Aborte auf, wenn der Embryo mit erkrankt. Später beobachtet man ausgeprägte fetale Anämien, die bis zum Hydrops oder Fruchttod führen können.

Eine Infektion der Mutter ist kein Grund für einen Schwangerschaftsabbruch, sie sollte aber besonders intensive Überwachungsmaßnahmen nach sich ziehen, um eine fetale Anämie zu erkennen und ggf. zu behandeln.

Bedeutung für das Neugeborene

Bei einer Infektion nach der Geburt können ebenfalls Anämien auftreten, sind dann aber leicht zu erkennen und zu behandeln.

Therapie

Nicht möglich. Bei einer ausgeprägten fetalen Anämie kann eine intrauterine Transfusion erfolgen.

27.13 Poliomyelitis ("Kinderlähmung")

Leitsymptome:
- Meist Enteritis oder unspezifische Infektionszeichen
- Lähmungen bis hin zur Atemlähmung
- Erkrankung und Folgeschäden sind extrem selten geworden

Erreger: Polioviren. Es gibt drei Typen, in Europa I (85%) und III (10%). Typ II ist in Übersee von größerer Bedeutung. Es entwickelt sich keine Kreuzimmunität, deshalb sind Erkrankungen mit allen Typen möglich. Die Inkubationszeit beträgt 10–14 Tage.

Klinische Zeichen

Die Polioinfektion wird in vielen Fällen nicht bemerkt oder als leichter uncharakteristischer Infekt erlebt. Bei einem **leichten Verlauf** haben die Patienten Fieber, Kopfschmerzen, Schwindel, Erbrechen, Durchfall und unspezifische katarrhalische Symptome. Die Erkrankung des Nervensystems erfolgt nicht in jedem Fall und beginnt immer erst nach diesem Vorstadium.

Die **schwere Verlaufsform** kann einmal wie eine Meningitis oder Enzephalitis ablaufen. Bei der paralytischen Polio kann die charakteristische „Morgenlähmung" beobachtet werden: Nach bereits überstandenem Infekt bemerkt der Patient beim Aufstehen eine schlaffe Lähmung, meist zuerst der Beine. Die Beteiligung anderer Muskeln, auch der Atemmuskulatur, ist möglich. Als Folge bleiben ausgedehnte Nerven- und Muskelatrophien und Koordinationsstörungen zurück. Bei Kindern wachsen die betroffenen Extremitäten aufgrund der Lähmungen nicht mehr richtig weiter, sodass als Spätfolge z. B. Beinverkürzungen, Kontrakturen und Skoliosen entstehen.

Bedeutung in der Schwangerschaft

Embryopathien oder Fetopathien sind nicht bekannt. Indirekte Schädigungen bei einer schweren Erkrankung der Mutter sind denkbar.

Bedeutung für das Neugeborene

Der Nestschutz bei Polio ist nicht so zuverlässig wie bei anderen Viren. Mit der Muttermilch werden wahrscheinlich Antikörper übertragen, die das Eindringen der Polioviren verhindern. In den ersten Lebensmonaten scheint die Erkrankung leichter zu verlaufen als später.

Therapie

Eine spezifische Therapie ist nicht bekannt, bei Atemlähmung erfolgt eine Intensivtherapie mit Beatmung. Eine orthopädische und krankengymnastische Behandlung der Lähmungsfolgen ist immer notwendig.

Prophylaxe

Bei der aktiven Impfung werden abgetötete Viren (meist in Kombination mit anderen Impfungen) gespritzt, wobei gegen alle drei Typen gleichzeitig geimpft wird. Die Impfung ist unproblematisch und wird gut vertragen. Sie kann auch während der Schwangerschaft vorgenommen werden. Die frühere Schluckimpfung wird seit 1998 nicht mehr allgemein empfohlen, weil sie in sehr selten Fällen (weniger als 1 von 4 Mio) zu einer polioähnlichen Erkrankung führen konnte und außerdem eine Übertragung auf andere Personen möglich war. Die jetzt empfohlene Impfung („IPV") beinhaltet solche Risiken nicht.

27.14 Röteln

> **Leitsymptome der Röteln-Embryopathie**:
> - Augen- und Ohrfehlbildungen (Blindheit und/oder Taubheit)
> - Herzfehler
> - Mikrozephalus
>
> **Leitsymptome der Röteln-Infektion**:
> - Im Säuglingsalter fast immer Netzschutz für die ersten Lebensmonate
> - Daher atypische oder sogar unbemerkte Infektion

Erreger: Rötelnvirus, Inkubationszeit 14–23 Tage, Ansteckungsfähigkeit 6 Tage vor bis 8 Tage nach dem Exanthemausbruch. Die Kontagiosität ist relativ gering. Früher lag das durchschnittliche Erkrankungsalter bei 5–15 Jahren, jetzt sind sehr häufig auch junge Erwachsene betroffen (wegen der geringeren Kinderzahl pro Familie). Etwa 4% der Schwangeren haben keinen Rötelnschutz.

Klinische Zeichen

Häufig symptomlose Erkrankung, aber auch dann ansteckend! Nur schwache Vorzeichen, dann Schwellung der Lymphknoten besonders im Nackenbereich für etwa eine Wochen, danach Exanthem. Es ist feinfleckig, makulös, sehr leicht erhaben, teils dichtstehend, aber nicht konfluierend, am Kopf beginnend, etwa 3 Tage lang sichtbar.

Bedeutung in der Schwangerschaft

Bei Röteln in den ersten Schwangerschaftswochen kommt es in ca. 80% der Fälle zur Infektion der Plazenta und dadurch bei ca. 15% zum Abort. Der Embryo ist bei etwa zwei Drittel der mütterlichen Erkrankungen infiziert, und bei der Hälfte kommt es in der Folge zu einer Embryopathie. Die Fruchtschädigung ist am häufigsten und intensivsten bis zur 8. SSW. Nach der 17. SSW besteht praktisch keine Gefahr mehr für Fehlbildungen. Allerdings kann auch zu diesem Zeitpunkt der Fet infiziert werden. Auch wenn die Infektion einige Tage bis wenige Wochen vor der Konzeption stattfindet, muss mit einer Infektion des Embryo gerechnet werden.

Eine Infektion mit Röteln bis zur 10. SSW ist eine medizinische Indikation für einen Schwangerschaftsabbruch. Von der 11. bis 17. Woche wird eine pränatale Diagnostik empfohlen, jetzt liegt keine sichere Indikation für einen Abbruch mehr vor. Nach der 17. SSW besteht keine Indikation mehr für eine pränatale Untersuchung. Nach einem Kontakt mit Röteln in der Schwangerschaft wird eine passive Immunisierung empfohlen.

Bedeutung für das Neugeborene

Die typischen Zeichen der **Rötelnembryopathie** betreffen vor allem Gehirn, Sinnesorgane und Herz. Die Schwere und Art der Fehlbildungen hängt dabei vom Zeitpunkt der Infektion ab. Die wichtigsten Symptome sind:
- Katarakt (dadurch Erblindung), Hornhauttrübung, Netz- und Aderhautentzündung
- Herzfehler (offener Ductus Botalli, Pulmonalarterienstenose und andere).
- Taubheit (und dadurch oft Taubstummheit).

Diese drei ersten Symptome werden auch als Gregg-Trias bezeichnet (nach dem Entdecker).

- Mikrozephalus (mit begleitenden Hirnfehlbildungen).
- Geistige Behinderung durch eine Hirnentzündung
- Leber- und Milzvergrößerung, Ikterus, Exanthem, Thrombozytopenie, Myokarditis

Weniger häufig treten (zusätzlich) auf:
- Mikrophthalmus (zu kleiner Augapfel, bis zum völligen Fehlen) oder Buphthalmus (zu großer Augapfel).
- Syndaktylie (zusammengewachsene Finger und Zehen).
- Lippen-Kiefer-Gaumen-Spalte und Zahnanomalien.
- Weitere Fehlbildungen.

Zusätzlich entwickeln sich vorübergehende Symptome, die auf die Infektion hindeuten: Das Kind gedeiht kaum. Die Infektion kann sich in vielen Organen weiter ausbreiten, besonders in Leber, Hirn und Knochenmark. Als sichtbare Zeichen beobachtet man Zeichen der Leberentzündung, vor allem einen verstärkten und verlängerten Ikterus, eine Anämie und vor allem Thrombozytopenie mit Hautblutungen sowie Krampfanfälle. Auch Lungenentzündungen kommen gehäuft vor.

> Da die frühe Infektion des Embryos oder Feten auf ein noch sehr unreifes Immunsystem trifft, verläuft die Infektion u. a. auch deswegen atypisch, weil keine zuverlässige Abwehrreaktion in Gang kommt. Das Neugeborene mit Rötelnembryopathie scheidet massiv Viren aus und ist daher im Gegensatz zu seiner Mutter sehr anstreckend. Die Virusausscheidung dauert Monate bis wenige Jahre.

Diagnostik

Titerbestimmung in der Schwangerschaft:
- Bei HAH $1 \leq 8$ und ELISA IgG $1 \leq 64$ keine Immunität,
- bei HAH $1 \geq 16$ und ELISA IgG $1 \geq 256$ wahrscheinlich bis sicher vorhandener Schutz,
- bei sehr hohen Titern oder positivem IgM frische Infektion wahrscheinlich.

Diagnostik beim Neugeborenen: Serologie mit HAH und IgG- und IgA-ELISA und Virusnachweis aus Rachensekret, Urin, Blut und Liquor jeweils mittels PCR.

Therapie

Beim größeren Kind besteht die Therapie in Bettruhe, ggf. Fiebersenkung. Eine ursächliche Behandlung des infizierten Neugeborenen ist nicht möglich. Unterstützende Maßnahmen bei den Defekten der Sinnesorgane und Frühförderung sind sinnvoll.

> **Stillberatung**
> - Säuglinge mit Rötelnembryopathie können gestillt werden.
> - Ist die Mutter zum Zeitpunkt der Geburt erkrankt, sollte mit dem Beginn des Stillens gewartet werden (Ansteckungsgefahr bis 8 Tage nach dem Höhepunkt des Exanthems)

Prophylaxe

Lebendimpfung mit zwei Injektionen im zweiten Lebensjahr, gleichzeitig mit der Masern- und Mumpsimpfung. Ist im Kindesalter nie eine Impfung erfolgt, sollte sie bei Mädchen vor der Pubertät vorgenommen werden. Bei allen Schwangeren wird im Rahmen der Vorsorge die Immunität gegen Röteln überprüft. Dies sollte bei Kinderwunsch und Sterilitätsbehandlung noch vor dem Eintritt der Schwangerschaft erfolgen, um noch rechtzeitig impfen zu können.

Wenn die Schwangerschaft bereits eingetreten ist, wird nicht mehr geimpft, auch wenn bisher keine Fruchtschädigungen durch die Impfung bekannt geworden sind. So ist eine versehentliche Rötelnimpfung in der Frühschwangerschaft auch keine Abbruch-Indikation. Man sollte die Impfung bei nicht geschützten Frauen möglichst bald nach einer Schwangerschaft vornehmen, z.B. noch in der Entbindungsklinik, damit sie nicht später vergessen wird.

Ein passiver Schutz mit Gammaglobulin ist nach einem sicheren oder fraglichen Rötelnkontakt in der Frühschwangerschaft indiziert, wenn kein Schutztiter bei der Mutter besteht. Für diese passive Immunisierung gibt es spezielle Gammaglobulinpräparate mit besonders hohen Rötelntitern.

27.15 Rotavirusinfektionen

Leitsymptome:
- Erbrechen und (wässriger) Durchfall
- Blutige Stühle
- Aufgetriebener Bauch
- Manchmal sepsis-ähnliches Krankheitsbild

Erreger: Es gibt 6 Serotypen mit Subtypen. Sie rufen vor allem Durchfallerkrankungen hervor. Die Inkubationszeit beträgt 24–72 Stunden, die Ansteckungsfähigkeit ist sehr hoch, Mehrfacherkrankungen und Reinfektionen sind häufig. Besonders schnell breitet sich das Rota-Virus auf Neugeborenen- und Säuglingsstationen aus. Die Durchseuchung ist bereits im ersten Lebensjahr sehr hoch.

Klinische Zeichen

Die Erkrankung beginnt relativ plötzlich mit übelriechenden, oft grün verfärbten Stühlen, evtl. mit Blutbeimengung, ferner mit Übelkeit bzw. Trinkschwäche und Nahrungsverweigerung. Vor allem bei Frühgeborenen kann ein Sepsis-ähnliches Bild mit Allgemeinsymptomen beobachtet werden. Als Folgeerscheinung können aufgrund einer Schleimhautschädigung sehr langdauernde Durchfälle auftreten, mit sehr problematischem Nahrungsaufbau.

Bedeutung in der Schwangerschaft

Keine.

Bedeutung für das Neugeborene

Bei Neugeborenen verläuft die Erkrankung oft besonders schwer. Bei manchen Serotypen kommen gehäuft nekrotisierende Enterokolitiden (s. S. 140 f) vor. Durch Rotaviren wird die Darmschleimhaut durchlässiger, sodass zugefütterte Nahrungsbestandteile leichter in die Blutbahn gelangen können. Rotaviren können daher, besonders bei nicht gestillten Kindern, die Entstehung von Nahrungsmittel-Allergien begünstigen, ferner durch eine Schädigung der Darmzotten einen Laktasemangel hervorrufen, so dass vorübergehend kein Milchzucker vertragen wird.

Therapie

Eine gezielte Behandlung ist nicht möglich. Wenn möglich, sollte unbedingt weitergestillt werden. Bei einem drohenden Flüssigkeitsverlust erfolgt eine Infusionstherapie mit anschließendem Nahrungsaufbau. Bei einem komplizierten Verlauf kann eine milchzuckerfreie Hydrolysatnahrung nötig werden.

Stillberatung
- Weiterstillen
- Muttermilch-ernährte Säuglinge überstehen die Rota-Virus-Infektion schneller und besser als künstlich ernährte!

Prophylaxe

Eine Impfung ist aktuell nicht verfügbar. In den USA wurde ein Impfstoff erprobt, aber wegen einiger Fälle von Invagination wieder vom Markt genommen. Die beste Prophylaxe ist die Isolierung der Erkrankten und die strenge (Hand-)Hygiene der betreuenden Personen.

27.16 RS-Vireninfektionen

Leitsymptome:
- Bronchitus und/oder Schnupfen
- Häufig Überblähung des Brustkorbs und Atemnot
- Trinkschwäche

RS-Viren (respiratory syncytial) sind weit verbreitete Erreger von Atemwegsinfekten. Weder Kinder noch Erwachsene erwerben eine dauerhafte Immunität, so dass man sich immer wieder mit diesen Erregern infizieren kann.

Klinische Zeichen

Erwachsene haben meist Schnupfen und/oder Bronchitis, schwere Erkrankungen sind selten. Bei Säuglingen oder Kleinkindern kommt es häufig zu obstruktiven Bronchitiden mit einer unterschiedlich schwer ausgeprägten teils lebensbedrohlichen Atemnot. Innerhalb weniger Tage klingt die Erkrankung wieder ab.

Bedeutung in der Schwangerschaft

Ungefährlich, d. h. ein Übergang auf den Feten ist nicht möglich.

Bedeutung für das Neugeborene

In den ersten Lebensmonaten löst das RS-Virus häufig eine Bronchiolitis aus, d. h. die feinsten Bronchien schwellen durch die Infektion so weit zu, dass die Atmung extrem erschwert ist und Sauerstoffmangel auftritt.

Therapie

Die Erkrankung selbst kann nicht ursächlich behandelt werden. Schwerkranke Kinder bekommen Sauerstoff, Flüssigkeit, Monitorüberwachung, in Extremfällen eine Intensivtherapie.

Komplikationen und Spätfolgen

Sauerstoffmangel, Pneumothorax etc. sind relativ selten. Bei Kindern, die eine genetische Disposition zum Asthma haben, wird dieses oft durch die RSV-Infektion ausgelöst bzw. verschlimmert.

Stillberatung
- Mütter mit akuter RSV-Infektion sollten einen Mundschutz tragen.
- Allerdings ist der Verlauf bei Erwachsenen so leicht, dass man meist nicht weiß, dass es sich um eine RS-Vireninfektion handelt.

Prophylaxe

Die beste Prophylaxe ist Hygiene und eine Isolierung. Eine Impfung ist nicht möglich, obwohl es zahlreiche Versuche gibt. Bei „Hochrisikokindern" (Zustand nach Beatmung, BPD etc.) ist eine passive Antikörper-Prophylaxe möglich. Es handelt sich um gentechnologisch hergestellte „menschliche" Antikörper, die regelmäßig in der Infektsaison gespritzt werden müssen.

27.17 Varizellen (Windpocken)/Zoster (Gürtelrose)

Leitsymptome:
- Es besteht fast immer Nestschutz, so dass Säuglingsinfektionen sehr selten sind oder ganz harmlos mit nur einzelnen Bläschen verlaufen
- Ohne Nestschutz schwere Infektion mit dichtstehenden Bläschen und Krusten, Zeichen der Allgemeininfektion, Bewusstseinsstörungen und Krampfanfälle

Erreger: Varizella-Zoster-Virus (VZV).
Ersterkrankung: Varizellen (Windpocken). Inkubationszeit 11 bis 21 Tage, im Durchschnitt 18 Tage. Die Kontagiosität der Bevölkerung ist hoch,deshalb ist auch die Frühdurchseuchung groß (bis 10. Lebensjahr > 90%). Aber ca. 5% der Frauen im gebärfähigen Alter haben keine Immunität gegen Windpocken.
Zweiterkrankung: Zoster, Gürtelrose.

Klinische Zeichen

Varizellen: Zunächst entwickeln sich uncharakteristische Symptome wie bei einem grippalen Infekt, dann beginnt das Exanthem mit feinen rötlichen leicht erhabenen Flecken, die sich innerhalb eines Tages in Bläschen mit einem anfangs hellen, dann einem gelblich trüben Inhalt umwandeln, sie sind ca. 2 bis 5 mm groß. Danach Eintrocknung und Schwarzfärbung der Krusten, die nach einigen Tagen abfallen, gelegentlich unter Hinterlassung von Narben. Das Exanthem kann länger als eine Woche sichtbar sein. Typischerweise findet man Bläschen aller Stadien nebeneinander. Betroffen ist der ganze Körper einschließlich der Kopfhaut. Es besteht ein starker Juckreiz. In vielen Fällen subklinischer Verlauf ohne Fieber mit sehr wenigen Bläschen, sodass die Diagnose verpasst wird.

Zoster: Im Ausbreitungsgebiet eines oder mehrerer Nerven, z. B. gürtelförmig am Stamm oder längs verlaufend an den Extremitäten, entstehen Ö schmerzhafte oder stark juckende, dichtstehende Bläschen, ca. 2–4 mm groß, mit trübem Inhalt und einer relativ stabilen Blasendecke. Das Fieber ist meist nur leicht. Innerhalb einiger Wochen erfolgt die Abheilung unter Bildung von Krusten.

Bedeutung in der Schwangerschaft

Eine **Zoster-Infektion** in der Schwangerschaft bedeutet keine Gefahr für Embryo oder Feten.

Die **Windpocken-Infektion** kann zum Abort oder zur Frühgeburt führen, meist aber nur bei einer schweren mütterlichen Erkrankung, wobei Schwangere durch komplikationsreiche Varizellen-Pneumonien besonders gefährdet sind.

Sehr viel seltener als bei Röteln, wahrscheinlich in 1–2% der Fälle, kommt es nach einer Windpockenmanifestation der Mutter zu einer Infektion des Embryo oder Feten mit Zeichen der Schädigung. Dabei treten neben einer Mangelentwicklung fast immer Narben oder größere Hautdefekte auf, meistens Verkürzungen oder Wachstumsstörungen der Gliedma-

ßen, aber auch andere Fehlbildungen an Muskeln oder Skelett. Ferner kommen Augenfehlbildungen, Krampfanfälle, Mikrozephalie und geistige Entwicklungsverzögerung vor.

Hat die Mutter die Windpocken kurz vor der Geburt bekommen, so wird in etwa 30% der Fälle das Kind infiziert. Wenn die mütterlichen Windpocken vom 5. Tage vor der Geburt bis zum zweiten Tag nach der Geburt auftreten, ist die Gefahr einer lebensbedrohlichen Erkrankung des Neugeborenen hoch (30%ige Mortalität, wenn keine unverzügliche Therapie erfolgt). Treten die Windpocken davor oder danach auf, ist der Verlauf beim Kind milder und in der Regel nicht letal.

Nach einer Windpockeninfektion in der Schwangerschaft kommen gehäuft atypische Vorläufe beim Kind vor, z. B. ein Zoster ohne vorhergehende Varizellen oder ein gleichzeitiges Auftreten beider Stadien.

Bedeutung für das Neugeborene

Neben der recht seltenen Embryo-/Fetopathie sind Infektionen in den ersten Lebenswochen bei fehlendem Nestschutz insofern problematisch, weil die Erkrankung bei Neugeborenen meist besonders schwer verläuft. Neben den äußeren normalen Symptomen kommt es in diesen Fällen zu einer Enzephalitis, Pneumonie oder Infektion anderer innerer Organe, mit jeweils oft tödlichem Verlauf.

Therapie

Symptomatisch: fiebersenkende Mittel, bei starkem Juckreiz Antihistaminika oder Auftragen von Zinkschüttelmixtur.

Erkrankt die Mutter 5 Tage vor bis 2 Tage nach der Geburt, wird Varizellen-Hyperimmunglobulin gegeben. Ansonsten werden Erkrankungen beim Neugeborenen und schwere Erkrankungen in allen Lebensaltern mit Aciclovir behandelt.

Komplikationen

Eine bakterielle Superinfektion der Windpockenbläschen ist zumindest bei größeren Kindern relativ harmlos, führt aber immer zur Entstehung von Narben. Eine antibiotische Behandlung ist trotzdem nur selten angezeigt.

Weitere Komplikationen (Enzephalitis, Pneumonie) sind jenseits des Neugeborenen-Alters recht selten.

> **Stillberatung**:
> - Frauen mit akuten Windpocken zum Zeitpunkt der Geburt sollten mit dem Stillen abwarten, bis die letzten Krusten abgefallen sind.
> - Wenn das Neugeborene mit Hyperimmunglobulin geschützt wird, kann mit dem Stillen begonnen werden.

Prophylaxe

Menschen, die mit Varizellen inkubiert sind oder die Erkrankung haben, sind in Kliniken streng zu isolieren. Schwangere und Neugeborene sollten möglichst auch in „freier Wildbahn" keinen Kontakt zu Windpockenerkrankten haben. Erkrankt eine Schwangere an Varizellen, kann man versuchen, die Geburt über den kritischen Zeitpunkt hinaus zu „verschieben".

Die aktive Impfung ist in den USA für alle Kinder empfohlen, in Deutschland bisher nur in Spezialfällen, z.B. bei Kindern mit schwerer Neurodermitis, ferner vor Transplantationen oder bei Leukämie.

Hat ein Neugeborenes einer nicht immunen Mutter Varizellenkontakt, ist ein passiver Schutz mit Hyperimmunglobulin sinnvoll.

27.18 Zytomegalie

> **Leitsymptome bei Neugeborenen/jungen Säuglingen**:
> - Frühgeburt
> - Ikterus, Leber- und Milzvergrößerung
> - Dystrophie
> - Flohsticharte Hautblutungen
> - Krampfanfälle
> - Mikrozephalus

Erreger ist das sehr weit verbreitete Zytomegalievirus (CMV). Eine volkstümliche Bezeichnung für die Erkrankung gibt es nicht. Es ist keine typische Inkubationszeit bekannt. Die Durchseuchung ist hoch, auch wenn die Angaben sehr schwankend sind. 20–80% aller Schwangeren tragen das Virus, davon sind 4–5% Ausscheider (Urin, Speichel, Blut, Zervixschleim). Die Häufigkeit der kongenitalen Infektion beträgt 0,4 bis 8%! Durch eine serologische Blutuntersuchung kann nicht eindeutig geklärt werden, ob der Patient infektiös ist oder nicht.

Klinische Zeichen

Bei Erwachsenen entwickeln sich meist nur uncharakteristische Krankheitszeichen wie Fieber, Lymphknotenschwellungen, Milzvergrößerung.

Symptome einer **angeborenen Zytomegalie** sind Frühgeburtlichkeit, Dystrophie, Petechien, Ikterus, Gelbsucht, Leber- und Milzvergrößerung, Lungenentzündung, Mikrozephalie, Hydrozephalus, intrakranielle Verkalkungen, Krampfanfälle, Netzhaut- und Aderhautentzündung mit schwerer Schädigung der Augen, Schwerhörigkeit bis zur Taubheit.

Bedeutung in der Schwangerschaft

Das CMV-Virus kann besonders ab der Mitte der Schwangerschaft die Plazenta passieren und den Feten infizieren. Bei der Ersterkrankung der Mutter während der Schwangerschaft beträgt das Infektionsrisiko für den Feten ca. 40% bei einer Schädigungsrate von 5–15%. Bei einer Reaktivierung der Infektion in der Schwangerschaft (bei ca. 10% der seropositiven Schwangeren) werden ca. 5% der Feten infiziert. Von diesen intrauterin infizierten Kindern zeigt etwa jedes zehnte klinische Symptome einer CMV-Infektion. Auch die anderen, zunächst unauffälligen Kinder können später Symptome entwickeln, z.B. Taubheit.

Bedeutung für das Neugeborene

Auch das Neugeborene kann noch frisch infiziert werden, z. B. während der Geburt durch mütterlichen virushaltigen Urin oder über die Muttermilch, und dieselben Krankheitszeichen entwickeln wie bei einer fetalen Infektion. Allerdings führt längst nicht jeder Kontakt mit dem CMV-Virus zu einer Erkrankung, d. h. nicht alle ausscheidenden Mütter haben später kranke Kinder. Bei Früh- und Neugeborenen sollten nur CMV-freie Blutkonserven zur Transfusion verwendet werden. Dies ist aber nur bei geplanten Transfusionen mehr oder weniger lückenlos zu gewährleisten, sodass ein „Restrisiko" besteht, durch Blut und andere, aus frischem Blut stammende Produkte eine CMV zu übertragen.

Diagnostik

Die Viren können im Urin nachgewiesen werden, was aber sehr aufwendig ist und nicht so schnell geht. Eine serologische Blutuntersuchung gibt keine sichere Auskunft über die Ansteckungsfähigkeit.

Differentialdiagnose: Andere angeborene Infektionen, besonders Toxoplasmose, Röteln, Herpes sowie bakterielle Sepsis.

Therapie

Bei schweren akuten Infektionssymptomen kann eine Therapie mit Ganciclovir versucht werden. Die Infektion wird aber nur zurückgedrängt und eine gewisse Abwehrschwäche wird dafür in Kauf genommen. Im Prinzip ist die einmal ausgebrochene Erkrankung nicht mehr aufzuhalten.

Stillberatung:
- Da auch eine Übertragung durch Muttermilch möglich ist, sollte das Risiko einer Infektion bei extremen Frühgeborenen bedacht werden. Dies muss auch mit den Eltern besprochen werden. Wenn man aber die Vorteile der Muttermilch abwägt

---

(Schutz vor Infektionen und NEC), so ist das Stillen doch die sinnvollere Alternative.
- Frauen mit akuter CMV-Infektion sollten nicht stillen
- Frauen mit chronischer CMV-Infektion sollten Frühgeborene nur dann stillen, wenn ein passiver Schutz mit Hyperimmunglobulin erfolgt ist.

Prophylaxe

Bei Früh- und Neugeborenen und anderen sehr gefährdeten Patienten ist ein passiver Schutz mit spezifischem Immunglobulin möglich.

Bakterielle Erkrankungen

27.19 Chlamydien-infektionen

Leitsymptome:
- „Eitrige" Konjunktivitis mit Lidschwellung
- Pneumonie mit atpyischem Verlauf, meist erst nach einigen Monaten
- Tachypnoe, Hustenreiz, auch Apnoen

Chlamydia trachomatis ist ein häufiger Erreger von Genital- und Harnwegsinfektionen sowie der „Schwimmbadkonjunktivitis". Die Inkubationszeit beträgt 2 bis 25 Tage.

Klinische Zeichen

Bei Erwachsenen sind die Symptome oft relativ gering. Brennen beim Wasserlassen und Sekret aus der Harnröhre werden am häufigsten geschildert. Die Infektion kann bis in die Tuben aufsteigen und dann zu Fertilitätsproblemen führen.

Bedeutung in der Schwangerschaft

Die Frage, ob es durch Chlamydien gehäuft zu Abort und Frühgeburt kommt, ist nicht endgültig entschieden. Embryopathien und Fetopathien kommen sicher nicht vor.

Bedeutung für das Neugeborene

Die Infektion wird bei der Passage durch den Geburtskanal erworben. Dabei gibt es hauptsächlich zwei Erscheinungsformen:

Konjunktivitis: Meist in der 2. Lebenswoche (3. Tag bis 6. Woche) beginnende eitrige Entzündung eines oder beider Augen, mit Lidschwellung und Pseudomembranen. Bei routinemäßigen Abstrichen werden keine Erreger gefunden, wenn nicht gezielt nach Chlamydien gesucht wird.

Pneumonie: Sie beginnt bis zum 3. Lebensmonat, aber auch schon beim Neugeborenen mit zunehmender Tachypnoe, Hustenreiz und Apnoen, ohne Fieber. Bei rechtzeitiger Behandlung verläuft die Pneumonie meist gutartig. Nachfolgend entwickelt sich jedoch oft ein überempfindliches Bronchialsystem.

Therapie

Die Konjuktivitis wird lokal antibiotisch, die Pneumonie systemisch mit Erythromycin behandelt.

Prophylaxe

Bei einer nachgewiesenen Infektion der Mutter kann eine rechtzeitige antibiotische Behandlung die Infektion des Neugeborenen verhindern.

27.20 Diphtherie

Leitsymptome:
- Nabelinfektion mit schmierigen, membranartigen Auflagerungen
- Allgemeininfektion mit Herzmuskelentzündung

Erreger ist das Corynebakterium diphtheriae. Die Erkrankung zählt zu den so genannten Kinderkrankheiten. Sie ist aufgrund ihres heute seltenen Auftretens fast in Vergessenheit geraten. Kleinepidemien kommen jedoch immer wieder vor, und mit einem häufigen Wieder-

auftreten ist zu rechnen, denn auch in der Vergangenheit hat die Aktivität der Erkrankung in jahrzehntelangen Zyklen gewechselt.

Die Inkubationszeit beträgt 2 bis 5 Tage, aber auch länger, die Verbreitung erfolgt durch Tröpfcheninfektion.

Klinische Zeichen

Die Erkrankung beginnt mit Halsschmerzen, Unwohlsein und leichtem Fieber. Danach entwickeln sich zunächst dünne graue spinnwebartige Membranen auf den Tonsillen. Die Lymphknoten und Halsweichteile schwellen stark an. Eine Gaumensegellähmung ist möglich, auch Kreislaufsymptome. Im weiteren Verlauf können die Symptome sich auf Kehlkopf, Nase und Haut ausbreiten, bei Neugeborenen auf den Nabel. Diese Komplikationen sind dann häufig bedrohlich.

Eine Sonderform ist die toxische Diphtherie, bei der es durch Fernwirkung des Bakterientoxins zu einer Erkrankung anderer Organe, vor allem des Herzmuskels, kommt. Insgesamt beträgt die Sterblichkeit zur Zeit etwa 20%!

Bedeutung in der Schwangerschaft

Keine.

Bedeutung für das Neugeborene

Bei nichtgeimpften Schwangeren besteht für das Neugeborene kein Nestschutz, sodass es an Nabel- und Nasendiphtherie erkranken kann. Die Sterblichkeit ist dann sehr hoch. In einigen Entwicklungsländern, besonders im pazifischen Raum, spielt derzeit die Diphtherie eine größere Rolle bei der Säuglingssterblichkeit.

Therapie

Es wird Antitoxin gespritzt, was die Schwere der Erkrankung und damit die Sterblichkeit reduziert. Gleichzeitig wird antibiotisch behandelt, um die Bakterien zu reduzieren.

Prophylaxe

Die Impfung mit modifiziertem und damit ungiftigem Toxin (als Toxoid bezeichnet) wird in der Regel gut vertragen. Sie kann allenfalls unspezifische Reizungen hervorrufen und z. B. Ekzeme aktivieren. Zur Impfung (und Auffrischung) bei Erwachsenen steht ein besonderer, in der Menge reduzierter Impfstoff zur Verfügung. Auch während der Schwangerschaft ist eine Diphtherie-Impfung möglich.

27.21 Escherichia coli-Infektionen

Leitsymptome:
- Wässrige Durchfälle mit Schleim
- Kein Blut im Stuhl
- Leichte Fieberzeichen

Escherichia coli ist bei Neugeborenen ein wichtiger Sepsis-Erreger. Ansonsten ist es ein normaler Darmkeim, der allerdings auch für viele Harnwegsinfekte verantwortlich ist.

Einige Stämme sind aufgrund ihrer Oberflächeneigenschaften von Bedeutung (Kennzeichnung durch O und Zahl, z. B. O 112)
- **Enteropathogene Stämme:** Sie bilden ein Bakteriengift (Toxin) und haben besondere Bedeutung durch ihr epidemieartiges Auftreten auf Säuglingsstationen (früher Dyspepsie-Coli genannt).
- **Enteroinvasive Stämme:** Sie wandern durch die Schleimhaut des Dickdarmes und lösen so eine schwere Infektion aus.

Klinische Zeichen

Typisch sind plötzlich einsetzende wässrige Durchfälle mit Schleimbeimengungen, aber kein Blut (Differenzialdiagnose: Rota!).

Bedeutung in der Schwangerschaft

Keine.

Bedeutung für das Neugeborene

Neugeborene erkranken wie auch Säuglinge relativ schwer. Eine gleichzeitige Erkrankung mehrerer Neugeborener deutet auf schwere Hygienemängel hin! Besonders gefürchtet sind die lebensbedrohliche E.coli-Sepsis und Meningitis. Sie verläuft oft äußerst schnell und dramatisch mit septischem Schock, Pneumonie mit Beatmungsbedürftigkeit und schwerer und anhaltender Gerinnungsstörung. Eine Meningitis führt zusätzlich häufig zu einer Defektheilung. E. coli spielen auch als Erreger der Nabelentzündung eine bedeutende Rolle.

Therapie

Antibiotika, je nach der Schwere der Erkrankung als Saft oder komplette Sepsistherapie

Prophylaxe

Die beste Prophylaxe ist eine gute Hygiene. Beim Auftreten im Kinderzimmer ist eine sofortige Isolierung der Erkrankten nötig, bei Massenerkrankungen Kohortensystem und strengste Handhygiene (s. S. 65 f).

27.22 Gonorrhoe

Leitsymptome:
- Eitrige Bindehautentzündung
- Hornhauttrübung mit nachfolgender Blindheit

Der Erreger der Gonorrhoe (Tripper) ist das Bakterium Neisseria gonorrhoeae.

Bedeutung in der Schwangerschaft

Auswirkung auf den Embryo oder Feten gibt es nicht, da es sich um eine lokalisierte Infektion handelt.

Bedeutung für das Neugeborene

Wenn die Mutter infiziert ist, kommt es während der Geburt zur Ansteckung des Neugeborenen. Folge ist eine Blenorrhoe bzw. Konjunktivitis. Sie tritt ein- oder beidseitig auf, zunächst mit Rötung, dann mit einem grünlich-eitrigem Sekret im Auge. Als Folge entsteht bei einer unzureichenden oder zu späten Behandlung eine Schädigung der Hornhaut, die zur Erblindung führt. Um diese Komplikation zu verhindern, wurde 1884 die Credé-Prophylaxe erstmalig eingeführt, die Gabe von je einem Tropfen Silbernitrat als Desinfektionsmittel in jedes Auge des Neugeborenen nach der Geburt. Später wurde diese Prophylaxe gesetzlich vorgeschrieben, dann auch mit anderen Substanzen (Antibiotika-Augentropfen) vorgenommen. Inzwischen ist diese Prophylaxe aber wieder abgeschafft, da Gonokokken sehr gut mit Penicillin zu behandeln sind, sodass eine generelle Prophylaxe nicht mehr gerechtfertigt ist.

Therapie

Behandlung mit Penicillin, bei Resistenz β-lactamase-stabile Penicilline.

> **Stillberatung:**
> ● Frauen mit frischer Gonokokken-Infektion können im Prinzip stillen, sollten aber selbstverständlich antibiotisch behandelt sein.
> ● Gute Überwachung des Neugeborenen, ggf. auch antibiotische Therapie

27.23 Haemophilus influenzae

> **Leitsymptome:**
> ● Mittelohrentzündung
> ● Bronchitis
> ● Andere Infektionen im oberen Atemtrakt

Haemophilus influenzae Typ B (HiB) ist ein Bakterium, das sehr häufig Mittelohrentzündungen, Nebenhöhleninfektionen, Bronchitiden u. a. hervorruft. Bei Säuglingen und Kleinkindern können zusätzlich so genannte invasive Erkrankungen vorkommen, bei denen die Schleimhautbarriere überschritten wird. Dies sind besonders Hirnhautentzündung (Meningitis) und Kehldeckelentzündung (Epiglottitis).

Bei Neugeborenen ist Haemophilus influenzae ein wichtiger Erreger von Sepsis-Erkrankungen.

Klinische Zeichen

Meningitis.

Die Epiglottitis tritt vor allem bei Kleinkindern auf. Sie äußert sich mit Atemnot, gleichzeitiger Schluckstörung, sehr hohem Fieber und einer Schwellung am Hals. Es ist eine akut bedrohliche Erkrankung mit hoher Sterblichkeit (Tod durch Ersticken oder reflektorischer Herzstillstand).

Bedeutung in der Schwangerschaft

Keine

Bedeutung für das Neugeborene

Auch bei nicht-invasiven Haemophilus-Stämmen kann das Neugeborene infiziert werden und septisch erkranken. Wenn Geschwister-Kinder an akuten Ohr- und anderen Entzündungen leiden, sollte daher der Kontakt mit dem Neugeborenen nicht allzu eng sein. Vor allem bedeutet es aber, dass Kleinkinder mit solchen Erkrankungen nichts auf einer Entbindungsstation zu suchen haben, und dass die Forderung, nur gesunde Geschwister als Besuch zuzulassen, berechtigt ist.

Therapie

Antibiotika.

> **Stillberatung:**
> ● Bei der Mutter wird eine HiB-Infektion kaum festgestellt, da man praktisch niemals danach sucht.
> ● Keine Einschränkung des Stillens (unter Überwachung des Kindes)

Prophylaxe

Gegen die invasiven Haemophilus-Stämme kann geimpft werden (HIB-Impfung). Normalerweise wird die Impfung im ersten Lebensjahr begonnen, sie kann aber auch noch später nachgeholt werden.

27.24 Listeriose

Leitsymptome:
- Sepsisähnliche Erkrankung
- Zahlreiche feine pickelähnliche Granulome
- Trinkschwäche, Atemnotsyndrom
- Ikterus, Vergrößerung von Leber und Milz
- Meningitis und Enzephalitis

Der Erreger Listeria monocytogenes kommt bei vielen Tieren (besonders Vieh, Kleintiere und Wild) vor. Listerien sind relativ hitzestabil. Mit dem Kot werden besonders viele Erreger ausgeschieden, daher besteht eine Infektionsmöglichkeit nicht nur beim Kontakt mit den Tieren, sondern auch über verunreinigten Boden oder z. B. naturgedüngtes, nicht ausreichend gekochtes Gemüse. Milch von Kühen, Ziegen, und Schafen kann infiziert sein, dadurch auch Rohmilchkäse.

Klinische Zeichen

Bei Erwachsenen und größeren Kindern gibt es meist nur uncharakteristische grippeähnliche Symptome mit Lymphknotenschwellung, seltener auch eine Hepatitis.

Bedeutung in der Schwangerschaft

Der Keim ist plazentagängig und löst meist einen fieberhaften Abort bzw. eine Frühgeburt aus.

Bedeutung für das Neugeborene

Es gibt eine Frühform, bei der die Infektion intrauterin erworben wurde (und vielleicht die Geburt ausgelöst hat), und eine Spätform, die unter der Geburt erworben wird, wobei die Symptome nicht sofort, sondern nach 1 bis 6 Wochen beginnen.

Vor allem bei der **Frühform** steht eine septische Erkrankung im Vordergrund ("Granulo-matosis infantiseptica"): Die Absiedelung der Keime erfolgt in viele Organe. An der Haut entstehen tausende feiner rötlicher, leicht erhabener Granulome. Die Allgemeinsymptome bestehen aus Trinkschwäche, Bewegungsarmut und Erbrechen. Verstärkter Ikterus, Atemnotsyndrom, Hepatosplenomegalie und Myokarditis können hinzukommen.

Bei der **Spätform** tritt vor allem eine Meningitis oder Enzephalitis auf, aber auch eine Allgemeininfektion. Bei beiden Formen ist die Sterblichkeit sehr hoch, trotz rechtzeitiger Therapie beträgt sie meist noch über 50% und bei einer späten Erkennung des Erregers nahezu 100%! Als Folgezustand bleiben häufig Hydrozephalus, Behinderungen und Entwicklungsstörungen zurück.

Diagnostik

Kultureller Nachweis des Bakteriums in Fruchtwasser, Mekonium, Blutkultur, Liquor, Stuhl und Abstrichen des Neugeborenen.

Therapie

Antibiotisch, wobei die Resistenzlage sehr unterschiedlich sein kann.

Stillberatung:
- Bei einer bekannten Infektion sollte bis zur wirksamen antibiotischen Behandlung nicht gestillt werden.
- In den meisten Fällen wird die Erkrankung bei Erwachsenen nicht diagnostiziert!

Prophylaxe

Verzicht auf unkontrollierte Milchprodukte in der Schwangerschaft.

Wichtig: Das Kind muss beim Verdacht auf eine Listeriose sofort in eine Kinderklinik verlegt werden. Die Wöchnerin muss streng isoliert werden, da eine nicht unerhebliche Ansteckungsgefahr für andere Schwangere bzw. Neugeborene von ihr ausgeht, aber auch für das Personal!

27.25 Lues (Syphilis)

Leitsymptome:
- Langdauernder blutiger Schnupfen
- Pemphigoid, d. h. große Blasen mit eitrigem Sekret, besonders an den Fußsohlen
- Zeichen der Allgemeininfektion mit Vergrößerung von Leber und Milz

Erreger ist Treponema pallidum aus der Gruppe der Spirochäten. Die Erkrankung wird ausschließlich sexuell übertragen, mit Ausnahme der Infektion des Neugeborenen. Die Durchseuchung liegt unter 1%, aber bei jeder 2 000. Schwangeren muss, zumindest in Großstädten, mit einer unentdeckten Infektion gerechnet werden.

Klinische Zeichen

An der Eintrittspforte (meist Genitalschleimhaut) entwickelt sich ein schmerzloser Primäraffekt. Nach zwei bis 12 Wochen beginnt das Sekundärstadium mit Allgemeinsymptomen wie Exanthemen, Lymphknotenschwellungen und Beteiligung verschiedener Organsysteme. Der Erreger kann weiterhin latent vorhanden sein und z. B. in der Schwangerschaft reaktiviert werden. Das Tertiärstadium mit Gefäß- und Hirnschäden tritt nur bei jedem dritten (unbehandelten) Patienten auf.

Bedeutung in der Schwangerschaft

Das Risiko einer Fruchtschädigung ist im ersten Jahr nach der mütterlichen Infektion am größten. Der Erreger kann etwa ab dem 4. Monat die Plazenta passieren. Bei einer frühen fetalen Infektion oder einer frischen Infektion der Mutter folgen meist Abort bzw. Tot- oder Frühgeburt.

Bedeutung für das Neugeborene

Die Zeichen der Infektion können sofort auftreten, bei der Geburt bereits vorhanden sein oder erst nach jahrelanger Latenz erscheinen.

Frühzeichen, die innerhalb der ersten Lebenswochen auftreten, sind: ein persistierender (oft blutiger) Schnupfen, ein rötelnähnliches, aber intensiveres und dauerhaftes Exanthem, ein Pemphigoid, d. h. bis zu pfenniggroße Blasen, besonders an den Fußsohlen, mit eitrigem Sekret (Abb. 27.1). Organsymptome sind ferner eine Vergrößerung von Leber und Milz sowie der Lymphknoten. Eine Osteomyelitis wird gelegentlich beobachtet, besonders an den langen Röhrenknochen, dadurch kommt es zu einer Auftreibung oberhalb der Hand- und Fußgelenke und als Folge davon zu einer schmerzhaften Scheinlähmung.

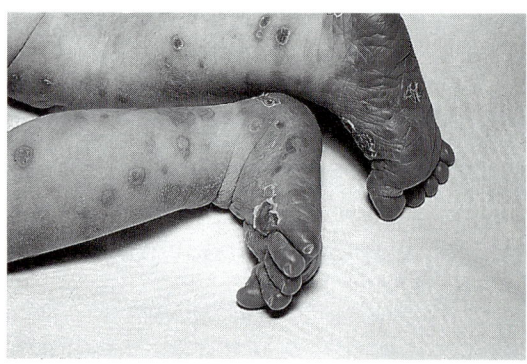

Abb. 27.1 Lues connata: Hautveränderungen bei einem Neugeborenen

Spätzeichen (nach Jahren, selten geworden) sind eine Sattelnase, tonnenförmige Schneidezähne mit typischen Schmelzdefekten, Skelettabnormitäten (Säbelscheidentibia u. a.), Taubheit oder Schwerhörigkeit sowie als allgemeine Zeichen Gedeihstörungen und Entwicklungsverzögerungen.

Therapie

Erfolgreiche Behandlung mit Penicillin.

Stillberatung
- Unter antibiotischer Behandlung und guter Überwachung ist Stillen möglich.
- Einhaltung einer guten Hygiene, bis die Infektion der Mutter beherrscht ist.

Prophylaxe

In den Mutterschaftsrichtlinien ist der TPHA-Test als Screening vorgesehen. Wird eine Schwangere nicht korrekt behandelt, so muss das Neugeborene, auch wenn es klinisch gesund erscheint, mit Penicillin routinemäßig behandelt werden. In einigen Screeninglabors wird das Blut bezüglich Syphilis routinemäßig mitgetestet.

27.26 Pertussis (Keuchhusten)

Leitsymptome:
- Atemstillstand
- Hustenanfälle mit Vorstrecken der Zunge
- Zyanoseanfälle
- Erbrechen

Erreger ist Bordetella pertussis. Die Bakterien wachsen nur auf den Schleimhäuten der Atemwege. Sie bilden ein Toxin, das den Husten zentral im Stammhirn auslöst. Die Inkubationszeit beträgt 7 bis 21, meist ca. 10 Tage. Die Durchseuchung ist bereits im Kleinkindalter hoch.

Klinik und Verlauf

Katarrhalisches Stadium (1 bis 2 Wochen) mit Schnupfen, leichtem Husten und unspezifischen Infektzeichen.

Konvulsives Stadium (2 bis 4 Wochen, teils länger): Die Hustenanfälle werden häufiger und intensiver: stakkatoartiger Husten mit 10 bis 20 Hustenstößen. Dadurch kommt es schrittweise zu einer immer intensiveren Ausatmung, am Ende folgt ein langer lauter Atemzug. Während des Anfalls entwickelt sich eine unterschiedlich ausgeprägte Zyanose, daher entsteht für die Umgebung der Eindruck des Erstickens. Anschließend kann glasig aussehender Schleim erbrochen werden. Anfälle werden ausgelöst durch Essen, Trinken, etc. und durch Racheninspektion! Erwachsene (z. B. die Schwangere) haben oft lediglich einen hartnäckigen „Reizhusten" ohne typische Anfälle, sind aber ansteckend!

Bedeutung in der Schwangerschaft

Keine.

Bedeutung für das Neugeborene

Mütterliche Antikörper sind beim Neugeborenen gering bzw. kaum wirksam. Daher kann das Neugeborene beim Kontakt mit Keuchhustenerregern angesteckt werden und auch erkranken. Vor allem bei Neugeborenen, aber auch noch in den ersten ca. 6 Lebensmonaten beobachtet man oft keine typischen Hustenanfälle, sondern stattdessen Apnoen. Deshalb ist die Sterblichkeit in den ersten 6 Monaten besonders hoch.

Diagnostik

Auf die bei Keuchhusten erhöhte Leukozytenzahl kann man sich in den ersten Lebenswochen nicht verlassen. Der Erregernachweis durch einen speziellen Nasenabstrich ist zuverlässiger.

Therapie

Die Antibiotikatherapie dient dazu, die Keime zu vernichten, damit nicht noch mehr Toxin gebildet wird. Die bereits begonnene Krankheit kann allenfalls noch abgekürzt werden. Nach der antibiotischen Behandlung gehen die Symptome meist nicht sofort zurück, was jedoch nicht deren Unwirksamkeit bedeutet.

Bei Neugeborenen und Säuglingen ist der Keuchhusten eine Indikation zur stationären Aufnahme und Monitorüberwachung!

Stillberatung:
- So lange die Mutter noch infektiös ist, muss sie einen Mundschutz tragen.
- Eine Infektion über die Muttermilch ist nicht möglich, deshalb kann das Stillen uneingeschränkt empfohlen werden.

Prophylaxe

Gegen Pertussis gibt es eine sehr wirksame Impfung. Sie wird jedoch erst ab dem dritten

Lebensmonat begonnen, kann also die Neugeborenen nicht schützen. Diese werden fast immer durch ihre ungeimpften Geschwister angesteckt, sodass eine Impfung indirekt doch schützt. Seit ca. 1995 werden vorwiegend azelluläre Impfstoffe verwendet, die wesentlich besser verträglich sind als der frühere Ganzkeimimpfstoff. Insofern gibt es keine ernst zu nehmenden Gegenargumente gegen die Keuchhustenimpfung mehr.

Ist eine Ansteckung trotzdem erfolgt, ist prinzipiell eine Antibiotikaprophylaxe möglich, die aber die Erkrankung nicht sicher verhindern kann. Eine zuverlässige passive Immunisierung gibt es nicht.

27.27 Staphylokokken-infektionen

> **Leitsymptome im Säuglingsalter:**
> ● Große schlaffe Blasen mit trübem Sekret
> ● Unter der Blase wie verbrüht aussehende Haut
> ● Alle anderen Arten von eitrigen Infektionen

Staphylococcus aureas ist der wichtigste Eitererreger der Haut, er kann aber auch andere Organerkrankungen hervorrufen. Bei Neugeborenen haben Staphylokokken große Bedeutung.

Staphylococcus epidermidis (früher: S. albus) spielt fast nur bei Neugeborenen, als Krankenhausinfektion bei Kathetern etc. oder bei Patienten mit Abwehrstörungen eine Rolle.

Klinische Zeichen

Bei Neugeborenen kann eine blasenbildende Hautinfektion („Schälblasen"), eine septische Verlaufsform und eine Sonderform mit großflächigem Befall der Haut vorkommen.

Die **Staphylodermie des Neugeborenen** beginnt meist recht plötzlich mit bis zu zentimetergroßen schlaffen Blasen, die sehr leicht platzen und einen roten nassen Grund hinterlassen. Typische Stellen sind die Hals-, Achsel- und Leistenfalten und der Bereich hinter den

Ohren. Sie breiten sich sehr schnell über den Körper aus. Ohne Behandlung kann eine septische Allgemeininfektion folgen, mit Pneumonie, Osteomyelitis und Arthritis. Die Erkrankung ist äußerst ansteckend und breitet sich sehr schnell innerhalb des Säuglingszimmers aus. Daher sind eine strenge Isolierung und eine strengste Handhygiene wichtig.

Bei bestimmten Untertypen werden Toxine gebildet, die zum großflächigen Ablösen der obersten Hautschicht führen. Diese relativ seltene Erkrankung wird meist als **Lyell-Syndrom** bezeichnet (auch Ritter v. Rittershain-Krankheit, Staphylococcal scalded skin syndrom oder auch „Syndrom der verbrühten Haut"). Sie beginnt unspezifisch mit Fieber und allgemeinen Infektzeichen. Dann entsteht eine Rötung des gesamten Körpers mit Übergang in das Blasenstadium mit sehr großflächigen Blasen, teils mit Ablösung größerer Hautbezirke (wie ein Schuh oder Handschuh). Durch den Flüssigkeitsverlust und die Kreislaufbelastung ist die Erkrankung lebensbedrohlich.

Bedeutung in der Schwangerschaft

Keine.

Therapie

Bei leichteren Hautinfektionen und größeren Kindern reicht eine lokal desinfizierende Behandlung.

Bei allen schweren Infektionen sowie generell bei Neugeborenen wird eine systemische antibiotische Behandlung mit einer staphylokokken-wirksamen Substanz notwendig. Dazu reicht wegen der Resistenzentwicklung das einfache Penizillin oft nicht.

> **Stillberatung:**
> ● Eitrige Stellen bei der Mutter sollten nicht mit dem Neugeborenen in Berührung kommen.
> ● Ansonsten ist normales Stillen möglich.

Prophylaxe

Nur durch Hygiene!

27.28 A-Streptokokken-Infektionen

Leitsymptome:
- Keine typischen Krankheitszeichen
- Allgemeininfektion bis hin zur Sepsis

Bei Streptokokken gibt es zahlreiche Untergruppen, von denen aber nur die A- und B-Streptokokken für Neugeborene von Bedeutung sind. A-Streptokokken rufen vor allem Infekte von Mund, Rachen, Nase, Ohren und Weichteilen hervor. Eine Sonderform ist der Scharlach, bei dem durch Toxine gleichzeitig ein Exanthem auftritt. Auch das Erysipel („Wundrose") ist eine, allerdings nicht sehr häufige, Sonderform der A- Streptokokken-Infektion.

Klinische Zeichen

Scharlach beginnt nach einer Inkubationszeit von meistens 2 bis 4 Tagen (1 bis 8 Tage) abrupt mit schnell steigendem Fieber, Halsschmerzen, einem allgemeinen erheblichen Krankheitsgefühl, Kopf- und Gliederschmerzen. Die Rachenhinterwand ist dunkelrot, die Zunge ist anfangs weißlich belegt, hat aber bald eine samtartige gleichmäßige Rötung mit verdickten Papillen („Erdbeerzunge"). Das Exanthem tritt am 2. bis 4. Krankheitstag auf, kann aber sehr diskret sein oder fehlen. Es ist kleinfleckig, oft dichtstehend bis konfluierend. Es beginnt am oberen Thorax, Hals, an den Schenkelbeugen und am Gesäß, und breitet sich zentrifugal aus mit Aussparung der Perioralregion. Nach dem Abblassen des Exanthems kommt es zu einer unterschiedlich ausgeprägten Hautschuppung. Mehrfacherkrankungen sind möglich, Reinfektionen mit Streptokokken häufig, dann aber meist ohne Exanthem.

Der Scharlach kann einige **Folgeerkrankungen** nach sich ziehen, vor allem eine Endokarditis mit Herzklappenschädigung sowie eine Nierenschädigung. Streptokokkeninfektionen sind die häufigste Ursache für erworbene Herzfehler und für den Verlust der Nierenfunktion.

Bedeutung in der Schwangerschaft

Keine.

Bedeutung für das Neugeborene

Bei Scharlach in der Umgebung gibt es keinen Nestschutz, das Neugeborene kann erkranken, wird aber meist keinen typischen Scharlach, sondern eine Allgemeininfektion bekommen.

Therapie

Immer antibiotisch, wobei Penizillin in aller Regel wirksam ist.

Stillberatung:
- Bei einer akuten Streptokokken-Angina sollte die Mutter bis ca. drei Tagen nach Beginn der antibiotischen Behandlung einen Mundschutz tragen.
- Eine Weitergabe der Infektion über die Muttermilch ist sehr unwahrscheinlich.

Prophylaxe

Eine Impfung gegen Streptokokkeninfektionen ist nicht möglich. Bei Ansteckungsverdacht ist eine kurzzeitige antibiotische Behandlung indiziert.

27.29 B-Streptokokken-Infektionen

Leitsymptome:
- Allgemeininfektion
- Sehr schnell auftretende Pneumonie, die ein Atemnotsyndrom vortäuscht
- Meningitis

Bei größeren Kindern und Erwachsenen haben diese Keime kaum eine Bedeutung bzw. rufen meist nur harmlose Erkrankungen hervor.

Tabelle 27.2 Differenzialdiagnose		
Krankheit	**Häufigkeit**	**Unterscheidung durch**
B-Streptokokken-Sepsis	1 : 300	Weitere Sepsiszeichen, Leber und Milz vergrößert, Störung der Mikrozirkulation
Zyanotischer Herzfehler	1 : 400	Zentrale Zyanose Meist Lebervergrößerung evtl. Herzgeräusch
Atemnotsyndrom	1 : 100	Vorwiegend Tachypnoe, anamnestische Risikofaktoren
Galaktosämie	1 : 20 000	Besserung nach Nahrungskarenz, nur Lebervergrößerung

Klinische Zeichen

Frühform: Die Erkrankung beginnt bei Neugeborenen oft sehr schnell und plötzlich mit Verschlechterung des Zustandes, beschleunigter Atmung, Einziehungen, Zyanose und Stöhnen. Im weiteren Verlauf können sich ein septischer Schock und eine disseminierte intravasale Gerinnung und Meningitis entwickeln. Da die ersten Symptome die Atemwege betreffen, ist die Infektion über eine Lunge naheliegend. Die Sterblichkeit der B-Streptokokken-Sepsis liegt bei 10%. Zu Verwechslungsmöglichkeiten und Differentialdiagnose s. Tabelle 27.2.

Spätform: Nach 1 bis 8 Wochen entwickelt sich eine Meningitis. Das erste Zeichen kann eine plötzliche Zunahme des Kopfumfanges sein, dann Unruhe, Trinkschwäche, Krampfanfälle und sekundäre Sepsiszeichen. Diese späte beginnende Streptokokken-Erkrankung ist zwar wesentlich seltener, aber genauso gefährlich.

Bedeutung in der Schwangerschaft

Für die Mutter selbst ist der Keim nicht gefährlich. Ein erheblicher Anteil der Schwangeren ist aber mit B-Streptokokken besiedelt (5 bis 30%).

Bedeutung für das Neugeborene

Bei einer vaginalen Besiedelung der Mutter kann das Neugeborene infiziert werden. Bei ca.

0,5 bis 2% aller Geburten muss damit gerechnet werden. Das Risiko steigt bei einem vorzeitigen Blasensprung kontinuierlich an, innerhalb der ersten 15 Stunden auf das Zehnfache! Auch kleine Frühgeborene sind besonders gefährdet (Risiko 15–20%). B- Streptokokken können aber die intakten Eihäute von der Scheide her durchwandern, sodass auch bei einer normalen Geburt und einem zeitgerechten Blasensprung eine Infektion möglich ist. Wenn das Fruchtwasser bereits besiedelt war, beobachtet man meist die Frühform der Erkrankung mit Symptomen bereits in den ersten Lebensstunden. Bei einer später erfolgten Infektion tritt eher die primäre Meningitis als so genannte Spätform auf.

Diagnostik

Bei Verdacht auf eine B-Streptokokkeninfektion erfolgt der Nachweis in Abstrichen und Blutkulturen, zusätzlich ist er auch in Liquor, Urin oder Magenabsaugsekret möglich.

Therapie

Immer antibiotisch (i.v.-Behandlung mit einem Kombinationspräparat) und natürlich Therapie des septischen Schocks und der anderen Begleiterscheinungen. Die Behandlung sollte beim geringsten Verdacht begonnen werden.

Stillberatung:
- Bei einer akuten Infektion der Mutter (selten) sollte diese bis ca. 3 Tage nach Beginn der antibiotischen Behandlung einen Mundschutz tragen.
- Eine Weitergabe der Infektion über die Muttermilch ist sehr unwahrscheinlich.

Prophylaxe

Ist die Mutter mit B-Streptokokken besiedelt (außer bei einer Sectio ohne Wehen oder Blasensprung), sollte vor der Geburt eine Antibiotika-Prophylaxe erfolgen. Wurde diese Antibiotika-Gabe versäumt, so ist das Neugeborene für 48 bis 72 Stunden regelmäßig zu überwachen, und beim geringsten Infektionsverdacht auch zu behandeln. wenn der Blasensprung mehr als 18 Stunden vor Geburt stattfand, sollte ebenso verfahren werden.

Ein Screening aller Schwangeren auf eine B-Streptokokken-Besiedelung in der 35. SSW wäre wünschenswert.

27.30 Tetanus

Leitsymptome:
- Verkrampfung der Gesichtsmuskulatur
- Zunehmende generalisierte krampfartige Zustände
- Frühzeitig eintretender Tod

Erreger ist das toxinbildende Bakterium Clostridium tetani. Es kommt praktisch überall vor, vor allem im Boden und Staub, besonders intensiv in Gartenerde, wenn mit Pferde- oder Kuhmist gedüngt wird. Die Keime dringen über verschmutzte Wunden in den Körper ein. Die Inkubationszeit beträgt 3 bis 14 Tage.

Klinische Zeichen

Tonische, schmerzhafte Muskelkrämpfe beginnen meist in der Nähe der Verletzung oder im Gesicht. Danach Generalisierung mit krampfartigen generalisierten Spasmen der Skelettmuskulatur, die durch Berührung oder andere Stimuli ausgelöst werden. Das Bewusstsein bleibt erhalten. Die Erkrankung verläuft fast immer tödlich.

Bedeutung in der Schwangerschaft

Eine Infektion in der Schwangerschaft kommt zum Glück nicht häufig vor. Sie hat keine direkte Wirkung auf den Feten, verläuft bei der schlechten Prognose aber natürlich fatal.

Bedeutung für das Neugeborene

Normalerweise besteht ein Nestschutz. Wenn die Mutter jedoch nicht geimpft ist, kann das Neugeborene bei Kontakt erkranken. Der vom Nabel ausgehende Tetanus ist tödlich. Die Kinder fallen zuerst durch die Verkrampfung der Gesichtsmuskulatur auf, was ihnen einen eigenartig grinsenden Ausdruck verleiht.

Leider ist es in vielen armen Ländern üblich, Wunden mit Kuhmist zu behandeln (in der Türkei bei Nachblutungen nach der Geburt, in Afrika zum Abdecken des Nabels). Dadurch werden sehr viele Tetanus-Todesfälle verursacht. In diesen Regionen trägt die Erkrankung erheblich zur Säuglingssterblichkeit bei, während sie bei uns dank der Impfung keine große Rolle spielt.

Therapie

Bei bereits bestehender Erkrankung versucht man eine Therapie mit Antibiotika, Muskelrelaxierung und Beatmung. Die Behandlung entspricht praktisch einer Narkose über mehrere Wochen, bis das Toxin abgebaut ist. Trotzdem ist die Überlebenschance auch heute nicht viel höher als früher.

Prophylaxe

Die Impfung, die im 3. Lebensmonat begonnen wird, ist sehr gut verträglich und in der Wirkung sehr sicher. Wenn zu viel geimpft wird, z. B. bei gehäuften Verletzungen, können allergieähnliche Reaktionen auftreten.

Bei Verletzungen ohne ausreichend vorhandenen Impfschutz erfolgt eine passive Immunisierung.

27.31 Tuberkulose

Leitsymptome:
- Im Säuglingsalter oft Allgemeininfektion
- Atypisch verlaufende Lungeninfektion
- Meningitis

Erreger ist das Mycobakterium tuberculosis. Die Erkrankung ist in den letzten Jahrzehnten sehr viel seltener geworden. Es gibt allerdings zunehmend wieder eingeschleppte Fälle und dadurch vermehrte Kontaktmöglichkeiten. Die Inkubationszeit liegt sicher über 3 Wochen, die Ansteckungsfähigkeit ist relativ gering. Die Erkrankung breitet sich bei uns nur von Mensch zu Mensch aus. Die Rinder-Tuberkulose und dadurch infizierte Milchprodukte stellen nur noch in Entwicklungsländern ein wesentliches Problem dar.

Klinische Zeichen

Man unterscheidet zwischen der Primärinfektion, also beim ersten Kontakt, und den Folgeerkrankungen durch Reaktivierung des Erregers (postprimäre Formen).

Die **Primärinfektion** findet praktisch immer in der Lunge statt, und nur bei geschwächten Patienten und Säuglingen verläuft diese Phase bereits schwer. Normalerweise wird das Immunsystem zumindest so weit mit der Erkrankung fertig, dass die Erreger in Lymphknoten abgekapselt werden.

Unter besonderen Bedingungen, die das Immunsystem beeinträchtigen, kann es dann zu einer **endogenen Reinfektion** kommen, die nicht nur den ersten Infektionsort betreffen kann, sondern den ganzen Körper. Besonders häufig sind neben den Lungen die Nieren, Nebennieren, Hirnhäute, Knochen und vor allem die Lymphknoten beteiligt oder es kommt zu einer („miliaren") Aussaat in alle Organe.

Symptome einer **neonatalen Infektion** sind Lebervergrößerung, Ikterus, Milzvergrößerung, Meningitis und Chorioretinitis. Ein infiziertes Neugeborenes kann aber auch asymptomatisch sein und erst im Lauf von einigen Wochen klinisch erkranken.

In diesem jungen Alter sind sowohl die Symptome nicht ganz typisch, als auch die übliche Diagnostik mit Tuberkulintesten unzuverlässig, so dass im Verdachtsfall ein direkter Nachweis der Keime versucht werden muss.

Bedeutung in der Schwangerschaft

Eine Erstinfektion in der Schwangerschaft kann den Allgemeinzustand der Mutter beeinträchtigen. Eine Aktivierung der Tuberkulose in der Schwangerschaft ist ebenfalls möglich. Bei einer hämatogenen Streuung der Tuberkulose sowie bei einer tuberkulösen Peritonitis oder Salpingitis kann der Fet intrauterin Tuberkelbakterien aus der Fruchthöhle aspirieren und erkranken.

Bei der Erstinfektion in der Schwangerschaft kann auch die Plazenta infiziert werden und ein diaplazentarer Übertritt stattfinden. Allerdings ist eine solche angeborene Tuberkulose extrem selten. Eher kommt es zum Abort, zur Tot- oder Frühgeburt.

Bedeutung für das Neugeborene

Ist die Mutter oder eine andere Person in der näheren Umgebung infektiös, kann das Neugeborene angesteckt werden. Es erkrankt aufgrund seiner immunologischen Unreife meist relativ schwer mit einer gleich einsetzenden Absiedelung der Bakterien in alle Organe.

Therapie

Sie erfolgt mit speziellen Antibiotika, die bei den besonderen Stoffwechseleigenschaften der Tuberkelbakterien wirksam sind. Die Behandlung besteht meist aus einer Kombination mehrerer Medikamente und dauert mindestens 3 Monate, meist aber länger.

Stillberatung:
- Frauen mit aktiver offener Tuberkulose sollten nicht stillen.
- Mit geschlossener bzw. ausreichend behandelter Tuberkulose kann gestillt werden, wenn der Allgemeinzustand der Mutter es erlaubt.

Prophylaxe

Sichere Maßnahmen zur Verhütung einer Infektion gibt es nicht. Tuberkulose-Kranke dürfen keinen Kontakt zu Neugeborenen haben. Die BCG-Impfung wird wegen ihrer schlechten r Wirksamkeit und ihrer hohen Komplikationsrate nicht mehr empfohlen. Tuberkulose-kranke Neugeborene sind wie alte Menschen mit noch nicht ausreichend behandelter Erkrankung streng zu isolieren.

27.32 Botulismus

Leitsymptome im Säuglingsalter:
● Atemlähmung
● Verwechslung mit SIDS („plötzlicher Kindstod")

Erreger ist das Bakterium Clostridium botulinum. Dieser Keim produziert unter bestimmten Umgebungsbedingungen (wie sie u. a. im Säuglingsdarm herrschen!) ein Toxin. Dieses ist das stärkste bekannte biologische Gift.

Klinische Zeichen

Zunächst treten vegetative Erscheinungen auf, dann Lähmungen. Durch Atemlähmung tritt der Tod ein. Bei Neugeborenen und Säuglingen wird dann oft die Verdachtsdiagnose „plötzlicher Kindstod" gestellt.

Bedeutung für das Neugeborene

Aufgenommene (und im späteren Leben harmlose) Sporen können im Säuglingsdarm auskeimen und bilden dann das Toxin. Am häufigsten geschieht dies nach der Verabreichung von Honig, der vergleichsweise oft mit Sporen verunreinigt ist, was älteren Kindern und Erwachsenen nichts ausmacht, selbst dann nicht, wenn sie krank sind.

Prophylaxe

Keine Verfütterung von Honig in den ersten Lebensmonaten, speziell in der Stillzeit. „Naturhonig" ist kritischer als pasteurisierter Honig.

Pilzinfektionen/Mykosen

Es gibt verschiedene Arten von Pilzinfektionen, von denen aber die meisten bei Schwangeren und Neugeborenen keine Rolle spielen. Allein die Sprosspilze sind von großer Bedeutung. Der wichtigste Vertreter ist der Soor-Pilz, von dem es sehr zahlreiche Unterarten und Varianten gibt. Die Unterscheidung spielt aber in der täglichen Praxis keine Rolle.

27.33 Soor (Candidamykose)

Leitsymptome:
● Weiße fest haftende Beläge im Mund, auch auf der Zunge
● Schuppende oder gerötete Hautareale, besonders im Windelbereich und den Gelenkbeugen
● Trinkschwäche, unspezifische Bauchsymptome

Der wichtigste Erreger ist Candida albicans (Soorpilz, 90%), daneben gibt es noch andere Hefepilze, die dieselben Symptome hervorrufen. Der Pilz kommt auf jeder Schleimhaut in geringen Mengen vor. Unter besonderen Umständen kann er überwuchern, z. B. bei Neugeborenen, bei Immunmangelzuständen aller Art, aber auch bei Störungen des bakteriellen Gleichgewichts auf der Schleimhaut, z. B. nach einer antibiotischen Behandlung.

Klinische Zeichen

● **Mundsoor:** Bei Neugeborenen finden sich weißliche Beläge, teils festhaftend, besonders in den Wangentaschen, aber auch am Gaumen und auf der Zunge.
● **Intestinalsoor:** Bei einer Ausbreitung über den Darm zeigt das Kind Trinkschwäche, einen aufgetriebenen Bauch und Koliken.
● **Windelsoor:** Er ist sehr häufig, meist kombiniert mit Mund- und Darmsoor. Ferner kommt er als Superinfektion bei einer Windeldermatitis oder bei Infekten mit antibiotischer Behandlung vor. Es entwickelt sich eine intensive Rötung, teils flächenhaft mit einzelnen satellitenartig angeordneten Streuherden. Diese sind scharf begrenzt mit

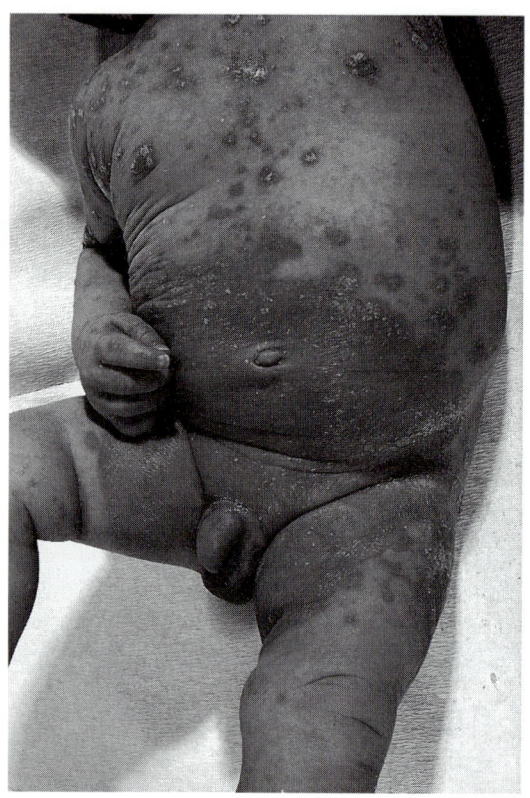

Abb. 27.2 Kandidose im Windelbereich

leicht schuppendem Rand. Gelegentlich gibt es auch blutende Erosionen (Abb. 27.2).
- **Invasive Mykosen:** Bei Frühgeborenen und schwerkranken Neugeborenen kann durch invasive Maßnahmen (zentrale Katheter im Gefäßsystem, Operationen etc.) eine invasive Pilzinfektion auftreten, die in vielen Fällen lebensbedrohlich ist. Sehr selten gibt es eine angeborene Candida-Sepsis im Rahmen eines mütterlichen Amnioninfektionssyndroms.

Bedeutung in der Schwangerschaft

Eine vorgeburtliche Schädigung bei massiver Soorinfektion der Mutter ist nicht bekannt.

Bedeutung für das Neugeborene

Wenn eine dichte vaginale Besiedelung besteht, hat das Neugeborene ein größeres Infek-

tionsrisiko. Ferner trägt die gemeinsame Benutzung unzureichend sterilisierter Sauger zur Infektionsgefahr bei, überhaupt mangelnde Hygiene. Die Infektion äußert sich meist an Schleimhäuten und Haut.

Therapie

Wirksam sind die Antimykotika Nystatin, Amphotericin B und Miconazol. Sie werden als Suspension nach der Mahlzeit gegeben oder als Paste auf die befallenen Hautstellen aufgetragen. Diese Medikamente werden nur in geringer Menge von den Schleimhäuten resorbiert. Sie sind für die Kinder ungiftig, aber auch nur am Auftragungsort wirksam.

Die systemische Infektion wird mit Amphotericin B intravenös therapiert. Darüber hinaus stehen noch einige neuere Substanzen zur Verfügung, die aber in der Neugeborenenmedizin nicht gut erprobt sind.

> **Stillberatung:**
> - Normales Stillen ist möglich
> - Die Mutter sollte sich bei einer massiven Soor-Infektion behandeln lassen.

Prophylaxe

Die beste Prophylaxe ist eine ausreichende Hygiene. Für mehrere Kinder gemeinsame „Sterilisationsboxen" auf Säuglingsstationen für Sauger und Schnuller fördern eher den Soor und sollten daher keine Verwendung mehr finden.

Protozoen

27.34 Toxoplasmose

> **Leitsymptome bei fetaler Infektion:**
> - Hydrozephalus oder Mikrozephalus
> - Krampfanfälle
> - Leber- und Milzvergrößerung

Der Erreger, Toxoplasma gondii wird meist durch Katzen übertragen (die Katze hat akuten Durchfall), aber auch durch andere Haustiere sowie den Genuss von rohem Fleisch. Ausgeschiedene Zysten können unter günstigen Umgebungsbedingungen über Monate infektiös sein. Die Durchseuchung bei Schwangeren beträgt 30 bis 50%!

Klinische Zeichen

Bei Erwachsenen und älteren Kindern verläuft die Infektion häufig unbemerkt oder nur mit leichten Krankheitszeichen. Lymphknotenschwellungen sind charakteristisch und werden meist beobachtet.

Die **fetale Infektion** führt immer zu einem generalisierten Organbefall. Betroffen sind zunächst Leber, Lunge, Herzmuskel und vor allem das Gehirn. Die Symptome der Enzephalitis durch Toxoplasmose können sehr variieren. Man findet z. B. einen Hydrozephalus oder Mikrozephalus, Verkalkungen, einen Diabetes insipidus und andere hormonelle Abweichungen durch den Befall der Hypophyse, Krampfanfälle und fast immer eine schwere Entwicklungsverzögerung. Häufig ist auch eine Chorioretinitis, die zur Sehbehinderung führen kann. Ferner kommt eine Blutbildung in der Haut vor, was zu zahlreichen kleinen violetten Knötchen führt („blueberry-muffin"). Früh- oder Totgeburten sind gehäuft.

Die Erkrankung kann auch intrauterin ablaufen und bereits ausgeheilt sein, sodass nur noch die Folgeerscheinungen (Hirnschädigung) zu sehen sind, die Ursache aber letztlich nicht erkannt wird.

Bedeutung in der Schwangerschaft

Bei einer Erstinfektion in der Schwangerschaft droht eine Infektion des Feten. Auch bei einer frischen Infektion in der Frühschwangerschaft gelangen die Erreger erst ab ca. der 16. SSW zum Feten. Die fetale Infektionsrate steigt bei der Erstinfektion der Mutter im ersten Trimenon von 15 bis 25% auf ca. 65% bei einer Erstinfektion im letzten Trimenon. Die Häufigkeit der fetalen Infektion wird sehr unterschiedlich angegeben, mit ca. 1 auf 3000 Schwangerschaften muss gerechnet werden.

Die fetale Erkrankung verläuft umso schwerer, je früher in der Schwangerschaft die Infektion stattfindet. Eine pränatale Diagnostik ist möglich. Eine Toxoplasmose-Infektion in der Schwangerschaft ist nicht zwangsläufig eine Indikation zum Abbruch. Eine erhebliche Schädigung des Feten ist bei einer Infektion im ersten Trimenon allerdings sehr wahrscheinlich (mehr als $2/3$).

Diagnostik

Auch wenn das Neugeborene klinisch unauffällig erscheint, sollte bei einer gesicherten oder fraglichen Toxoplasmose-Infektion in der Schwangerschaft und trotz korrekter Therapie der Mutter beim Neugeborenen eine serologische Diagnostik und die direkte Erregersuche mit PCR veranlasst werden. Ferner sind Schädel- und Abdomensonographie, augenärztliche Untersuchung, Liquorpunktion und EEG nötig.

Therapie

Eine frische Infektion muss bereits in der Schwangerschaft behandelt werden. Postnatal muss bei einer aktiven Entzündung eine langdauernder Therapie mit Pyrimethamin, Sulfadiazin und Folsäure im Wechsel mit Spiramycin durchgeführt werden.

Prophylaxe

Wenn vor der Schwangerschaft bereits ein Antikörper-Titer besteht, dann ist das Kind nicht gefährdet. Wenn eine Schwangere Toxoplasmose-negativ ist, sollte sie den Kontakt mit Katzen, anderen Kleintieren und vor allem deren Ausscheidungen vermeiden sowie bei der Gartenarbeit etc. Handschuhe tragen.

27.35 Pneumozystis

Leitsymptome:
- Husten und leichtes Fieber
- Beschleunigte Atmung
- Einziehungen und Zyanose

Pneumocystis carinii ist normalerweise harmlos und spielt als Krankheitserreger nur bei immunologisch inkompetenten Patienten eine Rolle. Dazu zählen auch Säuglinge und Patienten mit AIDS. Der Erreger ist auch in der Lunge von gesunden Personen zu finden, wird aber vom Immunsystem beherrscht, sodass keine Gefahr von ihm ausgeht. Antikörper sind daher bei sehr vielen Menschen zu finden.

Klinische Zeichen

Die Erkrankung beginnt mit Husten, leichtem Fieber, beschleunigter Atmung und zunehmender Atemnot, dann fallen atemsynchrone Einziehungen und eine Zyanose auf. Die Lunge hört sich dabei relativ normal an. Unbehandelt endet die Erkrankung oft tödlich. Sie ist selten, kam aber schon in Säuglingsstationen gehäuft vor.

Bedeutung in der Schwangerschaft

Keine.

27.36 Meldepflicht bei Infektionen

Nach den §§ 3, 4, 5, 8, 10a und 10c des Bundesseuchengesetz (BSeuchG) sind zahlreiche Krankheiten zu melden. Die Liste wird in regelmäßigen Abständen aktualisiert (s. Tab. 27.3).

Meldepflichtig sind ferner gehäuft auftretende Infektionen mit allen Erregern, wenn sie in Krankenhäusern, Entbindungskliniken, Säuglingsheimen, Tagesstätten etc. nicht nur vereinzelt auftreten („Ausbruch") und nicht bereits vor der Aufnahme in die betreffenden Institutionen bestanden.

Bei Zweifeln über die Meldepflicht empfiehlt sich ein Anruf beim zuständigen Gesundheitsamt! Die Meldung erfolgt an das nächste Gesundheitsamt, verantwortlich für die Meldung ist der behandelnde Arzt.

Tabelle 27.3 Meldepflichtige Infektionskrankheiten (Auszug)

Krankheit/Erreger	Verdacht	Erkrankung	Todesfall	Ausscheider
AIDS*				
Brucellose	nein	ja	ja	
Cholera	ja	ja	ja	ja
Diphtherie	nein	ja	ja	
Enteritis infectiosa**	ja	ja	ja	
Gonorrhoe***	nein	ja	nein	
Hepatitis A	nein	ja	ja	
Hepatitis B	nein	ja	ja	
Influenza (Virusgrippe)	nein	nein	ja	
Keuchhusten	nein	nein	ja	
konnatale Infektion****	nein	ja	ja	
Masern	nein	nein	ja	
Meningitis/Enzephalitis, alle Formen	nein	ja	ja	
Poliomyelitis	ja	ja	ja	
Salmonellose	ja	ja	ja	ja
Scharlach	nein	nein	ja	
Sepsis (Puerperal)	nein	nein	ja	
Syphilis***	nein	ja	nein	
Tetanus	nein	ja	ja	
Tuberkulose	nein	ja	ja	
Typhusabdominalis	ja	ja	ja	ja
Ulcus molle***	nein	ja	nein	

*   Keine gesetzliche Meldepflicht, sondern freiwillige anonyme Meldung der Labors.
**   Einschl. Lebensmittelvergiftungen, im Prinzip auch Yersinia, Rotaviren
***   In gewissen Fällen (Therapieverweigerung) namentliche Meldung, sonst nur anonyme Meldung zu statisti-
      schen Zwecken.
**** Konnatale Cytomegalie, Listeriose, Lues, Toxoplasmose, Rötelnembryopathie (im Prinzip auch weitere).

28 Plötzlicher Kindstod (SIDS)

Unter **SIDS** (sudden infant death syndrome) versteht man den unvorhergesehenen, nicht erklärbaren, ohne fassbare Krankheitszeichen eintretenden Tod im Säuglingsalter.

Dieses Ereignis betrifft etwa jeden 1 000. Säugling, mit einer Häufung im 2. bis 4. Lebensmonat und stellt in Deutschland die häufigste Todesursache von Säuglingen vom 2. bis 12. Lebensmonat dar.

Nicht selten werden Kinder sozusagen im letzten Moment gerettet, d. h. die Eltern finden ein lebloses Kind vor, das nach heftiger Stimulation wieder beginnt zu atmen („near missed", ALTE = apparent life-threatening event). Es ist in solchen Fällen nicht immer leicht zu unterscheiden, ob es sich wirklich um ein gefährliches Ereignis gehandelt hat oder ob die Eltern eine „normale" Atempause, das Pressen beim Stuhlgang oder andere harmlose Situationen fehlgedeutet haben. Im Zweifel wird man immer den schlimmeren Fall annehmen und vor allem solche Säuglinge in der Kinderklinik sehr gründlich untersuchen.

Ursachen

Das Risiko steigt in folgenden Situationen:
- SIDS bei Geschwistern
- Schlafen in Bauchlage
- Passives Rauchen
- Keine Muttermilchernährung
- Ungünstige Schlafumgebung (zu weich, zu warm)
- Früh-, Mangelgeborene, Mehrlinge
- Schlechter Sozialstatus

Es gibt zahlreiche wissenschaftliche Untersuchungen, um den Ursachen dieses Ereignisses auf die Spur zu kommen. Regelmäßig werden mehr oder weniger sensationelle Veröffentli-

chungen publiziert, bei denen der Eindruck erweckt wird, endlich sei **die** Ursache gefunden. Bei der Obduktion findet man auch bei einigen tot aufgefundenen Säuglingen nachträglich mögliche Todesursachen, z. B. eine nicht erkannte Hirnhautentzündung. In einigen Fällen mögen auch unerkannte Herzrhythmusstörungen zum Tode geführt haben. Und es gibt durchaus auch Kinder, die unbeabsichtigt oder mit kriminellem Hintergrund schwer verletzt oder getötet wurden.

In den meisten Fällen liegt aber tatsächlich ein SIDS ohne weitere Ursachen vor. Man erklärt den SIDS durch eine **Regulationsstörung im Atem- und Kreislaufzentrum des Gehirns**. Eine Aufwachreaktion, die sonst einen Atemstillstand und Kreislaufkollaps verhindern würde, bleibt aus.

Differenzialdiagnose

In vielen Fällen eines plötzlichen Todes oder lebensbedrohlichen Ereignisses im Säuglingsalter lassen sich **andere Ursachen** (z. B. bei der Obduktion) finden, z. B.:
- Herzrhythmusstörungen durch Besonderheiten im Reizleitungssystem
- Infektionen wie Hirnhautentzündung, Mittelohrentzündung oder anderes
- Atemstillstand durch Keuchhusten
- Verlegung der Atemwege (Erbrechen, Ersticken durch Fremdkörper, Fehlbildungen der Atemwege
- Misshandlung (Hirnblutungen z. B. durch Schütteln des Säuglings)
- Stoffwechselerkrankungen
- Und zahlreiche weitere seltene Ursachen.

Weil es so viele andere Möglichkeiten gibt, sollte immer eine **Obduktion** angestrebt werden, letztlich auch, um den Eltern zu helfen. Einerseits können in vielen Fällen Schuldgefühle abgebaut werden, und in einigen wenigen Fällen kann ein krimineller Hintergrund aufgeklärt werden. Außerdem wird oft nachträglich bereut, wenn keine Ursachenforschung betrieben wurde, spätestens wenn ein weiteres Kind unterwegs ist und sich die Frage des Wiederholungsrisikos stellt.

Beratung der Eltern/Prophylaxe

Besonders wichtig ist der richtige **Umgang mit den Eltern**. So sind Verdächtigungen und Vorwürfe („Warum haben Sie nicht nach dem Kind geschaut?" etc.) unbedingt zu vermeiden. Die Eltern sollten über alle nachträglich erhobenen Befunde exakt und schnell informiert werden. Eine psychosoziale Betreuung sollte nach Möglichkeit erfolgen oder angeboten werden, vor allem auch Kontakt zur Selbsthilfegruppe. Die Adresse der lokalen Selbsthilfegruppe kann über die nächste Kinderklinik in Erfahrung gebracht werden.

Es gibt leider keine Möglichkeit, den plötzlichen Tod eines Säuglings zuverlässig zu verhindern. Allerdings kann das Risiko durch geeignete Maßnahmen deutlich reduziert werden. Dabei muss man unterscheiden zwischen allgemeinen Empfehlungen, die für alle Säuglinge gelten und speziellen Maßnahmen, die nur bei einem erhöhten Risiko, z. B. nach dem Tod eines vorangegangenen Geschwisterkindes oder nach einem Beinahe-Todesfall, gelten.

> **Allgemeine Empfehlungen zur Reduzierung des SIDS-Risikos sind:**
> - Anleitung zum Stillen
> - Vermeiden von Passivrauchen (Rauchverbot in der Wohnung)
> - Schlafen in Rückenlage, so lange das Kind seine Schlafposition noch nicht selbst wählt
> - Keine dicken oder weichen Kopfkissen
> - Keine dicken Decken etc., die zur Überwärmung führen können
> - Raumtemperatur im Schlafraum 18°C oder etwas darunter

Bei allen diesen Empfehlungen gilt es, keine unnötige Angst auszulösen. Diese Maßnahmen sind ja auch allgemein vernünftig und dienen einer gesunden Lebensweise. Der Gesichtspunkt SIDS-Verhinderung sollte daher nicht allzu sehr in den Vordergrund treten.

> **Spezielle Maßnahmen bei erhöhtem Risiko sind:**
> - Bei überlebenden Kindern mit ALTE kardiologische, neurologische und Stoffwechsel-Untersuchung, in aller Regel stationär in der Kinderklinik, unter Monitorkontrolle.
> - Reanimations-Training für die Eltern
> - Monitorüberwachung im ersten Lebensjahr bei Kindern nach ALTE und nachfolgenden Geschwistern nach SIDS oder ALTE oder bei anderen Hochrisiko-Kindern

Wird ein **Monitor** für nötig gehalten, genügt es also nicht, über die Krankenkasse ein solches Gerät zu besorgen. Die Eltern müssen sehr genau in die Funktion eingewiesen werden, wie man ein zuverlässiges Monitoring durchführt, wie man Fehlalarme erkennt und noch besser vermeidet. Außerdem gehört ein Reanimationstraining dazu, denn es ist nicht sinnvoll, wenn man Notsituationen erkennt, aber nicht weiß, was man dann tun soll. In den meisten Kinderkliniken werden entsprechende Trainingsprogramme angeboten.

29 Medikamente in Schwangerschaft und Stillzeit

Nachdem man in der Vergangenheit mehrfach schwere Fehlbildungen durch eine Medikamenteneinnahme in der **Schwangerschaft** erlebt hatte, werden seit mindestens 20 Jahren alle neuen Medikamente auf ihre Teratogenität untersucht. Dabei ist es niemals völlig sicher, ob ein bei Versuchstieren unbedenkliches Arzneimittel auch beim Menschen keine Fehlbildungen hervorruft. Insofern ist es zur Gewohnheit geworden, dass man in der Schwangerschaft besonders kritisch bei der Verordnung differenter Medikamente vorgeht, aber es ist ebenfalls üblich geworden, dass praktisch jeder Begleitzettel eines Medikamentes den Hinweis trägt, dass die Arznei in der Schwangerschaft nur bei besonders kritischer Indikationsstellung zu verwenden ist. Damit ist die Verantwortung für die Gabe eines Medikamentes ganz auf den Verordnenden übergegangen und verlangt von ihm besonders gute Kenntnisse über die Gefahren der jeweiligen Substanzen. Tab. 29.1 nennt einige Beispiele für teratogene Medikamente und die typischen Schädigungen.

Manche Substanzen haben eine so lange Wirkdauer, dass ihre Gabe auch **vor der Schwangerschaft** noch zu Auswirkungen führen kann. Ein Beispiel ist die (innerliche) Aknetherapie mit Retinoiden. Daher ist nach solchen Behandlungen über die eigentliche Therapie hinaus eine sichere Antikonzeption zu gewährleisten.

Medikamente, die **kurz vor der Geburt** oder im Kreißsaal gegeben werden, können kurzfristige Auswirkungen auf das Neugeborene haben. Dazu zählen vor allem Narkotika und besonders Opiate, die gelegentlich als Schmerzmittel eingesetzt werden. Sie haben eine atemdepressive Wirkung, sodass das Neugeborene durch die indirekte Medikamentenwirkung asphyktisch werden kann. Man sollte anstreben, durch ein Antidot (z. B. Naloxon® neonatal®) die Wirkung aufzuheben, um so eine Intubation etc. zu vermeiden.

Tabelle 29.1 Embryo- und Fetopathien durch Medikamente (Auswahl)

Medikament	*	Art der Schädigung
Thalidomid	e	„Contergan-Kinder", Phokomelien etc. (Defektbildungen der Extremitäten) u. a.
Tetracycline	f	Zahnanomalien (Schwarzfärbung)
Aminoglykoside	f	Nieren- und Gehörschäden
Zytostatika	e/f	vielfältige Effekte
Hydantoin	e/f	typische Embryo-/Fetopathie
Valproat	e	Spina bifida u. a.
Cumarine	e/f	typische Embryopathie, fetale Blutungen
Vitamin A	e	schwere allgemeine Fehlbildungen
Retinoide	e	wie Vitamin A
Androgene	f	Vermännlichung weiblicher Feten

* e: Embryopathie f: Fetopathie

In der **Stillzeit** liegt die Problematik etwas anders, denn jetzt geht es vorwiegend um den Übertritt der Medikamente in die Muttermilch. Nicht alle Medikamente können überhaupt gut übertreten und nicht alle, die sich in der Muttermilch wieder finden, sind für das Kind schädlich. Trotzdem ist eine ungewollte „Mitbehandlung" des gestillten Säuglings nicht anzustreben. Von besonderer Bedeutung ist dabei, dass einige der Substanzen, die auf den Säugling Auswirkungen haben können, rezeptfrei sind!

Bedacht werden muss, dass auch **andere Substanzen mit pharmakologischer Wirkung** auf die Muttermilch übergehen können. Kaffee und Tee in hohen Mengen können z. B. nennenswerte Koffein- und Theophyllin-Konzentrationen in der Muttermilch hervorrufen, die zu einer vermehrten Unruhe beim Kind führen können. Alkohol geht nur in relativ geringen Mengen in die Muttermilch über, sollte aber trotzdem nicht exzessiv genossen werden.

Auch **Droge**n können ein Problem darstellen. Das allgemein als relativ harmlos angesehene Haschisch (= Marihuanha) kumuliert in der Muttermilch bis zur 8fachen Konzentration, wird auch aus dem Rauch resorbiert und kann zu neurologischen Schäden und Entwicklungsstörungen führen.

> Allgemeines Prinzip ist daher die strenge Indikationsstellung bei jeglicher medikamentöser Therapie während der Stillzeit. Bei chronischen Erkrankungen der Mutter muss prinzipiell eine Beratung bezüglich der Behandlung und der Stillmöglichkeit erfolgen.

Tabelle 29.2 Medikamente in der Stillzeit, die Bedeutung für den Säugling haben
Abkürzungen + = tritt über; – tritt nicht oder nicht wesentlich über;? nicht genau bekannt; KI = Kontraindikation;? = unbekannt, lieber auf Stillen verzichten; E = erlaubt, Ü = Überwachung des Kindes, kann dann gegeben werden; HWZ = Halbwertszeit; MM = Muttermilch; NW = Nebenwirkungen

Substanz	Übertritt	Effekt beim Kind	Stillen
Analgetika/Antiphlogistika (Schmerzmittel)			
Acetylsalicylsäure	+	keine wesentlichen NW, nur bei sehr hoher mütterlicher Dosis metabolische Azidose. Einzeldosen erlaubt, low-dose-Therapie unbeschränkt	Ü
Diclofenac	(+)	Einzeldosen erlaubt	Ü
Ibuprofen	–	kein Effekt	E
Morphin, Pethidin	+	Kumulationsgefahr, Atemdepression, Entzug	Ü
Pentazocin	+	bei einmaliger Dosis kein Effekt	Ü
Phenybutazon	+	Kumulationsgefahr, beim Säugling relativ hohe Konzentrationen	KI
Piroxicam	+	geringer Übergang, kein Effekt bekannt	Ü
Paracetamol	+	bei niedriger Dosis kein Effekt, bei hoher Dosis Kumulation möglich	Ü
Indometacin	?	evtl. Krampfanfälle	KI
Propyphenazon	?	evtl. Hämolyse, wenig bekannt	KI
Metamizol	?	wenig untersucht; Zyanoseanfälle!	Ü
Antiallergika			
Antihistaminika	+	zentralnervöse Wirkungen beim Säugling denkbar, bei zwingender Notwendigkeit Antihistaminika mit kurzer HWZ einsetzen	KI/Ü

Tabelle 29.2 Medikamente in der Stillzeit, die Bedeutung für den Säugling haben (Fortsetzung)

Substanz	Übertritt	Effekt beim Kind	Stillen
Antiarrhythmika/Kardiaka			
Digoxin	+	Konzentration beim Säugling etwa 10% der Konzentration bei der Mutter	Ü
Procainamid	+	Kumulationsgefahr, Effekte aber nicht bekannt	Ü
Sotalol	+	Bradykardie, Hypotonie	Ü
Verapamil	+	Unruhe	Ü
Antiasthmatika			
Theophyllin	+	toxische Spiegel beim Säugling möglich, Kumulationsgefahr wegen längerer HWS!	KI
Betamimetika Terbutalin	+	in der MM hohe Spiegel, aber beim Kind kein Effekt nachzuweisen	Ü
Andere Betamimetika sind nicht untersucht, wahrscheinlich ähnlich zu beurteilen. Inhalative Betamimetika sind mit hoher Wahrscheinlichkeit harmlos!			
Ketotifen	+	Müdigkeit, Trinkschwäche	Ü
inhalative Steroide	–	kein Effekt	E
DNCG, Nedocromil	–	kein Effekt	E
Antibiotika			
Aminoglykoside (Amikacin, Gentamicin, u. a.)	(+)	Übergang nur in Spuren, werden aber vom Neugeborenen enteral resorbiert	E
Cephalosporine			
Cefadroxil	+	Kumulationsgefahr, wenig toxisch	Ü
Cefalexin, Cefalotin, Cefuroxin, Ceftazidim,	+	Kumulationsgefahr, wenig toxisch geringe Konzentration in der MM	Ü
Cefazolin, Cefotaxim, Cefotiam, Cefoxitin	-	sehr geringer Übertritt	E
Chloramphenicol	+	bei Säuglingen therapeutisch oder toxische Dosis möglich!	KI
Penizilline			
Amoxicillin, Ampicillin, Carbenicillin	+/–	geringer Übergang, Effekte unwahrscheinlich	Ü
Penicillin G und V, Ticarcillin	-	kein wesentlicher Übergang	E
Tetrazykline	+	relativ hohe MM-Konzentrationen, Durchfälle und Einbau in Knochensubstanz	KI
Gyrasehemmer	?	Wegen denkbarer Schädigungen von Knorpel, sicherheitshalber nicht geben	KI

Tabelle 29.2 Medikamente in der Stillzeit, die Bedeutung für den Säugling haben (Fortsetzung)			
Substanz	**Übertritt**	**Effekt beim Kind**	**Stillen**
Makrolide			
Erythromycin	+	kumuliert, therapeutische Konzentrationen beim Säugling!	Ü
Azithromycin	+	keine Daten	KI/Ü
Clarithromycin	+	keine Daten	Ü
Roxithromycin	(+)	keine Effekte zu erwarten	E
Clindamycin	+	hohe Konzentrationen, Effekte unklar	KI
Lincomycin	+	hohe Konzentrationen, Effekte unklar	KI
Nitrofurantoin	–	kein Effekt	E
Sulfonamide			
Sulfamethoxazol	+	sehr hohe MM-Konzentrationen, Kumulation beim Neugeborenen; bei Säuglingen unter Überwachung möglich	KI
Trimethoprim	+	kumuliert, Konzentrationen höher als bei der Mutter!	Ü
Sulfasalazin	+/–	nur sehr geringe Konzentrationen	Ü
Metronidazol	+	kumuliert beim Säugling, höhere Konzentration als bei der Mutter, Effekte unklar. Bei Kurztherapie 24 h Stillpause	KI/Ü
Tuberkulostatika			
Dihydrostreptomycin, Pyrazinamid	–	kein wesentlicher Übergang	E
INH, PAS, Rifampicin, Streptomycin	+	keine eindeutigen Effekte bekannt	Ü
Antidepressiva s. Psychopharmaka			
Antiemetika (Mittel gegen Erbrechen und Übelkeit)			
Metoclopramid	+	bereits in geringen Konzentrationen zentralnervöse Symptome beim Kind möglich	Ü
Dimenhydrinat	?	kein Effekt bei Einzelgaben	E
Antiepileptika			
Alle Substanzen	+	Müdigkeit und zentralnervöse Störungen beim Kind möglich. Ggf. Spiegelbestimmung beim Kind, evtl. Zufüttern oder Abstillen bei Symptomen.	Ü
Antihypertonika (blutdrucksenkende Mittel)			
Diazoxid	+		
Methyldopa	/–	kein Effekt	E
Betablocker (Propanolol, Metoprolol, Oxyprenolol, Timolol)	(+)	Blutdrucksenkung möglich, Bradykardie	Ü

Tabelle 29.2 Medikamente in der Stillzeit, die Bedeutung für den Säugling haben (Fortsetzung)

Substanz	Übertritt	Effekt beim Kind	Stillen
Rauwolfia-Alkaloide	+	Hypersekretion, Atemdepression, Apathie bei Neugeborenen	KI
Clonidin	+	hohe MM-Konzentration, Effekt unbekannt, Angaben widersprüchlich!	Ü/KI
Captopril, Enapril	–	sehr geringe MM-Konzentrationen (Ödeme?)	E
Hydralazin, Dihydralazin	(+)	Antihypertensivum der Wahl in der Stillzeit	E
Minoxidil	+	hohe MM-Konzentrationen!	KI
Antihypotonika	–	Keine Wirkungen bekannt	E
Antikoagulantien (gerinnungshemmende Medikamente)			
Heparin	–	kein Effekt	E
Warfarin	–	kein Effekt nachgewiesen	E
Cumarine	+/–	Beeinflussung der Gerinnung möglich, evtl. Blutungen	KI/Ü
Antimykotika			
systemische (orale, i.v.-Antimykotika, alle Substanzen)	+	weitgehend unbekannt	?
lokale	–	keine Effekte	E
Antiphlogistika s. Analgetika			
Antitussiva (hustenlösende Medikamente)			
Expektorantien (Ambroxol, ACC, Mukolytika)	+	keine Probleme	E
Codein	+	Hohe Konzentration in der MM, bei niedriger Dosierung vorübergehend unbedenklich, evtl. Atemdepression. Einzelgaben erlaubt	Ü/KI
Betamimetika (oral)	+	Unruhe, neurologische Auffälligkeiten	KI
Kortikoide (oral)	+/–	in hoher Dosis Übergang in MM	Ü
Diuretika (harnausscheidende Medikamente)			
alle Präparate:		Dehydratationsrisiko, evtl. Laktationshemmung!	
Amilorid	+	geht über, Wirkung unbekannt	KI
Chlortalidon	+	lang HWZ, Wirkung auch beim Säugling	KI
Triamteren	+	keine ernsten NW	Ü
Furosemid	+	Verdrängung von Bilirubin vom Albumin	Ü
Hydrochlorthiazid	+	Verdrängung von Bilirubin	Ü

Tabelle 29.2 Medikamente in der Stillzeit, die Bedeutung für den Säugling haben (Fortsetzung)			
Substanz	**Übertritt**	**Effekt beim Kind**	**Stillen**
Laxantien (Abführmittel)			
Bisacodyl	(+)	Darmtätigkeit des Säuglings	Ü
Phenolphthalein	+	Darmtätigkeit des Säuglings	KI
Sennoside und andere	(+)	Durchfälle beim Säugling	Ü
pflanzliche Laxantien			
Lactulose	–	keine Nebenwirkungen	E
Leinsamen u. andere Quellmittel:		unbedenklich	
Magen-Darm-Therapeutika			
Cimetidin, Ranitidin	+	Kumulationsgefahr	KI
Antacida (Sucralfat, Magaldrat)	–	keine NW	E
Dimeticon	–	keine NW	E
Metoclopramid	+	ZNS-Wirkung	Ü
Mund- und Rachentherapeutika	sind unbedenklich		E
Narkosegase (Halothan) (empfohlen wird eine 24-stündige Stillpause)	+	Atemdepression u. a. NW	KI
Psychopharmaka			
Antidepressiva			
Amitriptylin	+	Effekt nicht eindeutig bekannt	Ü
Imipramin	+	Effekt unklar	Ü
Lithiumsalze	+	Elektrolytverschiebungen, zentrale Wirkungen	KI
Tranquillantia			
Diazepam, Bromazepam, Clobazam u. a. Benzodia-Azepine, Lorazepam	+	Schläfrigkeit, zentrale NW, bei Neugeborenen verstärkter Ikterus	KI
Lormetazepam	+/–	geringer Übertritt	Ü
Hypnotika			
Chloralhydrat	+/–	Sedierung	Ü
Neuroleptika			
Haloperidol	+	extrapyramidale Symptome	Ü
Phenothiazine	+	ZNS-Syndrome, Lethargie	KI/Ü

Tabelle 29.2 Medikamente in der Stillzeit, die Bedeutung für den Säugling haben (Fortsetzung)

Substanz	Übertritt	Effekt beim Kind	Stillen
Rhinologika (Schnupfenmittel)			
orale Sympathomimetika) und Kombinationen mit Antihistaminika	+/–	unterschiedliche Effekte	Ü
Lokal abschwellende Nasentropfen	-	kein Effekt	E
Röntgenkontrastmittel (jodhaltige)	+	Stillpause 48 h, ggf. Kontrolle der Schilddrüsenparameter beim Kind	KI
Schilddrüsentherapeutika			
Jod	+	starker Übertritt! In normaler Supplementierungsdosis unproblematisch, in hoher Dosis kontraindiziert. Ggf. Kontrolle der Schilddrüsenparameter beim Kind	KI
Carbimazol, Methimazol	+	Hypothyreose	KI
Thiouracil	+/–	geringer Übertritt, kein Effekt	Ü
Thyroxin	+	physiologisch, keine NW	E
Schlafmittel s. Psychopharmaka			
Sexualhormone			
Ovulationshemmer	+	Dosen meist niedrig	Ü
Gestagene			
Cyproteronacetat	+	relativ hohe MM-Dosis	KI
andere Gestagene	+/–	wahrscheinlich unbedenklich	Ü
Medroxyprogesteron	+	Kumuliert	KI
Androgene			
Östrogene			
Estradiol	+	relativ hohe MM-Dosis	Ü
andere Östrogene	+/–	wahrscheinlich unbedenklich	Ü/E
Zytostatika und Immunsuppressiva	+/–	aus prinzipiellen Gründen wegen Spätwirkungen (Kanzerogenität) abzulehnen	KI
Rauschgifte und Suchtmittel			
Äthylalkohol	+	geringe Toleranz, zentrale NW, Hypoglykämien	Ü/KI
Marihuana/Haschisch	+	Übergang über MM und direkt aus dem Rauch, kumuliert stark! Neurologische Schäden	KI
Nikotin	+	Atemwegserkrankungen, Alergieneigung	KI
Kaffee	+	Unruhe	Ü
Tee s. Theophyllin (bei Antiasthmatika)			E/Ü

30 Soziale, psychische und ethische Probleme

In den allermeisten Fällen ist die Geburt ein freudiges Ereignis, an dem in erster Linie die Familie teilnimmt, und sie ist eine entscheidende Lebensphase nicht nur für das Neugeborene selbst, sondern auch für die familiäre und soziale Umgebung, in die es hineingeboren wird.

Die Ankunft eines neuen Familienmitgliedes ist – wie auch schon seine Erwartung – mit psychischen Veränderungen bei den Eltern und Geschwistern verbunden, und natürlich auch mit Änderungen im täglichen Ablauf. Dies zieht regelmäßig auch psychische und soziale Probleme nach sich, je nach der Art und Bedeutung der Belastungsfaktoren für die Familie.

Dies gilt natürlich in besonderem Maße für den Fall, dass Komplikationen in der Schwangerschaft, während oder nach der Geburt auftreten oder das Kind erkrankt, fehlgebildet, behindert oder chronisch krank ist.

30.1 Neugeborene in der Kinderklinik

Eine Verlegung in die Kinderklinik bedeutet zunächst einmal die Trennung von Mutter und Kind, selbst wenn beide Abteilungen im selben Haus und nebeneinander liegen. Diese physische Trennung zerreißt auch symbolisch die Verbindung miteinander, sodass die Mutter sich alleingelassen fühlt und vor allem für das Kind dasselbe empfindet. Dieses Gefühl der Verlassenheit, der Sorge und Angst wird oft nicht genügend erkannt, sodass viele Wöchnerinnen sich darüber beklagen, dass sie damit völlig alleine gelassen werden. So ist nicht verwunderlich, dass solche Frauen sehr häufig auf eine vorzeitige Entlassung aus der Entbindungsklinik drängen, weil sie das Verlassensein nicht ertragen können (und die Anwesenheit gesunder Neugeborener).

Gleichzeitig bestehen oft große Ängste um die Gesundheit des Kindes. Bestehen beim Kind erhöhte Risiken oder handelt es sich um sehr kleine Frühgeborene, kommt die reale Sorge um das Überleben und um Schäden beim Kind hinzu. In solchen Fällen spielt der **Vater** oft eine wesentliche Mittler-Rolle: Er fährt in die Kinderklinik, holt die Informationen ein, bringt evtl. Muttermilch zum Kind etc. Auch deswegen ist es wichtig, ihn in Gespräche mit einzubeziehen.

Einige **praktische Hinweise**, die eine solche Situation erleichtern können:
- Wenn immer es möglich ist, sollte die Mutter das Kind nach der Geburt vor der Verlegung sehen und berühren können.
- Ein Polaroid-Foto des Kindes ersetzt dieses zwar nicht, kann aber für die Mutter wichtig sein, damit sie nicht nur eine abstrakte Vorstellung von ihrem Neugeborenen hat.
- Ein guter Informationsaustausch mit der Kinderklinik fördert das Vertrauen der Eltern.
- Eine sehr gute und einfühlsame „Still"anleitung ist nötig, mit dem Abpumpen von Milch sollte bald begonnen werden. Vielen Müttern ist dies auch eine seelische Hilfe, denn sie können jetzt wenigstens auch etwas für ihr Kind tun.
- Mütter von verlegten Kindern auf jeden Fall nur dann zu Frauen mit gesunden Kindern in ein Zimmer legen, wenn sie dies bejahen.
- Bei Visiten etc. müssen diese Frauen besonders intensiv besucht und betreut werden. Die Erfahrung lehrt, dass sich die Visite hier häufig auf das Nötigste beschränkt, um unangenehmen Gesprächen auszuweichen. Auch ein längerer Besuch durch die Hebamme, die bei der Geburt dabei war, kann hier sehr hilfreich sein.

Unser Ziel sollte es sein, die Familieninteraktion in dieser wichtigen Lebensphase möglichst wenig zu stören. Das Trauma durch die zeitweilige Trennung vom Kindes sollte so gering wie möglich gehalten werden.

In einigen Kinderkliniken hat man neue Wege beschritten, um dem Frühgeborenen oder kranken Neugeborenen den Weg in die Familie zu erleichtern. Die Eltern können sich sehr lange und intensiv auf der Station aufhalten und an der Pflege beteiligen. Teilweise dürfen auch gesunde Geschwister die Station betreten. Ruheräume und eine entsprechende Stationsatmosphäre sorgen dafür, dass die Eltern sich wohlfühlen und dies an ihr krankes Kind weitergeben können. Selbst intensivpflegebedürftige, z. B. beatmete Neugeborene können den Inkubator verlassen und bei der Mutter auf der Brust liegen („Känguruh-Methode"), wenn die entsprechende Anleitung vorhanden ist. Die vielmals befürchteten Infektions- und sonstigen Risiken sind viel geringer als oft vermutet, und der Gewinn an Lebensqualität ist gewaltig. Leider fällt es vielen Abteilungen schwer, auf diese Weise ein Stück Kontrolle abzugeben, die Kompetenz an die Eltern weiterzugeben und die Barrieren vor der Intensivstation etwas einzureißen.

Wenn das Kind sehr lange in der Kinderklinik bleiben muss (bei sehr unreifen Frühgeborenen oft drei Monate oder länger), sollte den Eltern zur zuverlässigen Antikonzeption geraten werden, damit die Heimkehr des Frühgeborenen nicht mit der nächsten Frühschwangerschaft zusammenfällt. Da solche ehemals sehr kleinen Kinder oft viel Pflege erfordern, z. B. durch häufige Mahlzeiten, viele ärztliche Kontrollen, Krankengymnastik etc., rät man den Eltern, mit dem nächsten Kind mindestens zwei Jahre zu warten.

30.2 Familiäre Probleme bei behinderten und kranken Kindern

Eines der schwierigsten Probleme ist ein **Aufklärungsgespräch über die vermutliche Behinderung des Kindes**. Nicht selten wird einem solchen Gespräch ausgewichen, sodass die Eltern auf nebensächliche Weise oder durch Zufall erfahren, dass mit ihrem Kind etwas nicht stimmt. Wenn sie so mit der Krankheit des Kindes konfrontiert werden, bedeutet dies eine Katastrophe für die weitere Entwicklung, auch für die Mitarbeit an therapeutischen Maßnahmen. Das Vertrauen der Eltern geht auf jeden Fall verloren. Andererseits darf keine Überaufklärung erfolgen, sodass alle eventuell möglichen Komplikationen und Konsequenzen bis ins einzelne erörtert werden. Ein solches falsch geführtes Gespräch kann zutiefst verunsichern und das Verhältnis der Eltern zum Kind nachhaltig negativ beeinflussen.

Besonders behutsam muss dann vorgegangen werden, wenn eine Behinderung zu befürchten ist, aber die Diagnose noch nicht feststeht oder sich erst im Verlauf zeigt, welches Ausmaß die Schädigung erreicht. Hier muss die Problematik besonders sensibel angesprochen werden: einerseits wird die Bindung der Eltern an das Kind durch die drohende Behinderung verändert, andererseits empfinden es viele Eltern als einen Vertrauensbruch, wenn sie erfahren, dass das medizinische Personal schon lange Zeit von einer Schädigung ausgegangen ist, bevor ihnen dies mitgeteilt wurde. Die Basis für eine therapeutische Beziehung ist dann beeinträchtigt oder zerstört.

Aufklärungsgespräche haben daher in ruhiger Atmosphäre zu erfolgen. Den Eltern muss das Gefühl vermittelt werden, dass man Zeit für ihre Sorgen und Fragen hat, denn nur so werden sie auch gestellt und man kann Fehleinschätzungen und Ängste gezielter ansprechen. Ein Aufklärungsgespräch über wesentliche Erkrankungen oder Behinderungen darf nicht jeder führen, der sich dazu berufen fühlt, sondern sollte dem Erfahrenen überlassen werden. Es muss auf der Station festgelegt sein, wer mit einer bestimmten Familie vorrangig spricht, damit nicht durch mehrere Gespräche mit unterschiedlichem Grundtenor erneute Verunsicherung entsteht.

Für die Eltern ist es kein leichter Schritt, die Behinderung ihres Kindes zu akzeptieren. Dies geht ganz sicher nicht innerhalb eines einzigen Gespräches. Dabei müssen die verschiedensten

Aspekte sozusagen einzeln vermittelt werden und von den Eltern auch Schritt für Schritt in ihre Vorstellungswelt übernommen werden. Die Tatsache, dass eine Behinderung oder Fehlbildung vorliegt, ist relativ schnell mitgeteilt. Vergessen wird oft, und manche Eltern fragen aus Unsicherheit nicht danach, was dies praktisch bedeutet, d. h. wie ein solches Kind später aussieht, was es können wird, wie es sich zu seiner Umgebung stellen wird, was es lernen kann und viele andere Dinge mehr, die man als Arzt oder Hebamme oft nicht einmal richtig beantworten kann. Wichtig ist auch, den oft dynamischen Verlauf einer Erkrankung mit einzubeziehen. Beispielsweise kann bei einer hypoxisch-ischämischen Enzephalopathie etwas über den Schweregrad gesagt werden, aber eine definitive Aussage über einzelne Punkte wie z. B. spätere selbstständige Nahrungsaufnahme oder Fähigkeit zum Sitzen, Stehen, Laufen etc. wird man in der Regel erst im Verlauf treffen können. Auch das Verständnis für therapeutische Maßnahmen, ihren Sinn und ihre Wirkung ist meist nicht in einem einzigen Gespräch zu vermitteln.

Nicht selten sind die Eltern nach einem ersten Aufklärungsgespräch scheinbar gelassen oder scheinen dies gut zu verkraften. Dabei sind sie eher wie gelähmt und haben durch dieses Schockerlebnis zunächst gar keine Fragen, sondern sind mit sich selbst und dem Mitleid mit dem Kind beschäftigt. Erst später stellen sich dann die vielen anderen Fragen ein. Daher ist es von besonderer Bedeutung, dass man ihnen immer die **Möglichkeit zu wiederholten Gesprächen** gibt, die manchmal auch kurz sein können. Man sollte aber auf alle Fragen und seien sie noch so „absurd" geduldig eingehen, und keine Frage als dumm, nebensächlich oder lächerlich abtun. Aus den Fragen sieht man am besten, welche Vorstellungen und Sorgen die Eltern haben. Wenn sie keine Fragen stellen, sollte man den Fehler durchaus auch bei sich selbst und der Technik der Gesprächsführung suchen.

Eltern können auf verschiedene Weise spontan auf die Fehlbildung oder Behinderung des Kindes reagieren:
- **Technisch-operativer Standpunkt:** Eine Fehlbildung wird sozusagen als technische Panne angesehen, nach dem Motto, heute sei ja praktisch alles machbar, d. h. reparierbar. Diese Einstellung wird auch bei sehr kleinen Frühgeborenen immer wieder geäußert und dabei die Möglichkeit von Komplikationen oder späteren Problemen zunächst weitgehend ausgeklammert. Diese Reparaturmentalität trifft man eher bei Männern an.
- **Emotional von der Sicht des Kindes aus:** Vor allem bei Fehlbildungen fragen die Eltern, ob das Kind Schmerzen empfindet, was es spürt, ob es leben möchte etc. Solche Fragen sollten nicht einfach abgetan werden.
- **Emotional aus eigener Sicht:** Die Eltern sind erst einmal mit sich selbst beschäftigt und fragen, wie soll ich das schaffen, warum hat es mich/uns getroffen. Auf diese Fragen ist schwer zu antworten, hier ist der Seelsorger oder auch Psychologe gefragt, wenn dieser Fragenkomplex großen Raum einnimmt. Man muss versuchen, die Eltern aus ihrer subjektiven Sicht herauszuführen.
- **Schuldgefühle** werden sehr oft geäußert, indem bestimmte Gedanken oder Ereignisse während der Schwangerschaft auf die Krankheit des Kindes bezogen werden. Solche Schuldgefühle sind in den wenigsten Fällen berechtigt und können durch behutsame Aufklärung oft beseitigt werden. Durch unbedachte oder ungeschickt vorgetragene Äußerungen oder Fragen zur Schwangerschafts- und Familienanamnese können andererseits erhebliche Schuldgefühle entstehen (z. B. „Wenn Sie umziehen, brauchen Sie sich über die Frühgeburt nicht wundern")!
- **Schuldzuweisungen:** Gelegentlich wird die Schuld an der Erkrankung auf Dritte, vor allem Ärzte, übertragen: Warum hat man dies nicht bei der Vorsorge bemerkt, warum hat man nichts dagegen getan, warum hat man nicht zum Abbruch geraten etc. Solche Schuldzuweisungen sind in den seltensten Fällen real begründbar, aber fast immer verständlich. Es zeigt sich hier einmal mangelndes Vertrauen, aber auch die fehlende Möglichkeit, Unglück oder Krankheit als solche zu akzeptieren. Aggressivität ist oft ein Zeichen von Unsicherheit. Auf keinen Fall darf man sich auf dieselbe Stufe stellen und mit aggressiver Verteidigung reagieren. Die Reaktion der Eltern ist aus der Situation heraus verständlich, sie fühlen sich in die Enge ge-

trieben, ihr Lebensplan bricht zusammen und sie haben nur diesen Ausweg. Freundlichkeit und Geduld, gepaart mit sachlicher Aufklärung ist hier der beste Weg, möglichst schnell eine Kooperation zu erreichen.

● **Ablehnung des Kindes**: Sehr selten wird das Kind als solches offen abgelehnt, d. h. die Eltern bekunden aufgrund der Erkrankung Desinteresse oder wollen das Kind gar nicht zu sich nehmen, weil sie sich sozusagen nur für gesunde Kinder zuständig fühlen. Mit solchen Reaktionen ist äußerst schwer umzugehen.

Nach dieser spontanen Reaktion, die jeweils aus der Situation und Persönlichkeitsstruktur verständlich ist, muss durch weitere Gespräche schrittweise und einfühlsam eine **realistische Sicht des Problems** erreicht werden. Selbst wenn am Anfang erreicht wurde, dass das behinderte oder kranke Kind von den Eltern akzeptiert wird, sind damit nicht alle Probleme gelöst. Es handelt sich ja nicht um einen einmaligen Unglücksfall, der damit behoben wird, sondern in vielen Fällen wird das Kind zur Dauerbelastung für die Familie, etwa wenn eine geistige oder körperliche Behinderung besteht oder Fehlbildungen sich nicht vollständig ausgleichen lassen, eine Dauerbehandlung oder weitere Operationen etc. nötig werden. Die dadurch entstehenden Belastungen der Familie können sich auf vielerlei Weise manifestieren. In jedem Fall ändert sich der Lebensablauf der Familie entscheidend.

Hinzu kommen noch die **Reaktionen anderer Menschen** auf das behinderte Kind. Nicht immer ist von der erweiterten Familie Hilfe oder zumindest Verständnis zu erwarten. Auch Freunde ziehen sich oft zurück, meist aus Gedankenlosigkeit oder Unsicherheit. Fremde reagieren oft aggressiv oder mit abschätzig geäußertem Unverständnis. Viele Eltern behinderter Kinder haben solche Reaktionen in der Öffentlichkeit schon miterleben müssen. Auch die Eltern selbst haben oft von einander abweichende Positionen. Es kann gegenseitige Schuldzuweisungen geben, sowohl bezüglich der Ursache der Behinderung als auch im Umgang mit dem Kind und den therapeutischen Maßnahmen. Diese Problematik muss bei den

Gesprächen beachtet werden, um nicht einen Elternteil auszuschließen.

Durch ein chronisch krankes oder behindertes Kind kann die **Belastungsfähigkeit einer Familie** oder einzelner Mitglieder überschritten sein. So kommen Ehescheidungen, Alkoholismus und andere Fluchtformen häufiger vor. Auch die Vernachlässigung gesunder Geschwister durch die übergroße Fürsorge für das kranke Kind kann sich einspielen. Eifersuchtsreaktionen der älteren Geschwister belasten die Situation oft noch zusätzlich.

Man sollte **soziale Hilfsmöglichkeiten** kennen und rechtzeitig vermitteln. Der Kontakt zu gleichartig Betroffenen kann für die Eltern eine große Hilfe sein. Daher sollte man das Angebot machen, solche Kontakte zu vermitteln. Selbsthilfegruppen spielen hier eine wichtige Rolle. Gerade bei der Bewältigung praktischer Probleme wird den Eltern dort mehr geholfen als etwa von Ärzten. Bei finanziellen oder sozialen Problemen sollte frühzeitig der Kontakt zu einer Sozialarbeiterin oder einer Betreuungsstelle hergestellt werden, damit die Familie die möglichen Hilfsangebote auch optimal nutzen kann.

30.3 Tod eines Neugeborenen und die psychischen und sozialen Folgen

Der Tod eines Neugeborenen trifft die Familie fast immer unvermittelt, selbst wenn es Anzeichen oder hinweisende Komplikationen vorher gegeben hat. Wenn das Kind an einer schweren oder nicht behandelbaren Fehlbildung stirbt oder nach einer längerdauernden, komplikationsreichen und vergeblichen Intensivtherapie, kann der Tod als solcher vielleicht eher akzeptiert werden, aber die Trauerreaktion durch den Verlust des Kindes ist dieselbe.

Lässt sich bei schwer kranken Kindern der eventuelle tödliche Ausgang absehen, ist es von besonderer Bedeutung, eine vertrauensvolle Basis zwischen Klinikteam und Eltern zu schaffen. Die Eltern müssen, mehr noch als sonst auf Intensivstationen, **feste Ansprech-partner** haben. Diese Forderung wird allzu oft außer Acht gelassen. Gespräche müssen intensiv und häufig stattfinden.

Ein weiteres Problem ist, wie man in der hektischen Betriebsamkeit der Intensivstation eine für den bevorstehenden Tod einigermaßen ruhige und würdevolle Atmosphäre schafft.

> Auf jeden Fall müssen die Eltern ungehindert Zugang zum Kind haben, um bei ihm zu sein. Dabei muss auch in Kauf genommen werden, dass eventuelle medizinische Maßnahmen gestört werden.

Es ist in diesem Falle wichtiger, dass die Eltern ihr sterbendes Kind auf dem Arm halten dürfen, wenn sie das möchten, als dass Beatmung oder Monitor richtig funktionieren. Da sich Eltern häufig an Monitorwerte klammern, sollten sie ihn möglichst nicht im Blickfeld haben. Dies stört letztlich den Kontakt zum Kind. Oft kann das Monitoring wie auch andere Maßnahmen schlichtweg beendet werden. In solchen Situationen hat die Technik sowieso ausgespielt und der Zusammenhalt der Familie ist viel wichtiger, auch für die Verarbeitung des Geschehens.

Die Familie darf mit der Trauer nicht allein gelassen werden. Idealerweise gibt es ein Team aus Arzt, Schwester, evtl. Sozialarbeiter, Seelsorger, Psychologen. Die **Erinnerung an das Kind** soll nicht verdrängt, sondern wach gehalten werden, um eine normale Trauerreaktion zu ermöglichen. Man kann den Eltern fassbare Erinnerungen an ihr Kind anbieten, z. B. einen Hand-/Fußabdruck, eine Haarlocke oder Fotos. Die Eltern müssen Gelegenheit haben, die Umstände und Probleme, die zum Tode des Kindes geführt haben, zu erfahren. D. h., es dürfen keine Fragen offen bleiben, nicht nur damit spätere Anschuldigungen vermieden werden, sondern auch um Schuldgefühle von Seiten der Eltern abzubauen, denn in aller Regel ist der fatale Verlauf schicksalhaft und nicht durch individuelle Schuld hervorgerufen. Auch muss trotz der Trauerreaktion angesprochen werden, welche **Bedeutung** der Tod des Neugeborenen **für eventuelle spätere Schwangerschaften** haben

könnte, denn dann wird unweigerlich die Erinnerung zur großen Belastung, wenn falsche Befürchtungen nicht schon im Vorfeld ausgeräumt werden konnten. Wenn eine Sektion vorgenommen wurde, sollten die Eltern die Ergebnisse erfahren und erläutert bekommen.

Es ist sinnvoll, den Eltern einige Zeit nach dem Tod **Gespräche anzubieten**, um offene Fragen zu klären, den Verlauf nochmals abschließend mit allen Ergebnissen zu erklären, und evtl. die Bedeutung für kommende Schwangerschaften zu besprechen. Private Kontakte etwa zwischen den Schwestern der Intensivstation, der betreuenden Hebamme und den Eltern eines verstorbenen Kindes können sich positiv für die verwaisten Eltern auswirken. Nur ist es hier besonders schwierig, die „professionelle Distanz" zu bewahren. Mitgefühl und Miterleben kann eben auch dazu führen, dass die psychische Belastung für den Einzelnen zu groß wird und er unter dieser Last zusammenbricht oder „ausbrennt". Daher sollten solche außerdienstlichen Kontakte am besten im Team besprochen werden bzw. mit psychologischer Supervision stattfinden.

30.4 Die Nottaufe

In früherer Zeit bestand ein erheblicher Teil der Hebammenlehrbücher aus Anweisungen zur Nottaufe und Gebeten. Heutzutage ist dies wieder umso sehr aus dem Bewusstsein verdrängt, dass dieser Punkt kaum noch der Rede wert scheint. Die Nottaufe ist auch wegen der besseren Überlebenschancen Neugeborener seltener geworden. Trotz Kirchenaustritten und Bevölkerungsteilen, die anderen Religionsgruppen zugehören, ist aber ein großer Anteil der Bevölkerung christlich erzogen und orientiert, und besonders in Krisenzeiten wird der Zuspruch durch die Religion gebraucht.

Der **Sinn der Taufe** ist ein zweifacher: Zum einem wird damit ein Kind in die christliche Gemeinschaft aufgenommen. Zum anderen wird dadurch zum Ausdruck gebracht, dass dieser und jeder Mensch seinen Wert und sein Leben von Gott bekommt. Im Symbol der Taufe kommt der Glaube an Gott zum Ausdruck, der

Glaube an das Leben und die Liebe, den auch der Tod nicht zerstören kann. Normalerweise findet die Taufe vor der Gemeinde im Rahmen eines Gottesdienstes statt, denn alle Gemeindeglieder dürfen und sollen Zeuge sein, wenn ein neues Mitglied in ihre Mitte aufgenommen wird, und das damit verbundene Familienfest unterstreicht den feierlichen Charakter der Taufhandlung.

Die Nottaufe wird vorgenommen, wenn eine lebensbedrohliche Erkrankung oder Komplikation vorliegt und nicht sichergestellt erscheint, dass die Taufe in der Kirche gefeiert werden kann. Je nach der Situation können die Eltern einen ihnen vertrauten Seelsorger bitten, ihr Kind zu taufen oder es dem Klinikseelsorger überlassen. Letztendlich kann (und sollte, falls die Zeit nicht reicht, um einen Seelsorger herbei zu holen) die Taufe von jedem Christen und darüber hinaus von jedem Menschen vorgenommen werden, wenn er nicht gegen seine eigene Überzeugung handelt. Die Nottaufe wird von allen christlichen Religionsgemeinschaften gegenseitig anerkannt.

Eltern anderer Religionsgemeinschaften sollten ebenfalls die Möglichkeit haben, einen entsprechenden Geistlichen ihres Glaubens in die Klinik zu bitten, wenn sie dies wünschen.

Natürlich dürfen Kinder nur dann die Nottaufe empfangen, wenn die Eltern dies wünschen. Bei totgeborenen Kindern kann die Taufe nicht mehr vorgenommen werden. Wenn ein Kind aus einer christlichen Familie ungetauft stirbt, ist es trotzdem nicht „verloren", es ist trotzdem nicht von Gott und seiner Liebe ausgeschlossen und kann im Gegensatz zu früheren Jahrhunderten auch kirchlich bestattet werden.

Die Nottaufe sollte auch auf der Intensivstation oder im Kreißsaal in Ruhe und Würde vorgenommen werden. Nach der Eingangsformel und einem gemeinsamen Gebet (Glaubensbekenntnis) wird die Taufhandlung vorgenommen, bei der der vollständige Name des Kindes genannt wird. Die Meldung der Taufe erfolgt nachträglich an die betreffende Kirche. In Kliniken sind meist entsprechende Meldeformulare vorhanden.

30.5 Ethische Probleme bei fehlgebildeten, kranken und extrem unreifen Kindern

Grundsätzliche Prinzipien in der Medizin sind die Pflicht zum Helfen und die Vermeidung von Schäden. Ferner ist es die Pflicht des Arztes und der Hebamme, Leben zu bewahren, also zu erhalten, und die Gesundheit zu fördern. Aus dieser Verpflichtung darf sich aber kein einseitiger Ehrgeiz entwickeln, mit aller Gewalt und um jeden Preis, im direkten wie auch im übertragenen Sinn, das anvertraute Leben zu erhalten, auch wenn dies mit den allergrößten Schwierigkeiten verbunden ist. Die Verpflichtung bedeutet umgekehrt für Ärzte und damit auch für Angehörige anderer medizinischer Berufe, dass der Tod als Niederlage und Nichteinhalten dieser Verpflichtung verstanden wird. Ein großer Teil der Verdrängung des Todes entspringt auch sicher aus solchen Empfindungen. Psychologischer Druck von außen tut noch ein übriges.

Andererseits hat jeder Mensch, also auch jedes Neugeborene, das Recht mit Würde zu sterben. Wenn keine Aussicht auf Überleben und Heilung besteht, wird der Tod durch intensivmedizinische Maßnahmen nur noch hinausgezögert und damit das Leiden verlängert. In diesem Falle verbietet sich eine auf Heilung zielende Intensivmedizin. Es dürfen im Grunde nur Maßnahmen erfolgen, die das Leiden mindern, also Schmerzbekämpfung, die Gabe von Flüssigkeit und essentiellen Nährstoffen, in erster Linie aber liebevolle Pflege und Zuwendung.

Das erhaltene Leben eines körperlich schwerst behinderten Neugeborenen bedeutet für das Kind selbst eine einzige Kette von unangenehmen qualvollen Maßnahmen, eine dauerhafte Trennung von Eltern und Familie, die Unmöglichkeit oder extreme Einschränkung einer Entwicklung und in vielen Fällen nur einen hinausgeschobenen Tod. Auch für die Angehörigen bedeutet ein solchermaßen erhaltenes Leben eine riesige Bürde und massive Konflikte. Die sozialen Auswirkungen müssen ebenfalls bedacht werden.

Man kann Lebensqualität und Lebenswertigkeit nicht leicht bemessen, und mancher Behinderte, vor allem viele geistig Behinderte, führen ein für sie glückliches und zufriedenes Leben. Daher ist die Entscheidung über die Lebensfähigkeit und -qualität eines anderen immer mit allergrößter Vorsicht zu treffen. Pauschalurteile sind immer einfacher als eine differenzierte Betrachtung. Dabei ist das Pauschalurteil des „unwerten Lebens" aus historischen und politischen Gründen in unserem Lande kaum anzutreffen, und aus lauter Angst verfällt ein großer Teil der Bevölkerung einschließlich der professionellen Helfer in das Gegenteil, das unkritische Helfen um jeden Preis.

Man sollte sich in solchen Diskussionen vor wertenden Formulierungen („zum Leben verurteilt", „lebensunwert") hüten, die eine sachliche Diskussion erschweren bzw. auf eine emotionale Ebene verschieben, auf der nicht nur keine Einigung möglich ist, sondern auch keine nachvollziehbare Entscheidung getroffen werden kann. Bei schwierigen ethischen Fragen werden besonders oft weltanschauliche Urteile geprägt und weitergetragen.

Die meisten ethischen Entscheidungsprobleme gibt es bei folgenden **Patientengruppen**:
- Extreme Unreife (Geburt vor der der 25. SSW).
- Multiple schwere Fehlbildungen, besonders bei Kombination mit weiteren (genetischen) Defekten.
- Schwere Asphyxie.
- Schwere Folgeschäden durch geistige Behinderung oder dauerhafte Abhängigkeit von Hilfsmaßnahmen (z. B. Dauerbeatmung)

Problematisch beim Einsatz **medizinischer Hilfsmaßnahmen** kann sein deren
- **Einführung:** Beginnt man bei einem wahrscheinlich aussichtslosen Verlauf überhaupt eine Intensivtherapie? Die Frage ist hier hauptsächlich, ob man durch die eventuelle Behandlung nicht den Schaden oder das Leiden vergrößert. Diese Problematik stellt sich vor allem bei schwer fehlgebildeten Kindern ohne realistische Lebenschance. Wenn z. B. klar ist, dass die Behinderung nicht mit dem Leben vereinbar ist, z. B. bei einer Anenze-

phalie, oder wenn ein Frühgeborenes so unreif ist, dass es in keinem Fall überleben kann (also derzeit grundsätzlich, wenn die 22. SSW nicht vollendet ist), darf keine Intensivtherapie oder Reanimation begonnen werden. In Notfallsituationen ist es gerechtfertigt, eine Therapie zu beginnen, bis die Situation geklärt werden kann.
- **Unterlassung:** Reagiert man auf eine Verschlechterung mit einer zusätzlichen Maßnahme, z. B. antibiotische Behandlung oder Beatmung? Diese Frage tritt meist auf, nachdem eine Therapie prinzipiell begonnen wurde, dann aber festgestellt wird, dass ein günstiger Ausgang oder ein dauerhafter Erfolg nicht zu erzielen ist.
- **Beendigung:** Wird die Intensivtherapie zu einem bestimmten Zeitpunkt beendet, damit der Tod eintreten kann? Diese Entscheidung ist die schwerste, zumal sie aktives Eingreifen erfordert und den Arzt sozusagen als Herrn über Leben und Tod einsetzt. Die Frage nach einer Therapie-Beendigung stellt sich nur dann, wenn mit Sicherheit kein Erfolg erzielt werden kann, d. h. wenn das Kind auf jeden Fall sterben wird oder zumindest hirntot ist. Ethisch ist es als gleichwertig anzusehen, ob eine Intensivtherapie nicht begonnen wird oder ob solche Maßnahmen beendet werden. Bestehen Zweifel, werden die Stellungnahme eines unabhängigen Experten oder weitere Untersuchungen benötigt, bis eine Entscheidungssicherheit erreicht ist. Bis dahin muss die Intensivtherapie weitergeführt werden.

Wichtig ist, dass in einer Klinik solche Entscheidungsprozesse geregelt sind. Es geht nicht nur darum, Fakten zu bewerten, sondern bei einer ethischen Entscheidung die jeweiligen Wertvorstellungen der Beteiligten zu kennen. In einer multikulturellen Gesellschaft ohne einheitliche religiöse oder weltanschauliche Bindung müssen ethische Entscheidungen im Konsens gefunden werden und können nicht als vorgegeben betrachtet werden.

Um ethische Entscheidungen vom Ablauf her leichter und vernünftiger zu fällen, kann man **Regeln** aufstellen:

- Eine **schriftlich formulierte Richtlinie** sollte festlegen, wer wann und wie in welchen Fällen bei ethisch problematischen Entscheidungen mitzuwirken hat, denn bei Kindern kann das nie eine einzelne Person sein. Auch sollte klar sein, wie bei einer uneinheitlichen Stellungnahme zu verfahren ist. Oberstes Ziel muss immer das Interesse des betroffenen Patienten, also des Kindes sein, erst in zweiter Linie die Interessen der Familie. Die Eltern sollten bei ethischen Entscheidungen so weit wie irgend möglich mitwirken können. Richtlinie ist nicht das Leben an sich bzw. dessen Länge, sondern die Lebensqualität, wobei deren Bewertung immer auch subjektive Kriterien beinhaltet. Grundsätzlich sollte das mutmaßliche Interesse des Kindes im Vordergrund stehen. Die speziellen Umstände der Therapie und auch die sozialen, emotionalen und familiären Ressourcen des Kindes müssen natürlich berücksichtigt werden.
- Typische Entscheidungsprobleme mit den typischen dabei auftretenden Fragen (z.B. extreme Unreife) sollten in einer Art **Checkliste** vorhanden sein. Dies erspart Irrtümer und Fehlentscheidungen bei erneuten ähnlichen Problemen. Solche Checklisten können auch ohne akuten Anlass zusammengestellt und diskutiert werden, und zwar möglichst mit allen Mitarbeitern einer Klinik, die an der Versorgung des Kindes direkt beteiligt sind. Diese Checkliste darf aber nicht als starrer Standard angewendet werden, und die individuelle Entscheidungsfindung mit Einbeziehung aller Facetten darf dadurch nicht ersetzt werden. Nur der Ablauf wird durch eine solche Checkliste strukturierbarer.
- Die **Verantwortung** für eine ethisch schwierige Entscheidung sollte **auf so viele Schultern wie möglich** verteilt werden. Eine nicht an der Therapie des Kindes beteiligte Ethikkommission kann eingeschaltet werden. Sie sollte jedoch nur beratend und nicht entscheidend tätig sein.
- Bei der **Entscheidungsfindung** müssen zunächst die verschiedenen Möglichkeiten und ihre Auswirkungen diskutiert werden, damit alle Mitglieder der Ethik-Kommission denselben Informationsstand haben und überhaupt eine Abschätzung möglich ist. Es ist sinnvoll, die Meinung anderer Mitarbeiter einzuholen, um eine vielseitige Sicht des Falles zu erreichen, z.B. aus Geburtshilfe, Neonatologie und je nach dem Fall Kinderchirurgie, Kinderkardiologie, Neuropädiatrie, Neurochirurgie, Genetik und anderen Bereichen. Gute ethische Entscheidungen fußen auf sorgfältig erhobenen medizinischen Fakten.
- Es sollte klar sein, auf welche Weise die **Eltern beteiligt** werden. Manchmal wird ihnen die ganze Verantwortung zugeschoben! Was geschieht zu ihrer Entlastung, wer kümmert sich um ihre seelische Not, wer führt diese Gespräche? Sinnvoller ist es, dass das betreuende Team zu einer Entscheidung kommt, die die Eltern mittragen können. Dazu ist eine **umfassende Information der Eltern** nötig, auch über Alternativen und vor allem über die Begründung, warum sich das Team für den eingeschlagenen Weg entschieden hat. Es ist unfair, den Eltern eine Entscheidung zuzuschieben, die man selber nicht treffen und verantworten möchte. Schwierig ist auch die Frage, wie man verfährt, wenn die Eltern eine grundsätzlich andere Haltung einnehmen. Wenn die Ethik-Kommission einer Klinik die Fortsetzung einer Intensivtherapie für falsch hält und zu deren Abbruch rät, wird man sich über den Willen der Eltern nach einer Fortsetzung der lebenserhaltenden Maßnahmen meist nicht hinwegsetzen. Andererseits wird dem schlecht begründeten Willen der Eltern nach Nichtversorgung oder Abbruch der Therapie nicht entsprochen, wenn das Kind eine realistische Chance hat, mit einer gewissen Qualität zu überleben. Sehr problematisch ist, wenn die Eltern das Kind selbst ablehnen. Gerade für die Entwicklung eines behinderten Kindes ist ein wohlwollendes familiäres Umfeld extrem wichtig. Deswegen muss vom betreuenden Team, falls die Eltern das Kind mit der Behinderung völlig ablehnen, für eine „Ersatzfamilie" gesorgt werden.
- Wie erfolgt die **Umsetzung einer Entscheidung**: Wer informiert Schwestern und Ärzte, die mit dem Kind zu tun haben? Wie wird

das Ergebnis des ethischen Votums in der Krankenakte dokumentiert? Wer extubiert das Kind, wenn der Abbruch der therapeutischen Bemühungen beschlossen wurde? Gerade bei problematischen Entscheidungen ist es besonders wichtig, dass hier die Verantwortlichkeiten geklärt sind. Wichtig ist auch, dass nach der Beendigung der Therapie die Eltern und Geschwister weiter begleitet und betreut werden.

Auch **praktische Fragen** gibt es zu bedenken. Vor der Entscheidung, eine Therapie definitiv zu beenden, kann die Frage nach dem Hirntod stehen. Hier gibt es wohldefinierte Vorgehensweisen, wie dieser zweifelsfrei festgestellt werden kann, wobei dies bei Früh- und Neugeborenen deutlich schwieriger sein kann als in späteren Lebensphasen.

> Als **hirntot** wird ein Mensch angesehen, wenn es trotz mehrfacher gründlicher Untersuchung keinerlei Hinweise auf eine Hirntätigkeit gibt. Dabei muss sichergestellt sein, dass die Hirntätigkeit nicht durch Medikamente oder andere äußere Einflüsse vorübergehend gestört ist. Der Hirntod sollte unabhängig voneinander von mehreren Ärzten mit unterschiedlichen Methoden festgestellt werden.

Bei dieser ganzen Problematik dürfen die **seelischen Probleme der im Krankenhaus Tätigen** nicht vergessen werden. Keiner Hebamme dürfte es gleichgültig sein, wenn das mit ihrer Hilfe geborene Kind stirbt oder chronisch krank ist, Schwestern und Ärzten geht es genauso. Da solche Situationen immer wieder vorkommen, ist die entsprechende Belastung groß, und der Ausweg in Verzweiflung oder Zynismus wird nicht selten beschritten. Hier gilt es, außerhalb der täglichen Routine **gemeinsame Gesprächsrunden** anzubieten, evtl. unterstützt durch unabhängige Personen, z. B. Psychologen, um persönliche Spannungen und Interaktionsprobleme aufgrund der äußeren Belastung rechtzeitig zu erkennen und den adäquaten Umgang mit den Problemen und den damit verbundenen Reaktionen zu erlernen. Nur dann kann man auf Dauer anderen eine Hilfe sein und selbst seine psychische Kraft bewahren.

Anhang

Normwerttabellen

Tabelle 31.1 Blutgasanalyse

	Nabelschnur-Vene	NS-Arterie	10 Min. pp. arteriell	Säuglinge, Kleinkinder, Schulkinder arteriell
pH	≥ 7,30	≥ 7,24	> 7,20	7,35–7,45
pCO_2(mmHg)	35–50	35–50	39–53	32–47
Standardbikarbonat (mmol/l)	20	20	15–20	22–28
BE (mmol/l)	≥ –4	≥ –7	≥ –10	–3,5 bis +2,5
pO_2 (mmHg)	≥ 27	≥ 16	≥ 50	80–108

Umrechnung: mmHg x 0,1333 = kPa

Tabelle 31.2 Weitere wichtige Laborwerte

Bilirubin	**direkt:** *Neugeborene* < 1 mg/dl (< 17 µmol/l), *1 Mon.-Erwachsene:* 0–0,4 mg/dl (0–7 µmol/l); **gesamt:** *Frühgeborene:* Nabelschnur: < 2 mg/dl (34 µmol/l), < 24 h: 1–6 mg/dl (17–100 µmol/l), 1–2 d: 6–8 mg/dl (100–140 µmol/l), 3–4 d: 10–12 mg/dl (170–200 µmol/l); *Termingeborene:* Nabelschnur: < 2 mg/dl (34 µmol/l), < 24 h: 2–6 mg/dl (34–100 µmol/l), 1–2 d: 6–7 mg/dl (100–120 µmol/l), 3–5 d: 4–12 mg/dl (70–120 µmol/l; *1 Monat.-Erwachsene:* < 1 mg/dl (< 17 µmol/l
Glukose (nüchtern)	Frühgeborene: 20–60 mg/dl (1,1–3,3 mmol/l, Neugeborene: 30–60 mg/dl (1,7–3,3 mmol/l, Säuglinge: 50–90 mg/dl (2,8–5,0 mmol/l), Kinder/Erwachsene: 60–100 mg/dl (3,3–6,1 mmol/l)

Tabelle 31.3 Normalwerte des roten Blutbildes vom 1. Lebenstag bis zum Erwachsenenalter. Lebenstag = LT; Wochen = Wo.; Monate = Mon.; Jahre = J.; männlich = m; weiblich = f; Erwachsene = Erw.

Alter	Erythrozyten Mill./µl	Retikulozyten ‰ Erys	Mittlerer Durchm.* µm	MCV µm³	Hb$_E$ = MCH pg	Hb$_k$ = MCHC %	Hämatokrit %
1. LT	5,5 (4,5–6,5)	42 (15–65)	8,0 ± 0,4	106 ± 7	35,5 ± 1,5–2,5	33,5 ± 1,1–1,7	
3. LT	5,3 (4,5–6,3)	41 (13–60)					
5. LT	5,3 (4,4–6,1)	30 (10–50)					60 (58–62)
7. LT	5,2 (4,4–5,9)	10 (5–15)	8,1 ± 0,2	103 ± 7	35,5 ± 1,6–2,5	34,5 ± 1,1–1,7	
2 Wo.	5,0 (3,0–5,5)	8 (3–13)					55 (53–58)
4 Wo.	4,7 (3,9–5,3)	8 (3–13)	7,9 ± 0,2	100 ± 6	33,5 ± 2,0	34,2 ± 1,5	44 (41–48)
2 Mon.	4,5 (3,7–5,0)	8 (3–13)					37 (34–39)
3 Mon.	3,8 (3,2–4,3)	19 (10–35)	7,4 ± 0,2	88 ± 6	30,0 ± 2,0	34,0 ± 1,7	34 (30–37)
4 Mon.	3,9 (3,3–4,5)	10 (5–25)					35 (31–38)
6 Mon.	4,2 (3,8–5,0)	8 (3–13)	7,3 ± 0,2	77 ± 7	26 ± 2,5	33,5 ± 2,0	37 (34–39)
9 Mon.	4,8 (4,0–5,3)	8 (3–13)					36 (34–39)
1 J.	4,9 (4,2–5,5)	8 (3–13)	7,1 ±0,2	73 ± 8	23,5 ± 3,7	32,5 ± 2,4	37 (33–40)
2–6 J.	5,0 (4,3–5,5)	5 (1–13)		76 ± 8	26,0 ±l3,0		38 (34–41)
7–12 J.	5,1 (4,5–5,5)	5 (1–13)		79 ± 8	27,0 ± 3,0		41 (37–43)
13–17 J., m	5,4 (4,8–5,7)	5 (1–13)		78 ± 8	28,0 ± 3,0		44 (39–47)
13–17 J., f	5,0 (4,3–5,5)	5 (1–15)		79 ± 8	29,0 ± 3,0		41 (36–44)
Erw., m	5,4 (4,8–5,9)	3 (1–14)	7,2 ± 0,3	85 (82–9)	32,0 (27–35)	35,0 ± 4,0	46 (40–49)
Erw., f	4,8 (4,3–5,2)	6 (1–14)					41 (36–44)

MCV = Mittleres Volumen der einzelnen Erythrozyten
Hb$_E$ = MCH = Mittleres Hb-Gehalt der einzelnen Erythrozyten
Hb$_K$ = MCHC = Mittlere Hb-Konzentration der einzelnen Erythrozyten
* = Mittlerer Durchmesser der Erythrozyten

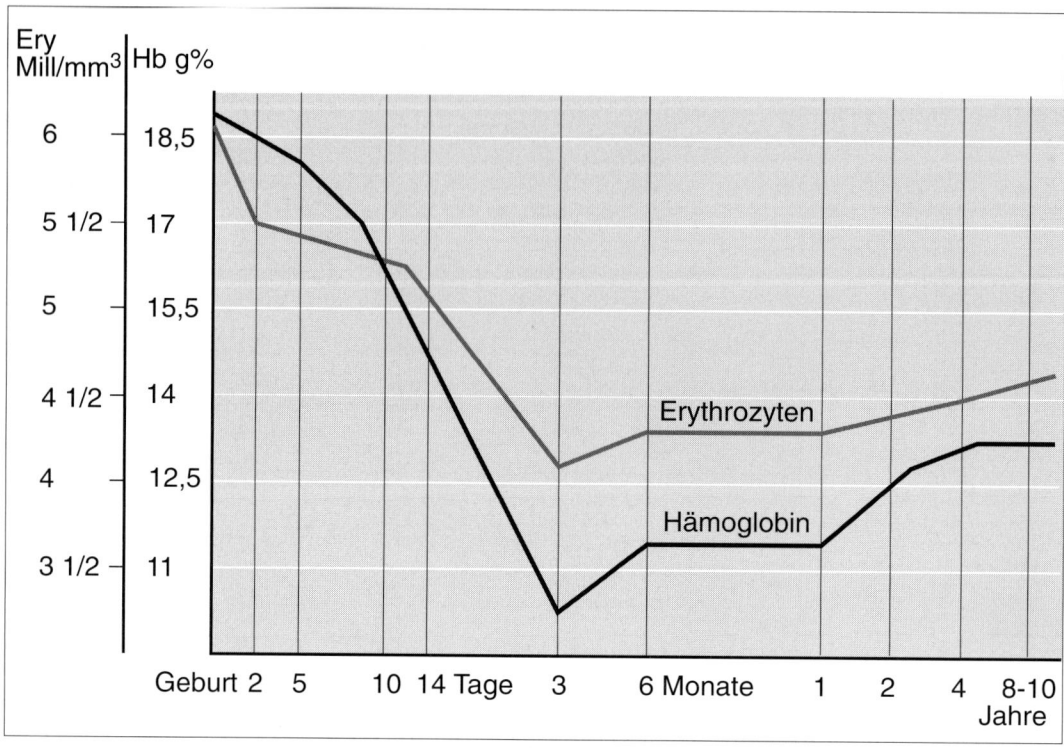

Abb. 31.1 Normwerte rotes Blutbild

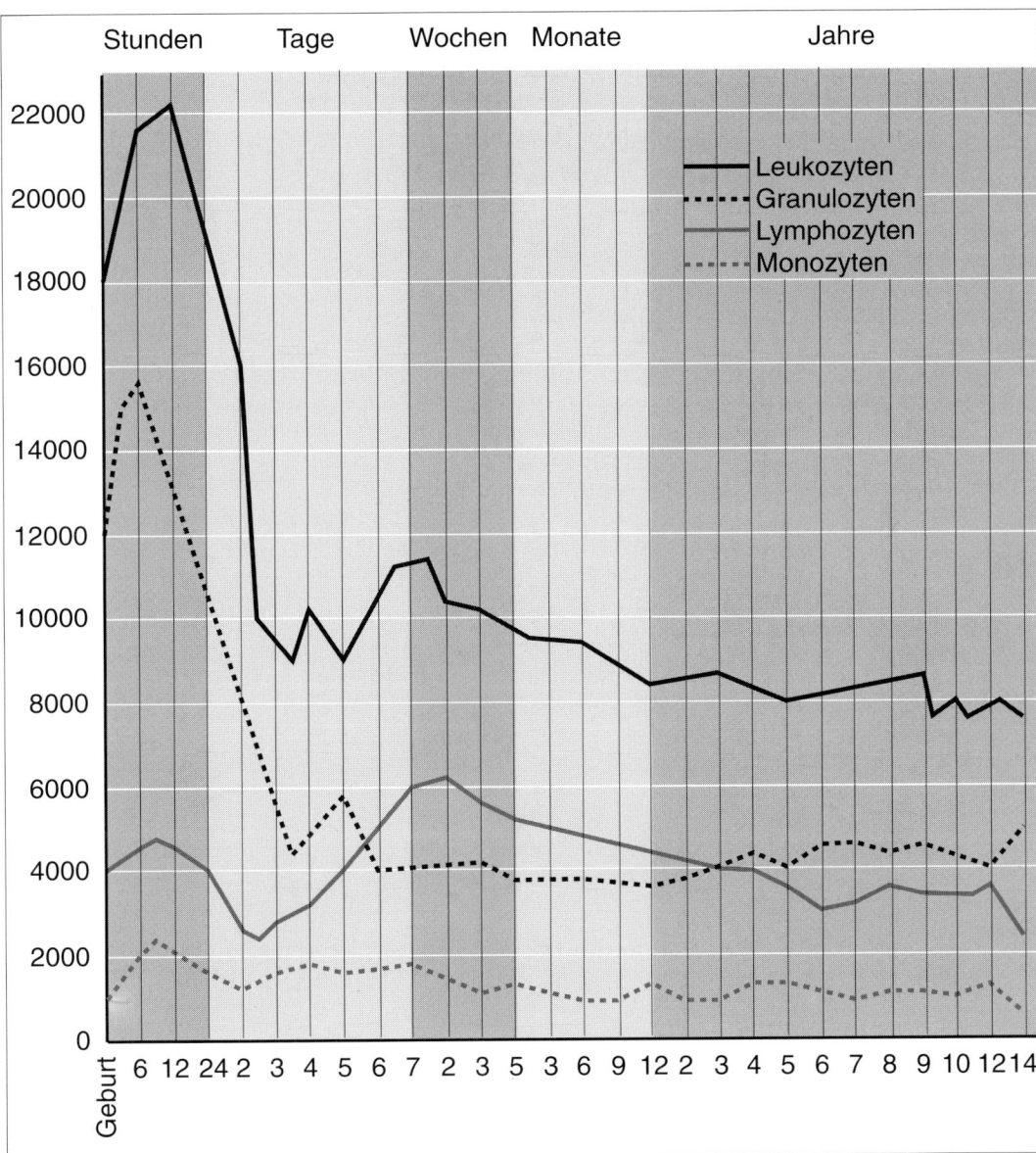

Abb. 31.2 Normwerte weißes Blutbild

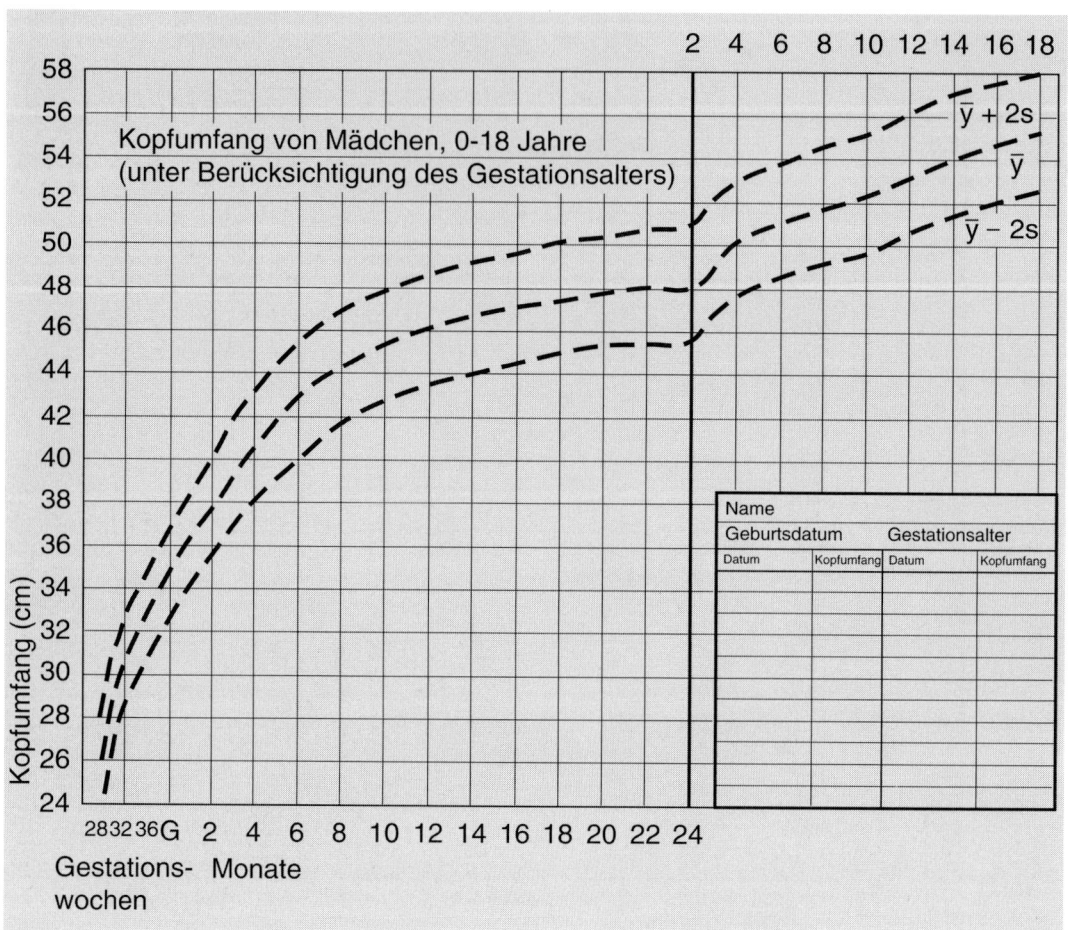

Abb. 31.3 Entwicklung des Kopfumfanges bei Mädchen unter Berücksichtigung des Gestationsalters, 0 bis 18 Jahre (nach Babson, S.G.: J. Pediatrics 77 [1970] 11 und Nellhaus, G.: J. Pediatrics 4 [1968] 106)

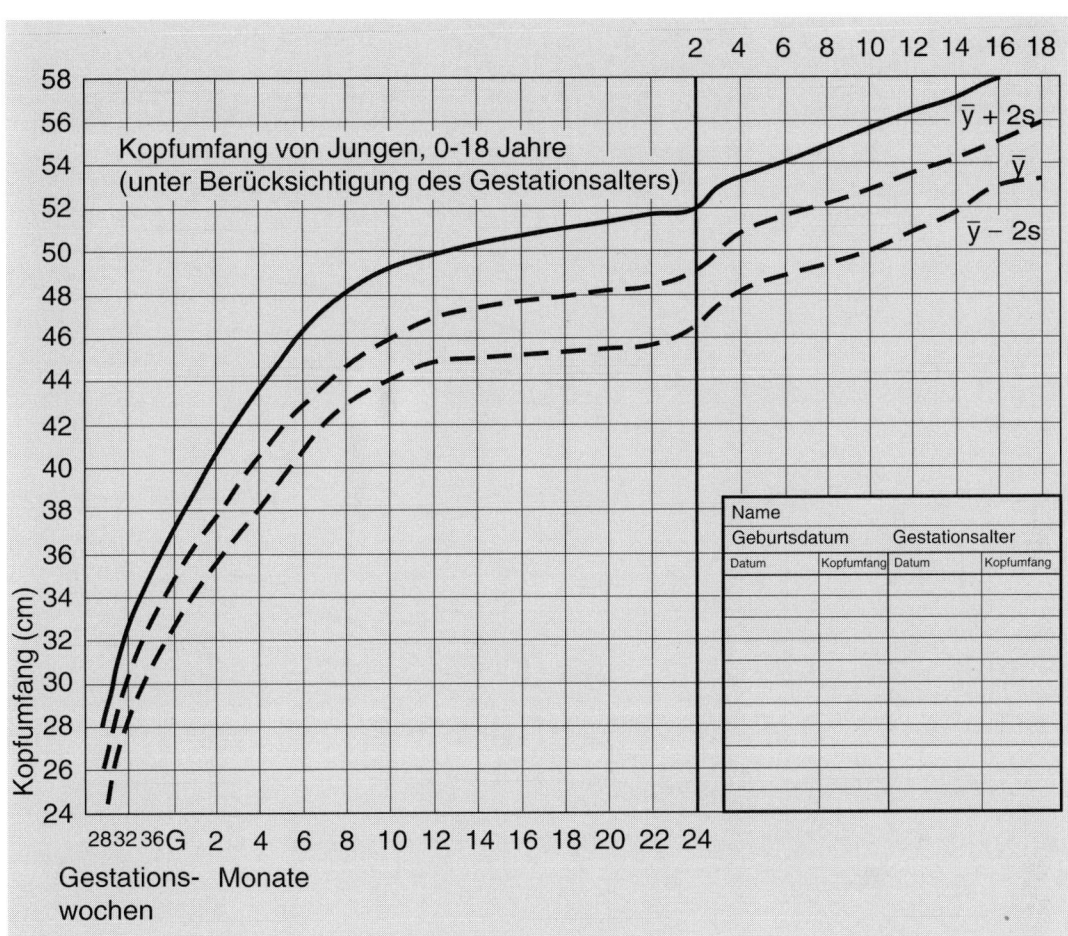

Abb. 31.4 Entwicklung des Kopfumfanges bei Jungen unter Berücksichtigung des Gestationsalters, 0 bis 18 Jahre (nach Babson, S.G.: J. Pediatrics 77 [1970] 11 und Nellhaus, G.: J. Pediatrics 4 [1968] 106)

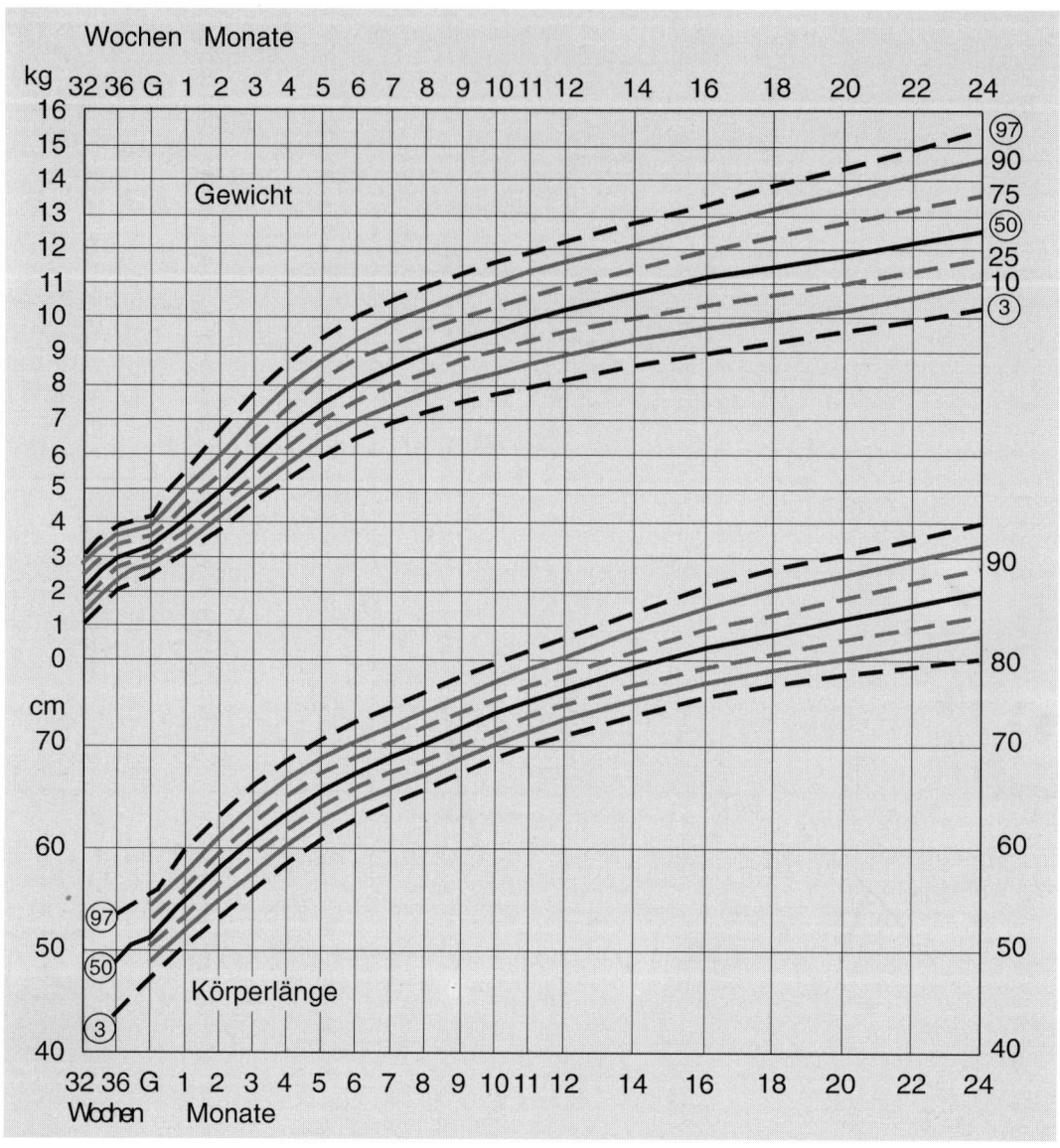

Abb. 31.5 Normogramm für die Entwicklung von Gewicht und Körperlänge in den ersten Lebensmonaten für Jungen (nach Tanner, J.M., Whitehouse, R.H.: Arch. Dis. Childh. 48 [1973] 786)

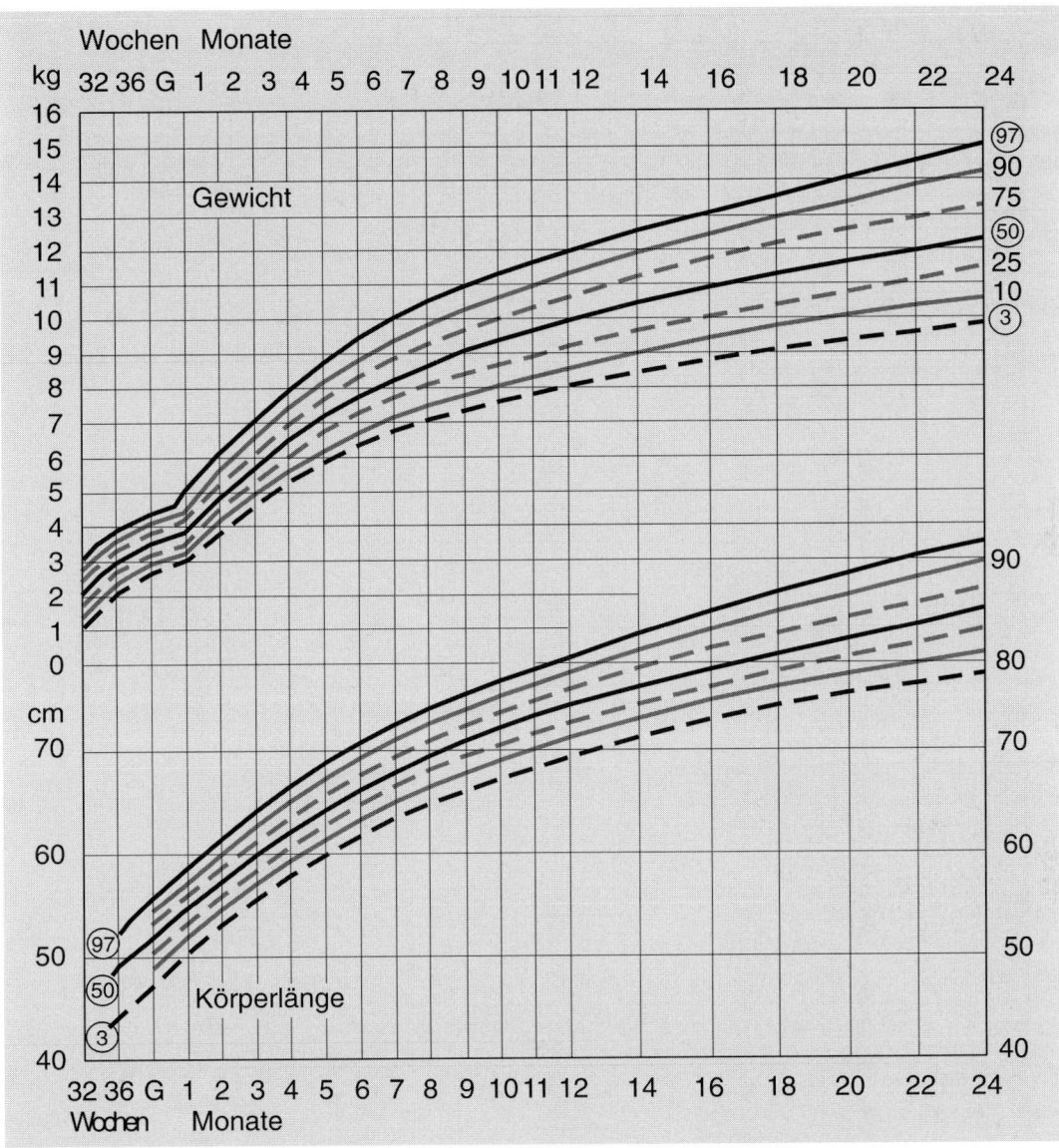

Abb. 31.6 Normogramm für die Entwicklung von Gewicht und Körperlänge in den ersten Lebensmonaten für Mädchen (nach Tanner, J.M., Whitehouse, R.H.: Arch. Dis. Childh. 48 [1973] 786)

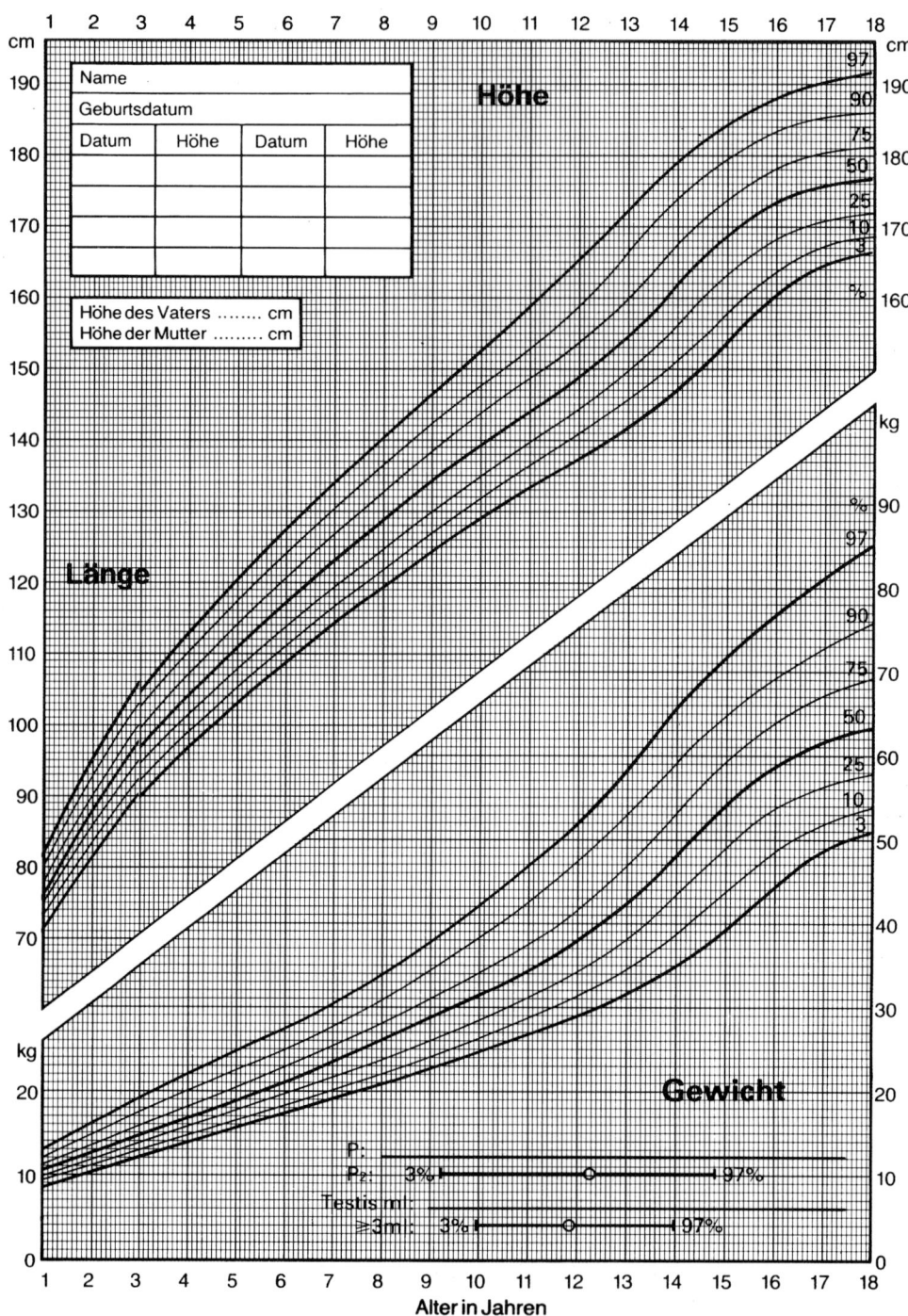

Abb. 31.7 Wachstums- und Gewichtskurven in Perzentilen für Jungen, 1 bis 18 Jahre (Züricher Longitudinale Wachstumsstudie. In: Prader, A. et al.: Ergebnisse der inneren Medizin und Kinderheilkunde, Springer Berlin)

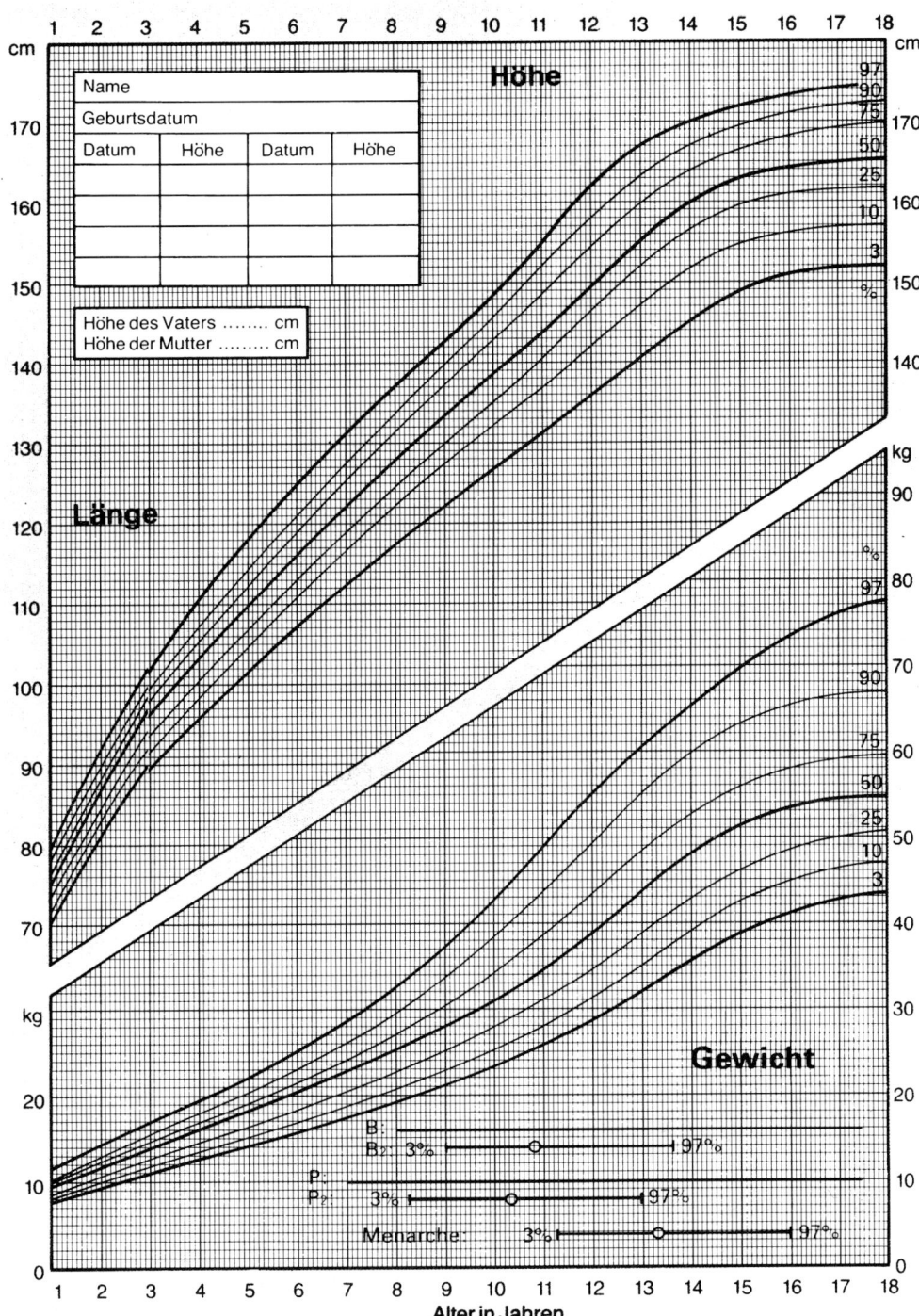

Abb. 31.8 Wachstums- und Gewichtskurven in Perzentilen für Mädchen, 1 bis 18 Jahre (Züricher Longitudinale Wachstumsstudie. In: Prader, A. et al.: Ergebnisse der inneren Medizin und Kinderheilkunde, Springer Berlin)

Abbildungsnachweise

Abb. 1.1 Tamara Marraffa

Abb. 3.1a+b Sitzmann, Pädiatrie, Georg Thieme Verlag, Stuttgart, 2002

Abb. 3.2 Sitzmann, Pädiatrie, Georg Thieme Verlag, Stuttgart, 2002

Abb. 3.3 Baumann, Atlas der Entwicklungsdiagnostik, Georg Thieme Verlag, Stuttgart, 2002

Abb. 3.4 Sitzmann, Pädiatrie, Georg Thieme Verlag, Stuttgart, 2002

Abb. 3.5 Zitelli, Farbatlas pädiatrischer Krankheitsbilder, Georg Thieme Verlag, Stuttgart, 1989

Abb. 3.6 Zitelli, Farbatlas pädiatrischer Krankheitsbilder, Georg Thieme Verlag, Stuttgart, 1989

Abb. 3.7 Sitzmann, Pädiatrie, Georg Thieme Verlag, Stuttgart, 2002

Abb. 3.8 Keller/Wiskott, Lehrbuch der Kinderheilkunde, Georg Thieme Verlag, Stuttgart, 1991

Abb. 4.1 Zeichnung J. Hormann, Stuttgart

Abb. 4.2 S. May aus Harder, Wochenbettbetreuung in der Klinik und zu Hause, Hippokrates, Stuttgart, 2003

Abb. 4.3 Medela Medizintechnik, Eching

Abb. 4.4 Medela Medizintechnik, Eching

Abb. 5.2 Zitelli, Farbatlas pädiatrischer Krankheitsbilder, Georg Thieme Verlag, Stuttgart, 1989

Abb. 5.3 Mathias Möller-Friedrich

Abb. 6.2 Sitzmann, Pädiatrie, Georg Thieme Verlag, Stuttgart, 2002

Abb. 12.1 Foto Dr. Vochen, Olgahospital, Stuttgart

Abb. 13.1 Sitzmann, Pädiatrie, Georg Thieme Verlag, Stuttgart, 2002

Abb. 14.1 Zitelli, Farbatlas pädiatrischer Krankheitsbilder, Georg Thieme Verlag, Stuttgart, 1989

Abb. 14.3 Baumann, Atlas der Entwicklungsdiagnostik, Georg Thieme Verlag, Stuttgart, 2002

Abb. 14.7 Sitzmann, Pädiatrie, Georg Thieme Verlag, Stuttgart, 2002

Abb. 14.8 Sitzmann, Pädiatrie, Georg Thieme Verlag, Stuttgart, 2002

Abb. 17.1 Zitelli, Farbatlas pädiatrischer Krankheitsbilder, Georg Thieme Verlag, Stuttgart, 1989

Abb. 17.3 Zitelli, Farbatlas pädiatrischer Krankheitsbilder, Georg Thieme Verlag, Stuttgart, 1989

Abb. 17.4 Zitelli, Farbatlas pädiatrischer Krankheitsbilder, Georg Thieme Verlag, Stuttgart, 1989

Abb. 17.5 Sitzmann, Pädiatrie, Georg Thieme Verlag, Stuttgart, 2002

Abb. 17.6 Zitelli, Farbatlas pädiatrischer Krankheitsbilder, Georg Thieme Verlag, Stuttgart, 1989

Abb. 18.1 Sitzmann, Pädiatrie, Georg Thieme Verlag, Stuttgart, 2002

Abb. 18.5 Zitelli, Farbatlas pädiatrischer Krankheitsbilder, Georg Thieme Verlag, Stuttgart, 1989

Abb. 18.6 Sitzmann, Pädiatrie, Georg Thieme Verlag, Stuttgart, 2002

Abb. 18.7 Keller/Wiskott, Lehrbuch der Kinderheilkunde, Georg Thieme Verlag, Stuttgart, 1991

Abb. 19.4 Sitzmann, Pädiatrie, Georg Thieme Verlag, Stuttgart, 2002

Abb. 19.5 Bachmann et al., Pädiatrie in Praxis und Klinik, Bd. I, 1989

Abb. 20.3 Baumann, Atlas der Entwicklungsdiagnostik, Georg Thieme Verlag, Stuttgart, 2002

Abb. 21.1 Baumann, Atlas der Entwicklungsdiagnostik, Georg Thieme Verlag, Stuttgart, 2002

Abb. 21.2 Sitzmann, Pädiatrie, Georg Thieme Verlag, Stuttgart, 2002

Abb. 21.3 Keller/Wiskott, Lehrbuch der Kinderheilkunde, Georg Thieme Verlag, Stuttgart, 1991

Abb. 22.2 Sitzmann, Pädiatrie, Georg Thieme Verlag, Stuttgart, 2002

Abb. 25.2 Baumann, Atlas der Entwicklungsdiagnostik, Georg Thieme Verlag, Stuttgart, 2002

Abb. 26.1 Bachmann et al., Pädiatrie in Praxis und Klinik, Band I, 1989

Abb. 26.4 Sitzmann, Pädiatrie, Georg Thieme Verlag, Stuttgart, 2002

Abb. 26.5 Bachmann et al., Pädiatrie in Praxis und Klinik, Band I, 1989

Abb. 26.6 Zitelli, Farbatlas pädiatrischer Krankheitsbilder, Georg Thieme Verlag, Stuttgart, 1989

Abb. 27.1 Sitzmann, Pädiatrie, Georg Thieme Verlag, Stuttgart, 2002

Abb. 27.2 Sitzmann, Pädiatrie, Georg Thieme Verlag, Stuttgart, 2002

Sachregister